国家卫生和计划生育委员会"十二五"规划教材
全国高等医药教材建设研究会"十二五"规划教材

全国高等学校器官-系统整合教材

Organ-systems-based Curriculum

供临床医学及相关专业用

内分泌系统

U0292248

主　　编　吕社民　刘学政

副 主 编　乔　虹　侯　琳

编　　委（以姓氏笔画为序）

王小丽（华中科技大学同济医学院）　　许文燮（上海交通大学医学院）

田映红（南方医科大学）　　　　　　　孙鲁宁（中国医科大学）

吕社民（西安交通大学医学部）　　　　李冬民（西安交通大学医学部）

乔　虹（哈尔滨医科大学）　　　　　　杨丽娟（滨州医学院）

刘　畅（辽宁医学院）　　　　　　　　侯　琳（青岛大学医学院）

刘学政（辽宁医学院）

学术秘书　李冬民（西安交通大学医学部）

器官-系统
整合教材
OSBC

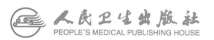

人民卫生出版社
PEOPLE'S MEDICAL PUBLISHING HOUSE

图书在版编目（CIP）数据

内分泌系统/吕社民,刘学政主编. —北京:人民
卫生出版社,2015
ISBN 978-7-117-21371-4

Ⅰ.①内⋯ Ⅱ.①吕⋯②刘⋯ Ⅲ.①内分泌病-医
学院校-教材 Ⅳ.①R58

中国版本图书馆 CIP 数据核字（2015）第 224100 号

| 人卫社官网 | www. pmph. com | 出版物查询,在线购书 |
| 人卫医学网 | www. ipmph. com | 医学考试辅导,医学数据库服务,医学教育资源,大众健康资讯 |

内分泌系统

主　　编:吕社民　刘学政
出版发行:人民卫生出版社（中继线 010-59780011）
地　　址:北京市朝阳区潘家园南里 19 号
邮　　编:100021
E – mail:pmph @ pmph. com
购书热线:010-59787592　010-59787584　010-65264830
印　　刷:北京虎彩文化传播有限公司
经　　销:新华书店
开　　本:850×1168　1/16　　印张:17
字　　数:468 千字
版　　次:2015 年 12 月第 1 版　2022 年 6 月第 1 版第 5 次印刷
标准书号:ISBN 978-7-117-21371-4/R·21372
定　　价:45.00 元

打击盗版举报电话:010-59787491　E-mail:WQ @ pmph. com
（凡属印装质量问题请与本社市场营销中心联系退换）

20世纪50年代,美国凯斯西储大学(Case Western Reserve University)率先开展以器官-系统为基础的多学科综合性课程(organ-systems-based curriculum, OSBC)改革,继而遍及世界许多国家和地区,如加拿大、澳大利亚和日本等国家和地区的医学院校。1969年,加拿大麦克马斯特大学(McMaster University)首次将"以问题为导向"的教学方法(problem-based learning, PBL)应用于医学课程教学实践,且取得了巨大的成功。随后的医学教育改革不断将OSBC与PBL紧密结合,出现了不同形式的整合课程与PBL结合的典范,如1985年哈佛大学建立的"新途径(New pathway)"课程计划、2003年约翰·霍普金斯大学医学院开始的"Gene to society curriculum"新课程体系等。世界卫生组织资料显示,目前全世界约有1700所医药院校在开展PBL教学。

20世纪50年代起,我国部分医药院校即开始OSBC教学实践。20世纪80年代,原西安医科大学(现西安交通大学医学部)和原上海第二医科大学(现上海交通大学医学院)开始PBL教学。随后,北京大学医学部、复旦大学上海医学院、浙江大学医学院、四川大学华西医学院、中国医科大学、哈尔滨医科大学、汕头大学医学院、辽宁医学院等一大批医药院校开始尝试不同模式的OSBC和PBL教学。但长期以来,缺乏一套根据OSBC要求重新整合的国家级规划教材一直是制约我国OSBC和PBL教育发展的瓶颈。2011年,教育部、原卫生部联合召开了全国医学教育改革工作会议,对医学教育综合改革进行了系统推动,提出深化以岗位胜任力为导向的教育教学改革,把医学生职业素养和临床能力培养作为改革关键点,积极推进基础医学与临床课程整合,优化课程体系;积极推进以问题为导向的启发式、研讨式教学方法改革;积极推进以能力为导向的学生评价方式;强化临床实践教学,严格临床实习实训管理,着力提升医学生临床思维能力和解决临床实际问题的能力。

2013年6月,全国高等医药教材建设研究会、人民卫生出版社和教育部临床医学改革西安交通大学项目组共同对国内主要开展OSBC和PBL教学的医药院校进行了调研,并于同年10月在西安组织全国医学教育专家,对我国医学教育中OSBC和PBL教学现状、教材使用等方面进行了全面分析,确定编写一套适合我国医学教育发展的OSBC和PBL国家级规划教材。会议组建了"全国高等学校临床医学及相关专业器官-系统整合规划教材评审委员会",讨论并确定了教材的编写思想和原则、教材门类、主编遴选原则及时间安排等。2014年3月,本套教材主编人会议在西安召开,教材编写正式启动。

本套教材旨在适应现代医学教育改革模式,加强学生自主学习能力,服务医疗卫生改革,培养创新卓越医生。教材编写仍然遵循"三基""五性""三特定"的特点,同时坚持"淡化学科,注重整合"的原则,不仅注重学科间知识内容的整合,同时也注重了基础医学与临床医学的整合,以及临床医学与人文社会科学、预防医学的整合。

整套教材体现五个特点。①纵横对接:基础与临床纵向贯通,实现早临床、多临床、反复临床;预防、人文和社会科学等学科横向有机融合,实现职业素养、道德和专业素质的综合培养。②"双循环"与"单循环"的对接:根据我国医学教育目前存在的 OSBC 和 PBL 师资不足以及传统教学机构设置等实际情况,此次教材编写中,各系统基础课程教材与临床课程教材暂时分开编写,即实现所谓"双循环"。器官 - 系统整合教材编写和课程实施最终将实现各系统基础与临床课程的全面整合,即所谓"单循环"打通。③点与面的对接:基础或临床的每个知识点都考虑与整个系统的对接与整合,同时做到知识、创新、岗位胜任力统一。④基础与临床的对接:教材编写和教学虽然按各器官 - 系统的基础课程和临床课程体系进行,但基础课程教材前瞻临床问题,临床课程教材回顾基础知识,相互对接,解决临床问题。组织一个共同的编委会进行基础与相应临床课程的教材编写,基础课程教材有相应领域的临床专家参与编写,临床课程教材也有相关的基础医学专家参与编写,以解决整合与交叉重复问题。⑤教与学的对接:变教材为学材,促进学生主动学习、自主学习和创新学习。

本套教材分为三类共 27 种,分别是导论与技能类 4 种,基础医学与临床医学整合教材类 21 种,PBL 案例教材类 2 种。

导论与技能类教材包括《器官 - 系统整合课程 PBL 教程》《基础医学导论》《临床医学导论》和《临床技能培训与实践》。

基础医学与临床医学整合类教材包括《运动系统》《运动系统损伤与疾病》《血液与肿瘤》《血液与肿瘤疾病》《中枢神经系统与感觉器官》《神经与精神疾病》《内分泌系统》《内分泌与代谢系统疾病》《病原与宿主防御系统》《感染性疾病》《心血管系统》《心血管系统疾病》《呼吸系统》《呼吸系统疾病》《消化系统》《消化系统疾病》《泌尿系统》《泌尿系统疾病》《生殖系统》《女性生殖系统疾病》和《儿童疾病与生长发育》。

PBL 案例类教材包括《生物医学 PBL 教学案例集》和《临床医学 PBL 教学案例集》。

为便于学生同步掌握重点内容,并兼顾准备国家执业医师资格考试复习,除 2 种 PBL 案例集、PBL 教程和《临床技能培训与实践》外,每种教材均编写了与之配套的学习指导及习题集。

本套教材主要用于长学制和五年制临床医学及相关专业教学,也可作为国家卓越医生培养计划及"5+3"住院医师规范化培训教材使用。

24	感染性疾病	主审 李兰娟 翁心华 主编 杨东亮 唐 红	副主编 毛 青 蔺淑梅
25	感染性疾病学习指导及习题集	主编 唐 红 杨东亮	副主编 毛 青 蔺淑梅
26	心血管系统	主审 杨宝峰 主编 臧伟进 吴立玲	副主编 王国平 黄 岚
27	心血管系统学习指导及习题集	主编 吴立玲 臧伟进	副主编 王国平 黄 岚 裴建明
28	心血管系统疾病	主审 葛均波 主编 马爱群 王建安	副主编 肖颖彬 刘锦纷 陈晓平 夏黎明
29	心血管系统疾病学习指导及习题集	主编 郑小璞 马爱群	副主编 孙彦隽 刘志军 黄 莹
30	呼吸系统	主编 郑 煜 陈 霞	副主编 艾 静 罗自强 郭雪君
31	呼吸系统学习指导及习题集	主编 陈 霞 郑 煜	副主编 艾 静 罗自强 郭雪君
32	呼吸系统疾病	主审 钱桂生 主编 杨 岚 沈华浩	副主编 王长征 郭述良 朱文珍
33	呼吸系统疾病学习指导及习题集	主编 沈华浩 杨 岚	副主编 王长征 郭述良 朱文珍
34	消化系统	主编 董卫国	副主编 魏云巍 富冀枫
35	消化系统学习指导及习题集	主编 董卫国	副主编 富冀枫 魏云巍
36	消化系统疾病	主编 赵玉沛 吕 毅	副主编 姜洪池 唐承薇 府伟灵
37	消化系统疾病学习指导及习题集	主编 吕 毅 赵玉沛	副主编 张太平 胡 兵 刘连新
38	泌尿系统	主审 郭应禄 唐孝达 主编 徐长福 魏 强	副主编 张 宁 赵成海 陈 斌
39	泌尿系统学习指导及习题集	主编 徐长福 魏 强	副主编 张 宁 赵成海 陈 斌 任淑婷
40	泌尿系统疾病	主审 刘志红 孙颖浩 主编 陈江华 王子明	副主编 陈 楠 邹和群 安瑞华
41	泌尿系统疾病学习指导及习题集	主编 王子明 陈江华	副主编 陈 楠 邹和群 安瑞华
42	生殖系统	主编 李 和 黄 辰	副主编 谭文华 谢遵江
43	生殖系统学习指导及习题集	主编 黄 辰 谢遵江	副主编 徐锡金 周劲松 郝爱军 李宏莲
44	女性生殖系统疾病	主编 李 旭 徐丛剑	副主编 刘彩霞 李雪兰 漆洪波
45	女性生殖系统疾病学习指导及习题集	主编 徐丛剑 李 旭	副主编 刘彩霞 李雪兰 漆洪波 鹿 欣
46	儿童疾病与生长发育	主审 许积德 主编 孙 锟 母得志	副主编 高 亚 武军驻 黄松明 祝益民
47	儿童疾病与生长发育学习指导及习题集	主编 母得志 孙 锟	副主编 高 亚 黄松明 祝益民 罗小平
48	生物医学 PBL 教学案例集	主编 夏 强 钱睿哲	副主编 李庆平 潘爱华
49	临床医学 PBL 教学案例集	主审 刘允怡 主编 李宗芳 狄 文	副主编 侯晓华 陈世耀 武宇明
50	器官-系统整合课程 PBL 教程	主审 陈震寰 主编 曹永孝	副主编 梅文瀚 黄亚玲

器官-系统
整合教材
OSBC

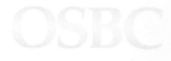

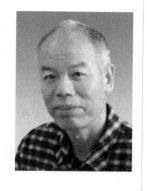

吕社民

　　男,55 岁,博士(瑞典 Lund 大学),教授,博士研究生导师,享受国务院政府特别津贴专家(2014 年),现任西安交通大学医学部基础医学院副院长(主持工作)。主要研究领域:复杂性疾病易感基因的定位与克隆、慢性炎症性疾病的分子发病机制、动物模型的构建和评价。承担医学各专业本科生、研究生和留学生《生物化学》和《分子生物学》的教学工作。主持省级《分子生物学》精品课程(2010;2012),校级研究生《医学分子生物学》精品课程。2010 年西安交通大学遗传学与分子生物学优秀教学团队负责人,2014 年陕西省生物化学与分子生物学教学团队负责人。培养的研究生已获博士学位者 23 名,2 名为外籍留学生,其中 3 名发表的论文获西安交通大学优秀博士论文。兼任学校教学督导,医学部学术、学位和教学委员会委员;中国生物化学与分子生物学学会暨医学生物化学与分子生物学学会分会理事,陕西省生物化学与分子生物学学会副理事长;任《生命的化学》《西安交通大学学报》等杂志的编委;承担国家自然科学基金重点项目 1 项、面上项目 3 项、教育部博士点基金 1 项,陕西省国际科技合作重点项目 1 项。近年来在 SCI 杂志上发表学术论文 89 篇,其中以通讯作者/第一作者发表的 SCI 论文 53 篇。译著 2 部,参编规划教材 9 部。

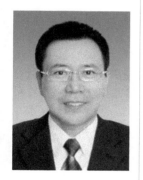

刘学政

　　教授,博士生导师,国务院政府特殊津贴享受者。教育部高等学校教学指导委员会临床医学专业委员会委员,教育部本科教学工作评估专家,中国解剖学会常务理事,中国解剖学会教育与继续教育工作委员会主任委员,辽宁省首批特聘教授,辽宁省教学名师,辽宁省青年学科带头人,辽宁省百千万人才工程百人层次入选者,辽宁省省级优秀专家,辽宁省青年科技奖获得者,辽宁省细胞生物学会神经再生委员会主任委员,现任辽宁医学院校长、党委副书记。

　　刘学政教授长期致力于糖尿病视网膜病变的发病机制及临床治疗的研究,主持国家自然基金、省科技厅基金等各类课题 20 余项,获得省科技进步奖、省教学成果奖、省教育科学规划优秀成果奖 30 余项,发表 SCI 等各类核心论文百余篇,主编、副主编教材和专著 20 余部,系全国高等学校第八轮 5 年制本科临床医学专业规划教材副主编。刘学政教授高度重视教育教学工作,一直坚守在本科生教学第一线,已培养 70 余名硕士研究生、10 余名博士研究生。在教育教学领域成绩突出,系国家级综合改革试点专业(临床医学专业)负责人、辽宁省综合改革试点专业(临床医学专业)负责人、辽宁省精品课程与双语教学示范课程负责人、辽宁省优秀教学团队带头人、辽宁省精品课程和辽宁省研究生精品课程负责人。

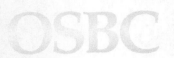
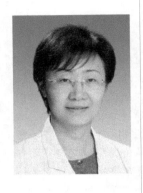

乔 虹

主任医师,教授,博士研究生导师。毕业于哈尔滨医科大学临床医学专业,获内分泌与代谢病专业博士学位,分别于 2008 年、2009 年在香港大学和香港中文大学访问学习,2009 年生物学博士后工作站出站。现任哈尔滨医科大学附属第二医院糖尿病医院副院长,内分泌与代谢病五病房主任、地方病病房主任。兼任中华医学会地方病学会委员、中华医学会糖尿病分会肠道激素与营养学组组员。

二十多年来始终在临床一线工作,同时承担着教学和科研任务。专长于糖尿病和甲状腺等内分泌系统疾病的临床与基础研究工作。目前已经培养博士、硕士研究生共 32 人。参编全国高等学校教材 5 部,包括《老年医学》《临床医学 PBL 教程 (教师版)》《临床医学 PBL 教程 (学生版)》《护理伦理学》以及《医学沟通学》。主持国家自然科学基金项目 2 项、参加国家重点基础研究发展计划(973 计划)1 项,主持黑龙江省自然基金重点项目 1 项,承担过其他省、厅、局级课题多项。近 3 年以第一作者或通讯作者发表论文 20 余篇,其中 SCI 收录文章 6 篇。

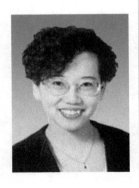

侯 琳

现任青岛大学医学院生物化学与分子生物学系教授,博士研究生导师,医学院副院长,山东省生物化学与分子生物学会常务理事。

从事生物化学与分子生物学教学与科研 30 年,曾参与科学出版社 *Biochemistry* 等教材的编写。从事肿瘤分子生物学和海洋活性物质抗肿瘤的基础和应用基础研究。先后主持、参与国家自然基金课题 4 项、山东省科技攻关课题、山东省自然基金课题 5 项及青岛市科技局课题 4 项,获山东省科技进步二等奖、三等奖、市科技进步二等奖各 1 项,山东高等学校优秀科研成果奖自然科学类一等奖、三等奖各 1 项。发表科研论著 40 余篇。

内分泌系统是人体重要的维持机体稳态的三大调节系统之一,由一组具有产生激素并直接入血液的无导管腺体、器官和组织组成。主要包括松果体、下丘脑、垂体、甲状腺、甲状旁腺、胰腺、肾上腺、睾丸、卵巢等。近年来,又发现其他组织,如脂肪、心脏、肾脏、胃肠道等,也存在散在分布产生激素的组织和细胞,称之为继发性内分泌组织或称散在性内分泌组织。内分泌系统和神经系统的调节作用相比,表现在起始慢、发挥作用久,可持续数小时到数天。内分泌器官和组织分泌的激素主要通过血液循环作用于远处的靶组织、靶细胞,这就是经典的内分泌。现在也发现不少器官组织有旁分泌和自分泌作用,也就是说产生激素样物质的细胞在靶细胞附近或是靶细胞就是其本身。这些内容大大地扩充了内分泌作用的概念。

内分泌器官主要由腺体组成,无导管和组织相连,可形成腺泡储存激素。各内分泌器官之间相互联系、相互作用形成一个功能单位,称为轴,如下丘脑-垂体-卵巢轴等。其中真正发挥作用的生物性活性物质称之为激素。激素是一组具有特殊生物学功能的化学物质,通过体液调节靶细胞的生物学功能。按其化学性质分为三类:胺类激素、肽与蛋白质激素和脂类激素。激素作用的机制就是信号传导系统,包括几个主要过程:激素和靶细胞的膜受体或胞内受体结合;活化细胞内的信号转导通路;最终通过改变效应分子的化学构型,即非基因组途径或者激活下游靶基因的表达发挥其生物学作用,即基因组途径。免疫系统、神经系统和内分泌系统相互应用,彼此影响。这些作用可能影响机体的物质或能量代谢,物质代谢的稳态、能量平衡和体温的恒定,也参与应激状态下的调节作用。而内分泌系统功能的紊乱将导致内分泌性及代谢性疾病。同有调节作用的免疫系统和神经系统均对内分泌系统有很重要的作用,免疫系统的紊乱可导致免疫细胞攻击自身组织,包括内分泌腺体或者通过分泌刺激性抗体作用于内分泌腺体。物质代谢的异常情况下也可启动免疫炎症反应,例如代谢综合征就与慢性免疫性炎症相关。神经系统和内分泌器官关系复杂,神经系统调节内分泌系统的中枢是下丘脑。内分泌系统的多种激素也可影响神经系统的功能,其中不缺临床的病例。在内分泌系统疾病中的药物治疗中,应用最为广泛的是激素的替代疗法,如糖尿病的胰岛素疗法,甲状腺低下的补甲状腺素疗法。有些激素也用于其他疾病的治疗,如糖皮质激素被广泛应用于自身免疫性炎症等多种疾病,具有滥用之嫌。当然还有针对内分泌疾病症状的治疗药物,如口服降糖药。

内分泌系统是临床医学生基础学习阶段整合性课程中的一部分,整合了传统的解剖学、组织胚胎学、生理学、生物化学与分子生物学、病理生理学、免疫病理学、神经生物学、药理学等有关内分泌系统的内容,总共安排了三篇十章内容。第一篇内分泌系统基础包括第一章内分泌系统的形态学基础、第二章激素的生理功能、第三章受体以及第四章细胞信号转导。第二篇能量、体温与应激包括第五章能量代谢、第六章体温调节和发热及第七章应激。第三篇神经、免疫与内分泌和内分泌药理包括第八章神经内分泌调节、第九章免疫性内分泌疾病及第十章内分泌系统药理学等三章内容。本教材和相对应临床整合教材《内分泌与代谢系统疾病》可以相互参考,相互补充。本门课程建议理论授课 32 学时,安排 2 次 PBL 案例,内分泌形态学和机能学的实验各一次,各校也可根据本校实际作出调整。

内分泌系统是一个既古老又充满生机的医学研究领域,我国古代已从尿液中提取性激素和垂体激素用于医学治疗,古希腊的先哲们也认识到内分泌的结构和功能。但是直到 19 世纪,才真正进入了科学时代。1849 年,Berthold 的科学实验证明了睾丸中的某种物质通过血液影响雄鸡的第二性征,到了 1935 年才被鉴定为睾酮。同时人们注意对胰腺内分泌功能的认识,1922 年 Benting 和 Best 发现胰腺的提取物有降血糖成分,1953 年 Sanger 获得了胰岛素的蛋白质序列。此后,对激素作用的分子机制的研究,极大地推动了人们对细胞信号转导的认识,直到现在仍是生物医学研究的前沿领域。内分泌系统包含的内容十分广泛,加之新知识的不断涌现,我们在教材内容的选择上遇到了挑战。好的是我们不少学校已经开展了数年的整合医学教学,积累了一定的经验,不同学科教师的积极讨论,特别是征求临床教师的意见,形成了现在的整合内容。由于是一项创新性教材体系,且是首次编写,加之编者水平的限制,难免有错误与不足之处,敬请广大师生和读者在使用中提出宝贵意见,以便在再版时改善。

在教材的规划和编写过程中,《内分泌与代谢系统疾病》教材的编委提出了许多宝贵的意见,人民卫生出版社刘水编辑和西安交通大学医学部王渊老师也都付出辛勤的工作。来自不同学校不同专业的各位编委,他们创新性的编写工作和兢兢业业的工作态度,给我们留下深刻的印象。西安交通大学医学部李冬民副教授作为编委和学术秘书,在完成自己编写任务的基础上,做了大量统稿和事务性的工作,徐晶博士也做了大量的工作。在此对以上人员的付出和劳动,表达我们深深的谢意!

吕社民　刘学政
2015 年 4 月

OSBC

目　录

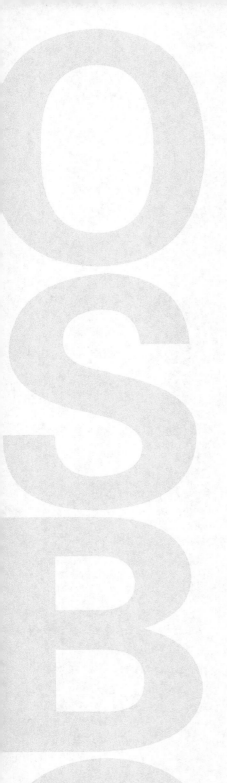

器官-系统
整合教材
OSBC

第一篇　内分泌系统基础

OSBC

器官·系统
整合教材
OSBC

第一章　内分泌系统的形态学基础

　　人体的腺体有外分泌腺和内分泌腺两种类型。外分泌腺由导管和腺上皮围成的腺泡构成,腺分泌物通过导管释放至体表或中空性脏器的腔内,如汗腺将汗液排放至体表,唾液腺将唾液排放至口腔等。

　　与外分泌腺完全不同,内分泌腺无导管,内分泌细胞排列成索状、团状或滤泡状,细胞之间有丰富的毛细血管。内分泌细胞的分泌物称激素(hormone),激素释放入毛细血管,通过血液循环作用于远处的靶细胞或靶器官。激素直接作用于邻近的细胞,称旁分泌(paracrine)。靶细胞具有与激素特异性结合的受体。激素分含氮激素和类固醇激素两类,含氮激素分泌细胞的超微结构特点是胞质内有分泌颗粒、合成激素所需的粗面内质网和高尔基复合体。类固醇激素分泌细胞的超微结构特点是胞质内无分泌颗粒、有丰富的滑面内质网、较多的管状嵴线粒体和脂滴。

　　内分泌系统由内分泌腺和散在分布于其他器官内的内分泌细胞组成。内分泌腺是由内分泌细胞为主体构成的、肉眼可见的独立存在的内分泌器官,如松果体、垂体、甲状腺、甲状旁腺和肾上腺等;分布于其他器官内的内分泌细胞是所在器官的一部分,仅通过显微镜在组织切片上方可分辨出来,如呼吸道、消化道和泌尿道上皮内散在的内分泌细胞、胰腺内的胰岛细胞、睾丸内的间质细胞、卵巢内的门细胞、卵泡细胞和黄体细胞、结缔组织中的脂肪细胞、血管内皮和心肌等。

第一节　下丘脑及垂体

　　下丘脑(hypothalamus)在结构、功能以及发生上都与垂体(hypophysis or pituitary gland)的关系密切。下丘脑主要由灰质组成,含多个神经核团。这些神经核团内的部分神经元具有内分泌功能,也称为神经内分泌细胞(neuroendocrine cell)。神经内分泌细胞合成和分泌的激素,通过轴突末端释放入毛细血管中。这种由神经元合成和分泌的激素也称为神经激素(neurohormone)。下丘脑合成和分泌的神经激素通过血液循环影响腺垂体的分泌活动。下丘脑视上核和室旁核的神经纤维延伸至神经垂体,参与构成神经垂体。

一、下丘脑与垂体的形态结构

(一)下丘脑

　　下丘脑位于背侧丘脑下方,构成第三脑室前壁、下壁和侧壁的下部,其后上借下丘脑沟与背侧丘脑为界。从脑的腹侧面观察,下丘脑的前部是视交叉,视交叉向上借终板连于前联合;中部为灰结节,灰结节向下移行为漏斗,漏斗的下端连垂体;后部为一对圆形的乳头体(图1-1)。下丘脑自前向后可分为4个区,即位于视交叉前缘与前联合之间的视前区、视交叉上方的视上区、灰结节上方的结节区和乳头体上方的乳头区。下丘脑从内侧到外侧又可分为3个带,室周带、内侧带、外侧带。

　　下丘脑的每一区域含有数个神经核团(图1-2)。①在视前区,正中视前核、视前室周核位于室周带,视前内侧核位于内侧带。②在视上区,室周带有视交叉上核,内侧带有视交叉上核和第

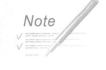

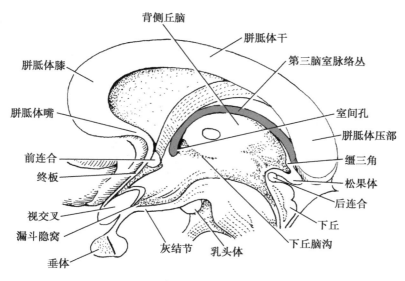

图 1-1 间脑正中矢状面模式图

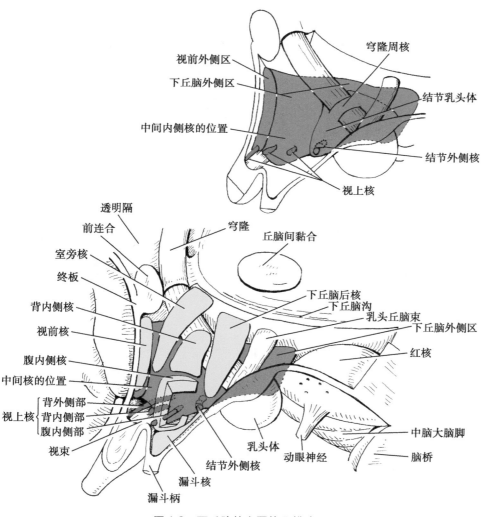

图 1-2 下丘脑的主要核团模式图

三脑室侧壁的室旁核（paraventricular nucleus）；外侧带有视上核（supraoptic nucleus）。视上核和室旁核的垂体束神经纤维伸入神经垂体，是神经垂体的无髓神经纤维的来源。视上核和室旁核的神经内分泌细胞分泌的抗利尿激素和催产素，经垂体束运送至神经垂体，并在神经垂体内储存和释放。③在结节区，室周带有弓状核（arcuate nucleus）（又称漏斗核）、内侧带有下丘脑背内侧核和下丘脑腹内侧核，外侧带有结节核。其中弓状核合成和分泌生长激素释放激素、催乳激素释放激素、促甲状腺素释放激素、促性腺激素释放激素、促肾上腺皮质激素释放激素、黑素细胞刺激素释放激素、生长激素释放抑制激素、催乳激素释放抑制激素、黑素细胞刺激素释放抑制激素等释放激素和释放抑制激素，经神经内分泌细胞的轴突末端分泌至垂体门脉系统的初级毛细血管内，通过垂体门脉系统运送至腺垂体的远侧部，调节腺垂体远侧部腺细胞的功能活动。④在乳头区，内侧带有乳头体核、下丘脑后核。

（二）垂体

垂体呈横椭圆形，位于蝶骨体上面的垂体窝内，上方被硬脑膜形成的鞍膈掩盖。经鞍膈中央的圆孔垂体向上借漏斗连于下丘脑（图1-3）。

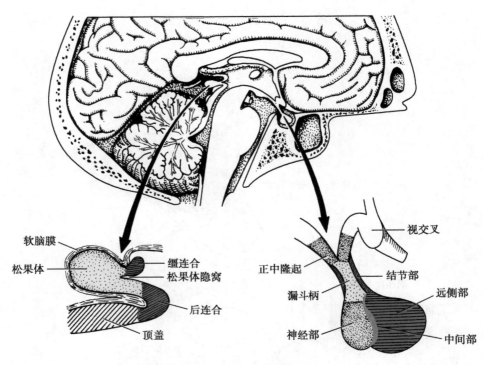

图1-3　垂体和松果体

垂体表面包以结缔组织被膜，实质分为腺垂体和神经垂体两部分。腺垂体（adenohypophysis）包括远侧部、中间部和结节部三部分，远侧部又称垂体前叶。神经垂体（neurohypophysis）包括神经部和漏斗两部分，漏斗与下丘脑相连，包括正中隆起和漏斗柄（图1-3）。中间部和神经部又称垂体后叶。

1. 腺垂体

（1）远侧部（pars distalis）：腺细胞排列成团索状，细胞间有丰富的窦状毛细血管。腺细胞分为嗜色细胞和嫌色细胞两类，嗜色细胞又分为嗜酸性细胞和嗜碱性细胞两种（图1-4）。

1）嗜酸性细胞：数量较多，圆形、椭圆形或不规则形，胞质嗜酸性、含分泌颗粒。嗜酸性细胞分为两种：①生长激素细胞（somatotroph）：分泌的生长激素能刺激骺软骨生长，使骨增长，促进肌肉、内脏的生长及促进多种代谢过程；②催乳激素细胞（mammotroph）：分泌的催乳激素能促进乳腺发育和乳汁分泌。

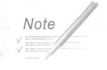

Note

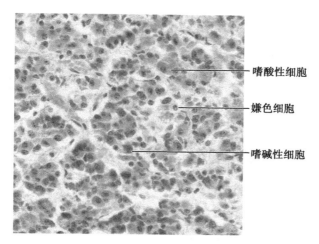

图 1-4 猪垂体远侧部(HE 染色 高倍)

2）嗜碱性细胞：数量较嗜酸性细胞少，圆形、椭圆形或不规则形，胞质嗜碱性、内含分泌颗粒。嗜碱性细胞分为三种：①促甲状腺激素细胞（thyrotroph）：分泌的促甲状腺激素能促进甲状腺激素的形成和释放；②促肾上腺皮质激素细胞（corticotroph）：分泌的促肾上腺皮质激素促进肾上腺皮质束状带和网状带细胞分泌糖皮质激素；③促性腺激素细胞（gonadotroph）：分泌促卵泡激素（follicle stimulating hormone，FSH）和黄体生成素（luteinizing hormone，LH），两种激素可共存于同一细胞。FSH 在女性促进卵泡发育，在男性则刺激生精小管的支持细胞合成和分泌雄激素结合蛋白，雄激素结合蛋白与雄激素结合，使生精小管内有高浓度的雄激素，以促进精子的发生。LH 在女性促进排卵和黄体形成，在男性刺激睾丸间质细胞分泌雄激素，又称间质细胞刺激素（interstitial cell stimulating hormone，ICSH）。

3）嫌色细胞：数量多，体积小，胞质着色浅，圆形或多边形。部分嫌色细胞可能是脱颗粒的嗜色细胞，或是处于形成嗜色细胞的初期阶段。

（2）中间部（pars intermedia）：人已退化，在动物的垂体很明显，由嫌色细胞、嗜碱性细胞和功能不明的滤泡构成。动物中间部的嗜碱性细胞分泌黑素细胞刺激素（melanocyte stimulating hormone，MSH）。人垂体也分泌 MSH，MSH 分泌细胞散在分布于腺垂体中。MSH 作用于皮肤黑素细胞，促进黑色素的合成和扩散，使皮肤颜色变深。

（3）结节部（pars tuberalis）：部分包绕神经垂体的漏斗，含纵行的垂体门微静脉，腺细胞主要是嫌色细胞和少量嗜色细胞。

（4）垂体门脉系统（hypophyseal portal system）：垂体上动脉从结节部上端伸入神经垂体的漏斗，在该处分支并吻合形成初级毛细血管网。这些毛细血管于结节部汇集形成数条垂体门微静脉，下行进入远侧部，再度分支并吻合形成次级毛细血管网。垂体门微静脉及其两端的毛细血管网共同构成垂体门脉系统（图 1-5）。

（5）下丘脑与腺垂体的关系：下丘脑弓状核的神经内分泌细胞的轴突伸至神经垂体漏斗，细胞合成的释放激素（releasing hormone，RH）和释放抑制激素（release inhibiting hormone，RIH）在这些轴突的末端释放，进入漏斗处的初级毛细血管网，经垂体门脉系统输送到腺垂体远侧部，分别调节腺垂体各种腺细胞的分泌活动（图 1-5）。而腺垂体嗜碱性细胞产生的各种促激素又可调节甲状腺、肾上腺和生殖腺的内分泌活动，这样神经系统和内分泌系统便统一起来，完成对机体的多种物质代谢及功能的调节。

2. 神经垂体 主要由无髓神经纤维、神经胶质细胞和窦状毛细血管组成（图 1-5）。神经垂体和下丘脑的部分神经核在结构和功能上是一个整体。下丘脑视上核和室旁核内的神经内分泌细胞的轴突经神经垂体的漏斗终止于神经部，这些细胞内的分泌颗粒沿轴突被运输到神经

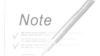

Note

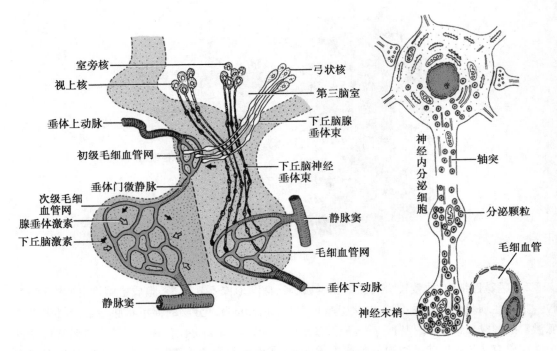

图1-5　垂体的血管分布及其与下丘脑的关系

部。在轴突沿途和终末,分泌颗粒常聚集成团,光镜下呈现为大小不等的、圆形或椭圆形的弱嗜酸性团块,称赫令体(Herring body)(图1-6)。分泌颗粒内含抗利尿激素和催产素。抗利尿激素主要促进肾远曲小管和集合管重吸收水,使尿液浓缩。抗利尿激素分泌若减少,会导致尿崩症。抗利尿激素超过生理剂量时,又称加压素(vasopressin),可使小动脉收缩,血压升高。催产素可引起子宫平滑肌收缩,有助分娩,还可促进乳腺分泌。神经垂体内的神经胶质细胞又称垂体细胞,具有支持、营养和保护神经纤维的作用。

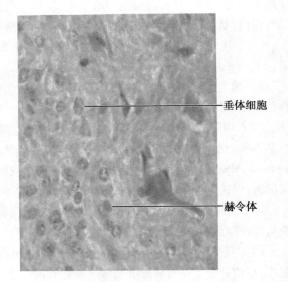

图1-6　猪垂体神经部(HE 染色　高倍)

二、下丘脑与垂体的发生

(一)下丘脑的发生

下丘脑属于大脑的一部分,其发生同大脑一样源于神经管的头段。胚胎第3周初,在脊索的诱导下,脊索背侧的外胚层分化形成神经外胚层(neural ectoderm),神经外胚层沿胚体长轴发生卷折、闭合形成神经管。在第4周末,神经管头段膨泡出现三个膨大,由前向后依次是前脑泡、中脑泡和菱脑泡(图1-7)。前脑泡头端向两侧膨大形成的端脑,以后演变成大脑半球;前脑泡尾端则演变成间脑。间脑前下部的神经管上皮分裂增生、迁移和聚集形成下丘脑和下丘脑神经核团。

(二)垂体的发生

胚胎第4周,原始口腔外胚层向顶部(间脑的方向)突出形成 Rathke 囊,其近原始口腔处形成狭长的柄与口腔相连。囊前壁形成腺垂体远侧部,前壁向上形成结节部,囊后壁与神经垂体接触,形成中间部,人的 Rathke 囊腔完全封闭。Rathke 囊的柄随后退化消失,如果 Rathke 囊柄

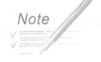

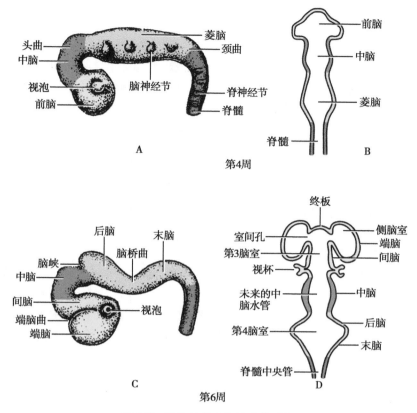

图 1-7　脑泡的发生和演变模式图

未退化,并有一定的分化,则在咽壁内或蝶骨内形成咽垂体。Rathke 囊形成的同时,间脑底部、下丘脑部位的神经外胚层向 Rathke 囊方向伸出漏斗(infundibulum)(图 1-8),漏斗与 Rathke 囊后壁相邻处膨大并分化形成神经垂体的神经部,漏斗的起始部分形成正中隆起,正中隆起和神经部之间狭窄形成漏斗柄。如果前脑泡不闭合,常出现垂体发育不全或缺如,并伴有腭、面部的畸形。

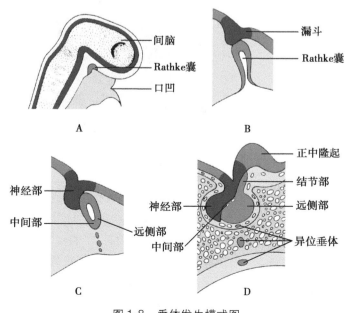

图 1-8　垂体发生模式图

第二节　松　果　体

松果体(pineal body)是机体重要的神经内分泌器官,能够分泌褪黑素、生长抑素、P 物质、脑啡肽、内啡肽等多种生物活性物质。其中,褪黑素参与调节机体的昼夜生物节律、睡眠、情绪及性成熟等生理活动。褪黑素还可抑制下丘脑促性腺激素释放激素的分泌,从而影响性腺的发育。在实验动物,松果体摘除可引起性早熟;在人类褪黑素分泌过多则导致性晚熟。

一、松果体的形态结构

松果体因外形如松果而得名,也称为松果腺,属于上丘脑结构之一,位于胼胝体压部和上丘之间、两上丘之间的凹窝内,借柄连于第三脑室顶的后部。柄向前分上板和下板,上、下板之间的第三脑室面是松果体隐窝。上板与缰连合延续,下板与后连合相接(图 1-3)。

松果体实质主要由松果体细胞(pinealocyte)、神经胶质细胞和无髓神经纤维组成。松果体细胞形状不规则,核圆、椭圆形,核着色浅,核仁清楚,胞质弱嗜碱性,细胞有许多突起,其末端球形膨大、终止于邻近细胞、毛细血管和脑室附近(图 1-9)。电镜下,松果体细胞内可见粗面内质网、高尔基复合体、微管、微丝、圆形分泌颗粒和电子致密的杆状体和其周围的小泡构成的突触带等细胞器(图 1-10)。突触带的数目和体积在夜间增多、增大。突触带的功能不明,目前有与褪黑激素的合成、分泌有关,作为交感神经的受体与细胞间的通讯有关等多种推测。松果体细胞分泌褪黑素(melatonin),褪黑素的分泌具有周期性,夜晚分泌增加,白天分泌减少。

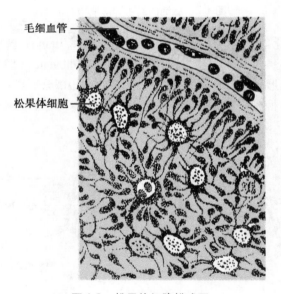

图 1-9　松果体细胞模式图

毛细血管

松果体细胞

二、松果体的发生

胚胎第 6 周,间脑顶部向外、囊状突出形成松果体原基。来自间脑的神经外胚层细胞增殖分化形成松果体细胞和神经胶质细胞。松果体原基的囊腔,由于囊壁的神经外胚层细胞的分裂增生而消失,仅在松果体囊的起始部位保留囊腔的痕迹,即松果体隐窝(图 1-11),与第三脑室相通。松果体与间脑连接处形成松果体柄。松果体原基外的间充质伸入松果体,形成毛细血管和小叶间隔。胚胎第 3 月,交感神经纤维经松果体柄伸入松果体实质形成松果体内的无髓神经纤维,神经纤维的末端与松果体细胞接触。出生后,松果体继续发育,7～8 岁时达到发育高峰,以

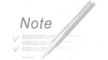

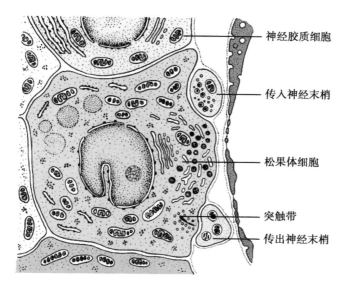

图 1-10　松果体细胞超微结构模式图

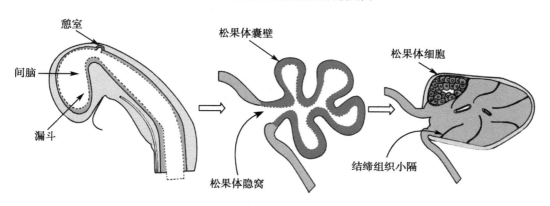

图 1-11　松果体的发生模式图

后发育逐渐减慢,并开始退化,和出现钙盐沉积,形成所谓的"松果体砂"或"脑砂",在影像学上可作为疾病诊断的参考指标。人类的松果体原基的前方曾经出现松果体旁突,它应退化消失。如果出生后仍然存在,则在松果体前方形成松果体旁器囊肿。

第三节　胸　　腺

胸腺(thymus)既是中枢淋巴器官,是 T 细胞发育、成熟的场所,又是内分泌器官。胸腺实质中的胸腺上皮细胞构成 T 细胞发育的微环境,并分泌多种胸腺激素,如胸腺素、胸腺生成素、胸腺肽、胸腺体液因子、胸腺刺激素、胸腺免疫抑制因子等,促进和调节 T 细胞的增殖、分化与成熟。

一、胸腺的形态结构

胸腺位于胸骨的后面、上纵隔的前方和前纵隔内,胸腺的上端可以伸入颈根部。胸腺分为不对称的左、右两叶,扁条状。胸腺的大小和重量有年龄、性别差异。新生儿约 10~15g、性成熟期约 25~40g,随后逐渐萎缩退化被结缔组织、脂肪组织替代,男性的胸腺重量大于女性。

胸腺实质被结缔组织分隔成不完全分离的胸腺小叶。每个小叶由皮质和髓质两部分组成,相邻小叶借髓质相连(图 1-12)。皮质和髓质均由胸腺细胞(正在发育的 T 细胞)和胸腺基质细胞(thymic stromal cell)组成。胸腺基质细胞主要由胸腺上皮细胞、树突状细胞、巨噬细胞、嗜酸

Note

性粒细胞等组成,为胸腺细胞发育提供独特的微环境。

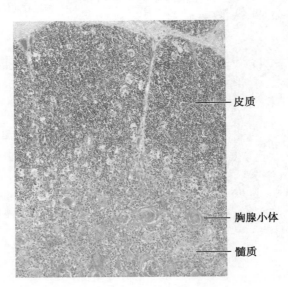

图 1-12　人胸腺(HE 染色　低倍)

1. 皮质　着色较深,皮质的胸腺上皮细胞多呈星形,相邻上皮细胞的突起以桥粒连接成网,网孔中含大量胸腺细胞和少量巨噬细胞。胸腺上皮细胞(thymic epithelial cell)参与胸腺细胞的分化,分泌的胸腺素和胸腺生成素等胸腺激素是胸腺细胞发育所必需。具有免疫应答潜能的初始 T 细胞则在皮质、髓质交界处穿过毛细血管后微静脉进入血液。

2. 髓质　染色较浅,内含大量胸腺上皮细胞,少量初始 T 细胞、巨噬细胞等。髓质上皮细胞呈多边形,胞体较大,细胞间以桥粒相连,也能分泌胸腺激素。部分上皮细胞构成特征性的胸腺小体(thymic corpuscle)。胸腺小体散在分布,由胸腺上皮细胞同心圆排列形成,小体中心的上皮细胞高度角质化,呈嗜酸性染色(图 1-12),胸腺小体内可见细胞碎片、巨噬细胞和白细胞等。胸腺小体是胸腺上皮细胞退化的表现形式,在胸腺细胞的发育中起着重要的作用。

3. 血-胸腺屏障(blood-thymus barrier)　为皮质内的毛细血管及其周围结构,包括连续毛细血管内皮、连续的基膜、血管周隙(内含巨噬细胞)、上皮基膜和一层连续的胸腺上皮细胞。血液内抗原物质和药物不易透过此屏障,这对维持胸腺内环境稳定、保证胸腺细胞的正常发育起重要作用。

二、胸腺的发生

胸腺原基来自第 3 对咽囊。前肠的头端膨大为原始咽,原始咽侧壁有向外突出的 5 对咽囊。其中,第 3 对咽囊腹侧份增生的内胚层细胞、间充质细胞和神经嵴细胞形成两条细胞索,即胸腺原基(图 1-13)。胸腺原基向胸骨方向、沿胸骨后进入纵隔内生长、靠拢、融合和分化形成胸腺基质细胞。约胚胎第 8 周,胸腺基质细胞开始分泌激素样物质和细胞因子,吸引造血干细胞迁入胸腺基质细胞之间、增殖分化形成胸腺细胞。胸腺原基周围的间充质伸入胸腺实质形成不完整的小叶间隔。约第 10 ~ 12 周,可分辨出胸腺的皮质和髓质。大约在胚胎第 3 个月初出现胸腺小体,并向周围淋巴器官输送初始 T 细胞。出生以后,胸腺继续发育。青春期后胸腺实质开始退化,结缔组织和脂肪组织逐渐增多。

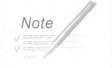

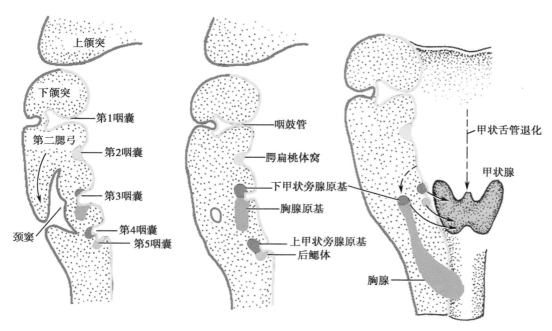

图 1-13 咽囊的演变模式图

第四节 甲 状 腺

甲状腺(thyroid gland)是机体唯一一个能将激素储存在细胞外的内分泌器官。甲状腺分泌的甲状腺激素能促进机体的新陈代谢、促进骨骼和神经系统的发育。甲状腺激素分泌不足,幼年时期出现呆小症,成人则出现黏液性水肿。甲状腺激素分泌过多,出现甲状腺功能亢进的多种临床症状和体征。甲状腺还分泌降钙素,参与机体的血钙平衡调节。

一、甲状腺的形态结构

甲状腺呈 H 形,分为左、右两侧叶,两侧叶通过峡部相连(图 1-14),峡部向上可伸出锥状叶。侧叶位于甲状软骨中部至第 6 气管软骨之间,峡部位于第 2~4 气管软骨环前方。甲状腺侧叶背面有上、下 2 对甲状旁腺(图 1-15)。

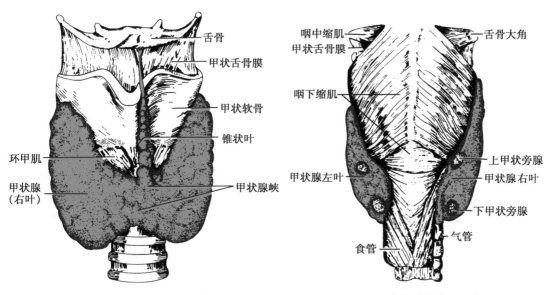

图 1-14 甲状腺模式图(前面)   图 1-15 甲状腺模式图(后面)

气管前筋膜包绕甲状腺,形成甲状腺囊。致密结缔组织在甲状腺表面形成纤维膜,纤维膜伸入甲状腺实质,将甲状腺实质分隔成许多小叶。甲状腺囊发出纤维附着于气管和喉,固定甲状腺。因此,吞咽时甲状腺的位置可随着喉的位置改变而上下移动。甲状腺的血供极为丰富,至少由一对甲状腺上动脉和一对甲状腺下动脉供血,部分人的甲状腺还有来自于头臂干的甲状腺最下动脉供血。

甲状腺实质内含大量甲状腺滤泡和散在的滤泡旁细胞。甲状腺滤泡之间有丰富的有孔毛细血管网。

1. 甲状腺滤泡(thyroid follicle)　大小不等,由滤泡上皮细胞围成(图1-16),滤泡腔内充满均质状、嗜酸性的胶质。胶质是滤泡上皮细胞的分泌物,即碘化的甲状腺球蛋白。滤泡上皮通常是单层立方上皮,上皮的高度随着功能状态的不同而改变。功能活跃时,上皮呈低柱状;功能低下时,上皮呈扁平状。在电子显微镜下,滤泡上皮细胞游离面有微绒毛,胞质内含较丰富的粗面内质网、高尔基复合体和分泌颗粒。在促甲状腺激素的作用下,滤泡上皮细胞从胶质再摄入碘化甲状腺球蛋白,成为胶质小泡。胶质小泡与溶酶体融合,被水解酶分解,形成大量四碘甲腺原氨酸(T4)和少量三碘甲腺原氨酸(T3)。T3 和 T4 于滤泡上皮细胞基底部释放入血。甲状腺激素能促进机体的新陈代谢,提高神经兴奋性,促进骨骼和神经系统的生长发育。

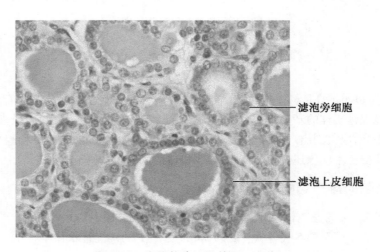

滤泡旁细胞

滤泡上皮细胞

图 1-16　猴甲状腺(HE 染色　高倍)

2. 滤泡旁细胞(parafollicular cell)　位于甲状腺滤泡之间或滤泡上皮细胞之间,散在或成群分布。细胞呈圆形或椭圆形,体积较大,核圆着色浅,胞质丰富,弱嗜碱性(图1-16)。电子显微镜下,可见分泌颗粒、粗面内质网和高尔基复合体、滤泡上皮细胞之间的滤泡旁细胞不与胶质接触。滤泡旁细胞主要分泌降钙素,促进成骨细胞的活动,使骨盐沉积于类骨质,并抑制胃肠道和肾小管吸收钙离子,使血钙浓度降低。

二、甲状腺的发生

甲状腺的发生与舌的发生关系密切。人胚第3周,原始咽腹侧正中、第1咽囊平面、奇结节(图1-17)尾侧内胚层增生形成甲状舌管(thyroglossal duct)(图1-13),甲状舌管向甲状软骨方向生长,其末端分支分化成甲状腺侧叶,侧叶之间分化形成峡部。来自神经外胚层的神经嵴(neural crest)的细胞迁入滤泡上皮细胞之间、滤泡之间分化形成滤泡旁细胞。也有人认为,滤泡旁细胞来自第5对咽囊形成的后鳃体细胞的迁入和分化。第13周初,甲状腺开始分泌甲状腺激素,促进胎儿的骨骼和神经系统的发育。甲状舌管退化,在舌近端、界沟尖端处形成盲孔(图1-17)。如甲状舌管未退化,其分化的黏液细胞分泌的黏液聚集在甲状舌管内形成甲状舌管囊肿。

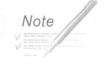

Note

囊肿可能发生穿孔,开口于颈部皮肤或舌盲孔处,即为甲状舌管瘘。甲状舌管下降过程中滞留,则易形成异位甲状腺,常见于舌盲孔处的黏膜下、舌肌内、舌骨附近和胸部。

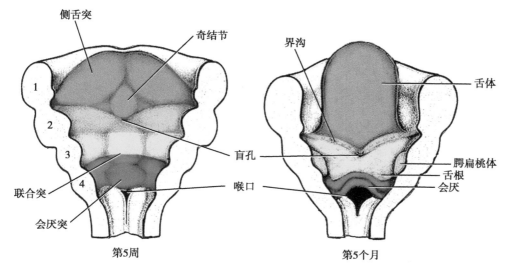

图 1-17 舌与甲状腺的发生模式图

第五节 甲状旁腺

甲状旁腺(parathyroid gland)紧邻甲状腺的背面,分泌甲状旁腺素。甲状旁腺素能升高血钙水平,与降钙素一起共同调节血钙平衡。甲状旁腺功能亢进,可出现骨质疏松。如果手术误将甲状旁腺切除,可引起血钙降低、手足抽搐、肢体疼痛等症状。

一、甲状旁腺的形态结构

甲状旁腺椭圆形,约黄豆大小,位于甲状腺侧叶的后面,通常是上、下两对甲状旁腺。上一对甲状旁腺的位置相对恒定,位于甲状腺侧叶的后面的中、上 1/3 交界处,下一对甲状旁腺位于侧叶后面的下部、甲状腺下动脉附近。甲状旁腺有时可埋入甲状腺实质内,因此,行甲状腺大部切除术时,要保留甲状腺侧叶的后部,避免将甲状旁腺一并切除。

腺细胞排列成索团状,腺细胞之间有丰富的有孔毛细血管网和少量结缔组织。腺细胞分主细胞和嗜酸性细胞两种。主细胞数量最多,呈多边形,HE 染色胞质着色浅(图 1-18),具有含氮激素分泌细胞的超微结构特点。主细胞分泌甲状旁腺激素,主要作用于骨细胞和破骨细胞,使骨盐溶解,并能促进肠及肾小管吸收钙离子,从而使血钙升高。嗜酸性细胞单个或成群存在于主细胞之间,比主细胞体积大,核较小,染色深,胞质所含密集的强嗜酸性颗粒为线粒体。嗜酸性细胞在 7 岁以后出现,功能尚不明。

二、甲状旁腺的发生

甲状旁腺来自第 3 对咽囊和第 4 对咽囊。第 3 对咽囊背侧份增生下移至甲状腺的后面形成下一对甲状旁腺。第 4 对咽囊背侧份增生下行至甲状腺后面形成上一对甲状旁腺(图 1-13)。咽囊内胚层的细胞分化成主细胞,并行使功能。嗜酸性细胞在出生后 7 岁左右出现,随年龄增长而增多。甲状旁腺的发生过程中有咽囊内胚层的细胞迁移,细胞迁移途中任何部位都可能有甲状旁腺的发生,如胸腺被膜内、胸骨后、食管后、甲状腺内等部位都可能有甲状旁腺,这种异位常见于下一对甲状旁腺;咽囊细胞迁移途中,如有小块组织游离出来并分化形成多个额外的甲状旁腺。

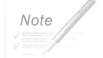

Note

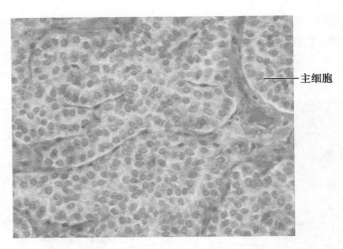

图 1-18 猴甲状旁腺(HE 染色 高倍)

主细胞

第六节 肾 上 腺

肾上腺(suprarenal gland)肾上腺位于双侧肾的内、上方,被肾筋膜包被。分为皮质和髓质。肾上腺的皮质和髓质在结构、功能和来源上完全不同。皮质的内分泌细胞属于类固醇激素分泌细胞,所分泌的类固醇激素调节机体的蛋白质代谢、糖代谢和水盐平衡以及应急状态的反应,皮质来源于中胚层的体腔上皮。髓质的内分泌细胞属于含氮激素分泌细胞,分泌的儿茶酚胺调节心率、心肌和血管平滑肌的收缩。髓质来源于神经外胚层的神经嵴。

一、肾上腺的形态结构

左侧肾上腺较大,近似半月形,右侧肾上腺稍小呈锥体形。肾上腺血供丰富,由膈下动脉、腹主动脉和肾动脉的分支供血。肾上腺有丰富的交感神经分布。

肾上腺表面包以结缔组织被膜,实质约80%为皮质,余为髓质,腺细胞间有丰富的窦状毛细血管网。

1. 皮质 由外向内分为球状带、束状带和网状带(图 1-19)。

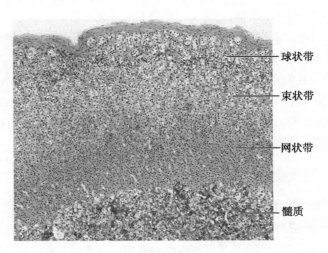

图 1-19 人肾上腺(HE 染色 高倍)

球状带

束状带

网状带

髓质

(1)球状带(zona glomerulosa):较薄,位于被膜的下方,腺细胞聚集成球团状,细胞较小,呈锥形,胞质含少量脂滴;球状带细胞分泌盐皮质激素,主要是醛固酮,能促进肾远曲小管和集合小管重

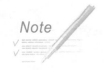
Note

吸收 Na$^+$ 及排出 K$^+$，使血 Na$^+$ 浓度升高。球状带细胞的功能活动受肾素-血管紧张素系统的调节。

（2）束状带（zona fasciculata）：最厚，位于球状带的深层。细胞较大，呈多边形，排列成单行或双行细胞索，胞质内含大量脂滴，呈泡沫状；束状带细胞分泌糖皮质激素，在机体处于应激状态时能提高血糖水平以保持正常的大脑功能，并能促进机体的其他器官利用脂肪和氨基酸获得能量。大量的糖皮质激素有抗炎和抑制免疫应答等作用。束状带细胞的功能活动受腺垂体分泌的促肾上腺皮质激素的调节。

（3）网状带（zona reticularis）：位于束状带深层，与髓质相邻。细胞排列成索，并相互吻合成网，胞质呈嗜酸性，内含较多脂褐素和少量脂滴；主要分泌雄激素、少量雌激素和糖皮质激素。网状带细胞的功能活动也受促肾上腺皮质激素的调节。

2. 髓质　主要由排列成索或团的嗜铬细胞（chromaffin cell）组成，其间为丰富的窦状毛细血管和少量结缔组织，髓质中央有中央静脉。嗜铬细胞呈多边形、核圆色浅，因用含铬盐的固定液固定标本，胞质内可见含黄褐色的嗜铬颗粒。髓质内还有少量散在的交感神经节细胞。在电子显微镜下，根据分泌颗粒的特点嗜铬细胞分为数量多的肾上腺素细胞和数量较少的去甲肾上腺素细胞，分别分泌肾上腺素和去甲肾上腺素。肾上腺素细胞内的分泌颗粒核芯电子密度较低，去甲肾上腺素细胞内的分泌颗粒核芯电子密度高，并呈偏心位。髓质细胞的功能活动受交感神经节前纤维的调控。肾上腺素具有使心肌收缩力加强、心输出量增多，扩张冠状动脉和骨骼肌血管，松弛支气管平滑肌等作用。去甲肾上腺素可使心率加快，外周小血管广泛收缩，血压增高。髓质毛细血管中含大量的皮质激素，其中糖皮质激素可增强 N-甲基转移酶的活性，使去甲肾上腺素甲基化形成肾上腺素。

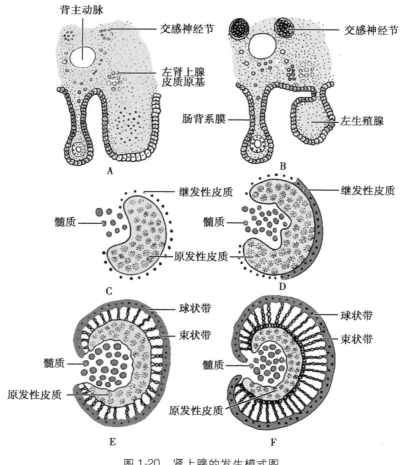

图 1-20　肾上腺的发生模式图

二、肾上腺的发生

肾上腺的皮质和髓质的来源不同,皮质来源于中胚层,髓质来源于神经外胚层。肾上腺的原基位于中肾和生殖腺原基附近。胚胎第4周,肠系膜根部和生殖腺嵴之间的体腔上皮向间充质内增生、并与体腔上皮脱离形成细胞索,细胞索之间的间充质分化成窦状毛细血管,原发皮质(胎儿皮质)形成。第7周时,体腔上皮和间充质以同样的方式在初级皮质周围形成继发皮质(永久皮质)。继发皮质逐渐、依次分化出球状带、束状带和网状带,原发皮质在胚胎第5个月开始退化,出生1年内完全消失。胚胎约第7周,邻近的交感神经节的神经嵴细胞迁移至胎儿皮质的内侧,并分化形成肾上腺髓质内的嗜铬细胞(图1-20)。胚胎第8周胎儿肾上腺开始分泌类固醇激素,以促进胎儿器官发育与成熟。胚胎时期,因左右肾异常融合,可出现左右肾上腺合并;因肾上腺异常发育,在肾上腺附近出现仅有皮质的副皮质团块或仅有髓质的副髓质团块;在肾被膜下方可出现异位的肾上腺。

第七节　生　殖　腺

生殖腺包括睾丸和卵巢。睾丸是产生精子和分泌男性激素的器官,卵巢是卵子发育和产生女性激素的器官。

一、生殖腺的形态结构

(一)睾丸

睾丸(testis)呈椭圆形,位于阴囊内,左、右各一。睾丸前缘游离,后缘有血管、淋巴管和神经出入,并与附睾体、附睾尾和输精管相邻。睾丸上端有附睾头附着,下端游离。睾丸被白膜所包裹。白膜在睾丸后缘增厚形成睾丸纵隔。睾丸纵隔的结缔组织伸入睾丸实质内将其分成许多小叶。每个小叶内有1~4条弯曲成袢状的生精小管,生精小管在近睾丸纵隔处变为短而直的直精小管。直精小管进入睾丸纵隔的结缔组织后相互吻合成裂隙状的睾丸网(图1-21)。生精小管之间的疏松结缔组织内含具有内分泌功能的睾丸间质细胞。

生精小管(seminiferous tubule)主要由生精上皮(spermatogenic epithelium)构成,上皮基膜外

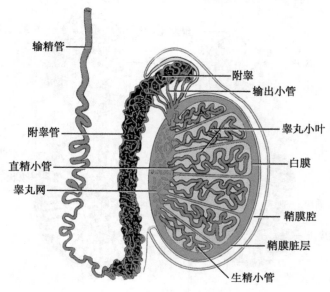

图1-21　睾丸模式图

输精管
附睾
输出小管
附睾管
睾丸小叶
直精小管
白膜
睾丸网
鞘膜腔
鞘膜脏层
生精小管

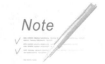

侧有肌样细胞。生精上皮由支持细胞和生精细胞组成。青春期开始,自生精小管的基底面至管腔面依次排列的生精细胞是精原细胞、初级精母细胞、次级精母细胞、精子细胞和精子。从精原细胞增殖分化到形成精子的过程称精子发生(spermatogenesis),经历了精原细胞的增殖、精母细胞的减数分裂和精子形成 3 个阶段。支持细胞又称 Sertoli 细胞,形态不规则,光镜下,其轮廓不清。相邻支持细胞侧突在精原细胞的腔侧形成的紧密连接,是血-睾屏障最重要的结构,该屏障一方面可阻止某些大分子物质自由进出生精上皮,确保生精细胞有一个稳定发育的微环境,另一方面还能防止精子抗原物质逸出到生精小管外,以免发生自体免疫应答。

睾丸间质细胞(interstitial cell)又称 Leydig 细胞,位于生精小管之间富含血管和淋巴管的疏松结缔组织内。睾丸间质细胞呈圆形或多边形,核圆居中,着色浅,胞质嗜酸性、泡沫状(图 1-22),具有类固醇激素分泌细胞的超微结构特征。从青春期开始,睾丸间质细胞在间质细胞刺激素的作用下,分泌雄激素。雄激素可促进精子发生和促进男性生殖器官的发育、维持正常的性功能和男性第二性征。

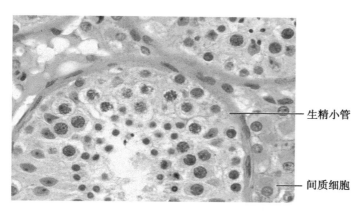

生精小管

间质细胞

图 1-22 人睾丸间质细胞(HE 染色 高倍)

(二)卵巢

卵巢(ovary)左、右各一,位于盆腔的卵巢窝内。卵巢呈扁卵圆形,卵巢的前缘有血管、神经和淋巴管出入,称卵巢门,其内有门细胞,可以分泌雄激素。

卵巢表面是单层扁平上皮或单层立方上皮;上皮下是薄层的致密结缔组织构成的白膜。被膜下是皮质,自青春期开始,皮质内由不同发育阶段的卵泡、黄体和它们的衍生物以及结缔组织构成(图 1-23)。髓质位于中央,范围较小,由疏松结缔组织构成,含较多的弹性纤维和较大的血管。

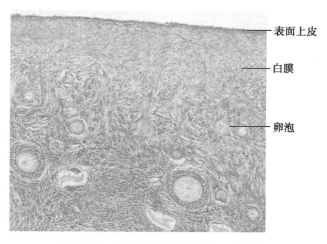

表面上皮

白膜

卵泡

图 1-23 兔卵巢皮质(HE 染色 低倍)

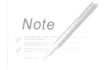
Note

青春期前,卵巢皮质内的卵泡是原始卵泡(primordial follicle)。自青春期开始,在垂体产生的卵泡刺激激素的作用下,原始卵泡发育,在卵巢皮质内出现初级卵泡(primary follicle)、次级卵泡(secondary follicle)和成熟卵泡(mature follicle)。在黄体生成素的作用下,成熟卵泡破裂,次级卵母细胞从卵巢排出,称排卵(ovulation)。排卵后,成熟卵泡在卵巢内的残留结构和其周围的组织在黄体生成素的作用下分化形成黄体(corpus luteum)。

次级卵泡、排卵前的成熟卵泡分泌雌激素,黄体分泌雌激素和孕激素,妊娠黄体还可分泌松弛素。雌激素有促进卵泡的发育、促进子宫内膜增生、女性生殖器官的生长发育并维持它们的功能和女性第二性征等作用。孕激素有促进子宫内膜的增生并出现分泌期的改变、抑制子宫平滑肌的收缩等作用。松弛素使子宫平滑肌松弛,有利于妊娠。

二、生殖腺的发生

生殖腺由生殖腺嵴的表面的体腔上皮、上皮下的间充质和原始生殖细胞发育形成。胚胎期,两性生殖腺的发育经历未分化和分化两个阶段(图1-24)。

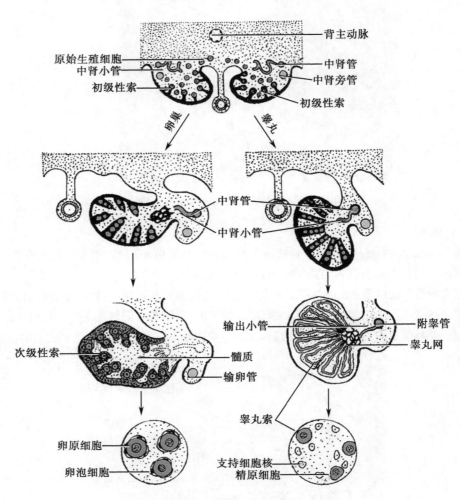

图1-24 睾丸与卵巢的发生模式图

1. **未分化生殖腺的发生** 第5周时,生殖腺嵴的表面体腔上皮细胞增生,并进入其下方间充质形成许多细胞条索,即初级性索(primary sex cord)的形成。原始生殖细胞起源于卵黄囊顶部近尿囊处的内胚层细胞。第6周,原始生殖细胞沿肠背系膜迁移至初级性索内。此时的生殖腺无性别特征,称未分化生殖腺。

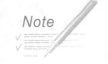

2. **睾丸的发生**　生殖腺的分化是多种基因综合调控的结果。其中,Y 染色体的短臂上的 Y 性别决定区(sex determining region of the Y,SRY)是决定睾丸发生的主要基因。在 SRY 基因产物睾丸决定因子的影响下,初级性索与体腔上皮分离,逐渐分化形成生精小管、直精小管和睾丸网。初级性索的细胞分化形成支持细胞,原始生殖细胞增殖分化为精原细胞,间充质细胞分化成睾丸间质细胞。胚胎时期的生精小管是实心的,约在近青春期小管腔出现。睾丸最初位于腹腔上部,借系膜与后腹壁相连,在睾丸下端和阴囊之间有一条中胚层形成的引带,随着胚体的生长引带相对缩短,引导睾丸下降。睾丸在经过腹股沟管时,腹膜向阴囊方向形成睾丸鞘突,包在睾丸周围。约在胚胎 7 个月时睾丸到达阴囊。若出生后 5 个月内睾丸未降至阴囊,即为隐睾。隐睾可发生在单侧或双侧,由于腹腔的温度高于阴囊,影响精子的发生,可造成男性不育。

3. **卵巢的发生**　若体细胞及原始生殖细胞无 Y 染色体,未分化生殖腺则自然发育为卵巢。初级性索退化,体腔上皮再次增生并向间充质伸入形成次级性索(secondary sex cord)。次级性索与上皮分离,体腔上皮下的间充质分化为白膜。次级性索断裂形成卵泡,其中央为原始生殖细胞分化而成的卵原细胞,周围为次级性索分化形成卵泡细胞。出生前,卵原细胞分裂、分化形成初级卵母细胞,初级卵母细胞停留在第 1 次成熟分裂前期。由初级卵母细胞及周围的单层扁平状的卵泡细胞构成原始卵泡(图 1-24)。卵巢的下端与阴唇阴囊隆起之间有由中胚层分化的卵巢引带,引导卵巢进入盆腔。在卵巢下降途中,遗留卵巢组织,形成附属卵巢组织;也可发生下降不全或错降的情况。

第八节　胰　　岛

胰腺被结缔组织分隔成许多界限不清的小叶。胰腺的实质由外分泌部和内分泌部组成,外分泌部是纯浆液性腺,内分泌部又称胰岛(pancreatic islet)。胰腺分胰头、胰颈、胰体和胰尾,胰腺各部均有胰岛分布,其中以胰尾的胰岛较多。胰岛是由多种内分泌细胞组成的球形细胞团,散在分布于胰腺外分泌腺泡之间(图 1-25),占胰腺总体积的 1%。

一、胰岛的形态结构

胰岛大小不等,体积大的由几百个胰岛细胞组成,体积小的由几个胰岛细胞组成,外分泌部导管和腺泡上皮内有散在分布的胰岛内分泌细胞。胰岛细胞着色浅淡,排成团索状,其间有丰富的有孔毛细血管网。胰岛毛细血管汇集成数条微静脉出岛,并与腺泡周围的毛细血管相通。以此,高浓度的胰岛激素可以影响胰腺外分泌部的活动。

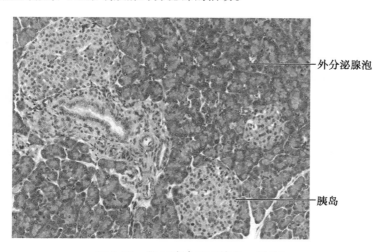

外分泌腺泡

胰岛

图 1-25　豚鼠胰腺(HE 染色　低倍)

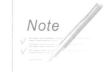

胰岛有 A、B、D、PP、D1 等多种内分泌细胞,在 HE 染色切片中不易区分细胞的种类。应用特殊染色、免疫组织化学或电子显微镜可以分辨胰岛细胞的类型。

1. A 细胞　约占胰岛细胞总数的 20%,体积较大,主要分布在胰岛的周边。电镜下可见中等大小的、圆形或卵圆形的分泌颗粒,分泌颗粒有圆形的致密芯,芯偏于一侧,芯和界膜之间有新月形的间隙。A 细胞分泌高血糖素,能促进肝糖原分解为葡萄糖,使血糖升高。

2. B 细胞　约占胰岛细胞总数的 75%,体积小,主要分布在胰岛的中央。电镜下可见大小不等、圆形的分泌颗粒,分泌颗粒内有不规则形态的致密芯,芯和界膜之间有较宽的间隙。B 细胞分泌胰岛素,主要促进肝细胞、脂肪细胞和肌细胞等合成糖原或转化为脂肪贮存,使血糖降低。

3. D 细胞　约占胰岛细胞总数的 5%,分布在 A、B 细胞之间。电镜下可见较大的、圆形分泌颗粒,颗粒芯紧贴界膜、和界膜之间没有明显的间隙。D 细胞分泌生长抑素,以旁分泌方式作用于邻近的 A 细胞、B 细胞或 PP 细胞,调节这些细胞的分泌活动。

4. PP 细胞　数目少,主要在胰腺钩突部的胰岛周边,也可散在分布于导管上皮和腺泡上皮内。电镜下可见较小的、大小不等、圆形的分泌颗粒,颗粒芯和界膜之间有狭窄而清亮的间隙。PP 细胞分泌胰多肽,具有抑制胃肠运动、抑制胰液分泌以及减弱胆囊收缩等作用。

5. D1 细胞　数目极少,主要位于胰岛的周边。电镜下可见细小的、圆形或不规则形的分泌颗粒,颗粒芯和界膜之间无间隙。D1 细胞分泌的血管活性肠肽(vasoactive intestinal peptide, VIP)。VIP 是一种神经递质,其作用广泛,如舒张血管降低血压、刺激胰液和小肠液的分泌,刺激胰岛素的分泌、抑制胃酸的分泌、对胃肠道平滑肌有舒张作用。

二、胰岛的发生

胰岛与胰腺的外分泌部有着共同的来源。胚胎第 4 周,原始消化管的前肠末端背侧内胚层增生,向外突出形成背胰芽,在肝憩室的尾缘的内胚层增生,向外突出形成腹胰芽(图 1-26),它们将分别形成腹胰和背胰。随后,腹胰和背胰合并形成一个胰腺。腹胰形成胰头下部和钩突,背胰形成胰头上部、胰颈、胰体和胰尾。在发育过程中,胰芽反复分支形成各级导管和导管末端的腺泡。胰岛细胞的分化早于外分泌腺泡的分化。部分胰导管上皮细胞向周围间充质增生,并脱离导管,形成细胞团,并分化形成胰岛。胚胎第 10 周以后胰岛内依次可以观察到 A 细胞、D 细胞、B 细胞,B 细胞出现较晚。26 周以后出现 D1 细胞和 PP 细胞。约胚胎第 5 个月,胰岛细胞开始分泌激素。资料显示,成体胰外分泌导管上皮以及胰岛内保留有干细胞,体外可以诱导骨髓间充质干细胞、神经干细胞、肝脏干细胞和胚胎干细胞分化形成具有胰岛内分泌功能的细胞。

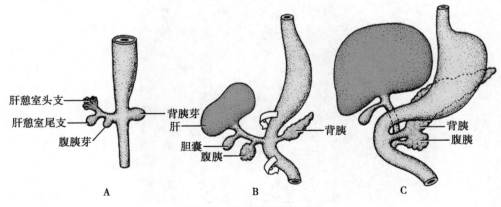

图 1-26　胰腺的发生模式图

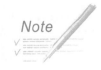

本章小结

下丘脑与垂体在结构、功能以及发生上关系极为密切。垂体分腺垂体和神经垂体两部分。其中,腺垂体分远侧部、中间部和结节部;神经垂体分神经部和漏斗。下丘脑内含多种神经核团,其中弓状核合成和分泌的多种释放激素和释放抑制激素通过垂体门脉系统调节腺垂体远侧部的功能活动。下丘脑视上核和室旁核的神经内分泌细胞分泌的催产素和抗利尿激素通过其轴突运输至神经垂体,并在神经垂体内储存和释放。在胚胎时期,口腔顶部的外胚层向间脑方向伸出 Rathke 囊(腺垂体原基),发育形成腺垂体的中间部、远侧部和结节部,Rathke 囊与口腔相连的囊柄退化消失、囊腔关闭;间脑底部(下丘脑的部位)的神经外胚层向腺垂体的原基方向伸出的漏斗,发育形成神经垂体。下丘脑的发育是脑发育的一部分。神经管头端的前脑泡尾端则演变成间脑,间脑前下部的神经管上皮分裂增生、迁移和聚集形成下丘脑和下丘脑神经核团。

松果体位于两上丘之间的凹窝内,借柄连于第三脑室顶的后部。松果体实质主要由松果体细胞、神经胶质细胞和无髓神经纤维组成。松果体细胞形状不规则,核圆、椭圆形,核着色浅,核仁清楚,胞质弱嗜碱性,细胞有许多突起,其末端球形膨大、终止于邻近细胞、毛细血管和脑室附近。松果体细胞可以产生多种生物活性物质,其中,褪黑素的分泌具有周期性,夜晚分泌增加,白天分泌减少。褪黑素参与调节机体的昼夜生物节律、睡眠、情绪等生理活动。褪黑素通过抑制下丘脑促性腺激素释放激素的分泌,从而间接影响性腺的发育和功能。松果体来源于间脑顶部向外囊状突出形成松果体原基的增殖和分化。

胸腺既是中枢淋巴器官,又是内分泌器官。胸腺实质中的胸腺基质细胞构成 T 细胞发育的微环境,并分泌多种胸腺激素促进胸腺细胞(T 细胞)的增殖、分化与成熟。胸腺分为皮质和髓质。皮质中有大量的正在发育中的胸腺细胞和少量的胸腺基质细胞。髓质中含少量的发育成熟的胸腺细胞和大量的胸腺基质细胞,其中胸腺上皮细胞形成胸腺细胞发育成熟所必需的胸腺小体。胸腺来自第 3 对咽囊腹侧份增生的内胚层细胞、间充质细胞和神经嵴细胞形成的胸腺原基。造血干细胞迁入胸腺原基中、增殖分化形成胸腺细胞。

甲状腺是机体唯一能将激素储存在细胞外的内分泌器官。甲状腺的内分泌细胞主要排列成滤泡状,滤泡腔内储存的是碘化的甲状腺球蛋白。滤泡上皮细胞呈单层立方状,上皮的高度随功能的不同而改变。功能活跃时,滤泡上皮细胞增高呈单层低柱状。当功能低下时,滤泡上皮呈单层扁平状。在电子显微镜下,滤泡上皮具有含氮激素分泌细胞的超微结构特点。滤泡上皮分泌的甲状腺激素(T3、T4)能促进机体的新陈代谢、促进骨骼和神经系统的发育。滤泡旁细胞分布在滤泡上皮细胞之间、滤泡之间,细胞呈圆形或椭圆形、体积较大、核圆色浅、胞质丰富,弱嗜碱性。在电子显微镜下,可见分泌颗粒、粗面内质网和高尔基复合体、滤泡上皮细胞之间的滤泡旁细胞不与胶质接触。滤泡旁细胞分泌降钙素,促进成骨细胞的活动,使骨盐沉积于类骨质,并抑制胃肠道和肾小管吸收钙离子,使血钙浓度降低。甲状腺来自原始咽腹侧正中、奇结节尾侧内胚层增生形成的甲状舌管末端的增殖和分化。神经嵴细胞迁入滤泡上皮细胞之间、滤泡之间分化形成滤泡旁细胞。

甲状旁腺位于甲状腺侧叶的背面,上下有两对甲状旁腺。甲状旁腺的内分泌细胞排列成团索状,细胞之间含丰富的有孔毛细血管。甲状旁腺的主细胞分泌甲状旁腺素。甲状旁腺素能升高血钙水平,与降钙素一起共同调节血钙平衡。第 3 对咽囊背侧份增生下移至甲状腺的侧叶后面形成下一对甲状旁腺。第 4 对咽囊背侧份增生下行至甲状腺侧叶后面形成上一对甲状旁腺。

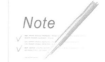

Note

　　肾上腺位于双侧肾的内上方,被肾筋膜包被,分为皮质和髓质,两者在结构、功能和来源上完全不同。皮质由浅至深分为球状带、束状带和网状带。皮质细胞排列成团状、条束状、索网状,属于类固醇激素分泌细胞。皮质细胞之间含丰富的窦状毛细血管。皮质细胞所分泌的类固醇激素调节机体的蛋白质代谢、糖代谢和水盐平衡以及应急状态的反应。皮质来源于中胚层的体腔上皮。髓质细胞排列成团索状、呈多边形、胞质具有嗜碱性和嗜铬性、核圆着色浅,具有含氮激素分泌细胞的超微结构特征。髓质细胞分泌的肾上腺素和去甲肾上腺素调节心率、心肌和血管平滑肌的收缩。髓质细胞之间有少量的交感神经节细胞和丰富的窦状毛细血管。髓质来源于神经外胚层神经嵴的迁移和分化。

　　生殖腺包括睾丸和卵巢。睾丸呈椭圆形,位于阴囊内,左、右各一。睾丸实质中有生精小管、直精小管和睾丸网,在生精小管之间散在或成群分布的有间质细胞。间质细胞呈圆形或多边形,核圆居中、着色浅,胞质嗜酸性、泡沫状,具有类固醇激素分泌细胞的超微结构特征。在垂体产生的间质细胞刺激素的作用下,间质细胞分泌雄激素。雄激素可促进精子发生和促进男性生殖器官的发育、维持正常的性功能和男性第二性征。

　　卵巢左、右各一,位于盆腔的卵巢窝内。卵巢的被膜下是皮质,髓质位于中央。青春期前,卵巢皮质内的卵泡是原始卵泡。青春期开始卵巢皮质在垂体产生的促性腺激素的作用下,原始卵泡发育,依次出现初级卵泡、次级卵泡、成熟卵泡、排卵和黄体形成。其中,次级卵泡、成熟卵泡和黄体具有内分泌功能,产生的女性激素能够促进女性生殖器官的生长发育并维持它们的功能和女性第二性征。

　　两性生殖腺的发育经历未分化和分化两个阶段。未分化生殖腺内的初级性索是由生殖腺嵴的表面体腔上皮细胞增生,并进入其下方间充质形成的细胞条索,其内含由卵黄囊内胚层迁移而来的原始生殖细胞。睾丸决定因子的影响下,初级性索分化形成生精小管、直精小管和睾丸网,间充质细胞分化成睾丸间质细胞。若无睾丸决定因子,初级性索退化,体腔上皮再次增生并向间充质伸入形成次级性索。次级性索与上皮分离,分化形成卵泡细胞,其中央为原始生殖细胞分化而成的卵原细胞。卵原细胞在出生前分裂、分化形成初级卵母细胞。生殖腺最初位于腹腔上方,借系膜与后腹壁相连。生殖腺下端与阴唇阴囊隆起之间的引带将睾丸引导至阴囊内,将卵巢引导至盆腔内。

　　胰岛是由多种内分泌细胞组成的球形细胞团,散在分布于胰腺外分泌腺泡之间。以胰尾的胰岛较多。胰岛有 A、B、D 等多种内分泌细胞,在 HE 染色切片中不易区分细胞的种类。A 细胞分泌高血糖素,能促进肝糖原分解为葡萄糖,使血糖升高。B 细胞分泌胰岛素,主要促进肝细胞、脂肪细胞等合成糖原或转化为脂肪贮存,使血糖降低。D 细胞分泌生长抑素,以旁分泌方式作用于邻近的 A 细胞、B 细胞,调节这些细胞的分泌活动。胰岛与胰腺导管有共同的胚胎来源,均来自前肠末端的内胚层细胞的增殖和分化。

思考题

1. 简述垂体的结构、主要功能及与下丘脑的关系。
2. 简述松果体结构、主要功能及与性腺功能的关系。
3. 简述胸腺细胞的发育所需要的内分泌环境的结构特点。
4. 简述甲状腺的结构、主要功能及与甲状旁腺的关系。
5. 简述肾上腺皮质的结构特点及与髓质的关系。
6. 简述胰岛分布的特点、结构特点及主要细胞的种类和功能。

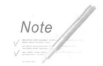

Note

参考文献

1. J. Larry Jameson 原著. 胡仁明, 李益明, 童伟, 译. 哈里森内分泌学. 北京：人民卫生出版社, 2010.

2. 施秉银. 胰岛干细胞的研究现状与展望. 西安交通大学学报（医学版）, 2005, 26（5）：409-412.

3. 刘厚奇, 蔡文琴. 医学发育生物学. 第 3 版. 北京：科学出版社, 2012.

4. 朱长庚. 神经解剖学. 第 2 版. 北京：人民卫生出版社, 2009.

（王小丽）

Note

第二章   激素的生理功能

第一节   概   述

一、内分泌与内分泌系统

内分泌(endocrine)是指内分泌细胞合成和释放的化学物质通过体液或血液在局部或远离内分泌细胞的靶细胞和组织发挥生理调节的分泌方式。在机体内具有这种分泌功能的细胞或腺体统称为内分泌细胞(endocrine cell)或内分泌腺(endocrine gland)。具有相同内分泌功能的细胞集中形成的组织器官称为内分泌腺,例如垂体、甲状腺、肾上腺、胰岛等属于内分泌腺。此外,散在分布于各系统的内分泌细胞也产生各种化学物质参与局部或全身的体液调节,如消化道黏膜、肝、肾、血管内皮、心房肌、脂肪组织以及免疫细胞等也可以产生化学物质释放入体液或血液发挥作用。

内分泌系统(endocrine system)由全身的内分泌腺以及散在分布于全身的内分泌细胞共同构成,通过信息传递整合机体生理功能的调节系统。内分泌系统的功能被机体内环境变化所启动,保持机体内环境稳态,因此,内分泌系统产生的多种激素之间存在相互协调或拮抗关系,这有利于各种生理功能保持相对稳定。如当机体的血压过度升高时,肾上腺髓质分泌的去甲肾上腺素、肾上腺素等升压效应的激素分泌减少,而心房肌分泌的心房钠尿肽、血管内皮分泌的一氧化氮等降压有关激素分泌增多,有利于血压下降。

内分泌系统不仅独立行使生理功能的调节,也与神经系统和免疫系统等在功能上紧密联系,相互协同,密切配合,对机体各种生理功能具有重要的调节作用。内分泌系统对机体代谢活动所致的化学刺激敏感,其特点是调节速度慢、范围广并持续时间长,而神经系统对物理刺激更敏感,其特点是调节反应迅速、调节范围较内分泌系统局限并持续时间短,免疫系统对生物刺激敏感。虽然,这三种调节系统各有独特的功能,但可以通过某些信号分子和受体相互交联,优势互补,形成神经-内分泌-免疫网络(neuroendocrine-immune network)。这个网络可以接受机体内外各种形式的刺激,整合信息,共同维持机体内环境稳态,保证机体的生命活动的正常运转。内分泌系统在调节机体代谢与生殖、生长与发育及维持内环境稳定等方面有重要作用。

二、激素

激素是由内分泌腺和器官组织的内分泌细胞合成和分泌(表 2-1),以体液为媒介,在细胞之间传递调节信息的高效能生物活性物质。大多数激素经血液运输至远距离的靶组织器官发挥作用,这种方式称为远距分泌(telecrine),这就是经典认为的激素。研究表明,某些激素分泌后不进入血液而由组织液扩散作用于邻近细胞,这种方式称为旁分泌(paracrine)。还有的内分泌细胞所分泌的激素通过局部扩散又返回作用于自身而发挥反馈作用,这种方式称为自分泌(autocrine)。在脑组织中,尤其是下丘脑中存在兼有内分泌功能的神经元,这些细胞既能产生和传导神经冲动,又能合成和释放激素,故称为神经内分泌细胞,它们产生的激素称为神经激素(neurohormone)(图 2-1)。

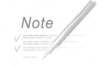

表 2-1 激素的主要来源与化学性质

腺体/组织	激素中文（英文）名称	英文缩写	化学性质
下丘脑	促甲状腺激素释放激素 thyrotropin-releasing hormone	TRH	肽类
	促性腺激素释放激素 gonadotropin-releasing hormone	GnRH	肽类
	生长激素抑制激素（生长抑素）growth hormone-inhibiting hormone（somatostatin）	GHIH	肽类
	生长激素释放激素 growth hormone-releasing hormone	GHRH	肽类
	促肾上腺激素释放激素 corticotropin-releasing hormone	CRH	肽类
	催乳素释放因子 prolactin-releasing factor	PRF	肽类
	催乳素抑制因子 prolactin-inhibiting factor	PIF	胺类/肽类
	血管升压素（抗利尿激素）vasopressin（antidiuretic hormone）	VP（ADH）	肽类
	缩宫素 oxytocin	OT	肽类
腺垂体	生长激素 growth hormone, somatotropin	GH	肽类
	催乳素 prolactin	PRL	肽类
	促甲状腺激素 thyroid-stimulating hormone（thyrotropin）	TSH	肽类
	促肾上腺皮质激素 adrenocorticotropic hormone	ACTH	蛋白质类
	促卵泡激素 follicle stimulating hormone	FSH	肽类
	黄体生成素 luteinizing hormone	LH	蛋白质类
松果体	褪黑素 melatonin	MT	胺类
	8-精缩宫素 vasotocin	AVT	肽类
甲状腺	甲状腺激素 thyroxine	T4	胺类
	3,5,3'-三碘甲腺原氨酸 3,5,3'-triiodothyronine	T3	胺类
	降钙素 calcitonin	CT	肽类
甲状旁腺	甲状旁腺激素 parathyroid hormone	PTH	肽类
胸腺	胸腺素 thymosin		肽类
胰岛	胰岛素 insulin		蛋白质类
	胰高血糖素 glucagon		肽类
肾上腺皮质	皮质醇 cortisol		类固醇类
	醛固酮 aldosterone	Ald	类固醇类
肾上腺髓质	肾上腺素 adrenaline（epinephrine）	Ad,E	胺类
	去甲肾上腺素 noradrenaline（norepinephrine）	NA,NE	胺类
睾丸	睾酮 testosterone	T	类固醇类
	抑制素 inhibin		蛋白质类
卵巢	雌二醇 estradiol	E₂	类固醇类
	孕酮 progesterone	P	类固醇类
	松弛素 relaxin		肽类
胎盘	绒毛膜生长激素 chorionic somatomammotropin	CS	肽类
	绒毛膜促性腺激素 chorionic gonadotropin	CG	肽类

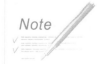

腺体/组织	激素中文(英文)名称	英文缩写	化学性质
心脏	心房钠尿肽 atrial natriuretic peptide	ANP	肽类
血管内皮	内皮素 endothelin	ET	肽类
肝脏	胰岛素样生长因子 insulin-like growth factors	IGFs	肽类
肾脏	钙三醇 calcitriol(1,25-二羟胆钙化醇,1,25-dihydroxychole-caciferol/1,25-二羟维生素 D$_3$ 1,25(OH)$_2$D$_3$ 1,25-dihydroxy vitamin D$_3$)	1,25(OH)$_2$D$_3$	类固醇类
胃肠道	促胃液素 gastrin		肽类
	促胰液素 secretin		肽类
	缩胆囊素 cholecystokinin	CCK	肽类
血浆	血管紧张素Ⅱ angiotensin Ⅱ	Ang Ⅱ	肽类
脂肪组织	瘦素 leptin		肽类
各种组织	前列腺素 prostaglandins	PGs	甘烷酸

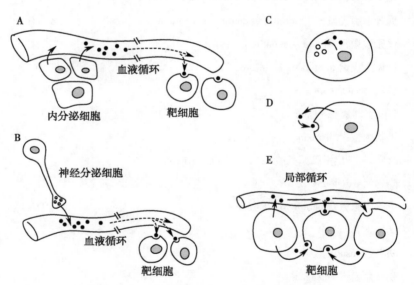

图 2-1　激素在细胞间递送调节信息的途径
A. 内分泌(远距分泌);B. 神经分泌;C. 内在分泌;D. 自分泌;E. 旁分泌

在细胞间的信息传递过程中,激素与其他非内分泌细胞所分泌的生物活性物质,如神经元释放的神经递质、免疫细胞分泌的细胞因子等同为信息分子(signaling molecule),在调节生理功能的过程中都具有化学信使的基本属性,并没有本质差别,而且它们之间的界限也不是绝对的。例如干扰素、缓激肽等非内分泌细胞产生的糖蛋白和肽类物质,它们和激素一样在局部或远离的组织细胞,作用于特定的细胞膜受体起作用。

一般来讲,多数的内分泌细胞合成和分泌一种激素,但也有部分内分泌细胞合成和分泌一种以上激素,例如腺垂体的促性腺激素细胞可分泌促卵泡激素和黄体生成素。同一内分泌腺可以合成和分泌多种激素,例如胰岛分泌胰岛素、胰高血糖素和生长抑素等,肾上腺皮质分泌糖皮质激素、盐皮质激素和少量的性激素等。激素一般具有下列共同的作用特征。

（一）激素的分类

激素的分子结构具有多样性,其不同的化学结构特性直接决定激素对靶组织细胞的作用形

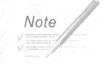

式。按照化学性质激素主要分三大类(图2-2),即胺类、肽与蛋白质类以及脂类,前两者也称为含氮激素。前两种激素属于亲水性激素,一般都通过靶细胞膜受体结合发挥作用(除甲状腺外),而脂类激素属于亲脂性,分子量小,通过细胞膜进入细胞内发挥作用。

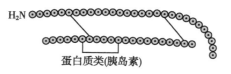

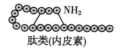

图2-2　激素的化学结构类型

1. **胺类激素**　胺类激素(amine hormones)属于氨基酸衍生物,生成过程比较简单。儿茶酚胺(catecholamine)类激素包括多巴胺、肾上腺素、去甲肾上腺素,此外甲状腺激素、5-羟色胺、组织胺等均属于胺类激素。儿茶酚胺等胺类激素一般储存在分泌细胞的分泌颗粒中,适宜的刺激可以使其释放发挥作用。胺类激素通常半衰期很短,一般2~3分钟。同属于胺类的甲状腺激素较特殊,在血液中99%以上与血浆蛋白结合,半衰期在激素中最长,可达7天左右,但游离的甲状腺激素(T4)的半衰期仅有数分钟。

2. **肽和蛋白质类激素**　肽和蛋白质类激素(peptide and protein hormone)的氨基酸残基数目不等,从最小的三肽分子到近200多个氨基酸残基组成的多肽链及蛋白质。肽和蛋白类激素种类丰富并分布广泛,一般在细胞内的合成过程与蛋白质合成过程相同,如激素的前体分子经过酶切、修饰和包装等,储存在分泌颗粒中。此类激素具有亲水性、分子量大,在血液中以游离形式存在,通过与靶组织细胞膜上受体结合,激活细胞内信号通路而发挥作用。一般多肽激素半衰期为4~40分钟,而蛋白类激素半衰期为15~170分钟。下丘脑调节肽、神经垂体激素、腺垂体激素、胰岛素、甲状旁腺激素、降钙素以及消化道激素等属于此类激素。

3. **脂类激素**　脂类激素(lipid hormone)是以脂质为原料合成的激素,主要有类固醇激素(steroid hormones)和脂肪酸衍生物二十烷类(eicosanoids)物质。

(1) 类固醇激素:类固醇激素因其前体是胆固醇而得名,孕酮、醛固酮、皮质醇、睾酮、雌二醇和胆钙化醇为此类激素代表。其中前5种激素在肾上腺皮质或性腺合成和分泌,也称为甾体类激素。合成类固醇激素的过程十分复杂,如不同腺体细胞或同一腺体的不同细胞存在的酶系不同,其中间产物多样化,因此生物活性也有差异。因此,此类激素不仅具有本身特有的生物学效应,也有部分效应交叉重叠。类固醇激素分子量小,具有亲脂性,血液中95%以上的类固醇激素与相应的血浆蛋白结合进行运输,避免过早被肾脏排出而丢失,并降低其脂溶性,半衰期一般数十分钟到数小时。此类激素直接通过靶细胞膜进入胞内与胞浆或核受体结合而发挥作用。

另外,胆固醇的衍生物钙三醇(calcitriol)即1,25-二羟维生素 D_3,因其四环结构中的 B 环被打开,故也被看作是固醇类激素,此类激素由皮肤、肝和肾器官联合合成。

(2) 二十烷类:除了上述两类类固醇激素外,二十烷类脂肪酸衍生物包括花生四烯酸(arachidonic acid,AA)衍生而成的前列腺素(prostaglandin,PG)、血栓素类(thromboxanes,TX)和白细胞三烯类(leukotrienes,LT)等。这类物质以细胞膜磷脂为原料合成,因此,体内几乎所有的组织细胞都能生成,但因半衰期短,基本在局部起作用,所以有人认为该类物质为局部激素。

(二) 激素的作用机制

激素作用机制的实质就是细胞信号转导的过程,一般包括以下几个环节:第一步由靶细胞的激素受体在体液中众多化学信息分子中识别出携带特定调节信息的激素;接着激素与靶细胞的特异性受体结合,启动细胞内的信号转导系统;激素通过激活细胞内特定的信号通路产生生物学效应;激素产生的生物学效应被细胞内多种机制所终止。

1. **细胞膜受体介导的作用机制**　胺类、肽和蛋白类激素(除甲状腺激素外)一般分子量大,具有亲水性,不能通过细胞膜,因此,此类激素首先作用于靶细胞膜受体发挥作用。膜受体一般为跨膜糖蛋白,主要种类有 G 蛋白偶联受体、酪氨酸激酶受体、酪氨酸激酶结合型受体和鸟苷酸

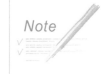

环化酶受体等,与相关的含氮类激素结合,通过胞内的不同信号通路发挥生物学效应。

细胞膜受体介导的激素作用机制基于 Suterland(1965 年)提出的激素作用的第二信使学说 (second messenger hypothesis)。这一学说认为,激素是第一信使,首先与细胞膜上的特异性受体 结合,激活膜内的腺苷酸环化酶(adenyl cyclase,AC),在 Mg^{2+} 参加下,可使 ATP 转变为 cAMP。 细胞内 cAMP 增加可激活蛋白激酶 A(protein kinase A,PKA)系统,使蛋白质磷酸化,最终引起细 胞特有的生物学效应。因此,cAMP 是将这一信息传递到细胞内,使之产生生理效应的细胞内信 使,称为第二信使(见第四章)。大量的研究表明,除 cAMP 外,cGMP、三磷酸肌醇(IP_3)、二酰甘 油(DG)和 Ca^{2+} 等也可作为第二信使。

G 蛋白偶联受体与激素结合后可以通过第二信使激活或抑制下游复杂的酶促反应发挥生 物学效应,如糖原的分解、脂肪的合成等,即核外效应;也可以发挥核内效应,即调节基因转录过 程,例如 cAMP 反应元件结合蛋白(cAMP response element-protein,CREB)介导和调控基因转录, 生成新的功能蛋白。

酪氨酸激酶受体激活后启动信息传递的级联反应,引起细胞的物质代谢、细胞生长、增殖和 分化等生物学功能的调节。

肽类激素,如心房钠尿肽家族与鸟苷酸环化酶受体结合,通过增加细胞内 cGMP 水平而发挥 生物学作用。

2. 细胞内受体介导的作用机制　类固醇激素分子较小,具有脂溶性,因此,可通过扩散或载 体转运进入靶细胞。激素分子进入细胞后,先与胞浆受体结合成复合物,直接充当介导靶细胞 生物效应的信使。早在 1968 年,Jesen 和 Gorski 提出了基因表达学说(gene expression hypothesis),认为类固醇激素首先进入细胞内,与胞浆受体结合成激素-受体复合物,此复合物又 进入细胞核内调节基因转录及表达过程而发挥效应,由于此过程分两个步骤进行,故也称两步 作用原理。

细胞内受体是指定位于胞浆或细胞核的激素受体,尽管激素受体定位在胞浆,最终也要进 入核内发挥作用,因此也视为核受体。通过细胞内受体,即核受体发挥作用的激素种类多,因此 相应的核受体种类繁多,如类固醇激素受体、甲状腺激素受体和维生素 D 受体等。核受体多为 单肽链结构并含有共同的功能区段,其与特异性激素结合后作用于 DNA 分子的激素反应元件 (hormone response element,HRE),通过调节靶基因转录及其表达产物发挥生物学效应,因此,发 挥作用时间较膜受体要长(见第四章)。

激素作用所涉及的细胞内信号转导机制非常复杂。很多研究结果表明,有些激素可能通过 多种机制发挥作用。例如,类固醇激素除了经典的核受体机制外,也可以迅速调节神经细胞的 兴奋性,这一作用显然通过膜受体或离子通道引起的快速反应(数分钟甚至数秒),人们把这种 快速作用称类固醇激素的非基因组效应(nongenomic effect)。

3. 激素作用的终止　激素产生各种生物学作用后,其作用及时终止,这样保证对靶细胞产 生适时精确效果,同时使靶细胞接受新的生物信息。例如,当机体进食后血糖很快升高,刺激胰 岛 B 细胞释放胰岛素,及时把血糖转变为肝糖原、肌糖原储存,使血糖恢复至空腹血糖水平。如 果胰岛素的这一作用不及时终止,会使血糖进一步降低引起低血糖,影响大脑的生理学功能。

激素作用终止的过程一般通过以下几个环节共同完成:①精确而完善的内分泌调节系统可 以及时终止其分泌活动;②激素与受体分离,终止下游信号转导的各个环节;③通过细胞内某些 环节如某些酶,降解信号转导通路中的关键分子,如 cAMP 被磷酸二酯酶降解等,终止信号转导 过程;④激素被靶细胞吞噬,并被溶酶体分解灭活;⑤激素在肝、肾等器官和血液中被降解为无 活性的形式,例如氧化还原、甲基化、脱氨基或羧基、脱碘等方式灭活并清除。

另外,信号转导途径中某些中间产物反馈性限制自身的信号转导过程。例如,胰岛素受体 介导的信号转导过程中,酪氨酸蛋白磷酸酶是胰岛素受体的靶酶,其被胰岛素活化后,反而使胰

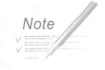

岛素受体去磷酸化而失活,随后的信号分子也相继去磷酸化,于是信号转导终止,起到反馈调节作用。

（三）激素作用的一般特征

尽管激素的种类繁多,其调节作用和机制不尽相同,但有以下四点共同特征。

1. 激素作用的特异性　某种激素能有选择地作用于某些器官（包括内分泌腺）和组织细胞,称为激素的特异性。激素作用的器官、腺体或细胞,称为该激素的靶器官（target organ）、靶腺体（target gland）、靶细胞（target cell）。因此,细胞的特异性受体决定了激素的这种特异性,靶细胞通过胞膜或胞浆中特异性受体与激素发生特异性结合。体内各种激素作用的范围有很大差异,有些激素仅作用于较少的特定目标,如腺垂体分泌的促甲状腺激素,只作用于甲状腺的腺泡细胞。相反,有些激素的作用范围广泛,受它作用的靶器官、靶细胞数量较多,分布较广,如性激素、生长激素、甲状腺激素等,这主要取决于各种受体在体内的分布。激素作用的特异性并非绝对,有些激素与受体结合可有交叉现象,例如,胰岛素与胰岛素样生长因子等可以与同一受体结合,但只是亲和力有所差异。

2. 激素的高效生物活性　激素在血液中的浓度很低,生理状态下,一般在 pmol/L ~ nmol/L 水平。尽管激素浓度很低,但由于激素与受体结合后,在细胞内发生一系列酶促反应,逐级放大,形成一个高效能的生物放大系统,可以成为高效能生物活性物质（图 2-3）。例如,1mol/L 的胰高血糖素通过 cAMP-PKA 通路引起肝糖原分解,可生成 3×10^6 mol/L 葡萄糖,其生物学效应约放大 300 万倍。这种生物学放大效应也见于多级轴系调节系统,如下丘脑-垂体-肾上腺皮质轴的调节中,促肾上腺皮质激素释放激素（CRH 0.1μg）促使腺垂体释放促肾上腺皮质激素（ACTH 1μg）,ACTH 促使肾上腺皮质分泌糖皮质激素（40μg）,最终引起 6000μg 糖原储备的生物放大效应。因此,激素水平保持相对稳定,才能保证机体功能活动的正常进行。当某激素水平稍有过多或不足,可引起机体的代谢或功能明显的异常,分别称为该内分泌腺功能亢进或功能减退,如甲状腺功能亢进或减退等。

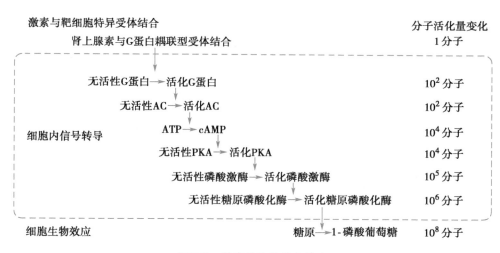

图 2-3　激素的生物放大效应

3. 激素的信息传递作用　激素是一种化学信使,能将某种特定含义的信息以化学方式传递给靶细胞。激素的作用启动靶细胞固有的、内在的一系列生物学效应,但并不能作为底物或产物直接参与细胞的物质和能量代谢反应过程。激素在发挥其作用的过程中,对其所作用的细胞既不添加新的功能,也不提供额外能量,只是作为细胞间的信息传递者,起着信使的作用。例如,生长激素促进细胞的增殖与分化,甲状腺激素增强多数细胞的能量与物质代谢,胰岛素降低血糖等的作用,都是通过靶细胞的固有的生理功能而实现。

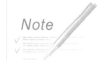

4. 激素间的相互作用　各种激素从内分泌腺分泌后以体液为媒介传递信息,各类激素产生的效应彼此联系、相互影响,错综复杂,主要表现为三个方面:①相互协同作用(synergistic effect),即多种激素联合作用时产生的倍增效应,表现为联合效应大于各种激素单独作用所产生效应的总和(图2-4)。如生长素、肾上腺素、糖皮质激素和胰高血糖素等,虽然作用于代谢的不同环节,但都可使血糖升高。②相互拮抗作用(antagonistic action),如胰岛素能降低血糖,与胰高血糖素等激素的升高血糖作用相拮抗。③允许作用(permissive action),是激素之间的另一种特殊作用,即某种激素对特定器官、组织或细胞没有直接作用,但其存在却是另一种激素发挥生物学效应的必备条件,这是一种支持性作用。例如,糖皮质激素本身并不能引起血管平滑肌收缩,但必须有它存在时,儿茶酚胺才能很好地发挥缩血管作用。

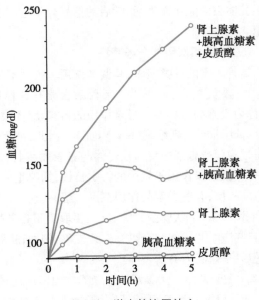

图 2-4　激素的协同效应

激素之间的这种相互作用具有重要的生理意义,其机制却较复杂。这种相互作用可能发生于激素作用的多个环节,可发生在受体水平,也可能发生在受体后的信号转导的某个环节。例如,糖皮质激素的允许作用可能通过调节相关靶细胞膜肾上腺素受体数量,或影响细胞膜腺苷酸环化酶的活性以及 cAMP 生成等环节来实现。

(四) 激素分泌节律及其分泌调控

激素的基础分泌具有自身的固有节律,这一节律是与生物钟密切相关的生物节律的一部分。除此之外,激素的分泌受到机体内外环境变化所引起的多种机制的严密调控,可随机体需要适时、适量分泌,并及时启动和终止其作用。

1. 生物节律性分泌　激素分泌具有生物节律性分泌的特征,其周期短者可以是以分钟或小时为周期的脉冲式分泌,多数为昼夜节律性分泌,长者以月、季等为周期的分泌。例如,一些腺垂体激素与下丘脑调节肽分泌相同步的脉冲式分泌;生长素、肾上腺皮质激素、褪黑素等具有明显的昼夜节律性分泌(图2-5);然而,女性性激素表现为月周期性分泌;甲状腺激素存在季节周期性分泌的特征。下丘脑视交叉上核被认为是调节机体生物钟的主要部位,激素分泌的生物节律也受生物钟(biologic clock)的控制。

2. 激素分泌的调节

(1) 体液调节:体液调节主要包含体液中某些代谢产物以及激素与激素分泌之间的相互作用,前者可见于血糖、血钙等水平对胰岛素、甲状旁腺素等分泌调节,后者主要是多发生在下丘脑-垂体-靶腺轴系统调控中,血液中的激素水平对此表现出的负反馈调节。

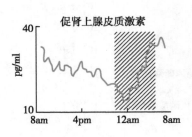

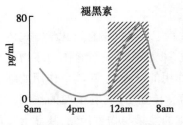

图 2-5　激素的节律性分泌

1）代谢产物的调节：很多激素调控机体的物质和能量代谢，在此过程中必然产生某些代谢产物，这些物质反过来调节激素的分泌，形成激素分泌的反馈效应。例如，餐后血糖浓度迅速上升，刺激胰岛使 B 细胞分泌胰岛素，同时抑制 A 细胞分泌胰高血糖素，使血糖迅速回降，血糖降低引起胰岛 B 细胞胰岛素分泌减少，同时 A 细胞胰高血糖素分泌增多，从而维持血糖水平保持稳态。这种激素作用引发的代谢产物对激素分泌的反馈调节能够更直接、及时维持血中某种成分浓度的动态平衡（图 2-6B）。

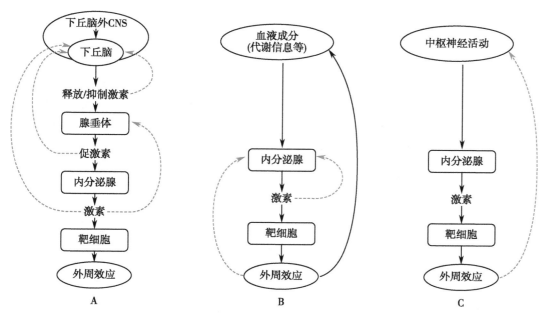

图 2-6 激素分泌的神经、体液性调节

此外，有些激素分泌受自我反馈调控，如当钙三醇生成增加到一定程度时，它本身抑制其细胞内 1α-羟化酶系活性，降低钙三醇的合成和分泌，从而保持血液中钙三醇水平的相对恒定。有些激素的分泌受功能相关或相抗衡激素的调节。如胰高血糖素和生长抑素可通过旁分泌形式分别刺激和抑制胰岛 B 细胞胰岛素分泌。

2）激素的反馈调节：在激素分泌的稳态中，下丘脑-垂体-靶腺轴起着重要的作用。这种轴系是高低等级比较分明的激素分泌调控系统，其中处于最高位的是下丘脑和垂体，对下位的靶腺的激素分泌起促进作用，而下位激素对高位激素分泌起反馈性抑制作用，从而形成具有自动控制能力的反馈环路（图 2-6A）。在此调节环路中，终末靶腺或组织分泌的激素对上位腺体活动的反馈作用，称为长反馈（long-loop feedback），垂体激素对下丘脑的反馈调节称为短反馈（short-loop feedback），下丘脑分泌的激素对本身分泌的反馈调节称为超短反馈（ultrashort-loop feedback）。人体内的主要轴系反馈系统有下丘脑-腺垂体-甲状腺轴、下丘脑-腺垂体-肾上腺皮质轴和下丘脑-腺垂体-性腺轴等，当轴系的任何环节发生障碍都将引起该激素稳态破坏而致病。

（2）神经调节：神经系统与内分泌系统之间下丘脑起着枢纽作用。下丘脑可以接受内外环境中各种形式的刺激，并通过神经环路影响下丘脑神经内分泌细胞的分泌活动，发挥对内分泌系统和整体功能活动起高级整合作用（图 2-6C）。此外，胰岛、肾上腺等多种内分泌腺直接受自主神经支配，因此神经活动对激素分泌的调节具有特殊意义。例如，机体在应激状态下，交感神经系统活动增强，肾上腺髓质分泌儿茶酚胺类激素增加，协调交感神经广泛动员机体潜在能力，增加能量释放，以适应应激条件下功能活动需求。在睡眠状态下，迷走神经活动占优势，可以促进胰岛 B 细胞分泌胰岛素，有助于机体积蓄能量、休养生息。婴儿吮吸母亲乳头引起的神经反射引起催乳素和缩宫素分泌增加，发生射乳反射；进食时食物的气味、形状等刺激迷走神经，促进 G 细胞分泌促胃液素等,均体现神经活动对内分泌功能的调控。

第二节   下丘脑与垂体的激素

下丘脑位于丘脑的下部、第三脑室周围,与其他中枢之间有十分广泛、复杂的联系,是十分重要的中枢神经结构之一。下丘脑中的许多核团兼有内分泌功能,能分泌多种肽类激素,参与垂体功能的调节过程。

一、下丘脑与垂体内分泌系统

下丘脑与垂体在结构与功能上有着紧密联系,形成了下丘脑-垂体功能单位(hypothalamus-hypophysis),此功能单位包括下丘脑-腺垂体系统和下丘脑-神经垂体系统两个部分(图 2-7)。下丘脑中的一些神经元具有内分泌细胞的功能,可以收集和整合不同来源的神经传入信息,并使其转变为激素分泌的化学信号,通过合成和分泌某些肽类激素,协调神经调节与体液调节的关系,广泛参与机体生理功能的调节。因此,丘脑-垂体功能单位是内分泌和神经内分泌系统的高级调控中枢。

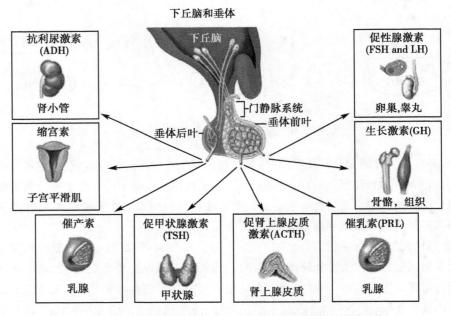

图 2-7   下丘脑-垂体系统与外周分泌腺及器官组织的功能关系

(一)下丘脑促垂体区-垂体门脉系统

尽管下丘脑与腺垂体(垂体前叶)之间没有直接的神经联系,但主要通过特殊的血管系统——垂体门脉系统(hypophyseal portal system)发生功能联系(图 2-8)。垂体门脉系统在下丘脑的正中隆起及漏斗柄以及在腺垂体分别两次形成次级毛细血管丛,在这两个毛细血管丛之间通过小静脉相互贯通。

下丘脑的内侧基底部,主要包括正中隆起、弓状核、视交叉上核、腹内侧核、视旁核、室周核等核团,内分布有小细胞神经元(parvocellular neuron,PvC)。这些神经元胞体小,发出的轴突都终止于下丘脑基底部正中隆起,与垂体门脉系统紧密接触,其分泌的激素直接释放入门脉系统。这些 PvC 分泌的激素调节腺垂体的分泌功能,因此 PvC 存在的下丘脑基底部称为"促垂体区"(hypophysiotrophic area),所分泌的肽类激素称为下丘脑调节肽(hypothalamic regulatory peptide,HRP)。

 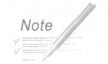

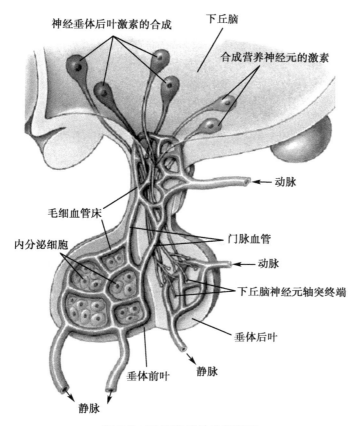

图 2-8 下丘脑-垂体功能联系

（二）下丘脑-神经垂体系统

神经垂体（垂体后叶）为下丘脑的延伸结构，不含腺细胞，却与下丘脑有着直接的神经联系（图2-8）。下丘脑的视上核、室旁核等部位含有大细胞神经元（magnocellular neuron，MgC），其轴突下行到垂体后叶，构成了下丘脑-垂体束。在下丘脑视上核与室旁核的 MgC 神经元中合成的血管升压素（vasopressin，VP）和缩宫素（oxytocin，OT）通过下丘脑-垂体束纤维的轴浆运输到神经垂体贮存，在机体需要时释放。

（三）下丘脑调节肽

下丘脑促垂体区 PvC 分泌能够调节垂体活动的多种下丘脑调节肽。Guillemin 实验室于 1968 年首次从 30 万头羊的下丘脑组织中分离出促甲状腺激素释放激素（TRH）并确认其结构为三肽。此后，Schally 实验室于 1971 年从 16 万头猪下丘脑组织中分离出促性腺激素释放激素（GnRH）并鉴定为 10 肽。后来更多的下丘脑调节肽被成功分离，如生长激素抑制激素（GHIH 或 somatostatin，SS）、促肾上腺皮质激素释放激素（CRH）、生长激素释放激素（GHRH）等，还确认催乳素抑制因子（PIF）主要为多巴胺。主要下丘脑调节肽种类及其主要生理学作用见表2-2。

表 2-2 下丘脑调节肽的化学性质和主要作用

下丘脑调节肽	缩写	化学	主 要 作 用
促甲状腺释放激素	TRH	3 肽	促进 TSH 和 PRL 分泌
促性腺激素释放激素	GnRH	10 肽	促进 LH 和 FSH 分泌（以 LH 为主）
生长激素抑制激素（生长抑素）	GHIH（SS）	14 肽	抑制 GH 以及 LH、FSH、TSH、PRL、ACTH 的分泌
生长激素释放激素	GHRH	44 肽	促进 GH 分泌

Note

续表

下丘脑调节肽	缩写	化学	主 要 作 用
促肾上腺皮质激素	CRH	41 肽	促进 ACTH 分泌
催乳素释放因子	PRF	31 肽	促进 PRL 分泌
催乳素抑制因子	PIF	多巴胺	抑制 PRL 分泌

上述下丘脑调节肽对垂体功能调节的机制不尽相同。由于是肽类激素,其作用机制与第二信使有关系,常见的第二信使有 cAMP、IP_3/DG 或 Ca^{2+}。例如,CRH、GHRH、GHIH 等调节肽与腺垂体靶细胞膜受体结合后主要通过上述第二信使发挥作用,而 TRH、GnRH 等仅以 IP_3/DG 或 Ca^{2+} 为第二信使。下丘脑对 TRH、GnRH 和 CRH 分泌呈脉冲式分泌,因此血液中相应的腺垂体激素水平同样脉冲式波动。例如,大鼠下丘脑分泌的 GnRH 的分泌每隔 20~30 分钟出现一个脉冲高峰,同时血液中黄体生成素(LH)和促卵泡激素(FSH)水平也随之发生脉冲式波动。

除了下丘脑促垂体区外,下丘脑调节肽也可以在中枢神经系统其他部位以及机体的许多组织中合成。因此从广义上讲,下丘脑调节肽除了调节腺垂体分泌活动外,还具有更广泛的生物学作用。

下丘脑调节肽的分泌受更高位中枢以及外周传入信息的调控。调节肽能神经元活动的神经递质种类和分布复杂,主要分两类:一类是肽类递质,如脑啡肽、β-内啡肽、血管活性肠肽、P 物质、神经降压素和缩胆囊素等;另一类递质是单胺类递质,如多巴胺(DA)、去甲肾上腺素(NE)和 5-羟色胺(5-HT)等。

肽类递质对下丘脑调节肽分泌的调节作用很复杂,例如 β-内啡肽和脑啡肽可以抑制 CRH 和 GnRH 的分泌和释放,但促进 TRH 和 GHRH 的分泌和释放。同样,胺类递质对下丘脑调节肽分泌的调节作用十分复杂,表 2-3 为三种胺类递质对部分下丘脑调节肽分泌的影响。

表 2-3　三种单胺类递质对下丘脑调节肽和激素分泌的影响

单胺类递质	TRH	GnRH	GHRH	CRH	PRF
NE	↑	↑	↑	↓	↓
DA	↓	↓/(−)	↑	↓	↓
5-HT	↓	↓	↑	↑	↑

此外,从动物如羊的下丘脑提取到一种肽类物质,即垂体腺苷酸环化酶激活肽(pituitary adenylyl cyclase activating polypeptide,PACAP),它通过垂体门脉系统作用于滤泡星形细胞,激活腺苷酸环化酶,提高细胞内 cAMP 水平,从而促进某些生长因子或细胞因子的生成,再以旁分泌的方式调节腺垂体细胞的生长发育及其分泌活动。

需要指出的是,目前发现的下丘脑生物活性肽包括激素、神经递质和神经调质等,其种类远不止上述几种,而且它们的作用广泛并复杂,其意义不断被阐明。

二、腺垂体的激素

腺垂体从解剖学上由远侧部、中间部和结节部三部分组成,其中远侧部为主要部分,人的腺垂体远侧部重量为 75%。远侧部的细胞主要有两种成分,一种是分泌激素的颗粒细胞(嗜色细胞),包括分泌生长激素、催乳素、促肾上腺皮质激素、促甲状腺激素及促性腺激素的细胞;还有不分泌激素的无颗粒细胞(嫌色细胞),主要包括滤泡星形细胞,目前认为可以分泌某些生长因子和细胞因子,通过旁分泌调节邻近的腺细胞的活动。

腺垂体分泌的激素根据功能大体分两种,一种是直接作用于靶组织或靶细胞的激素,包括

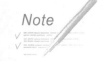
Note

生长激素（growth hormone，GH）和催乳素（prolactin，PRL），还有一种是特异作用于各自的外周靶腺，调节其分泌的促激素（tropic hormone），包括促甲状腺激素（thyroid stimulating hormone，TSH）、促肾上腺皮质激素（adrenocorticotropic hormone，ACTH）和促性腺激素促性腺激素又包括促卵泡激素（follicle stimulating hormone，FSH）和黄体生成素（luteinizing hormone，LH）。

（一）生长激素

人生长激素（human growth hormone，hGH）分子量为22kD，是由191个氨基酸残基组成的蛋白质激素，结构上与催乳素（PRL）相似，因此两种激素的作用具有一定的交叉重叠。hGH基础分泌呈节律性、脉冲式释放，受年龄和性别的影响，通常儿童高于成年人，女性略高于男性。青春期和青春后期生长激素分泌脉冲平均为8次/天，青春期女性GH的连续分泌比男性明显，这种差异可能与性激素有关。在人的一生中青春期生长激素分泌率最高，平均达到60μg/（kg·24h），并随年龄增长逐渐降低。血液中生长激素水平还受睡眠、体育锻炼、血糖以及性激素水平等多种因素的影响。在睡眠中GH分泌明显增加，60分钟左右达到高峰，而随着年龄的增长尤其中老年后这种睡眠高峰逐步减退。因此，成长期的儿童保证足够睡眠有利于生长发育。

GH在血液中以结合型和游离型两种形式存在。结合型GH与高度特异性生长激素结合蛋白（GH-binding protein，GHBP）结合，GH的40%～45%以结合型存在。一个GH分子与两个GHBP结合，形成更大复合物，成为外周GH储运库，与游离GH保持动态平衡，并决定游离型GH水平以及到达靶细胞的量。GH是一种在种属上特异性较强的激素，从其他哺乳动物（除猴外）提取GH，对人均无效。

1. GH作用机制　　GH首先激活靶细胞膜生长激素受体使其产生胰岛素样生长因子（insulin-like growth factor，IGF）而发挥作用（图2-9）。生长激素受体（growth hormone receptor，GHR）同属于催乳素/红细胞生成素/细胞因子受体超家族成员，分子量120kD，是由620个氨基酸残基组成的单链跨膜蛋白。决定GH的种属特异性的部位是第43位精氨酸，也是灵长类特有

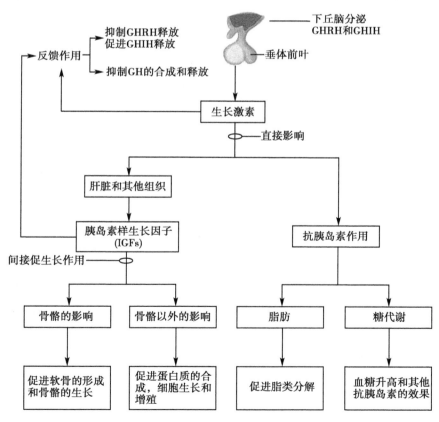

图2-9　生长激素的主要作用及其调节

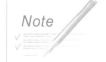

的。GH 作用于 GHR 首先引起受体的二聚化,这是受体激活的第一步,二聚化使其膜内片段吸附并激活具有酪氨酸激酶活性的分子,如 JAK 激酶 2(Janus kinase 2,JAK2)。随即通过 JAK2-STATs、JAK2-SHC、PLC 等多条信号通路发挥生物学作用,包括调节基因转录、代谢物质转运、细胞膜离子通道以及胞内某些蛋白激酶活性等,改变细胞的生长发育和代谢活动。GH 的主要靶器官为肝、软骨、骨、脑、骨骼肌、心、肾以及脂肪组织和免疫系统等。

1975 年,Salmon 等研究发现,GH 本身对离体培养的软骨细胞并没有促生长的作用,必须在加入正常动物的血清后才有效,说明,GH 对软骨生长没有直接的作用。研究还发现,GH 作用于肝等靶器官细胞的 GHR 受体,使靶细胞产生 IGF。IGF 结构因与胰岛素类似而得名,曾称为生长素介质(somatomedin,SM)。IGF 具有刺激多种组织细胞进行有丝分裂和促生长的作用,其中 IGF-Ⅰ介导 GH 的部分促生长作用,同时缓冲血液中游离 GH 的波动,IGF-Ⅱ对胎儿的生长发育起重要的作用。IGF-Ⅰ主要通过促进钙、磷等多种元素以及氨基酸进入软骨细胞,增强 DNA、RNA 和蛋白质合成,引起软骨组织增殖和骨化、长骨加长。

2. GH 生物学作用

(1) 促进生长:GH 是决定身高的关键因素。它在青春期长骨骨骺闭合前,直接刺激骨骺生长板前软骨细胞分化为软骨细胞,加宽骨骺板,促进骨基质沉积,增强与骨相关细胞对 IGF-Ⅰ的反应性,促进骨的纵向生长。GH 对骨作用也是通过 IGF-Ⅰ实现,它促进氨基酸进入软骨细胞,加速蛋白质的合成,促进软骨生长,对肌肉等组织也有类似作用。GH 还可以促进成年人的骨转换,促进骨形成及一定程度的骨吸收。饥饿或缺乏蛋白质时,GH 不能刺激 IGF 生成,故营养不良的儿童生长会停滞。实验表明,幼年动物切除垂体后,生长即停止,如及时补充 GH,仍可正常生长。临床上可见,人在幼年时期若 GH 分泌不足,将出现生长停滞,身材矮小,导致侏儒症(dwarfism);相反,GH 分泌过多,则可使生长发育过度,发生巨人症(gigantism)。如果成年人 GH 分泌过多,因骨骺已闭合,长骨不再增长,但可刺激肢端部的骨和颌面部的骨增长,发生肢端肥大症(acromegaly),此时内脏器官如肝、肾等也增大。

(2) 对代谢的影响:GH 对机体代谢活动具有明显的影响。

1) 对蛋白质代谢的影响:GH 促进氨基酸进入细胞,如软骨、骨、肌肉、肝、肾、肺、肠、脑及皮肤等组织的细胞,伴随相应组织 DNA、RNA 合成,促进蛋白质合成,减少其分解。

2) 对脂肪代谢的影响:GH 促进脂肪动员并促进外周组织利用脂肪。GH 激活对激素敏感的脂肪酶,动员脂肪,增加血液中游离脂肪酸水平并促使肝、骨骼肌等组织摄取和氧化脂肪。GH 对抗胰岛素刺激脂肪合成的作用,使组织的脂肪量减少。由于脂肪分解可以提供能量,所以减少了糖的利用。因此,GH 分泌过量可引起"垂体性糖尿病"。

3) 对糖代谢的影响:GH 为生血糖性激素,它可以抑制骨骼肌与脂肪组织摄取葡萄糖,使血糖浓度升高,表现为"抗胰岛素"效应。GH 还可以降低外周组织对胰岛素的敏感性,增加血糖浓度。生理条件下 GH 还可以刺激胰岛素基因的表达,维持胰岛素的正常分泌。

3. GH 分泌的调节

(1) 下丘脑激素对腺垂体 GH 分泌的调节:下丘脑分泌的多种激素参与 GH 分泌的调节(图2-9),最主要的激素是 GHRH 和 GHIH(SS)。下丘脑的弓状核和腹内侧核分泌的 GHRH 刺激腺垂体合成和分泌 GH,并诱导 GH 细胞增殖;相反,下丘脑室周区前部分泌的 SS 不仅抑制 GH 基础分泌,也抑制其他因素,如运动、GHRH、低血糖、精氨酸等对 GH 分泌的刺激作用,但不影响 GH 细胞增殖作用。在正常生理状态下,GHRH 通过脉冲式分泌,导致 GH 的脉冲式分泌,但 SS 的作用主要在应激等病理状态下起作用。

生长激素释放素(ghrelin)为首先在胃黏膜发现的 28 肽,其作用类似 GHRH,具有很强的促进 GH 分泌细胞释放的作用,但不能促进其合成。另外,还刺激食欲并参与调节机体能量平衡的全身性激素。下丘脑分泌释放的促甲状腺激素释放激素(TRH)和血管升压素(VP)也具有促进

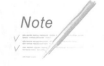

垂体分泌和合成 GH 的作用。

血液中 GH 水平对腺垂体 GH 分泌起反馈性调节作用。GH 通过短反馈抑制腺垂体分泌细胞释放 GH,也间接通过刺激 IGF-Ⅰ 的释放抑制 GH 分泌。研究表明,IGF-Ⅰ 能直接抑制体外培养的腺垂体 GH 细胞基础分泌,也能够抑制 GHRH 刺激引起的 GH 分泌。说明 IGF-Ⅰ 通过腺垂体和下丘脑两个水平抑制 GH 分泌,另外,IGF-Ⅰ 也可以刺激下丘脑释放 SS,间接抑制腺垂体 GH 分泌。

(2)其他激素对腺垂体 GH 分泌的调节:甲状腺激素、胰高血糖素、性激素(包括雌激素和雄激素)均促进 GH 的分泌。例如,青春期(早、中期)血液中雌激素或睾酮等性激素水平较高,均刺激 GH 分泌。性激素通过多种途径刺激腺垂体 GH 分泌,如促进下丘脑 GHRH 分泌、抑制 SS 分泌,增强腺垂体 GH 分泌细胞对 GHRH 敏感性,降低 SS 的敏感性等。另外,性激素还上调肝和骨骺板中 GHR 的表达,增强靶细胞对 GH 的反应性。皮质醇可以抑制 GHRH 诱发的 GH 分泌。

(3)代谢因素对腺垂体 GH 分泌的影响:血液中某些代谢产物水平可以影响 GH 分泌,即某些能量物质缺乏或某些氨基酸水平增高都可以引起腺垂体 GH 分泌,尤其,血糖浓度降低对 GH 分泌的作用最强。血糖降低刺激下丘脑释放 GHRH 增多,促进 GH 分泌,而血糖升高刺激下丘脑 SS 分泌而抑制 GHRH,抑制腺垂体 GH 分泌。高蛋白、高脂饮食引起血中氨基酸和脂肪酸水平提高可引起 GH 分泌增加,有利于机体利用这些物质的代谢和利用。

(4)睡眠对腺垂体 GH 分泌的影响:腺垂体 GH 在夜间分泌量远高于白昼,约占全天分泌量的 70%。GH 分泌的这种规律在青春期尤为突出,当进入慢波睡眠后 GH 分泌明显增加,一般入睡后 1 小时 GH 在血中浓度达到高峰。慢波睡眠期间 GH 高分泌有利于促进生长和体力恢复,人到 50 岁后 GH 睡眠分泌峰消失。

(二)催乳素

催乳素(prolactin,PRL)也称生乳素、泌乳素和促乳素等。人催乳素(human prolactin,hPRL)由 199 个氨基酸残基构成,结构上与人生长激素有 35% 的同源性。成人血中 PRL 的基础浓度女性高于男性,女性的妊娠期腺垂体分泌 PRL 细胞数目和体积明显增加,血液中 PRL 水平随妊娠时间而增加。

1. 催乳素的生理学作用

(1)对乳腺的作用:PRL 与雌激素、孕激素、生长激素、糖皮质激素、胰岛素等协同促进女性青春期乳腺发育。人催乳素的重要生理作用是促进妊娠期乳腺发育,使乳腺开始泌乳并维持泌乳。在妊娠期间,PRL、雌激素和孕激素分泌增多,刺激乳腺进一步发育,但并不刺激乳腺分泌,因为此时血中高浓度的雌激素与孕激素抑制 PRL 的泌乳作用。分娩后,血中雌激素与孕激素浓度显著降低,乳腺组织中 PRL 受体数目明显上调,催乳素才发挥启动和维持泌乳的作用。

(2)对生殖活动的调节:PRL 对生殖腺功能也有调节作用。

1)对卵巢功能的影响:PRL 对卵巢功能的调节比较复杂,研究表明,PRL 对卵巢功能表现为双相作用,即小剂量 PRL 促进雌激素和孕激素的合成,而大剂量则抑制其合成。随着卵泡发育过程中 PRL 水平增加,在 FSH 的刺激下,颗粒细胞上表达 PRL 受体,与 PRL 结合,刺激 LH 受体表达,因此,促进排卵,同时也促进黄体生成。高浓度的 PRL 还可以在卵巢水平抑制促性腺激素的生物学效应或减少促性腺激素释放,这有利于防止哺乳期间因发生排卵导致再度妊娠。临床上,闭经溢乳综合征(amenorrhea-galactorrhea syndrome)的患者,由于无排卵与雌激素水平过低,而血液中 PRL 浓度异常升高,其临床特征为闭经、溢乳与不孕。

2)对睾丸功能的影响:PRL 对男性生殖腺的功能也有调节作用。PRL 在睾酮存在的条件下,促进前列腺及精囊腺的生长,提高相应部位 LH 受体表达,增强 LH 对睾丸间质细胞的作用,增加睾酮的生成量。慢性高 PRL 血症反而降低血中睾酮水平,减少精子的生成可引发不育症。

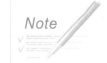

（3）参与应激反应:PRL 还参与应激反应。在应激反应中 PRL 水平有不同程度的升高,通常与 ACTH 和 GH 浓度升高同时出现,是应激反应中腺垂体分泌的三大激素之一。

（4）参与免疫功能调节:研究发现,在人和鼠的单核细胞、B 淋巴细胞、T 淋巴细胞、胸腺上皮细胞等表达 PRL 受体。PRL 与一些细胞协调促进淋巴细胞增殖,直接或间接促进 B 淋巴细胞分泌 IgM 和 IgG,增加抗体生成量。另外,研究证实,免疫细胞如 T 淋巴细胞、胸腺淋巴细胞等可以分泌 PRL,以旁分泌或自分泌方式发挥作用。

2. 催乳素分泌的调节   催乳素的分泌主要受下丘脑分泌的催乳素释放因子(PRF)和催乳素抑制因子(PIF)的控制,前者作用于腺垂体合成和分泌 PRL,而后者抑制其合成和分泌。在动物实验中切断垂体柄后,血液中 PRL 水平明显提高,说明通常下丘脑 PIF 起主导作用。现已明确,PIF 为多巴胺,它能诱导靶细胞膜超极化,减少 Ca^{2+} 内流,还可以抑制 cAMP 介导的基因转录过程。除了 PIF 外,GHIH、GABA 也可以抑制 PRL 分泌,而除了 PRF,TRH、VIP、缩宫素、甘丙肽等也促进 PRL 分泌。在哺乳期妇女,婴儿吸吮乳头的刺激经神经传入至下丘脑,通过抑制 PIF 分泌,解除 PIF 对 PRL 分泌的抑制作用,反射性地引起 PRL 分泌。此外,应激、紧张、剧烈运动、睡眠等也能使腺垂体 PRL 分泌。

（三）促激素

腺垂体分泌四种垂体促激素,包括 TSH、ACTH、FSH 和 LH,它们分泌入血后运输到各自外周的特异的靶腺,调控靶腺的分泌活动,再通过各自的靶腺分泌激素,参与调节全身组织细胞的活动。促激素形成以下三个下丘脑-腺垂体-靶腺轴,即 CRH-ACTH-肾上腺轴、TRH-TSH-甲状腺轴和 GnRH-FSH、LH-性腺轴的反馈调节环路,调整各自激素在血液中的正常水平,维持相关生理功能的稳态水平。当这个调节轴的某个环节异常,可以导致生理功能异常甚至内分泌系统疾病,例如甲状腺功能亢进或低下、女性月经失调等(详见相关章节)。

三、神经垂体的内分泌

神经垂体本身不含腺细胞,不能合成激素。在下丘脑视上核与室旁核的 MgC 神经元中合成的血管升压素(vasopressin,VP)和缩宫素(oxytocin,OT),通过下丘脑-垂体束纤维的轴浆运输到神经垂体贮存,在机体需要时释放。在适宜刺激下,如血容量的急剧变化或血压的改变等,通过传入神经作用于神经垂体,以出胞方式使分泌颗粒释放出激素进入毛细血管。

（一）血管升压素的作用和分泌调节

1. 生物学作用   血管升压素(vasopressin,VP)又称抗利尿激素(ADH)、垂体后叶素,为含 9 个氨基酸残基的多肽。各类动物的升压素的氨基酸组成略有差异,人升压素第八位上为精氨酸,故称精氨酸血管升压素(arginine vasopressin,AVP)。在生理情况下,血中升压素浓度很低,仅 0.1ng/dl ~ 0.4ng/dl,其主要生理作用是促进肾远曲小管和集合管对水的重吸收,参与尿的浓缩过程,与机体水盐平衡有关。VP 作用通过 VP 受体(V1、V2 和 V3)-G 蛋白-第二信使通路发挥作用。当机体脱水和失血的情况下 VP 分泌增多,高浓度 VP 可作用于血管平滑肌相应的 V1 受体,通过 G 蛋白激活 PLC-IP3 通路使细胞内钙离子浓度增加,引起血管平滑肌收缩,血压升高。同时作用于肾远曲小管和集合管上皮细胞 V2 受体,激活 AC-cAMP 介导的基因转录过程,增加胞内水通道蛋白 2(aquaporin-2,AQP-2)合成并转运到细胞膜镶嵌,增加水的通透性,增加水的重吸收,具有抗利尿作用。在临床上 VP 缺乏可以导致尿崩症(insipidus),结果肾脏排出大量的低渗尿,引起严重的口渴。

2. 分泌调节   血浆晶体渗透压、循环血量和血压的改变是调节 VP 分泌的主要因素,尤其血浆晶体渗透压对 VP 调节作用最强。例如当血浆晶体渗透压仅改变 1%,就可以通过刺激下丘脑的渗透压感受器改变 VP 分泌,使渗透压恢复正常水平。当循环血量或动脉血压明显改变时,可分别刺激胸腔内大静脉、右心房的容量感受器和主动脉弓、颈动脉窦的压力感受器,刺激或抑

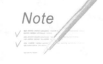

制 VP 的分泌,调节体液和血液的稳定,保证循环功能稳态(见循环的相关章节)。

（二）缩宫素的作用和分泌调节

OT 与血管升压素不同,没有明显的基础分泌,只有在分娩、授乳等情况下才通过神经反射分泌。OT 的化学结构上与 VP 相似,因此,其生理学作用,与抗利尿作用等有一定的交叉重叠。

1. 生物学作用　OT 的主要生物学作用有促进子宫平滑肌收缩和乳腺肌上皮细胞收缩,其作用通过 Gq 蛋白激活磷脂酶 C(phospholipase C,PLC),再经 IP$_3$ 介导的胞内钙库释放 Ca^{2+} 产生调节效应。

（1）对子宫的作用:OT 对非孕子宫的作用较弱,而对妊娠子宫作用较强。孕激素能降低子宫平滑肌对 OT 的敏感性,而雌激素作用则相反。雌激素可促进 OT 与 OT 受体结合,对 OT 有允许作用。因此,临床上对于过期妊娠患者利用雌激素和 OT 进行催产,协助分娩。OT 主要通过上述的 G 蛋白/PLC/IP$_3$ 信号通路使子宫平滑肌细胞内 Ca^{2+} 水平增加引起平滑肌收缩。

（2）对乳腺的作用:哺乳期的乳腺,在催乳素作用下,不断分泌乳汁,贮存于乳腺腺泡。婴儿吸吮乳头的刺激使相关传入冲动增加,刺激下丘脑 OT 神经元,神经冲动由下丘脑-垂体束至神经垂体释放 OT 入血。OT 可促进乳腺腺泡周围的肌上皮细胞收缩,腺泡内压力增加,使乳汁排入乳腺导管,从乳头射出,引起典型的神经-内分泌反射,称为泌乳反射(milk ejection reflex)。OT 同时有营养乳腺的作用。

2. OT 分泌调节　OT 分泌为典型的神经-内分泌调节,此反射的传入刺激来自子宫和乳腺。孕妇分娩时胎儿对子宫颈的机械性扩张是最强烈的刺激,传入冲动到下丘脑,刺激 OT 神经元分泌,血液中 OT 水平明显增加,促进子宫平滑肌收缩,起到催产的作用。在妊娠晚期,由于血液中孕激素水平降低,而雌激素水平升高,对 OT 分泌的抑制性作用减弱,有助于 OT 分泌。此外,内源性阿片肽、NO、GABA 以及疼痛刺激抑制 OT 分泌,而乙酰胆碱与多巴胺则兴奋 OT 分泌。

孕妇分娩后,婴儿吸吮乳头的刺激兴奋下丘脑视旁核 OT 神经元,引起射乳反射。由于哺乳活动可以刺激下丘脑 OT 神经元分泌,也可以刺激腺垂体分泌 PRL,一方面可以维持哺乳期妇女泌乳,另一方面促使分娩后子宫复原。吸吮乳头的刺激可以使下丘脑多巴胺能神经元兴奋,引起 β-内啡肽释放增多。多巴胺和 β-内啡肽抑制下丘脑 GnRH 的释放,使腺垂体促性腺激素分泌减少,导致哺乳期妇女月经周期暂停,避免哺乳期再次怀孕。

第三节　松果体的激素

松果体(pineal body),又称松果腺(pineal gland),因形似松果而得名。松果体位于丘脑后上部胼胝体后下方,出生后随年龄增长松果体退化并逐步钙化,因此被认为是退化无功能器官。后期研究表明,哺乳动物松果体仍然保留内分泌功能,主要合成两类激素,一是吲哚类的代表褪黑素(melatonin,MT),另一种是多肽类,其代表是 8-精缩宫素(8-arginine vasotocin,AVT)。两栖类动物松果体分泌的 MT 具有皮肤褪色的作用,而在哺乳类动物 MT 没有此作用,但其名称一直沿用至今。

一、褪黑素

MT 为松果体的主要激素,由色氨酸经过羟化酶、脱羧酶、乙酰基转移酶和甲基化转移酶催化而成,化学结构为 N-乙酰-5-甲氧基色胺。MT 分泌从青春期开始因松果体细胞开始退化和钙化而逐步减少,但其分泌仍保持极典型的昼夜波动,如昼低夜高波动,凌晨 2 点达到高峰,与日照周期同步。此外,MT 分泌的节律性改变与女性月经周期同步,如月经来潮前夕最高,排卵期最低,其峰-谷值相差达 5 倍左右。

1. MT 的生物学作用　MT 的生物学作用最初来自松果体因肿瘤被破坏后表现出的性早

熟,说明 MT 与性腺功能有着密切关系。

MT 对神经系统的作用表现为镇静、催眠、抗惊厥、抗抑郁等。MT 作用与性激素分泌的抑制性调节有关,在性腺发育、性腺激素分泌以及生殖周期活动调节,尤其女性月经周期等具有负性调控作用。MT 的这种作用可能通过抑制下丘脑-垂体-靶腺轴活动,特别是性腺轴功能有关。MT 参与生物节律调整,例如紊乱的生物钟重建和时差的恢复等,还参与免疫功能调节。MT 也可以影响心血管、消化、泌尿等系统的生理功能。

2. MT 分泌的调节　研究表明,摘除大鼠眼球或支配松果体的交感神经后,光照刺激引起松果体分泌的作用消除,同样黑暗刺激松果体分泌作用消失,并且松果体分泌的昼夜节律消失。这一现象说明,引起松果体分泌的主要环境刺激是光照。视交叉上核是控制 MT 分泌的中枢,例如毁损动物视交叉上核,引起 MT 分泌的昼夜节律消失。在黑暗环境中,视交叉上核发出的神经冲动经颈上交感神经节换元后其节后纤维释放去甲肾上腺素,通过 β1 受体激活 MT 合成酶系,促进 MT 合成和分泌,相反,在光照环境中,由视网膜传入的冲动抑制 MT 分泌。动物易受外界环境中光照的影响,例如长期光照处理的鸡因 MT 分泌减少,产蛋量增加;持续光照引起大鼠松果体缩小、MT 合成酶系活性减弱等。人类 MT 分泌昼夜节律为内源性,外界光照对松果体分泌的影响小,例如持续光照或无光照的条件下,MT 分泌的日节律依然存在。

二、合成分泌的其他肽类激素

8-精缩宫素(VAT)是由松果体分泌的多肽激素,由 9 个氨基酸残基组成,其结构保留有 OT 的 6 肽和 VP 的 3 肽链。因此,AVP 由侧链的 8 位精氨酸(arginine)的 A 字母,VP 的首字母和 OT 的尾字母而得名。AVP 的主要生物学效应是通过抑制下丘脑 GnRH 和垂体促性腺激素的合成和分泌,抑制生殖系统的活动,也抑制动物的排卵活动等。

第四节　胸腺的内分泌

胸腺(thymus)为机体的重要淋巴器官,也是具有内分泌机能的器官,位于胸骨上部的后方、主动脉的前方。人初生时胸腺重量约为 10～15g,后随年龄增长胸腺继续发育,到青春期约 30～40g。此后胸腺逐渐退化,淋巴细胞减少,纤维和脂肪组织增多,至老年仅 15g。胸腺作为免疫器官,它产生与细胞免疫有关的 T 淋巴细胞,作为内分泌器官,它分泌胸腺素等多种肽类激素。

一、胸腺素

动物胸腺合成和分泌多种多肽类激素,总称为胸腺激素(thymin),其中研究最多的是胸腺素(thymosin),其分子量为 12kD 的蛋白激素,无明显的种属特异性。胸腺素可使由骨髓产生的干细胞转变成 T 细胞,增强细胞免疫功能,而对体液免疫的影响甚微。研究表明,胸腺素能使去胸腺小鼠明显恢复免疫排异和移植物抗宿主反应;使萎缩的淋巴组织复生,淋巴细胞增殖;使幼淋巴细胞成熟,变为有免疫功能的淋巴细胞。胸腺素的作用可以归纳为:①诱导 T 细胞进入分化、发育的各个阶段;②调节机体的免疫平衡;③增强成熟 T 细胞对抗原或其他刺激的反应。

二、其他胸腺激素

胸腺除了分泌胸腺素外,还分泌其他肽类激素,如胸腺生长素(Thymopoietin)、胸腺刺激素(thymulin)和胸腺因子(Thymicfactor)等多种。这些胸腺分泌的激素都与机体细胞免疫有关,如它们促进 T 淋巴细胞分化成熟等。

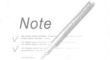

第五节 甲状腺和甲状旁腺的内分泌

甲状腺(thyroid gland)为人体最大的内分泌腺,位于气管上端的两侧,分左右两叶,中间有峡部相连。正常成年人甲状腺平均重量为 20~25g,女性稍重一些,在甲状腺肿时可达数百乃至上千克重。甲状腺由约 $3×10^6$ 个直径 15~500μm 的腺泡(acinus,或称滤泡,follicle)组成,腺泡上皮细胞合成甲状腺激素(thyroid hormone,TH),并以胶状形式储存在腺泡腔内。甲状腺是人体内唯一将激素大量储存在细胞外的内分泌腺,其储存量可以满足机体约 50~120 天的代谢需要。在甲状腺腺泡之间还存在另一种内分泌细胞,称为滤泡旁细胞(parafollicular cell,或称 C 细胞,clear cell),它能够合成和分泌降钙素(calcitonin,CT),是主要参与调节血钙-磷与骨代谢平衡的激素。甲状腺的血液供应特别丰富,可达 400ml/(min·100g)~600ml/(min·100g),远高于其他器官,因此,当患弥漫性毒性甲状腺肿时由于血流量成倍增加,甲状腺部位可以出现血管杂音和血管震颤。

甲状旁腺(parathyroid gland)嵌于甲状腺背面,一般为四个小体,每个重量约 30~50mg。甲状旁腺的主细胞合成和分泌甲状旁腺激素(parathyroid hormone,PTH),是由 84 个氨基酸残基组成的直链肽,分子量为 9.5kD。PTH 与 CT 一起主要参与调节血钙-磷与骨代谢平衡的激素。

一、甲状腺激素

甲状腺滤泡释放到血液中的激素主要有两种:一种是甲状腺激素(thyroxin),又称四碘甲腺原氨酸(3,5,3',5'-tetraiodothyronine,T4);另一种是三碘甲腺原氨酸(3,5,3'-triiodothyronine,T3)(图 2-10)。T4 和 T3 约占分泌总量的 93% 和 7%,但 T4 的生物活性比 T4 强约 5 倍,而且发挥生物学作用的潜伏期短。另外,甲状腺也合成极少量的逆-三碘甲腺原氨酸(3,3',5-triiodothyronine,rT3)。rT3 不具有甲状腺激素的生物活性。正常人甲状腺以 T4 形式储备 TH,平均每克甲状腺组织含有 250μg 的 TH,以此满足长时间的代谢需求。

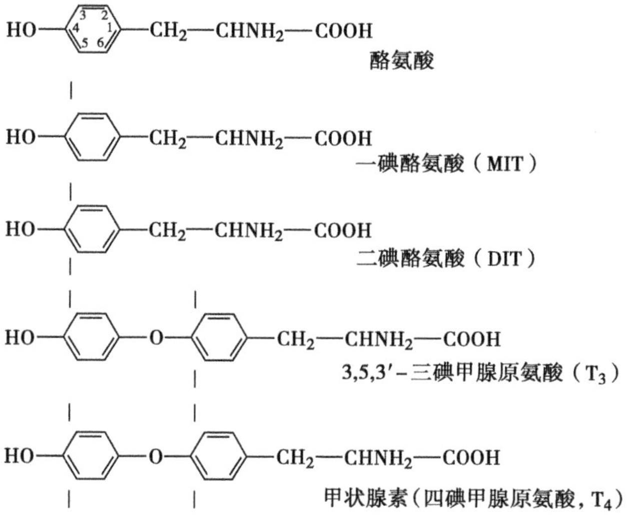

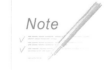

图 2-10 甲状腺激素及酪氨酸、MIT 和 DIT 的化学结构

(一)甲状腺激素的合成

1. 合成甲状腺素必要的条件 合成 TH 的功能单位是甲状腺滤泡,其滤泡上皮细胞是合成的主要场所,而滤泡腔是储存 TH 的场所。TH 在滤泡上皮细胞内由甲状腺球蛋白上的含碘酪氨酸残基缩合而成,因此合成 TH 的主要原料为甲状腺球蛋白(thyroglobulin,TG)和无机碘。

Note

（1）无机碘:在人类合成 TH 所需的碘为(60～75)μg/天,如果低于 50μg/天将影响 TH 的正常合成。人体所需碘的 80%～90% 来自食物,其余来自饮水和空气,食物中的碘主要为 NaI 和 KI 等。国人摄入碘量一般为(100～200)μg/天,而国际上推荐的摄入量为 150μg/天,妊娠妇女的摄入量要增加,应该≥200μg/天。如果碘的摄入不足或过多都会引起甲状腺疾病,如单纯性甲状腺肿、甲状腺结节、甲亢等(见相关甲状腺疾病章节)。

（2）甲状腺球蛋白:TG 由 5496 个氨基酸残基组成,其分子量为 660kD 的同源二聚体糖蛋白。TG 在滤泡上皮细胞内合成,它含有百余个酪氨酸残基,仅 20% 被碘化。碘化的酪氨酸残基和 TH 在分泌之前始终结合在 TG 分子上,所以 TG 是 T3、T4 的前体。

（3）甲状腺过氧化物酶(thyroid peroxidase,TPO):TPO 为合成 TH 的关键酶,由甲状腺滤泡细胞合成,含有 933 个氨基酸残基,其分子量为 103kD。TPO 以 H_2O_2 为氧化剂,催化 TH 合成的多个环节。正常生理条件下,腺垂体分泌的 TSH 调节 TPO 的活性,维持 TH 的正常合成和分泌。在临床,甲状腺疾病如甲亢,可利用硫脲类(thiourea homologues)药物,如丙硫氧嘧啶、甲巯咪唑等抑制 TPO 活性来抑制 TH 合成,达到治疗甲亢的目的。

2. 甲状腺激素的合成过程　TH 的合成过程经过以下三个主要步骤(图 2-11)。

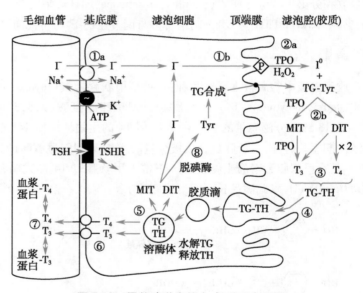

图 2-11　甲状腺激素的合成、分泌与运输

（1）滤泡聚碘:合成 T4、T3 的碘由肠道吸收入血,以 I⁻ 形式存在血中,其中 1/3 被甲状腺摄取。甲状腺内 I⁻ 为血液的 30 倍,加之滤泡上皮细胞又有 -50mV 的静息电位,因此甲状腺对碘的摄取是逆电化学梯度的转运过程。滤泡上皮细胞能够主动摄取和聚集碘,即碘捕获(iodide trap)。碘进入滤泡上皮细胞借助钠-碘同向转运体(sodium-iodide symporter,NIS),NIS 将 I⁻ 和 Na⁺ 以 1:2 的比例同向转运入细胞内,这一过程属于继发性主动转运过程,其能量依赖腺泡上皮细胞基底面的 Na^+-K^+-ATP 酶活动,借助于 Na^+ 梯度差,I⁻ 与钠耦联进入细胞内。因此,当利用毒毛花苷抑制钠泵活动,则滤泡上皮细胞聚碘作用被抑制。腺垂体分泌的 TSH 促进甲状腺聚碘。临床上通常用放射性核素示踪法检查与判断甲状腺的聚碘能力及其功能状态。碘从滤泡上皮细胞进入滤泡腔需要碘转运蛋白——pendrin 将碘转运到滤泡腔中。

（2）碘的活化与碘化:摄入的 I⁻ 迅速被腺泡上皮细胞内的过氧化酶活化。首先,在滤泡上皮细胞顶端膜微绒毛与滤泡腔交界处,在 H_2O_2 存在下,TPO 催化 I⁻ 迅速氧化成"活化碘",可能是 I_2 或碘自由基(iodine-free radical,I^0)。碘被活化后,活化碘在过氧化酶的催化下使甲状腺球蛋白上的酪氨酸残基碘化,生成一碘酪氨酸残基(monoiodotyrosine,MIT)和二碘酪氨酸残基

（diiodotyrosine，DIT），这一过程称为碘化（iodination）。

（3）碘化酪氨酸缩合：碘化形成的 MIT 或 DIT 在 TPO 的作用下同一 TG 分子内的分别双双缩合（condensation）或偶联（coupling）成 T4 和 T3，即 MIT 与 DIT 偶联成 T3 和少量的 rT3，两个 DIT 偶联成 T4。正常成年人甲状腺中有机碘化物大致比例为：MIT 为 23%、DIT 约 33%、T3 约 7% 和 T4 约 35%，其余的 rT3 等约 1%。

上述 TH 合成过程表明，碘是 TH 合成的关键原料，而 TG 是合成 TH 的载荷体，甲状腺的 90% ～95% 碘都被用于 TG 上酪氨酸的碘化。因此，当机体缺碘时，由于甲状腺滤泡细胞 TG 上 MIT 增多而 DIT 减少，出现 T3 增多，反之，MIT 减少而 DIT 增多，出现 T4 增多。另外，TPO 缺乏、H_2O_2 生成障碍或 TG 异常等均影响甲状腺 TH 合成过程。

（二）甲状腺激素的释放与运输

TH 在甲状腺滤泡上皮细胞合成后贮存于细胞外的腺泡腔内。在腺垂体分泌的 TSH 作用下，腺泡腔的 TH 释放入血液中，运输到靶细胞发挥生物学作用。TH 释放量 T4 约为 $80\mu g$/天、T3 约为 $4\mu g$/天。在释放过程中，首先在 TSH 作用下腺泡上皮细胞通过胞饮作用使腺泡腔内的含甲状腺球蛋白胶质滴移入细胞内，与溶酶体融合形成吞噬体，在溶酶体蛋白水解酶的作用下，MIT、DIT、T4、T3 由甲状球蛋白分子中分离出来。MIT 与 DIT 在脱碘酶（iodotyrosine deiodinase）的作用下迅速脱碘，脱下的碘被重新利用。T4、T3 从滤泡细胞底部释放入血，而脱去碘化酪氨酸的甲状腺球蛋白不能进入血液。

由于 TH 具有较强的脂溶性，进入血液的 T4、T3，99% 以上和某些血浆蛋白结合，这也是 TH 在外周储运的形式。在血浆中能与 TH 结合的血浆蛋白有甲状腺结合球蛋白（thyroxin-binding globulin，TBG）、甲状腺转运蛋白（transthyretin，TTR）和白蛋白。血浆中 TBG 对 TH 的亲和力最高，因此 75% TH 与 TBG 结合，然而只有游离型激素才能进入组织发挥作用。血浆中以游离形式存在的 T3 约为 0.3%，而游离形式存在的 T4 约为 0.03%，结合型与游离型之间可以互相转换，使游离型激素在血液中保持一定浓度。

TH 在血浆以结合形式存在具有以下生理意义：①结合形式 TH 成为血液中流动性储备库，随时缓冲 TH 分泌活动的急剧变化，如在切除大部分甲状腺 1 周后，血液中 T4 浓度也只降低 50%，从而保证了结合型与游离型 TH 之间的相对平衡；②因 TH 分子量较小，结合型 TH 防止 TH 经过肾脏时被滤过丢失。

（三）甲状腺激素的降解

TH 释放到血液发挥作用后降解，T4 与 T3 的半衰期不同，T4 长达 6～7 天，T3 却不足一天，TH 在靶组织，特别是在骨骼肌、肝、垂体和脑组织中被脱碘酶脱碘，T4 在外周脱碘，血液中 80% 的 T3 来源于 T4，其余为甲状腺分泌。外周的 T4 生成 T3（45%）与 rT3（55%），这种比例取决于机体状态，如处于寒冷的环境中，T4 脱碘化为 T3 的比例多于 rT3，而当应激、妊娠、饥饿、代谢紊乱、肝脏疾病、肾衰竭等情况下，T4 脱碘化为 T3 的比例少于 rT3。T3 同样经脱碘作用而失活，脱下来的碘随尿排出，15% 的 TH 和肝中的葡萄糖醛酸结合，随胆汁进入小肠，由粪便排出。

（四）甲状腺激素的生理作用

TH 具有广泛的生物学作用，几乎作用于所有的组织，其主要调节作用包括促进机体代谢和生长发育等过程。

1. 甲状腺激素的作用机制　尽管 TH 为胺类激素，但由于其亲脂性特征，首先通过细胞膜进入细胞内，与核内甲状腺素受体（thyroid hormone receptor，TR）结合，发挥其生物学作用。TR 对 T3 的亲和力为 T4 的 10 倍以上。TR 由 401～514 个氨基酸残基组成，其分子量为 45～58kD，人类有 TRα 和 TRβ 两种受体，前者主要参与调节能量代谢和心功能，特别与脑发育等相关，而后者主要参与调节肝功、TH 反馈调节等。TR 与其他核转录因子家族成员类似，也可以与其他转录因子结合共同调节靶基因。TR 存在于核内，即使尚未与 T3 结合，也与 DNA 分子的甲状腺

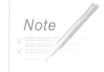

激素反应元件(thyroid-responsive element,TRE)片段结合,使相关基因处于沉默状态。当 TH 与 TR 结合时,可形成同源二聚体(TR-TR)或异源二聚体(TR-RTR,retinoid X receptor,视黄酸 X 受体),可以唤醒沉默基因的表达,产生一系类生物学效应(图 2-12)。

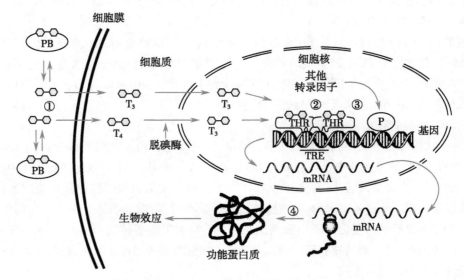

图 2-12　甲状腺激素的细胞作用机制

除了上述的基因组效应外,TH 在心、肌肉、脂肪和垂体等组织发挥非基因组学效应。例如 TH 对离子通道功能状态、氧化磷酸化反应、葡萄糖与氨基酸转运、第二信使-蛋白激酶信号通路等产生快速效应,不能用蛋白质合成来解释。然而,到目前究竟通过经典的 TR,或是经过细胞膜、细胞质或细胞器等部位的高亲和力 TH 结合蛋白位点产生作用尚不清楚。

2. 甲状腺激素的生物学作用

(1) 对代谢的影响:甲状腺激素对能量代谢和物质代谢均发挥重要的调节作用。

1) 增强能量代谢:早期的研究表明,甲状腺功能低下时基础代谢率(basic metabolic rate, BMR)显著下降,相反,甲亢时 BMR 明显提高,可增加 60% ~ 80%。甲状腺素可使绝大多数组织的耗氧量和产热量增加,尤其以心、肝、骨骼肌和肾组织最为显著。在整体,1mg T4 可使人体产热量增加 4200kJ(1000kcal),BMR 增加 28% 并且耗氧量相应地增加,但脑、肺、性腺、脾、淋巴结、皮肤等器官不受其影响。当给黏液性水肿患者(甲低)皮下注射 1mg T3,在一天内即可使患者的 BMR 从 -20% 升至 +10%,第四天可升至 +20%。

TH 这种产热效应(calorigenesis)为多种作用综合所致。研究表明,TH 可使心、肝、骨骼肌中 Na^+-K^+-ATP 酶活性明显升高。TH 能够使线粒体增大,数量增加,并使呼吸过程加速,氧化磷酸化加强。这种酶活性增多,一方面促进细胞的 Na^+-K^+ 交换,增加耗氧量;另一方面促使 ATP 转变为 ADP,ADP 能刺激线粒体的生物氧化作用,结果使产热量提高。T3 可以激活人某些细胞线粒体的解偶联蛋白(uncoupling protein,UCP),抑制生物氧化磷酸化过程中产生的能量转化为 ATP 储存,而是以热的形式释放。此外,TH 也能促进脂肪酸氧化,产生大量热量。在临床上,甲亢的病人因产热增加而怕热喜凉、多汗,基础代谢率常超过正常值的 50% ~ 100%;相反,甲状腺功能低下的病人则产热量减少,喜热畏寒,基础代谢率可低于正常值的 30% ~ 45%。

TH 对许多器官系统功能的调节继发于其产热量和耗氧量的增加效应。例如 TH 引发的体温升高启动体温调节机制的散热过程,即皮肤等外周血管扩张,增加皮肤等外周血流量,加强体表散热,维持正常体温,同时引起循环系统的外周阻力下降,脉压增大。

2) 物质代谢:TH 参与调节三大营养物质的代谢,包括分解和合成代谢。在正常生理状态下 TH 对糖、脂肪和蛋白质的合成和分解均有调节作用,而分泌过多促进分解代谢的作用更强。

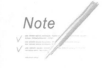

①蛋白质代谢:在生理条件下 TH 能够促进 DNA 转录和 mRNA 形成,促使结构和功能蛋白的合成,表现为正氮平衡,有利于机体的生长发育以及各种功能活动。TH 也刺激蛋白质降解,其实际效果取决于 TH 分泌水平,当 TH 分泌过多,可抑制蛋白质合成,促进蛋白质分解,引起负氮平衡。例如,T4 与 T3 分泌过多时,则加速蛋白质分解,特别是骨骼肌的蛋白质分解,肌肉无力,并促进骨的蛋白质分解,从而导致血钙升高和骨质疏松,尿钙排出量增加。相反,T4 和 T3 分泌不足时,蛋白质合成减少,但组织间的粘蛋白增多,可结合大量的正离子和水分子,引起黏液性水肿(myxedema),应用 TH 制剂,可以消除黏液性水肿,尿氮排泄减少。②糖代谢:TH 促进小肠黏膜对糖的吸收、外周组织利用糖以及糖原的合成与分解,因此提高糖代谢的速率。TH 还可以促进糖异生,并加强肾上腺素、胰高血糖素、糖皮质激素和生长激素的升血糖作用,升高血糖水平。当 TH 水平升高时,由于生血糖作用增强胰岛素抵抗,进一步使血糖升高。但是 T4 和 T3 还可加强外周组织对糖的利用,也有降低血糖的作用,因此,甲亢时常伴有血糖升高,可出现糖尿,但又很快降低血糖。③脂肪代谢:TH 促进脂肪的合成和分解,加速脂肪的代谢速率。在白色脂肪组织,TH 诱导脂肪细胞分化、增殖,促进脂肪蓄积;刺激线粒体解耦联蛋白并解偶联氧化磷酸化;诱导多种参与脂肪代谢的酶合成;通过增加 β 受体表达和激素敏感脂酶活性,增强儿茶酚胺与胰高血糖素对脂肪的分解作用。在肝脏促使中密度脂蛋白向低密度脂蛋白转化,有助于三酰甘油的清除。TH 一方面可以促进胆固醇合成,另一方面也促进胆固醇转化为胆酸,有助于胆固醇的清除。因此,甲亢的时候,因分解的速度超过合成速度,血中胆固醇含量常低于正常,相反,甲低患者脂肪合成与分解均降低,而体脂比例以及胆固醇水平升高,而易发生动脉粥样硬化。

(2) 对生长发育的影响:TH 主要影响脑和长骨的生长发育,是胎儿和新生儿脑发育的关键激素。早在 1874 年 Gull 发现,以智力迟钝、身材矮小等先天性缺陷为特征的克汀病(cretinism,或称呆小症)与先天性甲状腺功能减退有关。此后,1912 年 Gudernatsch 进行了经典实验,即给幼龄蝌蚪喂少量马的甲状腺碎片后,观察到蝌蚪提前发育成"微型蛙"的现象,证实了 TH 为促进正常生长发育必不可少的因素。

在胎儿和新生儿脑发育过程中,TH 促进神经元的增殖与分化、神经细胞树突和轴突的形成、髓鞘与胶质细胞的生长以及脑的血流供应,诱导神经生长因子和某些酶的合成,促进神经元骨架的发育等。

TH 除本身对长骨的生长发育有促进作用外,还促进腺垂体分泌 GH,与 GH 协同调节幼年期的生长发育。TH 刺激骨化中心发育成熟,加速软骨骨化,促进长骨和牙齿的生长发育。研究表明,当有足够的 TH 存在时,GH 才能充分发挥作用。TH 与糖皮质激素能够增强 GH 基因转录,使 GH 合成增加,TH 还能提高组织细胞对 IGF-I 的反应性。TH 对生长发育的影响,在出生后最初的三个月内最为重要,例如,先天性甲状腺功能减退的婴儿,出生时身长与发育基本正常,但在三个月内得不到 TH 的补充,则将由于脑与长骨生长发育的障碍而出现智力低下,身材矮小等现象即呆小病。

在胎儿生长发育 11 周之前,甲状腺不具备完善的聚碘和合成 TH 的能力,因此,这一阶段胎儿生长发育所需要的 TH 必须从母体得到。随着胎儿的脑和垂体结构的生长发育,11 周后甲状腺开始聚碘并不断分泌 TH。所以,在孕妇怀孕期间,尤其饮食结构中缺乏碘的地区,注意补充碘,保证足够的 TH 合成,满足不断生长的胎儿需要,以预防和减少呆小症的发病率。

(3) 对器官系统的作用:甲状腺激素对神经系统、循环系统等机体多个系统的功能发挥调节作用。

1) 对神经系统的作用:TH 不仅促进胚胎期中枢神经系统的发育,也对已分化成熟的神经系统起作用。TH 通过允许作用易化儿茶酚胺对神经系统的效应,提高中枢神经系统的兴奋性。因此,甲亢病人易激动,表现为烦躁不安、多言多动、喜怒无常、失眠多梦等症状;相反,甲状腺功能低下的病人则有言行迟钝、记忆减退、淡漠无情、少动嗜睡等表现。

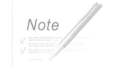

2）对心血管系统的作用：TH 对心脏的作用主要表现在能使心率加快、心肌收缩力增强，心输出量和耗氧量增大。研究表明，TH 直接促进心肌细胞肌浆网释放 Ca^{2+}，增加肌球蛋白重链 ATP 酶活性，从而增强心肌收缩力。TH 还能增加心肌细胞膜上肾上腺素能 β1 受体数量和亲和力，提高心肌细胞对儿茶酚胺的敏感性。另外，TH 的生热效应促使外周阻力血管扩张，便于散热，但一方面外周阻力下降，脉压增大。甲亢病人可因心动过速、心肌收缩力增强等心脏做功量增加而出现心肌肥大，最后可导致充血性心力衰竭。

3）对其他系统的作用：除了上述系统外，TH 对机体所有脏器均发挥不同程度的作用。TH 对消化系统表现为增强食欲，促进消化道运动和消化腺分泌。因此，当甲状腺功能亢进时，胃肠蠕动加速，胃排空加快，而肠吸收减少，甚至出现顽固性吸收不良引发的腹泻，相反，甲状腺功能减退时出现腹胀和便秘等症状。

TH 对生殖系统也有明显的影响。研究表明，TH 不足的动物卵巢萎缩，动情期延迟或缺如，附性器官退化；雄性动物曲细精管也发生退行性变化。女性甲状腺功能减退时，出现月经不规则，甚至闭经、不育，并具有容易流产的风险等。

（五）甲状腺功能的调节

甲状腺功能活动主要受下丘脑分泌的 TRH 和腺垂体分泌的 TSH 的调节，形成了下丘脑-腺垂体-甲状腺轴（hypothalamus-pituitary-axis）调节系统，对血液中保持 TH 水平相对恒定起着关键性作用。神经、免疫系统也可调节 TH 分泌，此外甲状腺还可进行一定的自身调节。

1. 下丘脑-腺垂体-甲状腺轴的调节作用   下丘脑-腺垂体-甲状腺轴调节系统是调节甲状腺分泌的最直接、最重要的调节系统（图 2-13）。下丘脑合成和分泌的 TRH 作用于腺垂体合成和分泌 TSH，而 TSH 作用于甲状腺合成和释放 TH，同时血液中的 TH 可以反馈性抑制 TRH 和 TSH 分泌，TSH 也反馈地抑制 TRH 分泌。这种反馈调节系统更有效地控制血液中 TH 水平的相对恒定。

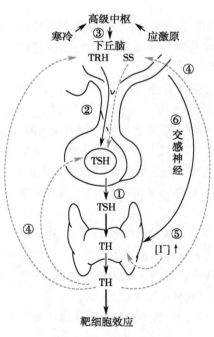

图 2-13   下丘脑-腺垂体-甲状腺轴及甲状腺激素分泌的调节

（1）下丘脑对腺垂体功能的调节：下丘脑的室旁核和视上核的肽能神经元分泌的 TRH 经垂体门脉系统至腺垂体，调节腺垂体 TSH 细胞合成和分泌活动，如一分子 TRH 可使千余分子 TSH 释放。TRH 一方面刺激储存的 TSH 释放，另一方面激活靶基因促进 TSH 的合成。TRH 主要通过 G 蛋白偶联受体激活 $PLC/IP_3/Ca^{2+}/PKC$ 增强基因转录过程，引起 TSH 的快速和持久的释放。除此之外，TRH 通过对 TSH 的糖基化，保证 TSH 完整的生物学活性。

在下丘脑产生的生长抑素与多巴胺可以通过垂体门脉系统到腺垂体，抑制腺垂体合成和分泌 TSH，与 TRH 抗衡。

下丘脑 TRH 神经元可接受多种神经纤维的支配，如以儿茶酚胺、瘦素、神经肽 Y、生长抑素等为递质的纤维。不同的神经纤维和递质具有不同的作用和意义，如瘦素可以刺激 TRH 分泌，最终促进 TH 分泌，通过增加能量代谢以维持机体的能量平衡。环境因素与 TRH 神经元活动联系起来，使 TRH 的分泌增加，最后影响甲状腺的分泌活动。例如寒冷刺激到达中枢后，通过一定的神经联系使 TRH 分泌增多，继而通过 TSH 的作用促进 TH 的分泌，导致产热量增加，有利于御寒。此外，有些免疫相关因素，如白细胞介素、肿瘤坏死因子等可以通过

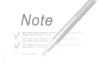

Note

刺激儿茶酚胺释放间接兴奋 TRH 神经元。生长激素、生长抑素、多巴胺、5-羟色胺、阿片肽等抑制 TRH 分泌。

（2）TSH 对甲状腺的作用：在 TRH 的作用下由腺垂体分泌的 TSH，是直接作用于甲状腺的重要激素。TSH 为 211 个氨基酸残基组成的糖蛋白，由 α 亚单位和 β 亚单位组成的异源二聚体，分子量为 28kD。在 TRH 的作用下，TSH 的分泌也是脉冲式分泌，具有日周期变化，如睡眠后开始升高，午夜达到高峰，日间降低。TSH 通过 G 蛋白偶联受体发挥作用，甲状腺腺泡上皮细胞上存在 TSH 受体，TSH 可作用于腺泡上特异受体而发挥作用。

1）促进甲状腺腺泡的生长发育：TSH 能刺激甲状腺腺泡细胞的核酸与蛋白质的合成，使腺细胞增生，腺体增大。研究表明，动物去垂体后，TSH 在血中迅速消失，T4、T3 的合成与释放明显减少，甲状腺腺体也渐趋萎缩；如及时补充 TSH，可恢复正常。相反，TSH 水平持续升高可引起腺体增生增重，甚至形成甲状腺结节，如碘缺乏造成的单纯性甲状腺肿。

2）促进 TH 的合成和分泌：TSH 通过多个途径引起甲状腺腺泡合成和分泌 TH。①促进钠碘同向转运体（NIS）基因表达，加速碘的主动转运；②增加甲状腺过氧化物酶（TPO）mRNA 含量，促进 TG 分子上酪氨酸碘化生成 MIT、DIT、T3 和 T4；③刺激 TG 基因转录，TG 生成增多；④促进滤泡上皮细胞吞饮囊泡腔胶质中的 TG；⑤刺激溶酶体内 TG 水解酶活性，加速 T3 和 T4 释放入血。

腺垂体分泌的 TSH 受下丘脑分泌的 TRH 的控制，同时也受血液中 T3、T4 的反馈调节，从而血液中 TH 的水平能够精确地保持动态平衡。然而，通常 TH 对 TSH 的反馈性抑制效应占优势，另外，下丘脑释放的生长抑素、多巴胺等抑制 TSH 分泌。

（3）TH 的反馈作用：血中游离的 TH 水平，对 TSH 的分泌具有经常性的反馈调节作用。当血液中 T4、T3 浓度升高时，TSH 的合成与分泌即减少，T4、T3 的释放也随之减少；反之则增多。TH 反馈调节腺垂体 TSH 细胞对 TRH 的敏感性以及 TSH 的合成和分泌。例如 TSH 细胞内 T3 水平升高时，TSH 细胞的 TRH 受体表达下调，TSH 对 TRH 的敏感性下降。另一方面，T3 与 TH 受体结合抑制 TSH 的 α 和 β 亚单位基因转录和合成。血液中游离 TH 对下丘脑 TRH 的分泌也有反馈调节作用，如高浓度 T3 可以直接抑制 TRH 前体基因转录，从而抑制 TRH 的合成。当饮食中缺碘引起 T4、T3 合成减少时，对 TSH 分泌的负反馈作用减弱，TSH 分泌量增多。TSH 将刺激甲状腺细胞的增生，而导致甲状腺肿大。我们常称之为地方性甲状腺肿（endemic goiter）或单纯性甲状腺肿（simple goiter）。

2. 甲状腺功能的自身调节 甲状腺本身具有根据血碘水平调节摄碘及合成甲状腺激素的能力，即自身调节。当血中碘含量升高时（1mmol/L）时即可诱导甲状腺对碘活化和 TH 合成增加，但增加到一定的高水平（10mmol/L）时，反而抑制碘的活化使 TH 合成减少。这种过量的碘抑制 TH 合成的效应称为碘阻滞效应（Wolff-Chaikoff effect），此效应是由于滤泡细胞中高浓度碘抑制了 NIS 的表达、碘的活化和 H_2O_2 合成所致。但是当碘过量摄入持续一定时间后可出现"脱逸"（escape）现象，避免过度抑制效应。相反，当血碘水平明显降低的时候，甲状腺"碘捕获"（iodine capture）机制和碘的利用率明显增加，TH 合成也会增加。另外，自身调节还体现在当碘的供应充足时，甲状腺合成 T4/T3 比例为 20:1，而缺乏碘供应时使 DIT/MIT 比例降低，结果 T3/T4 比例升高。

甲状腺功能的自身调节的意义在于缓冲食物中摄入碘量的改变对甲状腺激素合成与分泌的影响。

3. 甲状腺功能的神经及免疫调节 甲状腺也受自主神经的支配，当交感神经兴奋时可促进 TH 的分泌，但副交感神经兴奋对 TH 分泌的直接效果不清楚。下丘脑-腺垂体-甲状腺轴的主要功能是维持各级激素效应的相对稳态，而交感神经-甲状腺轴则在应急状态，即内外环境急剧变化时保证机体所需的 TH 的水平。副交感神经-甲状腺轴可能是对甲状腺分泌过多情况的抗衡性调节。另外,支配甲状腺的自主神经也可以通过调节甲状腺的血流量来影响其功能。

甲状腺功能与免疫功能也有密切的关系。例如 B 淋巴细胞可以产生 TSH 受体抗体(TSH receptor antibody,TSHR-Ab),此抗体可以激活或阻断 TSH 的作用。在自身免疫性甲状腺疾病中,当激活性 TSHR-Ab 增加可以导致自身免疫性甲亢(Graves),而阻断性 TSHR-Ab 增加时引起萎缩性甲状腺炎。

二、甲状旁腺激素、降钙素与维生素 D

甲状旁腺分泌的甲状旁腺激素(parathyroid hormone,PTH)、甲状腺 C 细胞分泌的降钙素(calcitonin,CT)及钙三醇(calcitriol,即 1,25-二羟维生素 D_3)均为调节机体钙、磷与骨代谢稳态的三种激素,称为钙调节激素(calcium-regulating hormone)。事实上,在机体内参加钙、磷代谢的激素并不是只有这三种,例如雌激素、生长激素、胰岛素以及 TH 等也参与其中,这些激素一般主要作用于骨、肾和小肠等器官,维持血钙与磷的稳态。

在机体的生长发育以及多种生物学功能活动中,血钙和磷的稳态起着非常重要作用。例如在神经元兴奋与传递、肌细胞兴奋与收缩、腺细胞的兴奋与分泌等都必不可少。磷不仅是物质代谢的中间物的基本成分,而且参与 ATP、cAMP、DNA 和 RNA 等分子结构的形成。

人体所含有的钙约 99% 沉积于骨,其余分散在全身各处,血钙浓度约为 9.5mg/dl(2.5mmol/L)。磷约 85% 沉积于骨,血磷浓度约为 3.5mg/dl(1.1mmol/L)。在多种激素的共同调节下,骨不断更新与重建,同时又维持血钙和磷的稳态。

(一) PTH 的生物学作用与分泌调节

甲状旁腺主细胞合成和分泌 PTH,为 84 肽的蛋白质,分子量为 9.5kD。PTH 分泌具有昼夜节律波动,清晨 6 时最高,此后逐步下降,至下午 4 时达到最低水平,以后又逐渐升高,其血浆浓度在 1~5ng/dl 范围波动。PTH 在肝脏内裂解为无活性的片段,其半衰期 4 分钟,经肾脏排出。

1. 生物学作用　PTH 直观的效果是血钙升高和血磷降低。动物实验表明,当切除动物的甲状旁腺后,血钙降低和血磷升高,伴有抽搐,甚至死亡。在临床上,在甲状腺手术中如误切除甲状旁腺后,患者出现严重的低血钙,伴有抽搐、惊厥等,不及时治疗危及生命。当 PTH 过度分泌时,出现骨质过度溶解,造成骨量减少,患骨炎、骨质疏松症常伴有血钙过度升高引起的并发症,例如肾结石、木僵等状态。

PTH 作用的靶器官主要是肾和骨,它与靶细胞的相应受体结合后,经 AC-cAMP 和 PLC-IP₃/DG 信号通路发挥作用。

(1) 对肾脏的作用:PTH 主要促进肾远曲小管和集合管重吸收钙,减少钙的排泄,升高血钙。另一方面,PTH 抑制肾远曲小管和集合管对磷的重吸收,增加尿中磷酸盐的排出,血磷降低,这避免升高血钙引起钙磷化合物生成过多损伤机体,具有保护性意义。PTH 的另一个作用是激活肾近端小管上皮细胞线粒体中 1α-羟化酶,催化 25-羟维生素 D_3 转变为生物活性更高的钙三醇,进而间接促进小肠黏膜吸收钙和磷。

(2) 对骨的作用:PTH 对骨的作用比较复杂,即促进骨形成(bone formation)又促进骨吸收(bone resorption)。正常的骨转换过程应该是骨形成和吸收保持某种动态平衡,保证骨的正常结构及其更新。例如,当破骨细胞活动增强的时候,PTH 作用以骨吸收占优势,引起骨基质溶解,释放骨钙和磷入血;相反,当成骨细胞活动增强时,PTH 作用以骨形成占优势,钙和磷沉积于骨(图 2-14)。因此,骨代谢状态可以影响血钙和磷的水平。

2. PTH 的分泌调节

(1) 血钙水平:甲状旁腺主细胞合成和分泌 PTH 对血钙水平特别敏感,当血钙水平下降刺激主细胞合成和分泌 PTH,而血钙水平升高时,则相反。主细胞有钙受体,迅速感知血钙浓度的改变,如血钙浓度降到 7.5mg/dl 或升高到 10.5mg/dl 时,分别对 PTH 分泌产生最大兴奋或最大

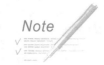

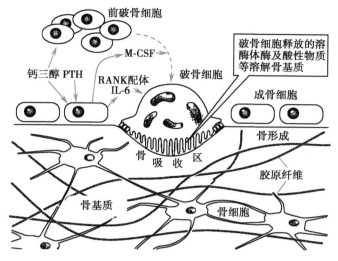

图 2-14　破骨细胞的骨吸收作用示意图

抑制效应。研究表明,急性降低动物血钙可在 1 小时内上调 PTH mRNA 表达,促进 PTH 合成。如果持续降低血钙浓度还可以刺激甲状旁腺增生,相反,长时间血钙升高则发生甲状旁腺萎缩。因此,血钙水平是调节甲状旁腺主细胞合成和分泌 PTH 最主要的因素(图 2-15)。

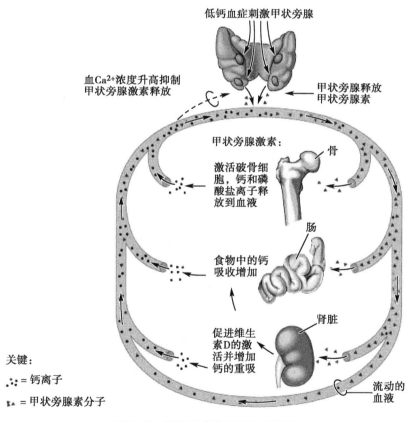

图 2-15　甲状旁腺激素的分泌调节

(2) 其他因素:血磷改变也可以影响 PTH 分泌,如血磷升高可以促进 PTH mRNA 表达,也通过降低血钙和钙三醇水平,间接刺激 PTH 分泌。儿茶酚胺和组胺分别通过激活 β 受体和 H_2 受体促进 PTH 分泌,而 α 受体激动剂和前列腺素 E 却抑制 PTH 分泌。

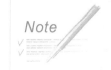

PTH 与钙三醇之间存在协同作用,但钙三醇也显著抑制 PTH 的基因转录,抑制甲状旁腺主细胞的增殖,对 PTH 分泌起抑制性调节。

（二）降钙素的生物学作用与分泌调节

甲状腺滤泡旁细胞（C 细胞）主要合成和分泌降钙素（CT）,此外,其他组织如支气管、前列腺和脑等也发现有 CT 存在。CT 为含二硫键的 32 肽,其分子量为 3.4kD。一般血清 CT 浓度约（1 ~ 2）ng/dl,半衰期 15 分钟以内,主要在肾脏降解后排出。

1. 生物学作用　CT 主要作用是降低血钙浓度,其作用的靶器官是肾和骨。CT 主要通过抑制破骨细胞的活动,减少骨钙入血,产生血钙和磷降低的效应。CT 与靶细胞的相应受体结合后,经 AC-cAMP 和 PLC-IP$_3$/DG 信号通路发挥作用。

（1）对骨的作用:CT 作用于破骨细胞和成骨细胞上的受体。CT 直接抑制破骨细胞的活性,抑制其分化和增殖,从而抑制骨吸收和溶骨过程,减少骨钙入血。同时,CT 还刺激成骨细胞,促进成骨过程,使骨组织中钙、磷沉积增多,血中钙、磷水平下降。

（2）对肾的作用:CT 可以抑制肾近端小管重吸收磷、钙、钠和氯,从而增加这些离子在尿中的排出量,特别降低血钙和磷。

由于 CT 分泌过多或过少并不引起明显的疾病,它对人体的重要性目前尚存争议。尽管如此,临床上 CT 用于骨吸收过度性疾病的治疗,如妇女更年期后骨质疏松症等。

2. CT 分泌的调节

（1）血钙水平:CT 的分泌主要受血钙水平的调节。血钙水平增加引起 CT 分泌,相反,血钙水平降低抑制 CT 分泌,如血钙浓度升高 10% 时,血中 CT 浓度增加一倍。CT 与 PTH 对血钙的调节正好相反,两者共同维持血钙的动态平衡。CT 对血钙的调节作用快速而短暂,启动快,约 1 小时内即可达到高峰,而 PTH 分泌高峰需要几个小时。由于 CT 的这种作用特点,因饮食引起的血钙升高后的恢复过程与 CT 作用有关。

（2）其他因素:进食可以刺激 CT 分泌。这可能是进食刺激一些胃肠激素分泌,如促胃液素、促胰液素、缩胆囊素及胰高血糖素等,这些激素可以刺激 CT 分泌,其中促胃液素的刺激作用最强。

（三）钙三醇的生物学作用和生成调节

维生素 D 早在 20 世纪 20 年代已经被人们所熟悉,它与软骨病、低血钙和多发性骨异常有关。现已明确,机体能够以维生素 D 为前体合成具有激素活性的钙三醇,调节骨和钙、磷代谢。

1. 钙三醇的生成　合成钙三醇的前体是维生素 D$_3$,也称胆钙化醇（cholecalciferol）,为胆固醇的开环化合物。这些前体可以从动物的肝、乳制品以及鱼肝油等食物中获得,机体也可以在紫外线的作用下,由皮肤中所含有的 7-脱氢胆固醇迅速转化成维生素 D$_3$。在体内维生素 D$_3$ 分别在肝和肾两次羟化,首先在肝内 25-羟化酶催化生成 25-羟维生素 D$_3$,再经肾小管上皮细胞内 1α-羟化酶催化,生成生物活性最强的 1,25-二羟维生素 D$_3$[1,25-dihydroxy vitamin D$_3$,1,25(OH)$_2$D$_3$],即钙三醇（图 2-16）。因此,即使体脂储备大量的维生素 D,当肾脏功能衰竭时钙三醇合成减少,甚至缺失。

钙三醇的生物学活性为 25-羟维生素 D$_3$ 的 3 倍以上,但后者血中浓度为钙三醇的 1000 倍,因而 25-羟维生素 D$_3$ 表现出一定的活性。钙三醇具有脂溶性,在血液中以乳糜微粒或与特异蛋白结合形式存在,其浓度一般约为 100pmol/L,半衰期为 12 ~ 15 小时,主要在靶细胞内侧链氧化或羟化,形成钙化酸而失活。维生素 D$_3$ 及其衍生物一般在肝与葡萄糖醛酸结合后,随胆汁排入小肠,部分被重新吸收入血,形成维生素 D$_3$ 的肠肝循环,其余随大便排出体外。

2. 钙三醇的生物学作用　钙三醇受体（vitamin D receptor,VDR）主要分布于小肠、骨和肾,

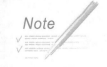

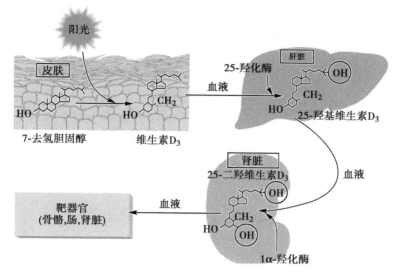

图 2-16 钙三醇生成过程

为核受体。因此,钙三醇与靶细胞内核受体结合,通过基因转录过程发挥作用,此外,它也通过非基因组途径,快速发挥生物效应。

(1)对小肠的作用:钙三醇作用于小肠黏膜,促进钙和磷的吸收。钙三醇首先进入小肠黏膜上皮细胞内,与特异性核受体结合,通过基因组效应,增加钙吸收相关蛋白生成,如与钙具有高亲和力的钙结合蛋白(calcium-binding protein,CaBP 或 calbindin)、钙通道、钙泵等,直接参与小肠黏膜吸收钙的过程。同时,钙三醇也能通过 Na-Pi 转运体,促进小肠黏膜上皮细胞对磷的吸收。因此,钙三醇即能升高血钙,也能升高血磷。

(2)对骨的作用:钙三醇对骨的作用包括促进骨的吸收和成骨过程,因此对骨钙入血(直接)和骨钙沉积(间接)都有作用。前破骨细胞和成骨细胞都有 VDR,一方面钙三醇通过破骨细胞的活动增加骨基质溶解,另一方面骨吸收引起的血钙和磷的升高又促进骨钙沉积和骨的钙化,但总的结果是血钙升高。此外,钙三醇协同 PTH 的作用,如缺乏钙三醇则 PTH 对骨的作用减弱。钙三醇还可以直接刺激成骨细胞合成和分泌骨钙素,直接刺激成骨作用,增强骨形成过程。

若钙三醇缺乏,对骨代谢产生显著的影响,例如,儿童缺乏维生素 D 可患佝偻病(rickets),而成年人缺乏则易发生骨软化症(osteomalacia)和骨质疏松症(osteoporosis),出现骨痛,甚至骨折。

3. 钙三醇的合成调节 PTH 通过诱导肾近端小管上皮细胞内 1α-羟化酶基因转录,促进维生素 D 活化。当钙三醇合成增加时可以负反馈抑制 1α-羟化酶活性,形成自动控制环路。

维生素 D、血钙和血磷降低时,1α-羟化酶活性升高,钙三醇转化增加,从而血钙和磷水平得到改善。当血钙升高时,肾转化 25-羟维生素 D_3 为钙三醇减少,而转化为无活性的 24,25-羟维生素 D_3 增多;血钙持续升高时可使钙三醇合成进一步减少,降低小肠、肾和骨钙吸收能力,有助于血钙水平的恢复。

综上所述,钙、磷代谢调节激素分别作用于骨、肾和胃肠道的靶细胞,维持血钙、磷水平与骨代谢之间的稳态(图 2-17)。

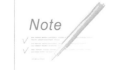

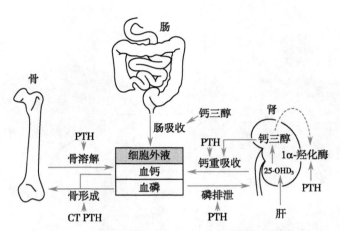

图 2-17　调节钙磷代谢部分激素的主要作用环节

第六节　胰岛的内分泌

　　胰腺是人体重要的消化腺,具有外分泌和内分泌功能。胰腺的外分泌腺包括腺泡和导管,分泌胰液,内含多种消化酶。胰岛是行使胰腺内分泌功能的基本结构,呈小岛状散在分布于外分泌腺泡之间。成年人的胰岛有 100 万~200 万个,占胰腺总体积的 1%。胰岛主要含有 A、B、D、PP 及 D1 五种内分泌细胞。B 细胞数量最多,占胰岛细胞总数的 60%~70%,分泌胰岛素(insulin);A 细胞占 25% 左右,分泌胰高血糖素(glucagon);D 细胞占 5%,分泌生长抑素(somatostatin,SS);PP 细胞和 D1 细胞数量很少,分别分泌胰多肽(pancreatic polypeptide,PP)和血管活性肠肽(vasoactive intestinal peptide,VIP)。

一、胰岛素

　　胰岛素于 1921 年由加拿大医生 Banting 和 Best 发现,1923 年两人因发现胰岛素获得诺贝尔生理学和医学奖。1965 年,我国生化学家率先合成了具有高度生物活性的牛胰岛素。1966 年 Dixon、Katsoyannis 等实验室为人胰岛素的合成做出了贡献。

　　(一)胰岛素及其受体

　　1. 胰岛素　人胰岛素是由 51 个氨基酸残基组成的小分子蛋白质,分子量为 5.8kD,由含 21 肽的 A 链和含 30 肽的 B 链靠两个二硫键平行连接而成(图 2-18)。A 链内还有一个二硫键。如果二硫键断裂,胰岛素则失去活性。胰岛素的合成和其他蛋白质的合成过程相似。B 细胞先在内质网合成大分子的前胰岛素原(preproinsulin),然后加工修剪掉前面 24 个氨基酸组成的信号肽,成为 86 肽的胰岛素原(proinsulin);在高尔基体内,胰岛素原经转换酶的作用水解为胰岛素以及游离的连接肽,也称 C 肽(C-peptide)。C 肽与胰岛素同步释放入血,因此测定血中 C 肽可反映 B 细胞的分泌功能。C 肽无胰岛素活性,但能激活钠泵及内皮细胞中的一氧化氮合酶。

　　正常成年人胰岛素每天分泌量为 40~50U(1.6~2.0mg)。空腹状态下血清胰岛素水平约为 40ng/dl,餐后可升高约十倍。在血中胰岛素半衰期只有 5~8 分钟,经肝、肾及肌肉的胰岛素酶灭活。胰岛素具有抗原性,应用异种动物的胰岛素会使人体产生相应的免疫性抗体,从而逐步抵消所用胰岛素的功效。现在通过 DNA 重组技术制备的人胰岛素能够避免抗体形成。

　　2. 胰岛素受体　胰岛素的作用通过靶细胞膜上胰岛素受体(insulin receptor,IR)的介导实现。胰岛素受体属于酪氨酸激酶受体家族成员,几乎遍布体内所有细胞膜,为两个 α 亚单位和两个 β 亚单位组成的四聚体。α 亚单位完全暴露在细胞膜外侧面,是结合胰岛素的部位;β 亚单位为跨膜肽链,其 C 末端的膜内结构域具有酪氨酸蛋白激酶活性。两个 α 亚单位之间及 α 与 β

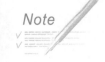

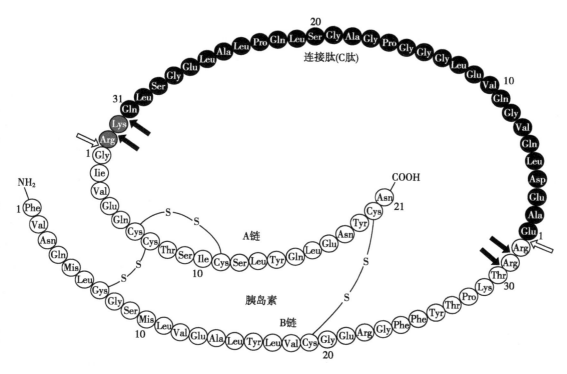

图 2-18　胰岛素肽链的氨基酸序列

亚单位之间靠三个二硫键连接(图 2-19)。实验发现,去除 α 亚单位后,β 亚单位处于持续激活状态,表明 α 亚单位可作为调控因子抑制 β 亚单位的活性。

胰岛素受体与胰岛素有高度的特异性和亲和性。胰岛素与受体的 α 亚单位结合后,可解除

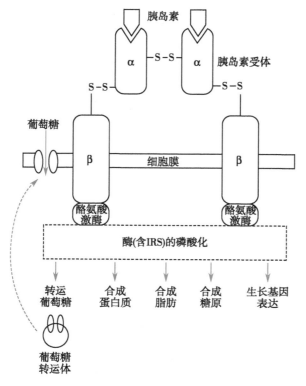

图 2-19　胰岛素受体及其作用机制

IRS:胰岛素受体底物

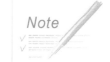

对 β 亚单位的抑制性调控效应，β 亚单位的膜内结构域可发生自身磷酸化而激活，随即催化底物蛋白质的酪氨酸残基磷酸化。胰岛素受体底物（insulin receptor substrates，IRS）广泛存在于对胰岛素敏感的组织细胞内，是介导胰岛素生物学作用的关键信号蛋白。这些底物主要是一类处于信号转导中心的蛋白，可作为船坞型蛋白（docking protein），为下游信号蛋白提供停靠点，并使下游蛋白磷酸化，进而通过一系列酶的激活（主要是磷脂酰肌醇-3-激酶）引起级联放大，最终实现生物学效应。

胰岛素受体介导的信号转导途径中许多环节异常均可导致胰岛素抵抗（insulin resistance，IR）的发生。胰岛素抵抗是指胰岛素靶器官、靶组织（主要是肝脏、脂肪组织、骨骼肌）对胰岛素的敏感性下降，因此需要更大量的胰岛素才能产生正常的生物学效应。IRS-1 磷酸化异常或表达缺陷都会导致胰岛素抵抗。胰岛素抵抗是 2 型糖尿病发病的主要环节。目前认为胰岛素抵抗是导致糖尿病、高血压病和高脂血症等疾病发生的最根本的原因之一。

（二）胰岛素的作用

胰岛素的生物学作用可归结为两方面：一是调节代谢，二是调节细胞生长和增殖，抑制细胞凋亡。胰岛素是全面促进机体合成代谢的激素，有利于糖原、脂肪和蛋白质的储备。胰岛素缺乏将导致机体分解代谢增强，新陈代谢严重失衡。胰岛素与靶细胞膜上的胰岛素受体结合后，胰岛素的作用即启动。按照引起效应的时间顺序，先后表现为即刻作用（rapid action，以秒计）、快速作用（intermediate action，以分钟计）和延缓作用（delayed action，以小时计）。通过即刻作用引起蛋白质磷酸化，促进葡萄糖、氨基酸以及 K$^+$ 内向转运；快速作用可改变酶的活性，促进蛋白质合成、抑制蛋白质分解，促进糖原合成和糖酵解、抑制糖原分解和糖异生；延缓作用是通过调控基因转录影响 mRNA 形成，促进蛋白质和脂肪合成以及细胞生长。

1. 对糖代谢的作用　血糖维持正常水平对机体的各项生命活动非常重要，血糖浓度过高或过低都将损害机体。血糖降至（20～50）mg/dl 时，可导致低血糖休克（hypoglycemic shock），出现意识模糊、惊厥甚至昏迷；血糖浓度过高会发生糖尿病，并引起一系列功能障碍。胰岛素是体内唯一降低血糖水平的激素，与其他多种激素共同调节血糖水平的稳态。胰岛素通过增加血糖去路和减少血糖来源，产生降糖效应。

（1）促进葡萄糖的摄取和利用：胰岛素可促进组织细胞摄取葡萄糖，尤其是肌肉、脂肪和肝脏。肌肉和脂肪等组织对葡萄糖的摄取通过易化扩散的方式，由细胞膜上的葡萄糖转运体（glucose transporter，GLUT）来完成。胰岛素可增加肌肉和脂肪组织细胞膜上 GLUT4 的数目，促进靶组织摄取葡萄糖。在肝脏，胰岛素不是通过增加 GLUT 的数目来促进葡萄糖的摄取，而是通过诱导葡萄糖激酶（glucokinase）的活化，使 6-磷酸葡萄糖增加，细胞内葡萄糖浓度降低，因此葡萄糖易于扩散进入细胞。小肠黏膜和肾小管对葡萄糖的吸收是依赖于钠的继发性主动转运过程，不受胰岛素的影响。葡萄糖进入细胞后，胰岛素能激活葡萄糖激酶，使 6-磷酸葡萄糖生成增加；诱导糖酵解（glycolysis）过程中重要的酶，加速葡萄糖在细胞中氧化生成 ATP。

（2）促进糖原合成：胰岛素大量分泌时，增强肌细胞膜对葡萄糖的通透性，葡萄糖迅速进入组织，以肌糖原的形式储存备用。肝脏是维持血糖水平的调节器。血糖水平升高时，进入肝细胞的葡萄糖增多，在糖原合成酶的催化下生成糖原。血糖水平降低时，胰岛素分泌减少，肝脏内的糖原可再转化为葡萄糖，从而维持血糖水平。

（3）抑制糖异生：胰岛素能抑制糖异生（gluconeogenesis）过程中关键酶的活性，如葡萄糖-6-磷酸酶、果糖 1,6-二磷酸酶等，抑制糖异生。此外胰岛素可激活磷酸二酯酶，降低肝脏和脂肪细胞中的 cAMP，拮抗胰高血糖素和儿茶酚胺的促进糖原分解和糖异生作用。

2. 对脂肪代谢的作用　脂肪组织是机体最大的能量储备库。胰岛素对脂肪代谢的作用是促进脂肪合成与储存，抑制脂肪分解和利用。主要作用环节有：①促进葡萄糖进入脂肪细胞，少部分合成脂肪酸，大部分转化为 α-磷酸甘油。α-磷酸甘油与脂肪酸形成甘油三酯，储存在脂肪

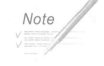
Note

细胞。②胰岛素能活化肝细胞中多种酶,促进脂肪酸的合成。当转运至肝内的葡萄糖超过肝细胞将其转化为肝糖原的能力时,胰岛素可促进多余葡萄糖转化为脂肪酸,并以甘油三酯形式包装在低密度脂蛋白中,经血液循环转运到脂肪组织中储备。③促进糖酵解和三羧酸循环,为脂肪酸的合成提供前体物质(柠檬酸)。④抑制激素敏感性脂肪酶的活性,减少脂肪细胞中甘油三酯的分解,抑制脂肪酸进入血液循环。⑤增加机体大多数组织对葡萄糖的利用,减少对脂肪的利用。胰岛素缺乏可导致脂肪代谢紊乱,脂肪分解增强,大量脂肪酸在肝内氧化生成过多酮体,引起酮血症和酸中毒,甚至昏迷。

3. 对蛋白质代谢的作用　胰岛素促进蛋白质合成,抑制蛋白质分解。主要环节有:①在生长激素的协同作用下,加速氨基酸向细胞内转运;②加速细胞核内 DNA 的合成和转录;③直接加强核糖体的翻译过程,促进蛋白质的合成;④抑制蛋白质分解,减少氨基酸从组织细胞释放入血;⑤抑制糖异生,阻止氨基酸转化为糖。

4. 对电解质代谢的作用　胰岛素可促进 K^+、Mg^{2+}、磷酸盐转运到细胞,参与细胞物质代谢活动。

5. 对生长的作用　胰岛素也是促生长因子之一,与生长激素具有协同作用。它们分别作用时促生长作用不明显,只有共同作用时才表现出很强的促生长作用(图 2-20)。

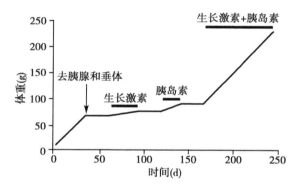

图 2-20　胰岛素与生长激素的协同作用
单独使用胰岛素或生长激素时,对去胰腺和垂体大鼠的体重增加不明显。两种激素同时使用时,可使大鼠体重明显增加,表明胰岛素和生长激素对促生长有协同效应

（三）胰岛素分泌的调节

胰岛素的分泌受到体内多种因素的影响和调节,其中血糖水平的变化是调节胰岛素分泌的主要生理因素。一些激素和自主神经也影响胰岛素分泌。

1. 营养成分的调节作用　胰岛 B 细胞对血糖变化十分敏感。正常成年人空腹时血糖浓度为(80～90)mg/dl,胰岛素分泌很少;血糖水平低于 50mg/dl 时胰岛素几乎无分泌;进食后血糖浓度升高,胰岛素分泌增加。血糖水平超过 300mg/dl 时,胰岛素分泌达最高限度。血糖升高引起胰岛素分泌增加,使血糖降低;而血糖降至正常水平后,胰岛素分泌迅速恢复到基础状态。

血糖持续升高引起胰岛素分泌可分为两个时相(图 2-21)。第一时相为血糖浓度升高后的 5 分钟内,胰岛素释放迅速增加,可达基础值的 10 倍以上。第一时相的产生可能是葡

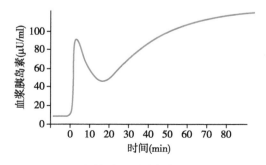

图 2-21　血糖升高对胰岛素分泌的影响

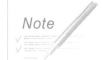

Note

萄糖与 B 细胞的葡萄糖转运子 2(GLUT2)进入细胞后,胞内 cAMP 与 Ca^{2+} 浓度升高,引起邻近细胞膜内侧储存的激素释放。由于储存的激素有限,因此持续 5 ~ 10 分钟后便下降 50%。若血糖浓度持续升高,在血糖浓度升高 15 分钟后,胰岛素分泌量再次上升,2 ~ 3 小时达到峰值,形成胰岛素分泌的第二时相。第二时相可能是在胞内葡萄糖的作用下,B 细胞动员新合成的及远离细胞膜的胰岛素分泌颗粒转运至细胞膜内侧并释放胰岛素。

除血糖外,许多氨基酸也能刺激胰岛素分泌,其中以精氨酸和赖氨酸的刺激作用最显著。血糖与血氨基酸对胰岛素的刺激作用具有协同效应。此外血脂肪酸和酮体大量增加时也可促进胰岛素分泌(图 2-22)。长时间高糖、高氨基酸和高血脂可持续刺激胰岛素分泌,导致胰岛 B 细胞衰竭,胰岛素分泌不足而引起糖尿病。

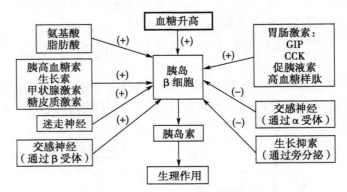

图 2-22   胰岛素分泌的调节示意图
GIP:抑胃肽;CCK:缩胆囊素

2. 激素的调节作用   多种激素对胰岛素的分泌有调节作用(图 2-22)。

(1) 胃肠激素:促胃液素、促胰液素、缩胆囊素、抑胃肽等均有促进胰岛素分泌的作用。其中小肠黏膜所分泌的抑胃肽(gastric inhibitory peptide,GIP)或称依赖葡萄糖的促胰岛素多肽(glucose-dependent insulin-stimulating polypeptide)是生理性肠促胰岛素因子,葡萄糖、氨基酸、脂肪酸及盐酸等都能刺激 GIP 的释放。胃肠激素与胰岛素分泌之间的功能联系构成肠-胰岛素轴(entero-insular axis),其生理意义在于对胰岛素分泌起"前馈性"调节,使机体对即将吸收各种营养成分做好准备。

(2) 胰岛激素:胰岛 A 细胞分泌的胰高血糖素可通过直接作用于 B 细胞引起胰岛素分泌,也可间接通过升高血糖引起胰岛素分泌。胰岛 D 细胞分泌的生长抑素通过旁分泌方式抑制 B 细胞分泌胰岛素。近年发现胰腺内的垂体腺苷酸环化酶激活肽(pituitary adenylyl cyclase activating polypeptide,PACAP)可通过促进 B 细胞钙内流和细胞内钙释放引起胰岛素分泌。胰岛素也通过自分泌方式对 B 细胞分泌胰岛素具有抑制效应。

(3) 其他激素:生长激素、甲状腺激素、糖皮质激素等可通过升血糖作用间接刺激胰岛素分泌。因此长期大剂量应用这些激素可能引起 B 细胞衰竭而导致糖尿病。肾上腺素和去甲肾上腺素作用于 B 细胞上的 α2 受体抑制胰岛素分泌,作用于 β2 受体促进胰岛素分泌。降钙素基因相关肽、生长抑素、胰抑素、甘丙肽、瘦素及神经肽 Y 等抑制胰岛素分泌。

3. 神经的调节作用   胰岛 B 细胞受迷走神经与交感神经双重支配。迷走神经兴奋可直接促进胰岛素分泌;也可通过促进胃肠激素释放,间接引起胰岛素分泌。交感神经兴奋,通过 α2 受体抑制胰岛素分泌,通过 β2 受体促进胰岛素分泌(图 2-22)。

二、胰高血糖素

胰高血糖素是由胰岛 A 细胞分泌的 29 个氨基酸残基组成的直链多肽,分子量约为 3.5kD。

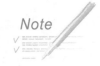

胰高血糖素的血清中水平约(5～10)ng/dl,半衰期为5～10分钟,主要在肝内灭活,部分在肾内降解。

（一）胰高血糖素的作用

胰高血糖素的作用与胰岛素相反,是促进物质分解的激素,全面动员体内能源物质分解,促进大分子营养物质分解为小分子成分,释放入血液便于利用。

肝脏是胰高血糖素的主要靶器官,肝门静脉血中胰高血糖素水平可达(30～50)ng/dl。肝细胞膜表面有胰高血糖素受体(glucagon receptor),分子量为19kD。胰高血糖素与肝细胞膜上的胰高血糖素受体结合后,通过Gs蛋白-cAMP-PKA或Gq-PLC途径,激活肝细胞糖原磷酸化酶和糖异生有关的酶,促进糖原分解和糖异生,增高血糖水平;促进肝细胞摄取丙氨酸,减少肝内脂肪酸合成甘油三酯,促进脂肪酸分解成酮体;抑制肝内蛋白质合成,促进蛋白质分解。胰高血糖素促进脂肪组织的脂解作用,使血液游离脂肪酸增加。但是胰高血糖素对肌肉组织摄取和利用葡萄糖无直接作用,也不引起肌糖原分解。此外胰高血糖素还有生热效应,可能是促进肝内脱氨基作用所致。

（二）胰高血糖素分泌的调节

1. 营养物质的调节　血糖浓度既是影响胰岛素分泌最重要的因素,也是影响胰高血糖素分泌最重要的因素。血糖降低时,胰高血糖素分泌快速增加,引起肝释放大量的葡萄糖入血,使血糖升高;血糖升高则抑制胰高血糖素释放。氨基酸对胰岛素和胰高血糖素的分泌都有刺激作用。氨基酸一方面促进胰岛素的释放使血糖降低,另一方面刺激胰高血糖素的释放提高血糖水平,从而防止低血糖的发生。血浆脂肪酸水平在生理范围内的波动也能调节胰高血糖素的水平。血浆脂肪酸水平降低能刺激胰高血糖素的释放,反之则抑制其释放。

2. 激素的调节　胃肠激素同样也能影响胰高血糖素的分泌。促胃液素、缩胆囊素和抑胃肽可促进其分泌,促胰液素则抑制其分泌。胰岛素和生长抑素可通过旁分泌的方式抑制相邻的A细胞分泌胰高血糖素。胰岛素还可通过降低血糖水平间接促进胰高血糖素的分泌。生长激素、糖皮质激素和儿茶酚胺因能升高血糖,间接抑制胰高血糖素的分泌。

3. 神经的调节　胰岛A细胞也受到自主神经的支配。迷走神经兴奋通过M受体抑制胰高血糖素的分泌,交感神经兴奋通过β受体促进胰高血糖素分泌。

三、胰岛分泌的其他激素

（一）生长抑素

生长抑素是体内具有广泛抑制作用的一种激素,分泌部位也很广泛,在下丘脑、胃肠道和胰腺中都存在生长抑素。胰岛D细胞分泌的生长抑素以14肽(SS_{14})为主,分子量1.6kD。人类生长抑素的正常水平为8ng/dl,半衰期只有3分钟。

生长抑素在外分泌和内分泌的多个环节抑制消化过程和营养成分的吸收,在机体营养功能活动的调节中起着制约抗衡的作用。生长抑素能抑制胃液分泌,抑制胰液的合成和分泌,抑制胃排空和胆囊收缩,抑制小肠对糖和脂肪的吸收。生长抑素还抑制多种胃肠激素的分泌。

生长抑素不仅以旁分泌方式抑制胰岛其他细胞的分泌活动,包括胰岛素、胰高血糖素和胰多肽的分泌,而且还抑制所有刺激胰岛素和胰高血糖素分泌的反应。

所有刺激胰岛素分泌的因素也能刺激生长抑素的分泌,如血中葡萄糖、脂肪酸和氨基酸水平升高,促胰液素、缩胆囊素等能刺激生长抑素分泌。

（二）胰多肽

胰多肽由胰岛PP细胞分泌,是含有36个氨基酸残基的直链多肽,分子量为4.2kD。在人类,胰多肽在餐后释放,其主要作用是抑制胰腺分泌胰液,也抑制胆囊收缩和胆汁排放,抑制胃酸分泌和胃的运动等,因此影响食物的消化和吸收。

高蛋白食物及脂肪饮食、饥饿及低血糖、肌肉运动、迷走神经兴奋等能使胰多肽分泌增加;生长抑素和高血糖抑制胰多肽分泌。

（三）胰岛淀粉样多肽

胰岛淀粉样多肽（islet amyloid polypeptide, IAPP）,也称淀粉素（amylin）,含 37 个氨基酸残基,分子量为 3.8kD。IAPP 与胰岛素共存于 B 细胞的分泌颗粒中,但只有胰岛素的 1/100。IAPP 最初从胰岛素瘤患者的胰岛淀粉样沉淀物中分离得到,也存在于 2 型糖尿病患者的胰岛内,故又称糖尿病相关肽（diabetes-associated peptide）。

IAPP 可使 B 细胞发生超极化,抑制胰岛素分泌,并能对抗胰岛素的生物活性,可导致胰岛素抵抗,在 2 型糖尿病的发病中可能起到一定作用。

第七节　肾上腺的内分泌

肾上腺重 8～10g,分为皮质部和髓质部,是完全不同的两个内分泌腺体。但是髓质的血液供应来自皮质,两者在功能上有一定联系,尤其是在应激发生时密切配合协同调节机体功能,全面提高机体的应变力和耐受力。

一、肾上腺皮质激素

肾上腺皮质由外向内依次分为球状带、束状带和网状带,分别分泌盐皮质激素（mineralocorticoid）、糖皮质激素（glucocorticoid）和性皮质激素（gonadal hormones）。盐皮质激素主要调节盐代谢和体液平衡,代表物是醛固酮;糖皮质激素维持血糖、血压以及增强机体对应激反应的能力,包括皮质醇和皮质酮;肾上腺分泌的性皮质激素是雄激素（androgen）,但是作用较弱,是女子体内雄激素的主要来源。

（一）肾上腺皮质激素的合成、分泌和作用途径

1. 肾上腺皮质激素的合成　肾上腺皮质激素都含有环戊烷多氢菲的结构,属于类固醇激素,胆固醇是所有肾上腺皮质激素的共同前体,主要来自血液中低密度脂蛋白（LDL）,少数由乙酸合成。胆固醇与肾上腺皮质细胞膜上的 LDL 受体结合后进入细胞,在侧链裂解酶（cholesterol side-chain cleavage enzyme, SCC/CYP11A1）作用下转变为各种类固醇激素的中间产物——孕烯醇酮,然后分别在脱氢酶、羟化酶和醛固酮合成酶等作用下转变成各种皮质激素（图 2-23）。

2. 肾上腺皮质激素的分泌和代谢　正常成年人肾上腺皮质分泌的类固醇激素如表 2-4。应激状态下皮质醇日分泌量可超过 100mg。醛固酮分泌量极低,在严重缺钠时可增加 4～5 倍。肾上腺细胞合成的皮质醇和雄激素分泌入血后,多数与血浆蛋白结合进行运输,其中 75%～80% 皮质醇与皮质类固醇结合球蛋白（cortico steroid-binding globulin, CBG）结合,15% 与白蛋白结合,仅 5%～10% 呈游离状态。结合态与游离态之间可以相互转化,保持动态平衡。只有游离态的皮质醇才能进入靶细胞发挥作用。醛固酮与 CBG 的结合能力较弱,主要与白蛋白结合。血液中结合态的醛固酮约 60%,其余以游离状存在。

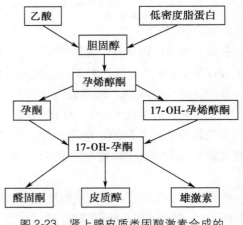

图 2-23　肾上腺皮质类固醇激素合成的主要途径

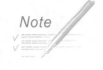

表2-4　主要皮质类固醇激素的分泌率和血浆浓度比较

分类	皮质激素	分泌率 （mg/d）	血浆浓度 （ng/ml）
糖皮质激素	皮质醇	8～25	40～180
	皮质酮	1～4	2～6
盐皮质激素	醛固酮	0.05～0.20	0.05～0.20
	脱氧皮质酮	0.1～0.6	0.05～0.20
雄性激素	脱氢表雄酮	7～15	2～8
	雄烯二酮	2～3	1～2

皮质醇半衰期为60～90分钟,醛固酮为15～20分钟。皮质醇大部分在肝内降解,其降解产物中约70%为17-羟类固醇,经肾脏排出,测定其尿中含量可反映皮质醇的分泌水平。有15%的皮质醇以原形的形式从胆汁分泌排泄。醛固酮的代谢与皮质醇类似。

3. 肾上腺皮质激素的作用途径　肾上腺皮质激素主要通过调节靶基因的转录发挥生物学效应。肾上腺皮质激素都是类固醇激素,具有脂溶性,很容易通过细胞膜进入细胞内,与胞质内受体结合,形成激素-受体复合物。激素-受体复合物进入细胞核内,与特异的DNA位点结合,调节靶基因的转录和翻译,产生相应的生物效应。糖皮质激素也能与细胞膜上相应的受体结合,通过第二信使产生快速的生物效应,在几分钟甚至几秒钟就会出现。这种调节效应与基因转录无关,因此把这种作用称为糖皮质激素的非基因组作用(non-genomic effect)。

（二）糖皮质激素

1. 糖皮质激素的作用　体内大多数组织有糖皮质激素的受体,因此糖皮质激素的作用非常广泛而复杂。糖皮质激素可通过基因组效应和非基因组效应发挥作用。

（1）调节物质代谢:糖皮质激素对糖、脂肪和蛋白质代谢均有明显的影响。

1）调节糖代谢:糖皮质激素因其对糖代谢的显著影响而命名。糖皮质激素对糖代谢的影响主要是减少组织对糖的利用和加速肝糖异生,因此糖皮质激素过多时血糖水平升高,甚至出现糖尿,称为类固醇性糖尿。糖皮质激素可增强糖异生与糖原合成所需的酶的活性,促进糖异生和糖原合成;促进外周组织蛋白分解,为糖异生提供底物;降低外周组织对胰岛素的敏感性,减少组织对葡萄糖的摄取和利用。

2）调节脂肪代谢:糖皮质激素增强四肢部分脂肪酶活性,促进脂肪分解,使血浆中脂肪酸浓度增高,并向肝脏转移,以利于肝糖异生。肾上腺皮质功能亢进或大剂量应用糖皮质激素时,体内脂肪重新分布,主要集中于面、颈和躯干,四肢分布减少,形成"满月脸"、"水牛背"的体征,同时体重增加,称为"向心性肥胖"。

3）调节蛋白质代谢:糖皮质激素对肝外组织和肝内蛋白质代谢的影响不同。糖皮质激素抑制肝外组织蛋白质合成,促进蛋白质分解,为糖异生提供原料。加速肝外组织产生的氨基酸转运入肝内,促进肝内RNA和蛋白质合成。糖皮质激素分泌过多,可出现肌肉消瘦、骨质疏松、皮肤变薄等体征。

4）调节水盐代谢:由于糖皮质激素也能与醛固酮受体交叉结合,因此糖皮质激素也能调节水盐代谢,促进钠保留,抑制ADH释放,促进水的排泄。肾上腺皮质功能亢进或者大量使用糖皮质激素,患者会出现血容量增加,血压升高。而肾上腺皮质功能低下的患者,会导致排水障碍,甚至出现水中毒。

（2）对器官和系统的作用:糖皮质激素对全身组织器官的影响广泛而复杂。

1）对血细胞的影响:糖皮质激素能增强骨髓造血功能,因此增加血液红细胞和血小板数量;使附着在血管壁及骨髓中的中性粒细胞入血,因此增加血液中性粒细胞的数量。糖皮质激

Note

素抑制淋巴细胞有丝分裂、促进淋巴细胞凋亡,并增加淋巴细胞和嗜酸性粒细胞在肺和脾的破坏,因此减少血液中淋巴细胞和嗜酸性粒细胞的数量。长期应用糖皮质激素会导致机体免疫功能低下,容易发生感染。

2）对循环系统的作用:糖皮质激素对儿茶酚胺有允许作用,并增加心肌和血管平滑肌上儿茶酚胺受体的数量和亲和力,参与维持正常血压。糖皮质激素抑制前列腺素的合成,降低毛细血管的通透性,有利于维持循环血量。

3）对胃肠道的作用:糖皮质激素促进胃腺分泌胃酸和胃蛋白酶,抑制胃黏液的分泌,因此破坏胃黏膜屏障。长期应用糖皮质激素会诱发或加剧消化性胃溃疡。

4）对神经系统的作用:糖皮质激素能提高中枢神经系统的兴奋性。小剂量的糖皮质激素能引起欣快感,大剂量的糖皮质激素则使人思维不能集中,容易烦躁和失眠。

（3）参与应激反应:机体遭到一定程度的内、外环境和社会、心理等伤害性刺激时(如严重感染、中毒、创伤、失血、手术、冷冻、饥饿、疼痛、惊恐),除了发生与刺激直接相关的特异性变化外,还产生一系列与刺激性质无关的非特异性适应反应,称为应激(stress)或应激反应(stress response)。引起应激反应的刺激因子称为应激原(stressor)。应激反应是机体在遭受伤害刺激时所发生的适应性和抵抗性变化的总称。应激发生时,垂体-肾上腺皮质轴被激活,ACTH 和糖皮质激素分泌增加。机体分泌的糖皮质激素可以通过以下几个机制增加机体的适应力和抵抗力:①稳定细胞膜和溶酶体膜,减少缓激肽、蛋白水解酶、前列腺素等有害介质的产生;②使能量代谢以糖代谢为中心,促进脂肪和蛋白质分解,促进糖异生,降低外周组织对葡萄糖的利用,维持血糖水平,以保证葡萄糖对脑、心脏等重要器官的供应;③通过对儿茶酚胺的允许作用,使心肌收缩力加强,血压升高。应激发生时,除 ACTH 和糖皮质激素分泌增加外,血液中儿茶酚胺、血管升压素、生长激素、催乳素、β-内啡肽、胰高血糖素及醛固酮的水平也升高。

机体遭遇紧急情况时,交感-肾上腺髓质系统活动增强,称为应急反应(emergency reaction, fight-flight reaction)。引起应急反应的各种刺激往往也能引起应激反应,两种反应同时发生。应急反应可提高机体的"警觉性"和"应变力",应激反应增强机体对伤害性刺激的基础"耐受力"和"抵抗力",两者共同提高机体对剧变环境的适应能力。

（4）抗炎症和抗过敏反应:糖皮质激素具有快速、强大且非特异性的抗炎症作用。①在炎症早期,抑制炎症的水肿、渗出、炎细胞浸润等反应;②在炎症中期,促进已形成的炎症反应消退;③在炎症晚期,抑制结缔组织成纤维细胞的增殖,延缓肉芽组织的生成,减轻疤痕和粘连等炎症后遗症。糖皮质激素可抑制 T 淋巴细胞的分化,减少细胞因子的产生;抑制浆细胞抗体的生成和组胺的生成,因此还有抑制免疫反应和抗过敏的作用。

2. 糖皮质激素分泌的调节　糖皮质激素的分泌受到下丘脑-腺垂体-肾上腺皮质轴(hypothalamus-adrenohypophysis-adrenocortical axis)的调节,而糖皮质激素对下丘脑 CRH 和腺垂体 ACTH 的分泌也有反馈抑制作用(图 2-24)。糖皮质激素的分泌有基础分泌和应激分泌两种。基础分泌是在生理状态下的分泌,具有昼夜节律,一般在黎明觉醒前后达到高峰,随后逐渐降低,午夜时达低谷,然后又逐渐升高(图 2-25)。这是由于受到下丘脑视交叉上核生物钟的影响,下丘脑 CRH 的分泌具有昼夜节律,因此 ACTH 和糖皮质激素的分泌也有昼夜节律(图 2-25)。应激分泌是指机体发生应激反应时的分泌。

（1）下丘脑-腺垂体-肾上腺皮质轴的调节:当血中糖皮质激素水平下降或者机体受到各种应激性刺激时,下丘脑 CRH 和腺垂体 ACTH 分泌增加,促使糖皮质激素分泌增加。下丘脑室旁核分泌 CRH,通过垂体门脉系统到达腺垂体,与腺垂体 ACTH 细胞上的 CRH 受体-1 结合,促进 ACTH 分泌。

ACTH 是含 39 个氨基酸残基的多肽,分子量 4.5kD,日分泌量为 5～25μg,血中半衰期 10～25 分钟,主要通过氧化或酶解失活。ACTH 与肾上腺皮质细胞膜上的受体结合后,主要促进肾

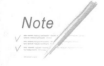
Note

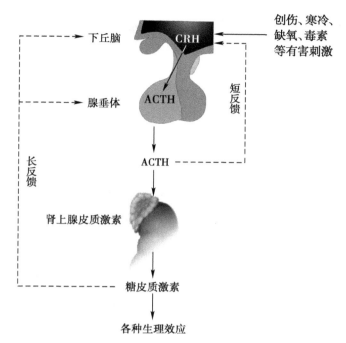

图 2-24 糖皮质激素分泌的调节
CRH:促肾上腺皮质激素释放激素;ACTH:促肾上腺皮质激素
实线箭头表示促进兴奋作用;虚线箭头表示抑制

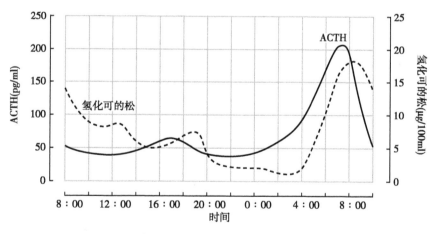

图 2-25 氢化可的松和 ACTH 的昼夜节律性变化
ACTH:促肾上腺皮质激素

上腺皮质细胞内核酸(DNA、RNA)和蛋白质的合成,刺激肾上腺皮质细胞的分裂和增殖,可引起肾上腺皮质增生、肥大;激活细胞内的磷酸蛋白激酶及一系列相关酶系活性,促进胆固醇转化为孕烯醇酮,并进一步合成皮质醇。ACTH 作用于肾上腺皮质 1~2 分钟便可刺激皮质醇合成,加快分泌速率。ACTH 突然增量 15 分钟内可使皮质醇达到分泌高峰。

（2）糖皮质激素反馈调节:血浆中糖皮质激素水平升高时,可反馈抑制下丘脑 CRH 及腺垂体 ACTH 的合成和释放,且 ACTH 细胞对 CRH 的敏感性下降,最终使血中糖皮质激素降低。这种长反馈调节有利于维持血浆糖皮质激素的相对稳定。此外,腺垂体 ACTH 分泌过多时可通过短反馈抑制下丘脑 CRH 的合成和释放,而下丘脑 CRH 神经元还可通过分泌 CRH 反馈抑制自身的活动。

临床上长时间大剂量应用糖皮质激素,可通过长反馈抑制 CRH 和 ACTH 的合成和分泌,以

Note

及因 ACTH 分泌不足导致肾上腺皮质束状带和网状带萎缩,分泌功能减退或停止,失去对刺激的反应性。如果突然停药,会因体内糖皮质激素突然减少出现急性肾上腺皮质功能减退。如遇应激刺激,会出现肾上腺皮质功能不全的表现。因此,应逐渐减量停药,以利于肾上腺皮质功能逐渐恢复。可在用药期间间断补充 ACTH,防止肾上腺皮质萎缩。

（3）应激反应性调节:机体受到应激原刺激时,下丘脑 CRH 分泌增多,刺激腺垂体 ACTH 分泌,最后引起肾上腺皮质激素大量分泌,以提高机体对伤害性刺激的耐受力。此时通过中枢神经系统增强下丘脑-腺垂体-肾上腺皮质轴的活动,可使 ACTH 和糖皮质激素分泌量明显增多,并且不受长反馈和短反馈的影响。

（三）盐皮质激素

盐皮质激素包括醛固酮、11-去氧皮质酮和 11-去氧皮质醇等,以醛固酮的生物活性最高。

1. 盐皮质激素的作用　醛固酮的主要作用是促进远曲小管和集合管上皮细胞重吸收 Na^+ 和水,排泄 K^+,维持机体的水、盐平衡。除肾脏外,醛固酮也调节唾液腺、汗腺、胃腺以及结肠等对 Na^+ 的重吸收和 K^+ 的排出。醛固酮与靶细胞内的盐皮质激素受体(mineralocorticoid receptor, MR)结合,促进靶细胞合成醛固酮诱导蛋白(aldosterone-induced protein, AIP)。AIP 可促进 Na^+-K^+ ATP 酶活性,提高肾小管上皮细胞膜对 Na^+ 的通透性,导致 Na^+ 重吸收增加。

醛固酮分泌过多会导致机体水、钠潴留,引起高血钠、低血钾和碱中毒,甚至发生顽固性高血压。醛固酮分泌过少则会促进机体排出过多水和钠,出现低血钠、低血钾、低血压和酸中毒。

2. 盐皮质激素分泌调节　醛固酮的分泌主要受肾素-血管紧张素系统(renin-angiotensin system, RAS)的调节和血钾水平的调节。正常情况下,ACTH 对醛固酮的分泌无明显的调节作用,只有在应激刺激时 ACTH 对醛固酮的分泌有一定的调节和支持作用。

（1）肾素-血管紧张素系统的调节:循环血量减少或者动脉血压降低使肾血流量减少时,肾脏球旁细胞分泌肾素增多,从而使血管紧张素 Ⅱ(angiotensin Ⅱ)分泌增多。血管紧张素 Ⅱ通过 Gq 蛋白偶联受体通路促进球状带细胞生长、提高胆固醇侧链裂解酶(SCC)的活性,从而促进醛固酮的合成和分泌。

（2）血钾和血钠的调节:血钾升高和血钠降低都可刺激球状带细胞分泌醛固酮,通过保钠排钾的作用,调节血浆及细胞外液中 K^+、Na^+ 稳态。球状带细胞对血钾的改变更敏感,血钾水平仅升高 0.1mol/L 就可直接刺激醛固酮的分泌。而血钠水平需要降低 10% 以上才会有效刺激醛固酮分泌。

（四）肾上腺雄激素

肾上腺皮质终生可合成雄激素,分泌的雄激素主要有脱氢表雄酮、雄烯二酮和硫酸脱氢表雄酮等。肾上腺雄激素的生物学活性很弱,在外周组织可转化为睾酮和二氢睾酮的前体发挥作用。

肾上腺雄激素对男女两性的作用不同。对成年男性作用甚微,即使分泌过多也不表现临床体征,但对男童生殖器官的发育和第二性征出现有一定的作用。对于女性,肾上腺雄激素是体内雄激素的主要来源,在女性的一生中都发挥作用。其中 40%~65% 在外周组织进一步活化,可促进女性腋毛和阴毛生长,维持性欲和性行为。肾上腺皮质雄激素分泌过多,可导致女性男性化(如长痤疮、多毛、出现喉结)和男童性早熟。

成人肾上腺雄激素的分泌主要受到腺垂体 ACTH 的控制。

二、肾上腺髓质激素

肾上腺髓质(adrenal medulla)的胚胎起源与交感神经节后神经元相同,实际上是交感神经系统中高度特异的部分,功能上相当于无轴突的交感神经节后神经元,仍然接受交感神经节前纤维的支配。因此肾上腺髓质既属于内分泌系统又属于自主神经系统,分泌的激素主要是肾上

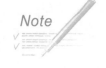

腺素(epinephrine,E)和去甲肾上腺素(norepinephrine,NE)。

1. **肾上腺髓质激素的合成与代谢** E 和 NE 为儿茶酚胺类激素,分子结构中都有一个儿茶酚基。它们都来自酪氨酸,经多巴、多巴胺转化而来。肾上腺髓质嗜铬细胞中存在大量苯乙胺-N-甲基转移酶(phenylethanolamine-N-methyltransferase,PNMT),可使 NE 甲基化成为 E(图 2-26)。髓质中 E 和 NE 的比例大约为 4:1,血液中的 E 主要来自肾上腺髓质,NE 来自肾上腺髓质和肾上腺素能神经纤维。

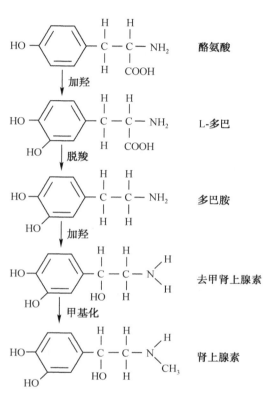

图 2-26 肾上腺髓质激素的合成途径

E 和 NE 主要经单胺氧化酶(monoamine oxidase,MAO)及儿茶酚-O-甲基转移酶(catechol-O-methyltransferase,COMT)的作用而灭活。

2. **肾上腺髓质激素的作用** E 和 NE 通过靶细胞上的 α 受体和 β 受体发挥生物学效应。肾上腺素能受体分布广泛,作用十分复杂。

(1) 调节心血管系统的活动:E 和 NE 对不同的受体亲和力不同,因而对心血管系统的调节作用也不同。E 对 α 和 β 都有较强的亲和力。E 通过激动 β1 受体使心肌收缩力增加,心率加快,通过激动 β2 受体使骨骼肌和肝脏的血管舒张。由于这种舒张作用超过激动 α 受体引起的其他部位的缩血管作用,因此总的外周阻力降低。NE 对 α 受体的亲和力最强,对 β1 受体的亲和力比较弱。因此 NE 通过激动 α 受体使血管收缩,血压升高。与 E 一样,通过激动 β1 受体使心肌收缩力增加,心率加快。在整体动物注射 NE,首先引起血压升高。由于血压升高引起压力感受性反射,最终又使血压下降。

(2) 参与应急反应:肾上腺髓质的内分泌活动与交感神经系统关系密切,共同构成交感-肾上腺髓质系统。生理状态下,血中儿茶酚胺的浓度很低,几乎不参与机体的代谢调节。但是当机体遇到紧急情况时,如剧烈运动、失血、缺氧、剧痛、焦虑、暴冷、暴热等,交感-肾上腺髓质系统即刻调动,儿茶酚胺类物质大量分泌(可达基础水平的 1000 倍),引起中枢神经系统兴奋性增强,使机体处于反应机敏、高度警觉的状态下:心跳加速,心输出量增加,血压升高,全身血液重新分布,以确保脑和心脏等重要器官的血流量;呼吸加深,皮肤出汗并变白,立毛肌收缩;血糖升高,葡萄糖、脂肪氧化增强,以满足机体在紧急情况下激增的能量需求。机体各器官系统的功能活动和代谢也随之发生明显的变化。

3. **肾上腺髓质激素分泌的调节** 交感神经兴奋,节前神经末梢释放乙酰胆碱,作用于肾上腺髓质嗜铬细胞膜上的 N 型胆碱能受体,使合成酶系活性增强,促进儿茶酚胺激素合成。

糖皮质激素可提高髓质细胞中多巴胺羟化酶及 PNMT 等酶的活性,促进儿茶酚胺的合成。ACTH 可间接通过糖皮质激素促进儿茶酚胺的合成。

儿茶酚胺分泌过多,可反馈抑制自身的合成和分泌。当髓质细胞内 NE 或多巴胺含量达到一定水平时,可抑制酪氨酸羟化酶,而 E 合成量增多时可抑制 PNMT 的作用,结果以自分泌的方式反馈抑制了髓质激素的合成。

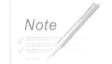

第八节　生殖腺的内分泌和生殖

生殖(reproduction)是生命的基本特征之一,是指生物体生长发育成熟后,能够产生与自身相似的子代个体的过程,具有延续种系的重要意义。生殖系统与体内其他系统不同,只有到青春期后才具有生殖功能,并有显著的性别差异。人类的生殖是通过两性生殖器官的活动来实现的。生殖器官又称为性器官,包括主性器官(primary sex organ)和附性器官(secondary sex organ)。男性的主性器官是睾丸(testis),女性的主性器官是卵巢(ovary),都具有产生生殖细胞和分泌性激素的双重功能。附性器官参与性活动和生殖过程。生殖的过程包括两性生殖细胞(精子和卵子)的生成、交配、受精、受精卵着床、胚胎发育以及胎儿分娩等重要环节,主要受到下丘脑-腺垂体-性腺轴的调节。

一、睾丸的内分泌和男性生殖

男性的主性器官是睾丸,主要功能是产生精子和分泌雄性激素。附性器官包括外生殖器(阴茎和阴囊)、输精管道(附睾、输精管、射精管和尿道)和附属腺(前列腺、精囊腺和尿道球腺)。男性的生殖功能主要包括生成精子、分泌雄性激素和进行性活动。

（一）睾丸的功能

睾丸位于阴囊内,左右各一,由200~300个睾丸小叶组成。睾丸小叶又由众多的曲细精管(也叫生精小管,seminiferous tubules)和间质细胞(leydig cell)组成,分别占睾丸总体积的80%和20%。曲细精管是生成精子的部位,间质细胞合成和分泌雄激素。

1. 睾丸的生精作用　生精作用(spermatogenesis)是指精原细胞(spermatogonium)发育为成熟精子的过程。这一过程开始于男性青春期(大约13岁),一直延续到几乎整个生命过程,但45岁以后,生精能力逐渐减退。

（1）精子的生成过程:精子是在睾丸曲细精管上皮细胞内生成的。睾丸的曲细精管上皮由生精细胞(spermatogenic cell)和支持细胞(sertoli cell)构成。曲细精管内由基膜到管腔依次排列着精原细胞、初级精母细胞(primary spermatocytes)、次级精母细胞(secondary spermatocytes)和精子细胞(spermatides)(图2-27)。

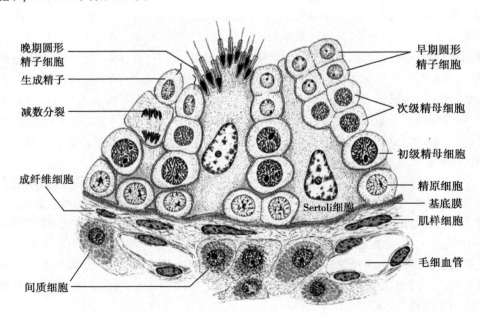

晚期圆形精子细胞　　早期圆形精子细胞
生成精子
减数分裂　　次级精母细胞
初级精母细胞
成纤维细胞　　精原细胞
　　　　基底膜
Sertoli细胞　　肌样细胞
　　　　毛细血管
间质细胞

图2-27　曲细精管显微结构示意图

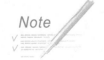

青春期后,在睾丸分泌的雄激素和腺垂体分泌的促卵泡激素的影响下,精原细胞开始分裂,出现生精周期。从精原细胞发育成为精子的过程称为一个生精周期(spermatogenic cycle)。人类的生精周期平均需要两个月左右的时间。在一个生精周期中,每个精原细胞经过数次分裂可生成近百个精子。精原细胞经有丝分裂,成为初级精母细胞。初级精母细胞经过第一次减数分裂发育成次级精母细胞,此时染色体数目减半。次级精母细胞再经过第二次减数分裂形成精子细胞,此时染色体数目不变。精子借助于小管外肌样细胞的收缩和管腔液的流动被运送到附睾,在附睾发育成熟,并获得运动能力。成熟的精子少量储存在附睾,大部分储存在输精管及其壶腹部。

成年男性1g睾丸组织1天可产生约10^7个精子。精子与附睾、精囊腺、前列腺和尿道球腺的分泌液混合形成精液(semen),在性高潮时排出体外。成年男性每次射出3~6ml精液,每毫升精液中约含0.2亿~4亿个精子。如果每毫升精液少于0.2亿个精子,则不易使卵子受精。长期吸烟、过量饮酒、放射线照射以及一些药物会影响精子生成。

(2) 支持细胞的功能:支持细胞呈细长的锥形,体积较大,从曲细精管的基底膜延伸至曲细精管的管腔。支持细胞在精子的生成和发育过程中起着重要的作用。支持细胞伸出一些细长突起,包围着各级生精细胞,起着支持和保护作用。支持细胞胞质有丰富的糖原和脂肪,为精子的生成和发育提供营养。支持细胞还可以分泌生物活性物质,如雄激素结合蛋白(androgen binding protein,ABP)和抑制素(inhibin)。ABP与雄激素结合,提高曲细精管内雄激素的浓度,以利于精子的生成。此外,相邻支持细胞的基底膜之间形成紧密连接,与基底膜和管周细胞共同构成血-睾屏障(blood-testis barrier)。血-睾屏障一方面可选择性地通透某些物质,为生精细胞营造适宜的微环境,另一方面防止某些抗原物质进入血液循环,避免发生免疫反应。

2. 睾丸的内分泌功能　睾丸除了生成精子外,还具有内分泌功能。睾丸的间质细胞分泌雄激素,支持细胞分泌抑制素。

(1) 雄激素:睾丸分泌的雄激素主要包括睾酮(testosterone,T)、脱氢表雄酮(dehydroepiandrosterone,DHEA)、雄烯二酮(androstenedione)和雄酮(androsterone)。睾酮的生物活性最强,在进入靶组织后可转变活性更强的双氢睾酮(dihydroxytestosterone,DHT)。

1) 雄激素的合成和代谢:雄激素合成的原料都来自胆固醇。间质细胞首先将胆固醇经羟化作用转化为孕烯醇酮,后者可经孕酮或脱氢表雄酮两条途径形成雄烯二酮。最后,雄烯二酮转化为睾酮。在部分靶细胞,睾酮可再转化为双氢睾酮发挥作用。20~50岁的正常男性每天分泌4~9mg睾酮,血浆中睾酮浓度为(22.7±4.2)nmol/L,50岁以后逐渐减少。血浆中的睾酮98%与血浆中的ABP和白蛋白结合,只有2%呈游离状态,但是只有在游离状态才具有生物活性。大部分睾酮在肝脏中降解灭活,最终转化为17-酮类固醇随尿排出,少量睾酮在芳香化酶的作用下转化为雌激素。

2) 雄激素的生物学作用:睾酮是类固醇激素,通过调节靶细胞的基因转录发挥生物学作用。睾酮的主要生物学作用包括:①促进精子生成:睾酮可以通过血-睾屏障进入曲细精管,与生精细胞内的雄激素受体结合,促进生精细胞的分化和精子的形成;②影响胚胎发育:睾酮可刺激胚胎期男性生殖器官的生长、发育和成熟,胚胎期如果睾酮含量过低,可能导致男性假两性畸形;③影响附属性器官和第二性征:青春期后,睾酮的大量分泌导致阴茎、阴囊和睾丸增大,并促进男性第二性征的发育,如出现喉结、体毛、胡须以及声音的改变;④维持正常性欲,调节性行为:男子的正常性欲、性兴奋的发生和勃起等都依赖雄激素,睾酮分泌减少会导致男性性欲减退,勃起功能障碍;⑤促进代谢:睾酮能促进蛋白质合成,抑制蛋白质分解,因此可促进骨骼、肌肉的生长;参与机体水和电解质代谢,类似于肾上腺皮质激素的作用,使体内水、钠潴留;⑥刺激红细胞生长:睾酮可促进肾脏合成促红细胞生成素,刺激红细胞生成,因此男性体内的红细胞数量比女性多。

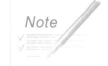

Note

（2）抑制素：抑制素是由睾丸支持细胞分泌的一种糖蛋白激素，分子量为 31～32kD，由 α 和 β 亚单位组成。β 亚单位可分为 βA 和 βB 两种形式。除睾丸外，卵巢和机体的多种组织也能分泌抑制素。抑制素的主要作用是抑制腺垂体分泌 FSH。

在性腺中，还存在结构与抑制素相近的激活素（activin），是由构成抑制素的两种 β 亚单位组合而成的同源或异源二聚体，其作用与抑制素相反，可刺激腺垂体分泌 FSH。

（二）睾丸功能的调节

睾丸的发育、生精作用和内分泌功能主要受到下丘脑-腺垂体的调节，睾丸分泌的激素又对下丘脑-腺垂体的活动进行反馈调节，形成下丘脑-腺垂体-睾丸轴（hypothalamic-pituitary testicular axis）。此外，睾丸内各细胞间还存在着局部调节。

1. 下丘脑-腺垂体-睾丸轴　下丘脑分泌的 GnRH 可以促进腺垂体合成和分泌 FSH 和 LH，合称促性腺激素。FSH 主要作用于曲细精管，促进精子生成。但是曲细精管的生精细胞膜上并没有 FSH 的受体，只有支持细胞膜上有 FSH 受体，因此 FSH 的作用是促进支持细胞分泌 ABP。ABP 与睾酮结合，转运到曲细精管内，提高了微环境中睾酮的局部浓度，有利于精子的生成。LH 主要刺激睾丸间质细胞合成和分泌睾酮（图 2-28）。因此 FSH 对生精过程具有始动作用，睾酮则参与生精过程的维持。

睾丸分泌的睾酮和抑制素也可以反馈抑制下丘脑和腺垂体的活动。当血液中的睾酮水平升高时，睾酮反馈抑制下丘脑和腺垂体的活性，使 GnRH 和 LH 的分泌减少，因此睾酮分泌下降，从而维持睾酮含量的相对恒定。抑制素则抑制腺垂体合成和分泌 FSH，对 LH 无影响。支持细胞分泌的激活素作用于腺垂体，可促进 FSH 的分泌。

2. 睾丸的局部调节　睾丸的生精细胞、支持细胞和间质细胞之间存在着极其密切的局部调节关系。间质细胞可产生多种生长因子和细胞因子，如胰岛素样生长因子、表皮生长因子、肿瘤坏死因子、白细胞介素等，以旁分泌或自分泌的方式参与睾丸功能的局部调节。睾丸支持细胞能合成一些转运蛋白，如 ABP，转铁蛋白（IF）、视黄醛结合蛋白（BRBP）等，分别转运雄激素、铁和维生素，为精子的产生和成熟提供条件。

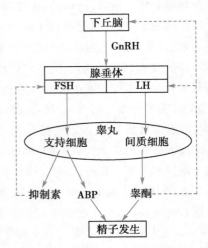

图 2-28　睾丸功能的调节示意图
GnRH：促性腺激素释放激素；
FSH：促卵泡激素；LH：黄体生成素；ABP：雄激素结合蛋白
实线箭头表示促进，虚线箭头表示抑制

二、卵巢的内分泌和女性生殖

女性主性器官是卵巢，主要功能是产生卵子和分泌雌性激素。附性器官包括输卵管、子宫、阴道、外阴和乳房等。女性生殖功能包括产生卵子、分泌雌激素、受精、妊娠和分娩。

（一）卵巢的功能

卵巢是女性生殖功能的中心，由不同发育阶段的卵泡（ovarian follicle）构成。卵泡是卵巢的功能单位，由中央的卵细胞、周边的颗粒细胞以及卵泡内膜细胞组成。卵巢分泌雌性激素，控制卵泡发育、排卵、受精、妊娠等过程。

1. 卵巢的生卵作用　卵巢的生卵作用是成熟女性最基本的生殖功能。青春期前，原始卵泡（primordial follicle）的生长受到抑制。青春期开始后，在下丘脑-腺垂体-性腺轴的控制下，原始卵泡开始发育，卵巢的活动发生周期性变化，称卵巢周期（ovarian cycle），可分为卵泡期（follicular phase）、排卵（ovulation）和黄体期（luteal phase）三个阶段，约 28～30 天（图 2-29）。

（1）卵泡期：卵泡期是指原始卵泡经初级卵泡（primary follicle）和次级卵泡（secondary

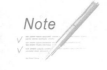

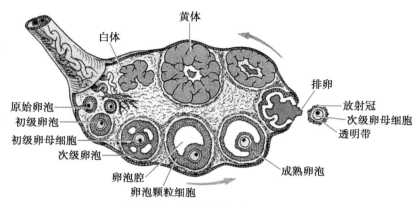

图 2-29　卵巢的生卵过程示意图

follicle)的发育阶段,最终发育为成熟卵泡(mature follicle)的时期。

1)原始卵泡:卵泡的发育起始于胚胎期。在胚胎的第 3 ~ 7 个月,原始卵泡中的卵原细胞(oogonium)进行第一次减数分裂,并停滞在减数分裂的前期,成为初级卵母细胞(primary oocyte)。初级卵母细胞外面包绕一层扁平梭形的颗粒细胞。女性出生时卵巢内含有大约 200 万个未成熟的原始卵泡,到了青春期,卵巢里的卵泡只有 30 万 ~ 40 万个。

2)生长卵泡:初级卵泡和次级卵泡合称生长卵泡。自青春期起,原始卵泡开始发育,形成初级卵泡:初级卵母细胞不断增大,周围的颗粒细胞不断增殖到 6 ~ 7 层。颗粒细胞还合成和分泌黏多糖,包绕在卵母细胞周围,形成透明带(zona pellucida)。初级卵泡逐渐发育成次级卵泡,颗粒细胞继续增殖至 6 ~ 12 层,同时分泌卵泡液,形成卵泡腔。卵泡液将覆盖有多层颗粒细胞的卵细胞推向一侧形成卵丘(cumulus oophorus)。卵泡基底膜外的间质细胞增生分化为内膜、外膜细胞层。

在生长卵泡的发育过程中,细胞膜上相继生成多种激素的受体,同时内膜细胞和颗粒细胞也逐渐成熟,并具备了内分泌功能。

3)成熟卵泡:成熟卵泡平均直径大约 2 ~ 5mm,卵泡腔很大,最内层的颗粒细胞分化,形成放射冠(corona radiata),环绕在透明带周围。成熟卵泡进一步发育为优势卵泡(dominant follicle)。优势卵泡迅速增大,在排卵前 48 小时内直径达到 20mm。

在排卵前 LH 峰的刺激下,初级卵母细胞完成第一次减数分裂,形成较大的次级卵母细胞和较小的极体,染色体减半。次级卵母细胞随后进行第二次减数分裂,并停滞在中期,直到卵子受精时才完成第二次减数分裂。

每个卵巢周期中有大约 15 ~ 20 个原始卵泡进入发育阶段,成为生长卵泡,但通常只有一两个生长卵泡发育为成熟卵泡,其余的则退化,成为闭锁卵泡。正常女性一生平均排出约 400 个成熟的卵子。

(2)排卵:排卵是指优势卵泡向卵巢表面移动,卵泡壁破裂,卵细胞、透明带与放射冠随同卵泡液一同被排出到腹腔的过程。排卵发生在在每个月经周期(约为 28 天)的第 14 天。卵子可由两侧卵巢排出,也可由一侧卵巢连续排出。

(3)黄体期:卵子排出后,残余的卵泡壁塌陷,逐渐形成月经黄体(corpus luteum of menstruation),颗粒细胞和内膜细胞转变为黄体细胞。排卵后 7 ~ 8 天,黄体发育达到顶峰。若排出的卵子没有受精,黄体在排卵后 9 ~ 10 天开始退化,逐渐变成纤维组织,形成白体(corpus albicans);若发生受精,黄体转变为妊娠黄体(corpus luteum of gestation),一直持续到妊娠后 3 ~ 4 个月。此后妊娠黄体自动退化为白体。

2. 卵巢的内分泌功能　　卵巢合成和分泌的激素包括雌激素(estrogen)、孕激素(progestogen)和少量的雄激素。雌激素有三种,包括雌二醇(estradiol,E_2)、雌三醇和雌酮,其中雌二醇的生物

Note

活性最强。卵巢分泌的孕激素包括孕酮(progesterone,P)、17α-羟孕酮和20α-羟孕酮,其中,孕酮(也称黄体酮)的生物活性最强。

(1) 雌激素和孕激素的合成与代谢:卵巢激素合成的原料也都来自胆固醇。雌激素的合成是由卵泡内膜细胞和颗粒细胞共同完成的,并且这两种细胞分别受到 LH 和 FSH 的调控,因此称为雌激素合成的双细胞双促性腺激素学说(two-cell,two-gonadotropin hypothesis)。在卵泡的发育过程中,内膜细胞在 LH 的作用下,将胆固醇经孕烯醇酮转化为睾酮和雄烯二酮。睾酮和雄烯二酮经卵泡的基膜扩散进入颗粒细胞。在 FSH 的作用下,颗粒细胞中的芳香化酶被激活,将睾酮和雄烯二酮分别转化为雌二醇和雌酮。LH 也可以直接刺激颗粒细胞合成少量雌二醇。

孕激素主要由黄体细胞合成。排卵后,颗粒细胞和内膜细胞分别转变为颗粒黄体细胞和内膜黄体细胞,在 LH 的刺激下分泌雌激素和孕激素。

血液中的雌激素和孕激素绝大多数为结合型,与血浆中相应的球蛋白或蛋白质结合。只有大约2%的雌激素和孕激素以游离状态存在。游离型的雌激素和孕激素才具有生物活性。两类激素主要在肝中降解,降解产物随尿液或粪便排出体外。

(2) 雌激素的生物学作用:雌激素是类固醇激素,与靶细胞内的受体结合,通过调节基因转录发挥生物学作用。雌激素的主要作用是促进女性生殖系统的发育和副性征的出现,对其他器官系统也有影响。

1) 对女性生殖器官的作用:雌激素与卵巢、输卵管、子宫以及阴道黏膜细胞内的受体结合,促进靶器官的发育和成熟,并维持其正常功能。青春期前雌激素分泌过少会导致女性生殖器官发育迟缓,过多会出现性早熟。①卵巢:雌激素与 FSH 协同作用,促进卵泡的发育;通过对腺垂体的正反馈调节,促进 LH 的释放,间接促进排卵。②子宫:雌激素促进子宫发育,使子宫内膜增厚、腺体增多;刺激子宫颈分泌大量清亮、稀薄的液体,有利于精子穿行;分娩前,雌激素还可以提高子宫平滑肌的兴奋性及对宫缩素的敏感性,有利于分娩。③输卵管:雌激素增强输卵管运动,有利于卵子和精子的运行。④阴道:雌激素刺激阴道上皮的增生和角化,使细胞内糖原含量增加。糖原分解产物使阴道分泌物呈酸性(pH 4~5),有利于阴道内乳酸杆菌的生长,抑制其他致病菌的繁殖,增强阴道的抵抗力。绝经期妇女由于雌激素分泌减少,阴道抵抗力降低,易患老年性阴道炎。

2) 对乳腺和第二性征的作用:雌激素刺激乳腺导管和结缔组织增生,促进乳腺发育,使乳晕、乳头着色;激发与维持女性第二性征,如促进乳房和臀部的脂肪沉积,音调较高,骨盆宽大等。

3) 对代谢的作用:雌激素对糖、脂肪、蛋白质和水盐代谢都有影响。①糖代谢:雌激素增强胰岛素分泌,增加子宫对葡萄糖的摄取和利用,降低血糖。②脂肪代谢:雌激素可降低血浆胆固醇与低密度脂蛋白含量,抑制动脉粥样硬化的发生,更年期妇女冠心病发病率比育龄妇女高,与雌激素分泌减少有关。③蛋白质代谢:雌激素促进肝脏合成一些特殊的蛋白质,如纤维蛋白原、皮质类固醇结合球蛋白(corticosteroid-binding globulin,CBG)等。④水盐代谢:雌激素使体液向组织间隙转移,引起机体水、钠潴留。经前期紧张综合征患者出现水肿可能与此有关。

4) 对其他器官系统的作用:①骨骼系统:雌激素可刺激成骨细胞的活动,抑制破骨细胞的活动,加速骨的生长,促进骨中钙和磷沉积;促进青春期骨的成熟和骨骺愈合。青春期前若雌激素分泌不足,则骨骺愈合延缓,导致身材细长;若雌激素分泌过多,则骨骺愈合过早,引起身体矮小。更年期或卵巢切除后,由于雌激素水平降低,钙、磷沉积受阻,容易发生骨质脱钙和骨质疏松。②中枢神经系统:雌激素促进神经细胞的生长、分化、存活与再生;促进神经胶质细胞发育及突触的形成;促进神经递质和神经肽的合成和释放。雌激素还作用于下丘脑体温调节中枢,使基础体温降低。

(3) 孕激素的生物学作用:孕激素的作用是在雌激素作用的基础上完成的。孕激素主要作

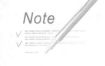

用于子宫内膜和子宫平滑肌,为受精卵着床和妊娠的维持提供条件。①对子宫的作用:孕激素使子宫内膜由增生期发展为分泌期,并维持于分泌期,为受精卵的着床和生存提供适宜环境;降低子宫平滑肌的兴奋性和对缩宫素的敏感性,使子宫处于安静状态,有利于妊娠的维持;使子宫颈腺分泌少而黏稠的液体,以阻止精子穿透,防止再孕;孕激素还可抑制母体免疫反应,防止受精卵及胎儿被排斥。因此临床使用黄体酮保胎,防止流产。②对乳腺的作用:在雌激素作用基础上,孕激素进一步促进乳腺腺泡与导管的发育和成熟,为分娩后泌乳准备条件。③抑制排卵:孕激素抑制 LH 分泌高峰的形成,使排卵不能发生,避免孕妇在妊娠期间第二次受孕。④对基础体温的作用:正常女性基础体温在排卵日最低,排卵后升高 0.3~0.6℃,并在黄体期一直保持在此水平。这是由于孕激素具有产热效应,使基础体温升高。临床上将这一基础体温改变作为判断排卵日期的标志之一。⑤其他:孕激素降低血管和消化道平滑肌的张力,因此孕妇容易出现静脉曲张、便秘和痔疮。孕激素还能促进一些与妊娠有关的蛋白质的合成。

(4) 雄激素和抑制素的作用:女性体内有少量雄激素,主要由卵泡内膜细胞和肾上腺皮质网状带细胞产生。雄激素能促进女性阴毛和腋毛生长,增强性欲。若女性体内雄激素分泌过多,会引起男性化与多毛症。卵巢的颗粒细胞能合成少量抑制素,抑制腺垂体分泌 FSH。

(二) 卵巢功能的调节

卵巢的周期性活动受到下丘脑-腺垂体的调节,卵巢分泌的激素又对下丘脑-腺垂体的活动进行反馈调节,形成下丘脑-腺垂体-卵巢轴(hypothalamus-adenohypophysis-ovaries axis)。

1. 月经周期　在卵巢激素周期性分泌的影响下,子宫内膜发生周期性剥落,出现每月阴道流血现象,称为月经(menstruation)。月经具有明显的周期性,约一个月出现一次,称为月经周期(menstrual cycle),也称子宫周期(uterine cycle),一般为 20~40 天,平均 28 天。每次月经持续3~5 天,经血量为 10~80ml。女孩的第一次月经称初潮(menarche),发生在 13~15 岁,标志着青春期开始。女性到了 45~50 岁,卵巢功能开始衰退,月经周期变得不规律,直到完全停止,进入绝经期(menopause)。

根据子宫内膜周期性变化的情况,月经周期分为月经期(menstrual phase)、增生期(proliferative phase)和分泌期(secretory phase)。月经期和增生期相当于卵巢周期的卵泡期,分泌期相当于黄体期。在一个月经周期中,下丘脑、腺垂体和卵巢分泌的激素以及子宫内膜均呈周期性变化(图 2-30)。

(1) 月经期:月经期为月经周期的开始阶段,相当于卵泡早期。由于黄体退化,雌激素和孕激素分泌量骤然下降,子宫内膜缺乏性激素支持,导致功能层的螺旋动脉收缩、痉挛,造成子宫内膜因缺血、缺氧而剥离、出血,经阴道流出,称为经血。从子宫内膜开始脱落出血到内膜脱落结束,一般持续 3~5 天。

(2) 增生期:增生期为月经周期的第 5~14 天,相当于卵泡期的晚期。此时期卵泡逐渐发育成熟,分泌的雌激素逐渐增多。在雌激素的作用下,子宫内膜增生变厚,子宫内膜的腺体增多变长,内膜下的小动脉增长并弯曲,形成螺旋动脉。到增生期末,卵巢内的成熟卵泡排卵,子宫内膜由增生期转入分泌期。

(3) 分泌期:分泌期为月经周期的 15~28 天,相当于卵泡周期的黄体期。由于黄体形成,黄体分泌雌激素和孕激素增加,子宫内膜继续增厚,子宫内的腺体变得弯曲,并分泌含糖原的黏液,使子宫内膜进入分泌期。分泌期的子宫为受精卵着床提供适宜环境。如果没有受孕,随着黄体退化,雌激素和孕激素分泌骤降,子宫内膜剥落出血,进入下一个月经周期。

2. 卵巢周期的激素调节　子宫内膜的周期性变化受到卵巢激素周期性变化的控制,而卵巢的周期性变化又受到下丘脑-腺垂体-卵巢轴的调节。下丘脑分泌 GnRH,促进腺垂体分泌 FSH和 LH,FSH 和 LH 作用于卵巢,调控卵巢的排卵和内分泌功能。卵巢分泌的激素除了控制子宫内膜的周期性变化外,还反馈控制下丘脑分泌 GnRH 和腺垂体分泌 FSH 和 LH。

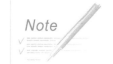
Note

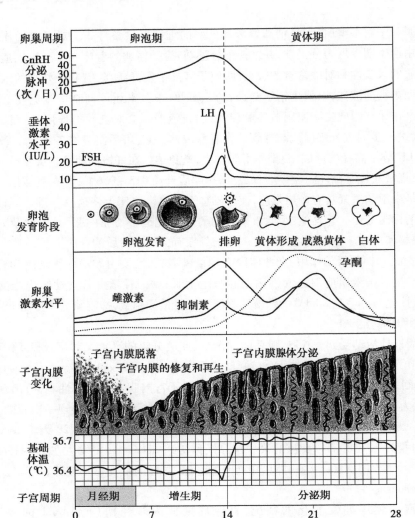

图 2-30　月经周期中激素含量和子宫内膜的变化示意图

　　青春期前,由于下丘脑 GnRH 神经元尚未成熟,故下丘脑-腺垂体-卵巢轴处于抑制状态。到了青春期,下丘脑 GnRH 神经元发育成熟,下丘脑 GnRH 和腺垂体 FSH 和 LH 分泌相应增多,卵泡开始发育、排卵,形成黄体,卵巢出现周期性变化(图 2-31)。

　　(1)卵泡期:在卵泡早期,原始卵泡尚未发育成熟,分泌的雌激素少,对腺垂体的负反馈抑制作用较弱,腺垂体分泌 FSH 逐渐增多。FSH 刺激原始卵泡生长发育,并分泌雌激素和抑制素。当雌激素和抑制素分泌量达到一定水平时,反馈抑制腺垂体,使 FSH 的分泌减少。

　　在卵泡晚期,卵泡发育成熟,形成优势卵泡。在排卵前一天,血中雌激素浓度达到最高值,形成雌激素的第一高峰。雌激素的第一高峰对下丘脑是正反馈调节,促进下丘脑分泌 GnRH 增加,GnRH 刺激腺垂体分泌 FSH 和 LH,尤其是 LH 的分泌最为明显,形成 LH 峰。因此 LH 峰的形成是雌激素正反馈作用的结果。雌激素一方面作用于下丘脑和腺垂体,调节 GnRH、FSH、LH 分泌,另一方面作用于子宫内膜,使其出现增生期改变。

　　(2)排卵:LH 峰形成后,促使初级卵母细胞完成第一次减数分裂,形成次级卵母细胞和第一极体。次级卵母细胞接着进行第二次减数分裂,并停留在中期。在 LH 峰出现后 24 小时,优势卵泡破裂,卵细胞、透明带与放射冠随同卵泡液冲出卵泡,排入腹腔。LH 峰是导致排卵的重要因素,可作为排卵的标志。

　　(3)黄体期:卵泡排卵后,在 LH 的作用下,卵泡颗粒细胞和内膜细胞分别转化为黄体颗粒

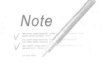

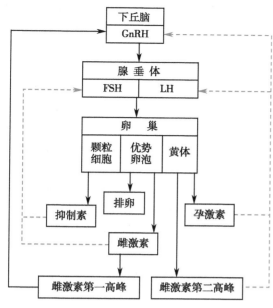

图 2-31 卵巢功能的调节示意图

GnRH:促性腺激素释放激素;FSH:促卵泡激素;
LH:黄体生成素

实线箭头表示促进,虚线箭头表示抑制

细胞和黄体内膜细胞,并分泌雌激素和孕激素。在雌激素作用的基础上,孕激素使子宫内膜呈现分泌期的变化。在排卵后 7~8 天,孕激素分泌达高峰,雌激素分泌出现第二次高峰。雌激素第二高峰比第一高峰的程度低。由于黄体期雌激素和孕激素的水平增加,对下丘脑和腺垂体产生负反馈抑制作用,使 GnRH 分泌量减少,FSH 和 LH 的分泌量下降。

如果没有受精,在排卵后 9~10 天,黄体开始退化,雌激素和孕激素的分泌量逐渐减少。在黄体期后期,血中雌激素、孕激素达最低水平。子宫内膜因失去雌激素的支持而剥脱出血,形成月经。同时由于雌激素和孕激素分泌量减少,对腺垂体的负反馈作用减弱,FSH、LH 分泌又开始增加,进入下一个卵巢周期。

（三）妊娠

妊娠(pregnancy)是指子代新个体的产生和孕育过程。妊娠过程包括受精、着床、妊娠维持及胎儿生长几个阶段。卵子受精后,受精卵在母体子宫内生长发育形成胎儿,直至分娩(图 2-32)。妊娠时间一般从最后一次月经来潮的第一天开始计算,人类妊娠时间平均为 280 天。

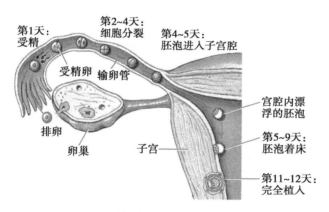

图 2-32 受精卵的形成、运行及着床示意图

1. 受精　受精(fertilization)是精子与卵子融合形成受精卵的过程。受精部位在输卵管壶腹部。

正常成年男性每次射精约 3~6ml,每毫升精液中有 0.2 亿~4 亿个精子。但是只有不到 200 个精子经过阴道、子宫颈、子宫腔等一系列物理屏障及一些化学屏障进入输卵管壶腹。精液中存在一种糖蛋白,会抑制精子与卵子受精。女性生殖道中的一些酶可水解这种糖蛋白,将精子激活,使精子获得让卵子受精的能力,这一过程称为精子获能(capacitation of sperm),通常需要 1~10 小时。精子获能的主要场所是子宫,此外还有输卵管和子宫颈。

精子的顶体内储存着大量的透明质酸酶和蛋白裂解酶,称为顶体酶。获能后的精子与卵子相遇,精子的前膜与卵子透明带上的特异受体结合,导致顶体膜破裂,释放顶体酶,将卵子外围的放射冠及透明带溶解,以利于精子进入卵母细胞,这一过程称为顶体反应(acrosomal reaction)。精子进入卵母细胞后,卵母细胞立刻继续进行减数分裂,形成成熟的卵细胞,带有23条染色体。进入卵细胞的精子尾部迅速退化,细胞核膨大形成雄性原核,与雌性原核融合,形成受精卵。受精卵有23对完整的染色体,一半来自卵细胞,一半来自精子。

2. 着床   受精后,受精卵在输卵管蠕动和纤毛推动下,逐渐运行至子宫腔。受精卵在运行途中不断进行细胞分裂,形成胚泡。受精后4~5天,胚泡进入子宫腔,外面的透明带溶解消失,暴露出胚泡壁上侵入能力很强的滋养层细胞(trophoblast)。在子宫腔内漂浮1~3天后,胚泡的滋养层细胞黏附在子宫壁上,通过与子宫内膜的相互作用进入子宫内膜(图2-32)。胚泡植入子宫内膜的过程称为着床(implantation)。

着床有特定的时间窗,称为着床窗(implantation window),大约为月经周期的第20~24天,此时子宫环境最有利于着床。着床窗的形成受卵巢激素控制。孕激素使子宫内膜发生蜕膜化,孕激素和雌激素的共同作用使子宫内膜处于接受态。除卵巢激素外,前列腺素、降钙素、组胺、多种细胞因子和生长因子也参与着床窗开放的调控。

3. 妊娠的维持及激素调节   妊娠的维持需要垂体、卵巢及胎盘分泌的各种激素的相互配合。

(1) 人绒毛膜促性腺激素:受精后第6天左右,胚泡滋养层细胞开始分泌人绒毛膜促性腺激素(human chorionic gonadotropin,hCG)。随着滋养层细胞迅速增殖,hCG分泌逐渐增多,到妊娠8~10周达到高峰。hCG是一种糖蛋白激素,分子量为45~50kD,由α、β两个亚单位组成。hCG能帮助胚泡植入子宫内膜,防止母体产生免疫排斥反应,避免流产,并促进胚泡的生长和胎盘的生成。

hCG是胚泡最早分泌的激素之一,排卵后8~9天即可以在血液中检测到,因此可通过检测母体血液或尿液中的hCG帮助诊断早期妊娠。

(2) 类固醇激素:在妊娠早期,hCG刺激月经黄体转变为妊娠黄体,继续分泌雌激素和孕激素。妊娠黄体只持续10周左右,以后发生退缩。同时胎盘(placenta)逐渐形成,接替妊娠黄体分泌雌激素和孕激素。胎盘是连接母体和胎儿的重要器官。胎盘分泌的雌激素主要是雌三醇,其前体物质主要来自胎儿,因此雌三醇是胎儿与胎盘共同参与合成的。检测孕妇血中雌三醇的含量,可反映胎儿在子宫内的存活情况。

(3) 人绒毛膜生长素:胎盘还分泌胎儿生长所需的激素,如人绒毛膜生长素(human chorionic somatomammotropin,hCS)、人绒毛膜甲状腺激素、ACTH、TRH、GnRH等。hCS是含有191个氨基酸的多肽,96%的氨基酸残基序列与人生长激素相同,因此具有生长激素的作用,可调节母体与胎儿的糖、脂肪、蛋白质的代谢,促进胎儿生长。

(四) 分娩和泌乳

1. 分娩   分娩(parturition)是成熟胎儿及其附属物从母体子宫娩出体外的过程。人类自然分娩的时间大约发生在妊娠的第280天,也就是第40周。在妊娠的最后2~4周,子宫体在一系列复杂因素的作用下开始向收缩期过渡,子宫颈软化,为分娩做好准备。这段时间称为分娩前的激活期。在激活期可以出现微弱、不规则的子宫收缩。分娩发生时,子宫收缩力突然加强,转变为规律的强烈收缩。在子宫的剧烈收缩和压迫下,胎儿进入到临产前位置,同时子宫颈口扩大,将胎儿娩出。

分娩的启动机制尚不清楚,可能与宫缩素、雌激素及前列腺素的刺激作用密切相关。胎儿进入产道,通过正反馈调节,反射性地刺激母体的垂体分泌宫缩素,促进子宫收缩。分娩前孕激素水平下降,这可能是启动分娩先决条件。同时,妊娠黄体、子宫和胎盘所产生的松弛素(relaxin)可以使妊娠妇女骨盆韧带松弛,胶原纤维疏松,子宫颈松软,有利于分娩。此外,动物实验表明,儿茶酚胺类、肾上腺皮质激素等也参与分娩的启动和完成。

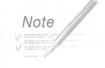

2. **泌乳**　妊娠期间,由于雌激素的作用,母亲的乳腺迅速生长,腺管增生、分枝增多,乳腺的基质大量增加并伴有脂肪沉积。催乳素、生长激素、糖皮质激素和胰岛素也参与乳腺导管系统的发育,为乳汁的分泌做好准备。婴儿出生后 24 小时,母亲的乳腺即可分泌乳汁,称为初乳(colostrum)。初乳中富含免疫球蛋白。分娩后一周,泌乳量约为每天 500ml,最高可达每天 2000ml。母乳中含有多种营养物质、蛋白类激素和生长因子,有利于促进婴儿的生长发育。乳汁的分泌受到神经体液因素的调节,泌乳和射乳反射是在垂体分泌的催乳素、宫缩素的共同作用下完成的。

第九节　其他组织器官的内分泌

除了前面所述的经典的内分泌器官外,机体还存在其他具有内分泌功能的组织和器官,如心脏、血管、肾脏、胃肠道、胎盘、脂肪组织等。这些组织和器官,并不仅仅具有内分泌功能,因此起初并没有认识到它们是内分泌组织或器官。此外,体内还广泛存在一些起旁分泌或自分泌作用的激素,它们不像经典激素那样通过血液循环作用于靶器官,如前列腺素等。

一、心脏和血管的内分泌

心脏和血管不仅具有运输血液的功能,还具有内分泌功能。心脏的心肌细胞、成纤维细胞、心内膜及心包膜,血管的内皮细胞、平滑肌细胞,血管外膜的成纤维细胞、脂肪细胞,以及各种血细胞,都能合成和分泌多种生物活性物质,参与循环系统稳态的维持。

(一) 心房钠尿肽

心房钠尿肽(atrial natriuretic peptide,ANP)是由心房肌细胞分泌的一种肽类激素,参与水、钠调节。钠尿肽是一组参与维持机体水盐平衡、血压稳定、心血管及肾脏等器官功能稳态的多肽。除了心房肌细胞分泌的 ANP 之外,还有脑分泌的脑钠尿肽(brain natriuretic peptide,BNP)和 C 型钠尿肽(C-type natriuretic peptide,CNP)。心房肌细胞合成 ANP 后,以前体的形式储存在心房肌细胞的特异分泌颗粒中。当血压升高或循环血量增加时,心房肌细胞释放 ANP。ANP 抑制 ADH 和醛固酮的分泌,增加肾小球滤过率,促进肾脏排出水和钠,使血压降低、循环血量恢复正常。ANP 除调节心血管和肾脏的活动外,还抑制细胞增殖和影响精子活力。

ANP 通过与其特异的细胞膜受体相结合起作用。ANP 受体有三种亚型,分别是 ANPR-A、ANPR-B 和 ANPR-C。ANPR-A 和 ANPR-B 是跨膜蛋白质,其胞内结构域含有鸟苷酸环化酶结构。当 ANP 和受体结合后,可激活受体胞内的鸟苷酸环化酶,催化 GTP 产生第二信使 cGMP,再启动下游反应。ANPR-C 无胞内结构域,目前还不清楚其生物学作用。

(二) 内皮素

内皮素(endothelin,ET)主要由血管内皮细胞合成,是由 21 个氨基酸组成的多肽,分子量为 2.4kD。ET 有三种同分异构体,分别是 ET-1,ET-2 和 ET-3,其中对心血管起主要作用的是 ET-1。ET-1 是迄今所知最强的缩血管物质,作用时间持久,是调节心血管功能的重要因子,对维持基础血管张力起重要作用。

在心脏和血管上有丰富的内皮素受体。内皮素受体有两型,即 ET_A 受体和 ET_B 受体。ET 与血管平滑肌上的 ET_A 受体结合,激活磷脂酶 C,产生三磷酸肌醇和二酰基甘油,诱导细胞内钙离子增高,导致平滑肌收缩。

(三) 一氧化氮

一氧化氮(nitric oxide,NO)是一种活性气体分子,在体内的产生途径有两种,一种是酶生性,一种是非酶生性。非酶生性 NO 由体表或摄入的无机氮通过化学降解或转化产生,如硝酸甘油、硝普钠等临床药物。酶生性 NO 是由 L-精氨酸和氧在一氧化氮合酶(nitric oxide synthase,

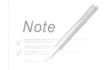
Note

NOS)的催化下生成的。体内有三种类型的 NOS:神经元型 NOS(neuronal NOS,nNOS),主要存在于神经元;内皮细胞型 NOS(endothelial NOS,eNOS),主要存在于血管内皮细胞;可诱导型 NOS(inducible NOS,iNOS),主要存在于免疫细胞。nNOS 和 eNOS 合称构建型 NOS(constitutive NOS,cNOS),其活性受钙离子调控。乙酰胆碱、缓激肽等作用于细胞时,引起细胞内钙离子浓度升高,钙离子与钙调蛋白结合,激活 cNOS,合成 NO(图 2-33)。iNOS 只有在细胞受到某些病理性刺激才表达,不受钙离子调控。

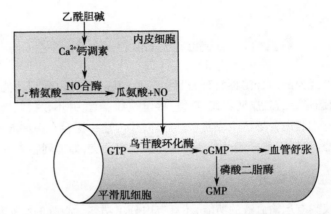

图 2-33　血管内皮细胞来源的 NO 介导乙酰胆碱的扩血管作用

NO 半衰期只有 5 秒钟,是一种血管内皮活性因子和信号传递分子。由于 NO 是气体分子,很容易通过细胞膜,因此作用非常迅速。在血管内皮细胞里产生的 NO,很快扩散进入平滑肌细胞,通过提高平滑肌细胞中鸟苷酸环化酶的活性,增加 cGMP 的产生,导致血管扩张,血压下降(图 2-33)。NO 同时很快扩散到血液,进入血小板,使血小板活性降低,抑制血小板凝集和黏附,防止血栓的形成和动脉粥样硬化的发生。缺乏 NO,心血管系统疾病的发生率会增加。但是过量的 NO 也引起心肌细胞损伤,促进心肌细胞凋亡。NO 也作用于呼吸、消化及泌尿系统的平滑肌,引起平滑肌舒张。

NO 也可作为神经递质参与神经系统的活动,但是过量的 NO 会引起神经组织损伤。NO 对细菌、真菌、寄生虫、肿瘤细胞等有杀伤作用,但对表达 NOS 的细胞自身及其附近细胞也有毒性作用。NO 还也可促进组织急性炎症反应,参与组织损伤和伤口愈合。

二、胃肠的内分泌

胃肠道黏膜有很多散在分布的内分泌细胞。由于胃肠黏膜的面积大,所含的内分泌细胞种类多而且数量大,因此消化道是体内最大最复杂的内分泌器官。这些内分泌细胞分泌的激素主要在胃肠道发挥作用,因此这些激素称为胃肠激素(gastrointestinal hormone)。主要的胃肠激素有 5 种,即促胃液素、促胰液素、缩胆囊素、胃动素和抑胃肽。胃肠激素从胃肠内分泌细胞分泌出来后,通过内分泌、旁分泌、神经分泌、管腔分泌和自分泌几种形式,作用于相应的靶细胞,产生生理效应。胃肠激素主要调节消化器官的活动,对人体其他器官的功能活动也能产生影响(详见消化生理)。

三、脂肪组织的内分泌

脂肪组织曾长期被认为仅仅是惰性的机体能量储备器官,但是 1994 年瘦素的发现使人们认识到脂肪组织还具有内分泌功能。目前发现脂肪细胞分泌的瘦素、脂联素、抵抗素、内脂素等参与调控能量平衡,分泌的肿瘤坏死因子 α(TNF-α)、白细胞介素 6(IL-6)、血清淀粉样蛋白 A3(SAA3)等参与炎症反应。

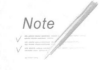

（一）瘦素

瘦素（leptin）由肥胖基因 ob 编码，主要由白色脂肪细胞分泌，褐色棕色脂肪、骨骼肌、胃黏膜、胎盘、脑垂体等组织器官也可分泌少量瘦素。瘦素为 146 个氨基酸的蛋白质，分子量为 16kD。血液中的瘦素有游离型和结合型两种形式，各占 50%，其中游离型具有生物活性。

瘦素主要参与糖、脂肪及能量代谢的调节，抑制摄食，增加能量消耗，抑制脂肪细胞的合成，使体重减轻，因此命名为瘦素。瘦素调节体重效应的主要作用位点在下丘脑的摄食中枢。血液中的瘦素可通过血-脑屏障转运至大脑，抑制下丘脑与摄食有关的神经肽 Y（neuropeptide Y，NPY）的合成和释放。瘦素除了影响摄食和体重外，还可影响心血管、内分泌、免疫、生殖等系统的功能。

血浆瘦素水平与机体脂肪量成正比，大多数肥胖患者血中瘦素水平升高。肥胖患者由于瘦素或其受体基因突变，导致瘦素转运至大脑的能力下降，或者是瘦素信号转导通路或受体后机制缺陷，造成肥胖个体的瘦素抵抗。

瘦素通过与其受体（OBR）相结合发挥作用。瘦素受体发现于 1995 年，是细胞因子受体大家族的一员，可分为短型（OB-RS）和长型（OB-RL）两类。它们具有相似的胞外 N-末端，但是胞内 C-末端不同，Ob-RL 具有很长的胞内段，是瘦素起作用的主要受体。瘦素与靶细胞的 Ob-RL 结合后，使 Ob-RL 的胞内结构域发生磷酸化，从而激活靶细胞内的转录因子，后者进入核内影响细胞转录。

（二）脂联素

脂联素（adiponectin）主要由白色脂肪组织分泌，由 244 个氨基酸组成，分子量为 30kD，由 apM1 基因编码。脂肪细胞中的脂联素以单体形式存在，血液中的脂联素以三聚体、六聚体和多聚体形式存在，其中六聚体是它的活性形式。

脂联素受体（adiponectin receptor）分 adipoR1 和 adipoR2 两种。adipoR1 主要在骨骼肌表达，adipoR2 主要在肝脏表达。两种受体都是包含 7 个跨膜区域的蛋白，但是在结构和功能上均与 G 蛋白偶联受体不同，也不结合 G 蛋白。脂联素与受体主要通过 AMP 活化蛋白激酶（AMPK）起作用，是一个新的受体家族。

脂联素可促进胰岛素分泌，增加外周组织对胰岛素的敏感性，在糖和脂肪代谢中发挥重要作用：促进外周组织摄取葡萄糖，抑制肝糖异生；促进血浆中游离脂肪酸氧化。此外，当内皮受损时，脂联素可在血管壁上沉积并抑制 TNF-a 等的作用，因此具有抗炎、抗动脉粥样硬化和保护心肌的功能。脂联素水平降低与肥胖、胰岛素抵抗、2 型糖尿病及糖尿病的血管病变有着密切的关系。

（三）内脂素

内脂素（visfatin）主要由内脏脂肪组织分泌，由 473 个氨基酸组成，分子量 52kD，与之前发现的前 B 细胞克隆增强因子（PBEF）为同一类蛋白。内脂素在血浆的水平与内脏脂肪数量呈正相关，与皮下脂肪无关。内脂素在棕色脂肪、肝脏、肾脏中高度表达，其次为心脏，在白色脂肪组织、肺、脾等少量表达。内脂素的表达受血糖、激素、细胞因子、饮食、药物、运动等多种因素的影响。

内脂素具有类胰岛素样作用，调节糖和脂肪代谢。内脂素可促进脂肪细胞和骨骼肌细胞摄取葡萄糖，抑制肝糖释放。高血糖可促进内脏脂肪细胞释放内脂素，后者通过旁分泌途径作用于内脏脂肪组织，促进脂肪组织的分解、合成及积聚。

内脂素对胰岛素受体具有强大的亲和力，可在体内外与胰岛素受体结合。内脂素与胰岛素受体的亲和力虽然和胰岛素相近，但两者与胰岛素受体结合的位点不同，并且生理条件下，内脂素在血浆中的浓度比胰岛素低得多，所以在生理条件下内脂素对血糖的影响不大。

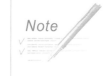
Note

目前发现内脂素在糖尿病发生和发展的过程中具有一定的作用,与糖脂代谢紊乱和肥胖有重要的关系。此外内脂素还参与免疫反应和心血管功能的调节。

（四）前列腺素

前列腺素(prostaglandin,PG)是具有多种生理作用的一类不饱和脂肪酸,最早在精液中发现,当时以为这一物质是由前列腺释放的,故而命名为前列腺素。实际上全身许多组织细胞都能产生 PG。PG 对炎症、心血管和肿瘤等疾病的发病机制有一定意义。

1. 前列腺素的合成和代谢　PG 的结构为一个五碳环和两条侧链构成的 20 碳不饱和脂肪酸,前体是细胞膜中的磷脂成分,在多种因素的作用下,细胞膜磷脂酶 A2(PLA2)活化,使细胞膜磷脂裂解为花生四烯酸(arachidonic acid,AA)。AA 在环加氧酶的作用下转变为廿烷酸衍生物。根据五碳环上取代基(主要是羟基和氢)的不同,PG 分为 A、B、C、D、E、F、G、H、I 等类型。不同类型的前列腺素具有不同的功能,如 PGE 能舒张支气管平滑肌,降低通气阻力;而 PGF 的作用则相反。

PG 的半衰期极短,只有 1~2 分钟,经肺和肝迅速降解。除 PGA2 和 PGI2 可经血液循环产生作用外,其他的大部分 PG 只能在局部产生和释放,对产生 PG 的细胞本身或对邻近细胞的生理活动发挥调节作用。

现在,不但所有天然 PG 已能合成制取,还合成出许多 PG 类似物,它们常常比天然的 PG 有更好的临床应用范围及效果。

2. 前列腺素的生物学作用　PG 家族成员分布广泛,作用复杂。同一 PG 可产生多种生物效应,不同 PG 产生的作用可能相互抗衡。PG 对心血管、呼吸、消化、泌尿、神经、内分泌和生殖系统均有作用。PG 对机体各个系统功能活动的影响列于表 2-5。

表 2-5　PG 对机体各个系统功能活动的影响

系统/组织	主 要 作 用
神经系统	调节体温、行为和自主神经活动,参与睡眠过程、调制神经递质的释放
循环系统	促进/抑制血小板聚集、影响血栓形成,收缩/舒张血管,影响毛细血管通透性呼吸系统
呼吸系统	收缩/舒张支气管平滑肌
消化系统	抑制胃酸分泌,舒张黏膜血管,保护胃黏膜,刺激小肠运动,调节胰腺、肠道黏膜的分泌功能
泌尿系统	增加肾血流量,促进水、钠排出
内分泌系统	影响甲状腺、肾上腺、卵巢、睾丸等的分泌功能
生殖系统	促进精子运行,收缩/舒张子宫平滑肌,参与月经、排卵的调节以及分娩
脂肪组织	抑制脂肪分解

本章小结

本章重点阐述了内分泌系统的组成以及内分泌系统在机体生理功能调控中的重要意义。阐明了内分泌系统产生的激素分类、激素作用方式(远距分泌、旁分泌、自分泌以及神经内分泌等)、激素作用机制、激素作用的特征以及激素分泌的调节等。在此基础上详细阐明了下丘脑-垂体之间的解剖和生理联系以及下丘脑和垂体产生的各类激素的生理学作用及其分泌调节。在下丘脑与垂体关系上强调了下丘脑促垂体区神经内分泌细胞分泌的调节肽与腺垂体内分泌细胞分泌的促激素以及下游相应靶腺形成的下丘脑-垂体-靶腺轴的

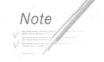

Note

重要调节系统。甲状腺是人体最大的内分泌腺,甲状腺有甲状腺腺泡细胞分泌甲状腺激素(T3 和 T4)外,还有甲状旁腺分泌的甲状旁腺激素和甲状腺 C 细胞分泌的降钙素。甲状腺激素对机体的能量和物质代谢以及机体的生长发育尤其中枢神经系统的发育具有重要的调节作用,而甲状旁腺激素和降钙素与钙三醇一道参与机体钙、磷代谢。

胰岛分泌的激素主要有胰岛素和胰高血糖素。胰岛素的主要作用是促进合成代谢,降低血糖水平,促进机体生长。胰高血糖素的作用与胰岛素相拮抗。调节胰岛素和胰高血糖素分泌的最重要因素是血糖浓度。

肾上腺包括肾上腺皮质和肾上腺髓质。肾上腺皮质主要分泌糖皮质激素和盐皮质激素,肾上腺髓质主要分泌肾上腺素和去甲肾上腺素。糖皮质激素的主要生理作用是减少组织对糖的利用和加速肝糖异生,促进脂肪分解和体内脂肪重新分布,促进肝外组织蛋白质分解,抑制蛋白质合成。此外在抵抗有害刺激中起重要作用。糖皮质激素的分泌受 CRH 和 ACTH 的控制,而糖皮质激素对下丘脑和腺垂体也有负反馈作用。盐皮质激素的作用主要是调节水盐平衡,作用于肾,促进远曲小管和集合管重吸收 Na^+ 和排出 K^+,起保钠、保水、排钾的作用。盐皮质激素分泌主要受 RAAS 和血钠、血钾水平的调节。肾上腺素和去甲肾上腺素都来自多巴胺,通过靶细胞上的 α 受体和 β 受体发挥生物学效应,调节心血管系统的活动,并参与应急反应。肾上腺髓质激素的分泌主要受交感神经节前纤维的调节和自身反馈调节。

人类的生殖是通过两性生殖器官的活动来实现的。男性的主性器官是睾丸(testis),女性的主性器官是卵巢。睾丸的主要功能是产生精子和分泌雄激素(睾酮)。睾酮的主要作用是促进精子生成,维持男性副性征和促进机体代谢。睾丸的功能主要受下丘脑-腺垂体-睾丸轴的调节。卵巢的主要功能是产生卵子和分泌雌性激素(雌激素和孕激素)。青春期开始后,卵巢的活动发生周期性变化,称卵巢周期,分为卵泡期、排卵和黄体期。雌激素的主要作用是促进女性生殖系统的发育和副性征的出现,调节代谢;孕激素主要作用于子宫内膜和子宫平滑肌,为受精卵着床和妊娠的维持提供条件。月经周期是子宫内膜在卵巢激素周期性分泌的影响下发生的周期性变化,分为月经期、增生期和分泌期。卵巢的周期性变化受到下丘脑-腺垂体-卵巢轴的调节。卵子一般在输卵管壶腹部受精,运送到子宫并植入子宫内膜,在子宫内发育。妊娠的维持需要垂体、卵巢及胎盘分泌的各种激素的相互配合。母体妊娠期一般为 280 天,胎儿成熟后被娩出。

除了经典的内分泌器官外,机体还存在其他具有内分泌功能的组织和器官。如心房肌细胞分泌心房钠尿肽,参与水、钠调节;血管内皮细胞合成内皮素,能强烈收缩血管;胃肠道分泌胃肠激素,主要调节消化器官的活动;脂肪组织分泌瘦素、脂联素和内脂素等,主要调节糖和脂肪代谢;还有很多组织能产生 NO 和前列腺素。NO 主要作用于平滑肌,使平滑肌舒张。前列腺素家族成员分布广泛,作用复杂,对心血管、呼吸、消化、泌尿、神经、内分泌和生殖系统均有作用。

思考题

1. 激素的作用有哪些共同特点?
2. 下丘脑如何通过调节垂体的分泌功能来影响机体的内分泌功能?
3. 机体生长发育尤其机体身高生长主要受哪一激素的调节?如何调节?
4. 寒冷环境刺激影响哪些激素分泌来应对?如何应对?

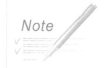

5. 血钙受到哪些激素调节？如何调节？

6. 胰岛素分泌不足对机体代谢可能产生什么影响？

7. 切除大鼠肾上腺后，可能会出现哪些方面的紊乱？

8. 下丘脑-垂体-卵巢轴如何调节月经周期？

参考文献

1. 朱大年,王庭槐. 生理学. 第 8 版. 北京:人民卫生出版社,2013.

2. Guyton AC,Hall JE. Textbook of Medical Physiology. 11th edition. Philadelphia:WB Saunders, 2006.

3. Pocock G,Richards CD and Richards DA. Human Physiology,fourth edition. Oxford university press,2012.

4. 姚泰. 生理学. 北京:人民卫生出版社,2005.

5. 姚泰. 生理学. 第 2 版. 北京:人民卫生出版社,2013.

6. 刘先国. 生理学. 第 2 版. 北京:科学出版社,2010.

7. John E. Hall,Arthur C. Guyton. Guyton and Hall Textbook of Medical Physiology. 12th ed. Saunders,2010.

8. Kim E. Barrett,Susan M. Barman,Scott Boitano,Heddwen Brooks. Ganong's Review of Medical Physiology. 24th ed. California:McGraw-Hill Medical,2012.

9. 高惠宝,宁光. 内分泌系统. 上海:上海交通大学出版社,2012.

10. Taniguchi CM,Emauelli B,Kahn CR,et al. Critical nodes in signaling pathways:insights into insulin action. Nat Rev Mol Cell Biol,2006,7(2):85-96.

11. 郭馨云. 内脂素的相关研究进展. 广东医学,2013,34(22):3523-3525.

12. 顾蕾. 脂联素的研究现状. 陕西医学杂志,2006,35(8):1009-1010.

13. 李力,乔杰. 实用生殖医学. 北京:人民卫生出版社,2012.

（许文燮　田映红）

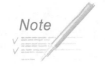

第三章　受　体

受体(receptor)是细胞膜上或细胞内具有对生物活性分子特异识别和结合功能的生物大分子,绝大多数受体是蛋白质,而且是糖蛋白,个别是糖脂(如霍乱毒素和破伤风毒素的受体),有的是糖蛋白和糖脂组成的复合物(如促甲状腺素受体),它能把识别和接收的信号正确无误地放大并传递到细胞内部,进而引起生物学效应。大多数受体位于细胞质膜上,称为膜受体(cell membrane receptor),它们绝大部分是镶嵌糖蛋白。位于细胞内的受体称为胞内受体(intracellular receptor),包括胞浆受体和胞核受体,它们通常为单纯蛋白质。根据上述受体的概念,绝大多数受体应具备如下三个特征,即受体蛋白的结构、受体对配体的识别和结合、受体的信号转导。

能与受体特异结合的生物活性分子统称为配体(ligand)。有内源性和外源性之分,内源性配体如神经递质、激素、细胞因子和生长因子等,外源性配体则主要是药物和毒物,又有激动剂和拮抗剂之分。受体与配体结合后即发生分子构象变化,启动级联反应,从而引起一系列生物效应,如介导细胞间信号转导、细胞间黏合、胞吞等过程。

体内蛋白质与化合物特异结合的例子很多,如酶与底物的结合、铁结合蛋白与铁的结合等,均是蛋白质与底物或各自配体的特异结合并产生特异的生物学效应,但均不能传递信息,故与受体有本质的区别。

第一节　概　　述

受体的概念始于100多年前,是生物在进化过程中形成的。目前已知的受体有上千种,每一种受体都有特定的配体,并且有特定的信号传导方式,最终引起细胞特定的生物学效应。受体之所以有如此精确的调节作用,和受体蛋白的氨基酸序列及其立体结构密切相关。受体品种繁多,如何分类是一个大问题,合理的分类既有利于掌握已知受体的功能特点,也有利于寻找和研究未知的受体,本节采用的分类方法兼顾了受体的结构和功能。

一、受体的研究历史

受体的研究可追溯到100多年前,1878年药理学家朗格莱(Langley)最早提出了受体的假设,他发现烟碱除具有麻痹作用外还能使某些鸟类的肌肉呈强制性收缩,进一步将支配该肌肉的所有神经切断,强直收缩仍能出现,说明这种收缩不受神经支配。当时普遍认为箭毒必须作用于神经末梢才能产生麻痹效应,故朗格莱推测箭毒不能拮抗烟碱的强直作用,但实验结果是箭毒能明显地拮抗烟碱的收缩作用,他认为细胞上存在分别能与烟碱和箭毒结合的物质,命名为受体物质(receptive substance);他还用"受体物质"解释了阿托品和毛果芸香碱对猫唾液分泌的拮抗作用。1913年,欧利希(Ehrlich)根据实验结果提出了"锁和钥匙"的药物与受体的互补关系,当时认为受体和配体都是静止不动的。1933年,克拉克(Clark)在研究药物对蛙心的量效关系中,用受体(receptor)命名了蛙心脏上乙酰胆碱的作用位点,定量地阐明了药物与受体的相互作用。上述观点为受体学说奠定了基础。

1948年,Ahlquist比较了不同哺乳动物中交感神经分布不同的组织对5种儿茶酚胺的反应强度,发现肾上腺素受体可分为 α 和 β 两种亚型。异丙肾上腺素主要与 β 受体结合并产生生理效应,而去甲肾上腺素和肾上腺素主要与 α 受体结合并产生生理效应。α 受体阻断剂为酚妥拉明,β 受体阻断剂为心得安。20 世纪 50 年代到 60 年代,Ariens 和斯蒂芬森(Stephenson)发现药物产生最大效应不一定占领全部受体,由此提出了备用受体学说和速率学说,从动力学的角度解释了受体拮抗剂和激动剂的作用。到了 20 世纪 60 年代后期,Sutherland 在研究肾上腺素升高血糖的机制时,发现环磷腺苷(cAMP)在肾上腺素诱导血糖升高时充当信使,提出了"第二信使"学说,为研究激素的信号转导机制开辟了新天地。

20 世纪 70 年代以后,随着蛋白质晶体学的发展,许多配体和受体的结构被人们所认识,从而阐明了受体亚型、离子通道等的分布和功能。变构学说彻底打破了蛋白质静止不动的观点,认为受体是在有活性与无活性的构象状态间转化。1977 年,格里夫斯(Greaves)提出的能动受体学说,把受体的微观变化同生理、生化或药理反应相联系,阐明了受体在细胞膜内传递信息的作用机制。

随着受体学说的完善和成熟,受体的研究已成为药理学和分子生物学中一个富有实际意义的内容。当某一个受体的结构和功能被研究清楚后,马上会成为药物设计的靶标;在受体的结构、功能、作用机制及其与疾病的关系方面也取得了一些可喜的成绩。因此,受体研究及其信号传导已成为生命科学中最活跃的领域之一。

二、受体的分类与亚型

(一) 受体的分类

国际药理学联盟 1998 年提出,受体分类采用类(class)、亚类(subclass)、型(type)、亚型(subtype)四级。参照国际药理学联盟的建议及多数教材的意见,常用的分类方法是根据受体的亚细胞定位,将其分为膜受体和胞内受体两大类。大部分激素和神经递质的受体是膜受体,这类激素和神经递质大多是亲水性的生物大分子,不能穿过膜脂质双层结构,其主要功能是实现跨膜信息传递;能穿过细胞膜的激素(类固醇激素、甲状腺素等甾类激素)、脂溶性维生素(维生素 D 等)和视黄酸的受体则属于胞内受体。

1. 膜受体   这类受体存在于细胞膜上,通常由与配体相互作用的细胞外结构域、将受体固定在细胞膜上的跨膜结构域和起传递信号作用的细胞内结构域三部分组成。根据膜受体的结构和功能不同,一般可分为以下四类。

(1) 配体依赖性离子通道受体:配体依赖性离子通道(ligand-gate ion channel)受体,是指体本身既有配体结合位点、又是离子通道,其跨膜信号传导无需中间步骤,故又称配体门控受体(ligand-gated receptor),主要存在于神经、肌肉等可兴奋细胞。根据配体作用的部位可分为两类,一类受体位于细胞膜上,配体在细胞外发挥激活受体的作用,即细胞外激活受体,这类受体的配体主要是神经递质,如 γ-氨基丁酸、5-羟色胺等,在神经冲动的快速传递中发挥作用;另一类受体则位于细胞内的膜性成分内,配体在细胞内发挥激活受体的作用,即细胞内激活受体,如 cGMP 受体、cAMP 受体等。当配体与配体门控受体结合后,可使离子通道打开或关闭,从而改变膜的通透性(表 3-1)。

表 3-1   配体依赖性离子通道受体

受 体		受体选择通过的离子
A	细胞外激活受体	
	γ-氨基丁酸 A(GABA$_A$)受体	Cl$^-$,HCO$_3^-$
	甘氨酸受体	Cl$^-$,HCO$_3^-$
	乙酰胆碱受体(烟碱型、肌肉型)	Na$^+$,K$^+$,Ca^{2+}

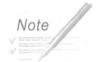
Note

续表

受　体		受体选择通过的离子
	乙酰胆碱受体（烟碱型、神经原型）	Na^+，K^+，Ca^{2+}
	谷氨酸受体（非 N-甲基-D-门冬氨酸）	Na^+，K^+，（Ca^{2+}）
	谷氨酸受体（N-甲基-D-门冬氨酸）	Na^+，K^+，Ca^{2+}
	5-羟色氨受体	Na^+，K^+
	ATP 受体（通道开放）	Na^+，K^+，Mg^{2+}
B	细胞内激活受体	
	cGMP 受体（光受体）	Na^+，K^+
	cAMP 受体	Na^+，K^+
	ATP 受体（通道关闭）	K^+
	三磷酸肌醇（IP_3）受体	Ca^{2+}

注：以上受体都以内源性配体命名，受体名称中的化合物即为相应的配体

目前已发现 13 种配体依赖性离子通道受体，典型代表是存在于加州电鳗（Torpedo Californica）带电器官中的烟碱型乙酰胆碱受体，是一种酸性糖蛋白，由 4 种亚基形成五聚体（$\alpha_2\beta\gamma\delta$）围成的一个离子通道（图 3-1）。该类受体由配体结合部位与离子通道两部分组成，乙酰胆碱的结合部位位于 α 亚基上，通道对离子电荷的选择性取决于通道入口处氨基酸残基的特性，根据离子通道选择性通过的离子不同，又分为阳离子通道（如乙酰胆碱、谷氨酸和 5-羟色胺的受体）和阴离子通道（如甘氨酸和 γ-氨基丁酸 A 的受体），阳离子通道入口处氨基酸残基多带负电荷，而阴离子通道则多带正电荷。

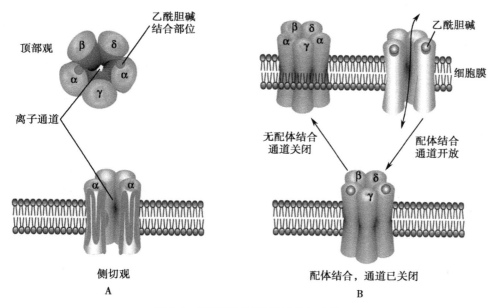

图 3-1　乙酰胆碱受体的结构与功能

离子通道受体在结构上的共同特点是均由数个亚基组成，每个亚基都有细胞外、跨膜和细胞内三个区域，所有亚基都有 4～6 个疏水的跨膜 α 螺旋结构，不同类型的受体所含亚基数目及种类虽不相同，但其基本结构是相似的。离子通道受体有其作用规律，即当配体与受体结合后，受体变构，受体本身即为离子通道，激活后可使离子通道打开或关闭，促进或抑制细胞内外离子

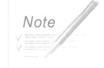

Note

的跨膜流动,通过改变细胞内离子浓度即改变膜电位而影响细胞功能。以乙酰胆碱受体为例,该受体为 Na⁺ 通道,当与 2 分子乙酰胆碱结合后,可使通道处于开放构象,但开放构象持续时间仅几十毫微秒即回到关闭状态,然后乙酰胆碱与之解离,受体则恢复到初始状态,准备重新结合配体。

（2）G-蛋白偶联受体:G-蛋白偶联受体（G-protein coupled receptors,GPCRs）又称七次跨膜 α 螺旋受体,也叫蛇形受体,是通过 G-蛋白连接细胞内效应系统的一大类膜受体的统称。GPCRs 是研究的最为广泛和透彻的一类受体,也是目前已经发现的种类最多的受体,已报道的有近 2000 种,而且数量还在增加。与 GPCRs 相关的疾病为数众多,且统计显示,目前约有 25% 的临床处方药是以 GPCRs 及该受体介导的信号传导通路为靶点设计和研发的,它对人类健康的重要性可见一斑。

> 两位美国科学家罗伯特·莱夫科维茨（RobertJ. Lefkowitz）和布莱恩·克比尔卡（BrianK. Kobilka）因"G 蛋白偶联受体研究"分享了 2012 年诺贝尔化学奖。莱夫科维茨于 1968 年开始利用放射学来追踪细胞受体。他将碘同位素附着到各种激素上,借助放射学,成功找到数种受体,其中一种便是 β-肾上腺素受体。GPCRs 的发现还使人们对许多药物作用机制有了新的解释,如 1988 年诺贝尔生理学或医学奖获得者布莱克（James Black）就是因为新的药物设计原理获奖,他最著名的两个药物——治疗心脏病的普萘洛尔（propranolol,β-受体阻断剂）和治疗胃溃疡的西米替丁（cimetidine,H₂ 受体拮抗剂）均通过 GPCRs 发挥生物学活性。此外,治疗过敏的扑尔敏（chlorpheniramine,H₁ 受体拮抗剂）和治疗精神分裂症的氯氮平（clozapine. 多巴胺受体拮抗剂）等也是通过 GPCRs 产生疗效。随着研究的深入和对 GPCRs 结构功能理解的加深,更多的药物将被设计、生产并应用于临床。

该类受体可与神经递质、激素等多种配体结合,如生物胺类:肾上腺素、多巴胺、5-羟色胺、乙酰胆碱;脂类衍生物:前列腺素、白三烯、血小板活化因子等;肽类:缓激肽、甲状旁腺素等;感觉刺激:光和气味,即某些特殊的 GPCRs 可被非化学性刺激原激活,如在感光细胞中的视紫红质可以被光激活。

GPCRs 结构都很相似,都是由一条多肽链组成的糖蛋白,可分为细胞外区、跨膜区和细胞内区三个功能区,其 N 端在细胞外侧,C 端在细胞内侧,中段形成七个跨膜的 α 螺旋结构和相应的三个胞外环与三个胞内环。胞外区近 N 端有一个相同的 N-连接的糖基化序列——Asn-X-Ser/Thr,实验发现对该类受体的糖基化序列进行点突变后,可导致受体的表达减少,但不影响受体与配体的结合。另外,胞外环上包含有两个高度保守的半胱氨酸残基,可以通过形成二硫键稳定受体的空间结构,其疏水跨膜区的氨基酸序列是高度保守的,亲水环的一级结构变异较大（图 3-2）。这类受体的显著特点是其胞浆面第二和第三个环总是偶联一个鸟苷酸结合蛋白（guaninenucleotide-binding regulatory proteins,G 蛋白）。按受体氨基酸序列的相似性及与配体的结合情况,可将 GPCRs 分为以下 6 个亚家族:A 族（视紫红质/β₂ 肾上腺素样受体族）、B 族（分泌素受体族）、C 族（代谢性谷氨酸受体族）、D 族（真菌交配信息素受体族）、E 族（环腺苷酸受体族）和 F 族（Frizzled/Smoothened 受体族）。

GPCRs 本身并不具有酶活性,也不能直接导致第二信使的生成,而是通过偶联的 G-蛋白触发多种细胞内信使系统,继而作用于信号酶或离子通道,引起感光、嗅觉、情绪调节、免疫调节等多种生物学效应,故 G-蛋白是细胞外信号通过膜受体转入胞内的重要转导分子（详见第四章）。

（3）有激酶活性的单次跨膜受体:这类受体也称酶偶联受体（enzyme-linked receptor）,共同点是:第一,都是一条氨基酸链单次跨膜的结构,包括 3 部分:与配体结合的胞外结构域、单次跨

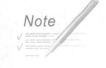

Note

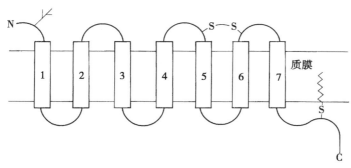

图 3-2　G 蛋白偶联受体的结构

膜 α 螺旋结构域、具有激酶活性的胞内结构域（图 3-3），即胞浆区段有一段氨基酸链具有激酶的结构和功能，这种属于受体分子中的酶也叫受体酶。第二，接受配体后发生二聚体化，启动下游信号传导。根据受体酶的性质，酶偶联受体主要包括蛋白酪氨酸激酶受体、蛋白丝氨酸/苏氨酸激酶受体和鸟苷酸环化酶受体 3 个亚类。也有报道酪氨酸磷脂酶受体、组氨酸激酶连接的受体。

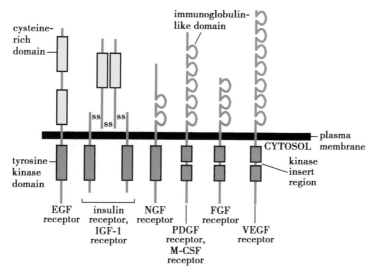

图 3-3　蛋白酪氨酸激酶受体家族

1）蛋白酪氨酸激酶（protein tyrosine kinase，PTK）受体：也称受体酪氨酸激酶（receptor tyrosine kinase，RTK）。这是一类本身具有酪氨酸激酶活性的单次跨膜糖蛋白，由一条多肽链构成，在缺乏配体时，往往以单体形式存在，它们的配体为胰岛素和多种生长因子，如表皮生长因子（epidermal growth factor，EGF）、血小板衍生生长因子（platelet derived growth factor，PDGF）、血管内皮生长因子（vascular endothelial growth factor，VEGF）和神经生长因子（nerve growth factor，NGF），以上配体的受体都属酪氨酸激酶受体亚类。当配体与受体结合后，形成二聚体，通过受体自身蛋白酪氨酸残基的磷酸化及由此而引发的酶促级联反应，调节细胞的生长、分化及代谢等，上述生长因子与受体结合后的主要生理效应是促进靶细胞的增殖，如 EGFR 主要促进上皮细胞增殖，PDGFR 主要促进结缔组织细胞和血管内皮细胞增殖，故它与肿瘤的发生关系十分密切。

2）蛋白丝氨酸/苏氨酸激酶受体（serine/threonine kinases receptor）：此类受体本身具有丝氨酸/苏氨酸蛋白激酶活性，其主要配体是转化生长因子 β（transforming growth factor β，TGFβ）。

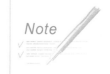

TGFβ 受体家族又分为 Ⅰ 型受体(TβR- Ⅰ)和 Ⅱ 型受体(TβR- Ⅱ)两个亚家族,TβR- Ⅰ 和 TβR- Ⅱ 具有相似的结构(图 3-4),都由 3 部分组成:胞外区、单次跨膜 α 螺旋区及具有激酶结构域的胞内区,但两者相比又有不同之处:分子量不同,TβR- Ⅰ 和 TβR- Ⅱ 分别为 55kDa 和 70kDa;在胞浆近膜区,TβR- Ⅱ 的 Ser213 以不依赖配体方式被受体的激酶磷酸化,TβR- Ⅰ 的 Ser165 被 TβR- Ⅱ 以依赖配体的方式磷酸化;TβR- Ⅰ 近膜区下游有 30 个氨基酸残基组成的高度保守的 GS 结构域(SGSGSG 序列),还有结合免疫球蛋白的 Leu-Pro 模体,TβR- Ⅱ 则无;在激酶结构域,TβR- Ⅰ 亚家族的氨基酸序列具有高度的相似性,而 TβR- Ⅱ 亚家族的序列相似性较低;TβR- Ⅱ 有很短的 C-末端,而 TβR- Ⅰ 缺乏。此类受体以异二聚体行使功能,主要使下游信号蛋白中的丝氨酸或苏氨酸磷酸化,把细胞外的信号传入细胞内,进而通过影响基因转录产生多种生物学效应。

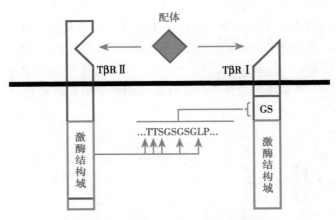

图 3-4　TGFβ 的 Ⅰ 型和 Ⅱ 型受体

3) 鸟苷酸环化酶受体(guanylate cyclase receptor,GCR):此类受体本身即具有鸟苷酸环化酶活性,是催化型受体。根据细胞定位不同,又分为膜结合型受体和胞浆可溶性受体两种类型,作为酶偶联受体信号途径的主要是膜结合型受体。膜结合型受体的配体主要是心房排钠肽(atrial natriuretic peptide,ANP),也叫心钠素(atrial natriuretic factor,ANF),由心房在过度扩张时产生,是约含 30 个氨基酸的肽,其主要功能是引起排钠性利尿效应。另外还有脑排钠肽(BNP)、C 型钠尿肽(CNP)和鸟苷蛋白,脑排钠肽也称脑钠素(BNF),是由脑组织产生的一种与心钠素相似的物质,它们相应的受体分别为 GC-A、GC-B 和 GC-C(图 3-5)。膜结合型受体为同源三聚体或四聚体,每个亚基包括 N 末端胞外受体结构域、跨膜区域、胞内蛋白激酶样结构域和 C-末端鸟苷酸环化酶催化结构域 4 部分。膜结合型受体主要分布在心血管组织细胞、小肠、精子及视网膜杆状细胞。膜结合型受体的作用机制(以 ANP 降血压为例)为:介导 ANP 反应的受体 GC-A 主

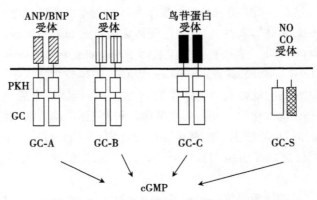

图 3-5　鸟苷酸环化酶受体结构
PKH:激酶样结构域;GC:鸟苷酸环化酶结构域

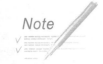

Note

要分布在肾和血管平滑肌细胞表面,当血压升高时,心房细胞分泌 ANP,ANP 与 GC-A 结合直接激活胞内段鸟苷酸环化酶活性,使 cGMP 增多,cGMP 激活 PKG,导致靶蛋白的丝氨酸/苏氨酸残基磷酸化而活化,最终增加尿钠并松弛血管平滑肌,结果使血压下降。胞浆可溶性受体的配体主要为一氧化氮(NO)和一氧化碳(CO),其受体为 GC-S(图 3-5)。GC-S 是由 α、β 两个亚基组成的异二聚体,每个亚基具有一个鸟苷酸环化酶催化结构域和血红素结合结构域。GC-S 主要分布在脑、肺、肝及肾等组织中。胞浆可溶性受体的作用机制(以硝酸甘油治疗心绞痛为例)为:舌下含化硝酸甘油后自发释放 NO,NO 透过质膜进入胞内首先与 GC-S 的血红素辅基结合,进而激活 GC-S 的鸟苷酸环化酶活性,使平滑肌和其他组织内的 cGMP 增多,引起血管平滑肌松弛,血管扩张,缓解心绞痛。

4)无激酶活性的单次跨膜受体:这类受体的结构特征是只有一个疏水的 α 螺旋跨膜区段,受体本身没有激酶的结构域,但其细胞内侧含有与非受体型蛋白酪氨酸激酶(nonreceptor tyrosine protein kinase,NRPTKs)结合的结构域(图 3-6),又称为非催化型受体或细胞因子受体。这类受体的配体主要为生长激素、各种细胞因子和造血因子,如促红细胞生长素(EPO)、干扰素(IFN)、肿瘤坏死因子(TNF)和白细胞介素(IL)等。当此类受体与配体结合后,由于受体构象的改变,可与 JAK(Janus Kinase)类蛋白酪氨酸激酶偶联而使激酶表现出酶活性,使受体及底物的酪氨酸残基磷酸化,参与调节一系列信号转导过程,包括有丝分裂、激活 T 细胞和 B 细胞以及细胞骨架收缩等。

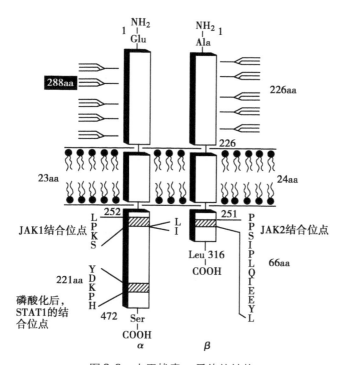

图 3-6 人干扰素 γ 受体的结构

2. 胞内受体 胞内受体多为 DNA 结合蛋白,可作为反式作用因子,当与相应配体结合后,能与核内 DNA 的顺式作用元件结合,调节基因转录,这类受配体调控、属于转录因子超家族的胞内受体统称为核受体(nuclear receptor)。核受体按其结合的配体不同,可分为以下三种:①类固醇激素受体家族,包括糖皮质激素、盐皮质激素、性激素(雌激素、雄激素、孕激素);②非类固醇激素受体家族,包括甲状腺素、维生素 D、维 A 酸、视黄酸受体等;③孤儿受体,随着现代分子生物技术的发展特别是 cDNA 文库的出现,发现许多原先未知的基因与类固醇激素受体家族序列高度同源,与已确认的受体结构明显相似,由于尚不知这些基因产物的配体,因此这些基因产物又称为"孤儿"受体(orphan receptor)。一旦对应的配体被找到,该受体就被称为"领养孤儿"("adopted orphan")。

胞内受体通常是单体蛋白质,由400~1000个氨基酸残基组成,分子量80 000~100 000,不含糖基,无酶活性,整个分子呈长条状,包括五个区域(图3-7)。

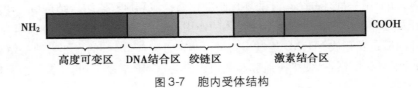

图3-7　胞内受体结构

(1) 高度可变区(A/B结构域):位于N末端,该结构域的氨基酸序列和长度均高度可变,可通过与转录复合物的核心化合物、辅激活物或其他转录激活物激活靶基因的转录,也决定转录基因的特异性;

(2) DNA结合区:富含半胱氨酸并有两个锌指模体,它能顺DNA螺旋旋转并与之结合,使受体二聚化;

(3) 铰链区:为一短序列,该区域可使受体蛋白弯曲或发生构象改变,有助于配体-受体复合物的核定位,可与转录因子相互作用并触发受体向核内移动;

(4) 激素结合区:位于C末端,由约250个氨基酸残基组成,作用包括:①结合配体;②结合热休克蛋白;③使受体二聚化;④激活转录。

(5) 羧基末端结构域:其功能不详。

上述是根据受体的亚细胞定位的分类方法,由于受体最初是一个来源于药理学研究的概念,在药理学领域,仍习惯根据受体激动剂的化学特性对受体进行分类,即以激动剂为主的分类方法。可将受体分为:乙酰胆碱受体、肾上腺素能受体、多巴胺受体和阿片肽受体等。

（二）受体的型与亚型

一般来说,一种内源性配体的受体划分为一个型,有些受体虽然是同一种内源性配体,但已证明有两类差异较大的受体,则可分为两个型,如与去甲肾上腺素和肾上腺素结合的受体就有α和β两种型。去甲肾上腺素或肾上腺素与α-型受体结合,可引起血管收缩、子宫收缩、扩瞳肌收缩和小肠括约肌收缩,而与β-型受体结合则引起血管舒张、小肠舒张、支气管扩张和心肌兴奋。每一型受体又可分为若干亚型。只有内源性配体相同而氨基酸序列同源性很高的受体才可列为同一型的不同亚型。但是不同的亚型往往可以找到不同的高亲和力外源性配体,可以用来区别它们。亚型的名称是在受体型的名称后加右下标,如β-型肾上腺素受体又可分为β1、β2、β3 3种亚型。5-羟色胺1受体分为5-HT$_{1A}$、5-HT$_{1B}$、5-HT$_{1D}$亚型。如心肌主要是β1亚型,而支气管平滑肌是β2亚型,分别可以被不同的阻断剂阻断,普拉洛尔可以阻断心肌的β1受体,但不阻断支气管平滑肌上的β2受体,丁氧胺则相反。同样,使用不同的阻断剂发现α受体也可以分为α1和α2两个亚型,前者主要分布在肾上腺素能纤维末梢的突触后膜,后者则主要分布在突触前膜,对末梢释放去甲肾上腺素进行负反馈调节。

第二节　受体作用的特点及其调节

受体与配体的结合类似于酶与底物的结合,具有高度的特异性,是受体最基本的特点。受体有两方面作用:一是特异性识别和结合配体,二是将接收的信号进行转换,并传递至其他分子引起细胞应答。受体和配体进行识别结合和信号转换时具有高度特异性、高效亲和力、可饱和

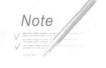

Note

性、可逆性和产生特定的生理效应等特点。许多因素可以影响细胞的受体数目和受体对配体的亲和力,从而调节受体活性。

一、受体作用的特点

(一) 高度的特异性

受体具有特异识别配体的性能。一种特定的配体只与特定的受体结合进而产生特定的生物学效应,即受体选择性地与特定配体结合,不受其他分子干扰,两者间的识别与结合是通过反应基团的定位和分子构象的相互契合来实现的。受体的氨基酸序列及空间结构、糖基化修饰等因素都可能影响其与配体的特异性结合。受体的特异性还表现在器官或组织的专一性(称靶器官)上,如乳腺、子宫和阴道等器官之所以对雌激素敏感,是因为这些器官雌激素受体的数量显著高于非靶器官。

当然,这种特异性也不是绝对的,即不能简单地理解为一种配体只能与一种受体结合,或者反之。研究表明,同一配体也可以结合两种或两种以上的受体,与不同受体结合会产生不同的细胞效应,甚至可能相反。例如肾上腺素有 α 和 β 两种受体,作用于血管平滑肌细胞膜的 α 受体,可引起血管平滑肌收缩,而作用于 β 受体,则可引起平滑肌松弛,血管舒张。

(二) 高度的亲和力

受体与配体的亲和力是指两者的结合能力,常用其解离平衡常数 K_d 表示,一般在(10^{-11} ~ 10^{-8})mol/L 之间,高于酶与底物、抗原与抗体结合的亲和力。K_d 越小则亲和力越大,K_d 小于 10^{-9}mol/L 的通常称为高亲和性。体内信息物质的浓度非常低,通常 ≤ 10^{-8}mol/L,远低于许多与之结构相似的分子(如固醇、氨基酸、肽、蛋白质),这些分子的浓度一般在(10^{-5} ~ 10^{-3})mol/L 之间。因此,靶细胞既需要在微量的不同配体之间进行辨别,又要在给定的配体与高出其百万倍的其他分子之间进行辨别,可见两者间的亲和力之高。

(三) 可饱和性

受体在靶细胞上的数目是一定的,一个靶细胞上的受体少则数十个,个别可达 10^{11} 个。当配体达到一定浓度后,靶细胞上的受体可被配体饱和。但受体数目的恒定是相对的,生理或病理条件下,会动态调节。当胞外配体浓度增加,可导致相应受体表达下调,起到保护作用。如高胰岛素血症患者,其肝、脂肪组织和心肌细胞的胰岛素受体数可下降一半以上。相反,当血液中胰岛素浓度降低时,靶细胞的胰岛素受体数会相应增加。

(四) 可逆性

细胞间的通讯是一个随时变化的过程。由于配体与受体通常是靠氢键、离子键、疏水键、范德华引力等非共价键结合的,因此,这种结合一般是可逆的。如 5-羟色胺的吲哚环上有一个羟基可与 GPCR 的膜外环上的丝氨酸等氨基酸残基形成氢键。当生物效应发生后,配体即与受体解离,受体恢复到原来的状态,并可以被再次利用,而配体则常被立即灭活,保证细胞及时终止信号。

(五) 特定的生理效应

由于受体在细胞内的分布、种类和数量,具有组织特异性和细胞特异性,并具有特定的作用模式,当某种配体与其特定的受体结合后能引起某种特定的生理效应。如胰岛素与其受体结合后,能增加己糖激酶的合成,激活磷酸果糖激酶-1、丙酮酸激酶和丙酮酸脱氢酶等从而加快葡萄糖的有氧氧化;能增强磷酸二酯酶的活性,促进 cAMP 分解,PKA 活性下降,从而降低糖原磷酸化酶活性、增强糖原合成酶活性,抑制糖原分解、加速糖原合成;胰岛素还能抑制磷酸烯醇式丙酮酸羧激酶的合成,促进氨基酸进入肌细胞合成蛋白质,从而抑制糖异生。因此,胰岛素与受体结合引起的综合效应使血糖降低。

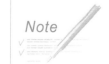

Note

二、受体的调节

受体虽是遗传获得的固有蛋白,但不是固定不变的,而是经常代谢转换处于动态平衡状态,其数量、亲和力及效应力经常受到各种生理及病理因素的影响。

受体在配体和某些生理病理因素作用下,发生数目和亲和力的变化,称为受体调节(receptor regulation)。若受体的数目减少和(或)对配体的结合力降低,称之为受体下调(down regulation)或脱敏(desensitization),如长期使用去甲肾上腺素后,细胞对去甲肾上腺素的反应性降低,它通常具有剂量依赖性、时间依赖性和可逆性等特点;反之则称为受体上调(up regulation)或增敏(hypersensitization)。如长期使用β-肾上腺素能受体阻滞剂时突然停药可出现β-受体敏感性增高的现象,故长期服用此类药物需停药时应先逐渐减量再停药。

受体常见的调节机制如下:

(一)磷酸化和去磷酸化

磷酸化和去磷酸化是许多受体功能调节的重要机制之一。胰岛素和表皮生长因子受体分子的酪氨酸残基被磷酸化后,能促进受体与相应配体结合。而类固醇激素受体一旦被磷酸化则无力与其配体结合。蛋白激酶C(PKC)能磷酸化 EGF 受体的苏氨酸 654(Thr654),丝裂原激活蛋白激酶(MAPK)能磷酸化该受体的 Thr669,这两个苏氨酸残基磷酸化后能抑制 EGF 受体的蛋白酪氨酸激酶活性,使受体下调。

(二)膜磷脂的影响

膜磷脂在维持膜流动性和膜受体蛋白活性中起重要作用,膜磷脂的含量、成分及其代谢明显影响受体的活性。

膜磷脂的含量可影响表皮生长因子与受体结合后所引起的膜蛋白的磷酸化。即使膜磷脂的含量不变,若其中的磷脂酰乙醇胺成分不足,也可影响表皮生长因子与其受体的结合能力。而且膜磷脂的成分与受体的活性密切相关,不改变膜磷脂的含量,只改变其成分即可改变受体活性。如细胞质膜中的磷脂酰乙醇胺被甲基化转变成磷脂酰胆碱后,可增加膜的流动性,使隐蔽的受体去隐蔽,导致受体数目增加,也可明显促进肾上腺素β受体激活腺苷酸环化酶。

(三)配体-受体复合物的内化和降解

除特殊情况外,配体与受体结合后常形成胞饮小泡(endosomes),使配体-受体复合物内在化,在胞饮小泡内配体与受体解离,配体被降解,而受体可重新进入质膜,称为再循环(recycling)。但有些受体与配体结合后形成的胞饮小泡,可与溶酶体融合并被蛋白酶水解。长期或高浓度的配体刺激可使膜受体浓度下降,出现下调。

(四)G-蛋白的调节

G-蛋白可在多种活化受体与腺苷酸环化酶之间起偶联作用,当一受体系统被激活而使 cAMP 水平升高时,就会降低同一细胞其他受体对配体的亲和力。

第三节　配体-受体相互作用

自朗格莱(Langley)提出"受体"概念以来,配体-受体相互作用的学说经过不断挑战、补充、修改和发展,已成为公认的药效学基本理论。受体理论作为药效学的基本理论之一,从分子水平上阐明了机体生理发展过程及病理改变,药物相互作用及其作用机制,药物结构及效应之间的相互关系。受体学说从经典的调节模型向变构模型转变。

一、配体-受体相互作用的学说

(一)占领学说

克拉克(Clark)于1926年提出受体和药物之间存在亲和力,1937年,Gaddum 对受体占领学

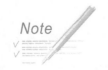

说(occupation theory)进行了详细描述。该学说主要认为药物通过占领受体才能发挥作用,而药物效应大小与被占领受体数量成正比,只有当某一药物受体被全部占领时,才会出现效应最大化。

1954 年,在研究胆碱酯的衍生物和双季胺的双重作用后,Ariens 发现同一类药物产生的最大效应各不相同,占领学说不能解释这种现象。于是他提出了药物"内在活性"(intrinsic activity)概念,他认为药物占领受体后才能发挥作用,药物效应除了取决于药物与受体之间的亲和力外,还与药物的"内在活性"相关。1956 年,Stephenson 发现,同类药物产生同等强度效应时,由于其"内在活性"不同所占领受体数目亦不相等,因而提出了药物"效能"(efficacy)概念,该理论认为药物与受体结合产生的效应取决于药物的"效能",而不仅受占领受体数量的影响,有些药物用量小,只占领少部分受体,即可产生最大效应,而未被占领的受体叫储备受体(spare receptor)。该学说认为产生最大效应的药物不需要占领全部受体,即使药物效应相同,不同药物占领的受体数可以不同,即药物效应与药物"效能"有关。

为了产生相应的效应,激动药与占领受体的结合需要达到一定阈值后才能产生,并且随着占领受体数量的增多,效应也相应增强。因此,阈值以下被占领的受体也称为沉默受体(silent receptor)。

（二）速率学说

Paton 在 1961 年提出速率学说(rate theory),即认为药物作用由药物与受体结合及分离速率决定,而与被占领受体的数量无关。药物作用的效应与药物与受体的结合速率成正比,也就是药物分子与受体结合位点发生碰撞时,产生相应的刺激,并向下传递至效应器产生生物学效应。

（三）二态模型学说

1967 年,Karlin 和 Changeux 提出了药物-受体相互作用的两态学说(two state theory),即受体构象存在两种状态,活化态(松弛型构象,R)和静息态(紧密型构象,T),两者可以相互转化,处于动态平衡,并且都有配体结合部位。两种状态与药物或配体的亲和力不同,但与哪一种状态受体结合,取决于其与配体或药物的亲和力。激动药与活化状态受体亲和力较大,两者结合后产生相应的生物学效应;拮抗药则与失活状态受体的亲和力大,两者结合后,不会产生效应。当激动药和拮抗药共存时,两者共同竞争与受体结合,其效应取决于激动药-活化状态受体复合物与拮抗药-失活状态受体复合物之间的比例;比例小者,则阻断激动药作用或拮抗药作用减弱。

分子识别和特定的配体-受体相互作用属于众多生理过程的重要环节,例如细胞器组装、酶的催化、信号传导、能量转换、控制功能性分化以及遗传物质的复制、表达和存贮等,这些均需要配体与受体的非共价键结合来诱发相应的功能反应;同时,小分子物质与蛋白质之间的相互作用为许多药物的作用机制提供了重要信息。因此,正确理解配体和受体的相互作用有助于合理地进行药物设计。

二、配体-受体反应动力学基本公式

（一）受体的放射配体结合分析

药物的效应不仅与受体的结合量呈正比,还与受体的亲和力密切相关,同时还需要药物本身的内在活性。20 世纪 60 年代初,通过采用放射性标记核素建立了受体的放射配体结合分析(radioligand binding assay of receptors,RBA),它的理论基础是占领学说。该理论认为受体与配体以单分子相互结合,结合是可逆反应,亲和力相同,配体在结合和解离后不被代谢,也不与其他受体结合,配体与受体结合的生物学效应与受体被占领的数量呈正比,相关的结合反应符合质量作用定律。RBA 是研究受体亲和力和对受体进行定量的可靠、灵敏的方法,大大推动了受体

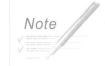

理论研究,至今仍是研究受体亲和力的重要方法。

（二）受体药物反应动力学

用放射性同位素标记的药物（D）与受体（R）做结合试验来研究受体动力学反应。提取一定量组织,将其制成细胞匀浆,分别加入不同浓度由放射性同位素标记的药物。一定温度孵育待反应平衡后,马上离心或过滤分离出细胞,用缓冲液冲洗以去除尚未结合的放射性药物,然后测定标本的放射强度,这是药物与细胞结合的总量,此后用过量冷药物（未用同位素标记的药物）洗脱与受体特异结合的放射性药物,再检测出的放射强度即药物非特异性结合量。

药物与受体反应动力学公式:

依据质量作用定律,药物和受体结合的反应关系如下:

$$D+R \longleftrightarrow DR \rightarrow \cdots \rightarrow E \tag{1}$$

反应式中 D:药物;R:未结合药物受体;DR:药物-受体复合物;E:生物学效应。

将总结合量减去非特性结合量就可以获得 D-R 结合曲线。如果 D 只与单一 R 可逆性结合,以 R 为纵坐标,D 为横坐标,D-R 结合曲线为直方双曲线。如将横坐标改用 log[D]（[ ]表示摩尔浓度）则呈典型的 S 形量效曲线。因为[RT]=[R]+[DR]（RT 为受体总量）,由于只有 DR 才发挥效应,故效应的相对强弱与 DR 相对结合量成比例,即以 E 为纵坐标,log[D]为横坐标作图,结果与实验数据图形完全一致。

$$K_d = [D][R]/[DR] \tag{2}$$

反应式中 K_d 为解离平衡常数,[D]、[R]及[DR]表示药物、受体及药物-受体复合物的摩尔浓度。

$$RT = [R]+[DR] \tag{3}$$

反应式中 RT 表示受体总量。

当反应平衡时,依据（1）、（2）、（3）得:

$$E/E_{max} = [DR]/[RT] = [D]/[K_d]+[D] \longrightarrow 药物受体反应动力学公式$$

$$pD2 = -logK_d$$

pD2 表示亲和力指数,即达到药物最大生物效应的一半时所需的激动剂浓度的负对数。pD2 数值大小反映了 D 和 R 的亲和力大小;pD2 越大,则 D 和 R 的亲和力越大;反之亦然。

药物 D 与 R 的亲和力各不相同,K_d 越大时 D 与 R 的亲和力越小,两者成反比;令 pD2 = $-logK_d$,则其值越大亲和力越大,两者成正比。当[D]远大于 K_d 时,[DR]/[RT]=100%,药物达到最大生物学效应,即[DR]$_{max}$=[RT]。如果 K_d[DR]/[RT]为50%时,即 EC=50 时,K_d=[D]。K_d 反映 D 与 R 的亲和力,单位为摩尔浓度,当单位摩尔数值变小且与亲和力成正比时,在半对数坐标上比较容易理解,故常用 pD2 来表示。

药物与受体结合后的生物学效应不仅取决于亲和力,还取决于药物的内在活性,后者可用 α 表示,当 α 介于 0 ~ 100% 时,上述公式可加入这一参数,$E/E_{max} = α[DR]/[RT]$。当两种药物亲和力相等时,药物的效应强度则取决于内在活性大小;而当药物内在活性相等时,药效强度则取决于药物的亲和力大小。

三、配体-受体相互作用的细胞反应及细胞内信号转导途径

配体与受体相互作用,经过细胞内的多级信号转导,逐步将信号放大并传递至细胞的效应系统,最后细胞效应系统被激活并产生相应的生物学效应,这一系列过程称为级联反应。在此

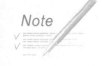

过程中信号转导是其中的关键步骤,这些能够传递信号的细胞内小分子活性物质和蛋白质分子被称为信号转导分子(signal transducer),包括小分子第二信使、酶和信号转导蛋白三大类(具体内容详见第四章)。

根据受体的分类,可将细胞内信号转导途径分为膜受体介导的信号转导途径和胞内受体介导的信号转导途径。前者又可分为:离子通道介导的信号转导途径、G蛋白酶偶受体介导的信号转导途径和酶偶联受体介导的信号转导途径。一种信号分子作用于细胞膜受体后并非仅激活一条通路,也可激活多条通路。而各通路之间即相互独立,又存在一定的交叉,从而形成复杂的信号转导网络结构,最终产生生物学效应(具体内容详见第四章)。

第四节　受体异常与医学

1973年,Roth等研究发现某些重症糖尿病是由胰岛素受体缺陷所致,首先提出了受体病(receptor disease)的概念,即因受体异常而诱发的一类疾病。可分为原发性和继发性受体病。原发性受体病是指受体的先天遗传性异常。继发性受体病是指因某些后天因素引起的受体异常,大部分属于自身免疫性疾病,少部分为受体调节异常病。

对受体异常与疾病关系的研究,揭示了疾病发生机制的新见解,使过去无法理解的现象得以豁然开朗。对药物与受体关系的研究,不仅对药物的治疗作用与不良反应有了更新的了解,而且发现了许多有特效的新药,推动了药物的发展。

一、受体异常

(一)遗传性受体病

低密度脂蛋白(LDL)受体缺陷导致的家族性高胆固醇血症(familial hypercholesterolemia, FH),是一种常染色体显性遗传性疾病。本病的发病机制是细胞膜表面的LDL受体缺如或异常,从而胆固醇不能被肝细胞等全身细胞摄取,导致体内LDL代谢异常,对血浆LDL的清除能力降低,造成血浆LDL、总胆固醇(TC)水平和低密度脂蛋白-胆固醇(LDL-C)水平升高,表现为高胆固醇血症,发生动脉粥样硬化的风险明显增高。

再者是先天性肾性尿崩症(nephrogenic diabetes insipidus),其主要的发病机制是肾脏远曲小管和集合管的抗利尿激素受体先天性缺乏,肾小管对水重吸收功能障碍,表现为多尿、烦渴及持续性低张尿。

先天性男子女性化症也是一种典型的原发性遗传性受体病。这种病人细胞染色体为46XY,应为男性。但由于细胞缺乏雄激素受体,在胚胎发育期外生殖器分化为女性,故这种病人出生时为女孩,成年后由于雌激素充足,外貌也是发育良好的女性,外阴无两性畸形,无男性化特征;毛囊细胞由于缺乏雄激素受体而无阴毛、腋毛。患者血中睾酮水平与正常男子相当,雌激素也有增高现象。要使患者转变成男性是不可能的,因为病因是先天性雄激素受体缺乏,故外源给予雄激素治疗无效。

另外像侏儒症(促生长素受体减少)、非胰岛素依赖型糖尿病(胰岛素受体减少或缺如)等均属遗传性受体病(表3-2)。

(二)自身免疫性受体病

由于遗传缺陷或感染等原因,使机体发生对受体的病理性免疫。主要症状表现为受体自身免疫性疾病,如重症肌无力,患者体内由于产生抗乙酰胆碱受体的抗体,影响动作电位的生成,导致兴奋从神经传递到肌肉发生障碍,从而引起肌肉作用乏力的症状。另如甲状腺功能亢进症(Graves病)和Ⅱ型慢性淋巴细胞性甲状腺炎(桥本病)均属自身免疫性受体病,但由于自身抗体

的性质不同,患者的临床表现各异。Graves 病患者血液中存在的是刺激性促甲状腺激素(TSH)
受体抗体,抗体与 TSH 受体结合能模拟 TSH 的作用,通过激活的信号转导通路促进甲状腺素分
泌和甲状腺腺体生长,故表现出甲状腺功能亢进和甲状腺肿大。桥本病患者血液中存在的是阻
断性 TSH 受体抗体,抗体与 TSH 受体的结合减少了 TSH 与受体的结合,减弱或消除了 TSH 的作
用,从而抑制甲状腺素分泌造成甲状腺功能减退。再如 B 型胰岛素抵抗症是由于自身产生抗胰
岛素受体抗体所致。

表 3-2　受体异常所致疾病举例

疾病种类	受累及的受体
遗传性受体病	
非胰岛素依赖型糖尿病(基因突变型)	胰岛素受体
侏儒症	促生长素受体
维生素 D_3 抵抗性佝偻病	$1,25\text{-}(OH)_2 VD_3$ 受体
甲状腺激素抵抗症	甲状腺激素受体
糖皮质激素抵抗症	糖皮质激素受体
假性黄体功能不全	孕酮受体
家族性高胆固醇血症	低密度脂蛋白(LDL)受体
先天性肾性尿崩症	抗利尿激素受体
先天性男子女性化症	雄性激素受体
自身免疫性受体病	
B 型胰岛素抵抗症	胰岛素受体
重症肌无力	乙酰胆碱受体
甲状腺功能亢进症(Graves 病)	促甲状腺素受体
甲状腺功能低下症	促甲状腺素受体
慢性淋巴细胞性甲状腺炎(桥本病)	促甲状腺素受体
原发性慢性肾上腺皮质功能低下症(Addison 病)	促肾上腺皮质激素受体
恶性贫血	胃泌素受体
其他受体疾病	
单纯性肥胖症	胰岛素受体
帕金森病	多巴胺受体
老年性痴呆症(Alzheimer 症)	胰岛素受体、5-羟色胺受体、多巴胺 D_2 受体
新生儿呼吸窘迫综合征	糖皮质激素受体
精神分裂症	多巴胺 D_2 受体
原发性高血压病	多巴胺 D_5 受体
心功能衰竭	$\beta2$、$\alpha1$、$\beta1$ 肾上腺素能受体
肾上腺皮质功能亢进症(Gushing 病)	糖皮质激素受体
应激与休克	糖皮质激素受体、肾上腺素能受体、乙酰胆碱受体、阿片受体、P 物质受体、TNF 受体、IL-1β 受体

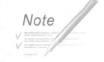
Note

（三）受体调节异常病

激素、神经递质等的细胞受体，由于在病理情况下受体调节出现异常导致受体特异性、数目和亲和力异常，引起一系列临床症状的改变。症状可为由于受体表达增高或增敏导致配体作用后产生的反应增强；也可以表现为受体表达下降或敏感度降低，受体表达下降是指受体数量减少，敏感度降低主要是指效应细胞在配体与相应受体结合后反应减弱或丧失。受体表达的增高或降低均可引起下游的信号传导异常，从而诱发疾病的发生。受体异常调节中增敏的机制尚缺乏深入的研究；而脱敏的机制则涉及受体磷酸化、受体内移、受体的负协同效应、膜磷脂代谢的变化及信号传导系统的变化等诸多方面。

脱敏是指在对动物或人使用一种激动剂一段时间或以后，组织或细胞对激动剂敏感性和反应性下降的现象。原因可能是受体自身的磷酸化、内移或是拥有一个共同的反馈调节机制导致。例如，β2-肾上腺素受体在激动剂的持续作用下产生的脱敏与 β2-肾上腺素受体激酶对受体的磷酸化有关。受体内移导致受体数目减少。当受体与相应的配体结合，先丛集于被膜小凹处，然后内陷成囊状结构，与溶酶体融合吞噬，有些受体被释放并重新参入膜中，其余的则被酶降解成多肽。在许多 G-蛋白偶联受体的内移过程中激动剂诱导的受体磷酸化起着重要的作用。受体脱敏还可能涉及膜磷脂代谢的变化、信号传导系统的改变及受体的负协同效应等。资料显示，膜磷脂酶 A_2（PLA_2）的激活与某些受体的脱敏密切相关，使用 PLA_2 抑制剂可有效地防止它们的下调。一些 G-蛋白偶联受体表达下降时，G-蛋白也相应改变。负协同效应是指受体与配体结合，诱导相邻受体构象变化，导致其与配体的亲和力降低的现象。胰岛素受体亲和力的变化就与此有关。

增敏正好是与脱敏作用相反的现象，可由于受体激动剂的下降或应用拮抗剂而发生。长时间使用普萘洛尔时，突然停药而出现的"反跳"现象，是由于此时受体敏感性增高导致。例如，运动神经被切断后，除了终板部位对乙酰胆碱的敏感性增加外，原来对乙酰胆碱不敏感的肌肉部位也产生了反应，检测表明其 N 胆碱受体数目增加。

二、受体异常与医学

（一）G-蛋白偶联受体异常与疾病

1. G-蛋白偶联受体与心血管疾病　　G-蛋白偶联受体与心血管疾病的研究是 G-蛋白偶联受体与疾病关系中研究最为深入和广泛的领域，其中对于心血管功能最为重要的是肾上腺素能受体（AR，包括 α-AR、β-AR）和毒蕈碱性胆碱能受体（Ms），其阻断剂可用于高血压病和心肌病的治疗。这些受体及其下游信号的正常运行维持了心脏的功能平衡。如：静止状态的心率由胆碱能受体偶联的 $G_{\alpha i}$ 信号所控制，一是抑制腺苷酸环化酶的活性，二是通过与 $G_{\beta\gamma}$ 亚单位的作用，共同达到抑制窦房结的目的；在运动时，心率则由 β-AR 偶联的 $G_{\alpha s}$ 信号所控制。G-蛋白偶联受体在正常情况下的一个重要调节方式是去敏感，近年来发现 β-AR 的去敏感机制与 GPCR 激酶（GRK）密切相关，GRK 除了阻断 GPCR 的作用外，还能促进受体发生内化，以及促进 GPCR 与 β-arrestin 从而激活 MAPK 家族蛋白激酶。当上述过程发生失调，就会引起各种心脏疾患。

（1）心肌肥大：是心肌负担加重的生理反应，α-AR、血管紧张素 Ⅱ 受体和内皮素受体等与 $G_{\alpha q}$ 偶联的受体可激活 MAPK 家族成员细胞外调节激酶（extrocellular regulated kinase，ERK），ERK 是细胞内重要的生长信号，其激活可引起心肌细胞的扩增反应，故动物实验表明当 $G_{\alpha q}$ 过表达时可诱导小鼠心肌肥厚。

（2）心力衰竭：心力衰竭的重要生化特征是细胞内腺苷酸环化酶活性的降低。原因可以是由于受体本身去敏感而失去信号转导功能；也可以是受体表达降低而引起的表面受体数目减少；还可能是由于受体与下游信号的解偶联所引起。

β-肾上腺素能受体（β-AR）对于心肌收缩功能极为重要。心肌收缩功能受 β-AR-G-蛋白偶

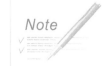
Note

联受体下游信号——cAMP 的严格调节。慢性长期儿茶酚胺刺激可导致 β-AR 表达下降，并使之发生去敏感。尤其 β1-AR 明显减少，β2-AR 数目一般无明显变化，但两种受体的信号转导功能均丧失。总体效应是 cAMP 水平下降，心肌收缩功能不足。

最近研究证实，人群中 β2-AR 单核苷酸多态性与个体心脏对运动的耐受力有关。例如 β-AR 偶联的 $G_{\alpha s}$ 的第四个跨膜区在一些人群中有一个苏氨酸被异亮氨酸替代，这类人群易发生心力衰竭，存活率明显低于其他人，且运动能力低下。这些研究结果将有助于发现心脏疾患的危险人群。

2. G-蛋白偶联受体与肿瘤　　G-蛋白偶联受体介导的信号转导过程中的小信号分子——cAMP 与肿瘤的关系格外引人注目，实验表明 cAMP 衍生物——双丁酰 cAMP 对于平滑肌细胞、成纤维细胞等的生长有抑制作用，对神经细胞有刺激生长、促进细胞分化功能。双丁酰 cAMP 对于肝癌细胞具有明显的抑制生长、诱导分化作用。

1994 年 Lefkowitz 和 Gutkind 通过 GPCRs 与 MAPK 基因共转染实验证明了 G-蛋白偶联受体通过 $G_{\beta\gamma}$ 与 MAPK 和 JNK 相互联系，也解释了 GPCR 在细胞增殖中的作用机制。因此目前认为 GPCR 可作为一种配体依赖性癌基因而发挥作用，有些 $G_{\beta\gamma}$ 亚单位还具有细胞恶性转化作用。$G_{\alpha i2}$ 型 G-蛋白在肿瘤细胞侵袭作用方面可能有一定调节作用，在高转移的 B16 小鼠黑色素细胞 $G_{\alpha i2}$ 的表达明显增高。G-蛋白偶联受体激动剂缓激肽和溶血磷脂酸可以经 ERK 活化而促进细胞增殖，而 ERK 的活化与 $G_{\alpha q}$ 和 $G_{\beta\gamma}$ 亚基有关。最近人们还发现，肿瘤血管生成过程可能受到 G-蛋白偶联受体介导的信号调控。

3. G-蛋白偶联受体与药物成瘾　　具有镇痛作用的吗啡类药物是通过 G-蛋白偶联受体介导的信号转导途径来发挥功能的。多数研究表明，吗啡受体偶联的 $G_{\alpha s}$ 蛋白活化后，激活腺苷酸环化酶，细胞内 cAMP 升高，从而导致蛋白激酶系统的级联活化，包括 PKA，PKC 和 GRK_s 等，达到镇痛的功能。

吗啡成瘾的机制主要与吗啡受体去敏感性调控有关，现在发现吗啡受体数目减少也是吗啡耐受的原因之一。受体敏感性下降，数目减少以及下游信号分子的各种改变都减弱了吗啡的效应；并且，长期暴露于吗啡作用下，G-蛋白会由以 $G_{\alpha i}$ 为主导的抑制效应改为以 $G_{\beta\gamma}$ 为主导的刺激效应，使得整个信号系统产生的效应发生微妙的变化。

目前对 G-蛋白偶联受体和疾病的认识还相当初步，但这一领域的研究有重要意义。随着对包括 G-蛋白在内的受体以及与配体相互作用机制的研究越来越深入，人们对受体病的发病机制及其诊断和治疗将会有新的突破和进展。

（二）单次跨膜受体异常与疾病

单次跨膜受体（蛋白酪氨酸激酶相关受体）异常与许多遗传性疾病相关。由于其多数介导与细胞生长与分化相关信号传导，突变后往往导致细胞生长过度或分化障碍，因而诱发一系列相关疾病。

1. 单次跨膜受体异常与先天性糖尿病　　由于胰岛素受体异常引起的胰岛素抵抗的糖尿病属于先天性糖尿病。其胰岛素受体的遗传缺陷分为 5 种类型：Ⅰ 型是基因调控区突变诱导胰岛素受体 mRNA 表达减少；Ⅱ 型是基因内含子剪切位点突变导致 mRNA 前体剪接错误；或是 α 亚基基因突变，受体不能正确折叠而使翻译后成熟的胰岛素受体减少；Ⅲ 型是受体的配体结合区基因突变导致受体与胰岛素亲和力改变；Ⅳ 型是受体的酪氨酸激酶结构域突变导致酶活性降低；Ⅴ 型是基因突变引起受体数目减少。

2. 单次跨膜受体异常与遗传性免疫缺陷　　与细胞内酪氨酸蛋白激酶突变相关的遗传性疾病是 Bruton 综合征——人类 X 染色体连锁低 γ 球蛋白血症（X-linked agammaglobulinemia, XLA），其致病基因是 Btk。Btk 属于胞浆酪氨酸蛋白激酶的 Tec 家族，其功能是参与 B 细胞抗原受体和一些作用于 B 细胞的细胞因子受体介导的信号转导途径，当 Btk 基因发生各种点突变

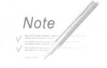

时,会直接导致 B 淋巴细胞发育不全,抗体产生障碍。发病者多为男性,主要症状是外周血成熟 B 细胞明显降低,血清几乎检测不到免疫球蛋白。病人常在幼年反复出现严重的细菌感染,需要终生静脉输入抗体。

(三)受体与药物

药物与机体生物大分子的结合部位即药物作用靶点,包括受体、酶、离子通道、转运体、免疫系统、基因等。其中受体是最主要和最重要的药物作用靶点,现有药物中超过 50% 的药物以受体为作用靶点。因此,在现代新药研究与开发中,常根据受体内源性配体以及天然底物的化学结构特征设计药物分子,发现选择性作用于受体的新药。

1. 作用于 G-蛋白偶联受体 在作用于受体的药物中,以 G-蛋白偶联受体为作用靶点的药物占绝大多数,α、β、M、DA、$GABA_B$、5-HT(5-HT$_3$ 除外)、阿片类、嘌呤类、前列腺素及一些多肽激素等的受体属于此类。

2. 作用于离子通道受体 N、$GABA_A$、5-HT$_3$ 等受体是离子通道受体。

3. 作用于酪氨酸激酶受体 胰岛素、胰岛素生长因子、上皮生长因子、血小板生长因子等作用于该类受体。

4. 作用于胞内受体 糖皮质激素、性激素、甲状腺激素、维生素 D 及维生素 A 作用于胞内受体。

本章小结

受体是细胞膜上或细胞内具有对生物活性分子特异识别和结合功能的生物大分子,绝大多数受体是蛋白质,故受体应具备三个特征,即受体蛋白的结构、受体对配体的识别和结合、受体的信号转导。

受体分为膜受体和胞内受体两大类,膜受体又包括配体依赖性离子通道受体、G-蛋白偶联受体、有激酶活性的单次跨膜受体和无激酶活性的单次跨膜受体四个亚类。根据内源性配体的不同受体还可分为许多型与亚型。受体和配体进行识别结合和信号转换时具有高度特异性、高效亲和力、可饱和性、可逆性和产生特定的生理效应等特点。许多因素可以影响细胞的受体数目和受体对配体的亲和力,从而调节受体活性,包括受体上调和受体下调。

受体-配体相互作用学说经过不断补充和发展,从经典的占领学说到两态变构模型学说,基于上述学说推导出了药物与受体反应动力学基本公式。配体与受体相互作用,经过细胞内的第二信使、酶和信号转导蛋白三大类信息分子传递,最后产生相应的生物学效应。

受体病是因受体异常而诱发的一类疾病,主要包括先天遗传性受体病和自身免疫性受体病。G-蛋白偶联受体与心血管疾病、肿瘤、遗传性疾病及药物成瘾等有关。单次跨膜受体异常与胰岛素抵抗的糖尿病有关,酪氨酸蛋白激酶突变可引起 Bruton 综合征。受体是最重要的药物作用靶点,现有药物中 50% 以上是以受体为作用靶点的。

思考题

1. 简述受体的分类及各类受体的结构特点与功能。
2. 受体与配体相互作用的特点有哪些?
3. 一种受体为什么可能同时激活几条信号传导通路?
4. 阐述 G-蛋白偶联受体异常与疾病的关系。

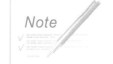

参考文献

1. http：∥www. prenhall. com/lewi

2. Robert F. Weaver. Molecular Biology. 5th ed. New York：McGraw-Hill,2012.

3. 贺师鹏,胡雅儿,夏宗勤.受体研究技术.第 2 版.北京：北京大学医学出版社,2011.

4. 查锡良,药立波.医学分子生物学.北京：人民卫生出版社,2004.

5. 查锡良,药立波.生物化学与分子生物学.第 8 版.北京：人民卫生出版社,2013.

6. 贾弘禔,冯作化.生物化学与分子生物学.第 2 版.北京：人民卫生出版社,2010.

7. 薛丹,尹京苑,梁龙. G-蛋白偶联受体突变及相关疾病.生物技术通讯,2007,(18)5：811-814.

8. http：∥openstaxcollege. org/l/cell_signals.

9. http：∥www. cancer. gov/cancertopics/understandingcancer/targetedtherapies.

（侯　琳）

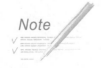

Note

第四章　细胞信号转导

　　机体正常的新陈代谢活动,除了存在物质交换与能量交换之外,还需要有信息交换控制物质交换与能量交换的有序进行。单细胞生物可以与环境直接交换信息,高等生物则通过细胞间相互识别和相互作用来保持所有细胞行为的协调统一。生物体内一些细胞发出信号(化学或物理信号),而另一些细胞则接收信号并将其转变为细胞内各种分子活性的变化,从而改变细胞内的某些代谢及生命活动,这一过程称为细胞通讯(cell communication)。细胞针对外源信号所发生的细胞内生物化学变化及效应的全过程称为信号转导(signal transduction)。细胞通讯和信号转导过程是高等生物生命活动的基本机制,其最终目的是使机体在整体上对外界环境的变化发生最为适宜的反应。

　　阐明细胞信号转导的途径及其分子机制对于认识细胞在增殖、分化、代谢及死亡等多种生命过程中的表现和调控方式,以及对于这些生命活动本质的理解具有重大的理论价值,同时对于认识各种疾病的分子发病机制和发现新的诊疗手段也具有非常重要的实用价值。随着近年来分子生物学技术手段的不断改进,人们对细胞内信号转导的认识也越来越深入。现已知道细胞内存在多种信号转导方式和途径,它们在多个层次上交叉调控,形成一个复杂的网络系统。本章将重点讨论目前对于体内细胞信号转导途径及其分子机制的认识。

第一节　细胞信号转导的分子基础

　　细胞信号转导是将来自细胞外的信息传递到细胞内各种效应分子的过程。通过此过程,细胞将外源信号经特异性的受体转变为细胞内多种分子活性、浓度或含量、细胞内定位等的变化,从而改变细胞的某些代谢过程或生物学行为如生长速度、细胞迁移能力,甚至引起细胞的凋亡。因此,在细胞外信号进入并在细胞内传递的过程中主要涉及的分子可分为四大类:①细胞所接收的各种外源信号;②介导细胞外信号向细胞内传递的特异性受体;③构成细胞内信号转导途径的各种信号转导分子;④以及执行各种生物学效应的效应分子。由于激素、受体等的结构和功能在前面章节已有比较详细的讲述,对它们仅简单介绍和回顾,这里主要对重要的细胞内信号转导分子进行详述。

一、细胞外信号

　　对于多细胞生物而言,其体内的单个细胞可接收的细胞外信号可以是细胞间的接触刺激信号、也可以是所处微环境中的各种化学和物理信号,但是体内细胞所感受的外源信号主要是为适应环境而不断变异进化所建立的化学信号。细胞与细胞间可通过孔道直接进行物质交换,或通过细胞表面分子相互作用实现信息交流,这种最原始的通讯方式至今仍是高等动物细胞分化、个体发育及实现整体功能协调、适应的重要方式之一;但是相距较远细胞之间的功能协调必须有可以远距离发挥作用的信号。根据细胞外信号溶解性、来源等特点,将其可分为可溶性信号分子和膜结合性信号分子。

（一）可溶性信号分子

　　在多细胞生物中,细胞通过分泌一些化学物质(如蛋白质或小分子有机化合物)而发出信

Note

号,这些信号分子作用于靶细胞表面或细胞内的特异性受体,调节靶细胞的功能,从而实现细胞之间的信息交流,这些细胞分泌的化学物质称为可溶性信号分子(soluble signalling molecules)。根据可溶性信号分子的溶解特性,可将其分为脂溶性化学信号(liposoluble chemical signal)和水溶性化学信号(water-soluble chemical signal)两大类;而根据可溶性信号分子在体内作用的距离范围,则可将其分为神经递质(neural transmitter)、内分泌信号(endocrine)和旁分泌信号(paracrine)三大类(表4-1)。有些旁分泌信号还作用于发出信号的细胞自身,称为自分泌(autocrine),作为游离分子在细胞间传递。

表 4-1　可溶性信号分子的分类

	神经分泌	内分泌	旁分泌及自分泌
化学信号的名称	神经递质	激素	细胞因子
作用距离	nm	m	mm
受体位置	膜受体	膜或胞内受体	膜受体
举例	乙酰胆碱、谷氨酸	胰岛素、甲状腺激素、生长激素	表皮生长因子、白细胞介素、神经生长因子

(二) 膜结合性信号分子

在多细胞生物中,每个细胞的细胞膜外表面都有很多蛋白质、糖蛋白和蛋白聚糖分子;相邻细胞可通过细胞膜表面分子的特异识别和相互作用而传递信号。当细胞通过细胞膜表面分子发出信号时,这些分子就被称为膜结合性信号分子(membrane-bound signalling molecules)或接触依赖性信号分子(contact-dependent signalling molecules),并与其靶细胞表面能识别它们的特异性分子(即受体)结合,将信号传入靶细胞内。这种通过相邻细胞膜表面分子间相互作用接收并传递信号的细胞通讯方式称为膜表面分子接触通讯(contact signaling by membrane-bound molecules)。相邻细胞间黏附因子的相互作用、T淋巴细胞与B淋巴细胞表面分子的相互作用等均属于这一类通讯方式。

二、受体

受体通常是细胞膜上或细胞内能识别外源化学信号并与之结合的蛋白质分子(个别为糖脂)。根据它在细胞内的位置,常将其分为细胞表面受体(又称膜受体)和细胞内受体两种。可溶性和膜结合性信号分子都是常见的配体,通常水溶性化学信号通过与膜受体结合传导信号;脂溶性化学信号与细胞内受体结合传导信号(图4-1)。不论是膜受体还是细胞内受体,其作用都是识别外源信号,转换配体信号,使之成为细胞内可识别的信号,并传递至其他分子引起应答反应。受体与配体的结合,具有高度专一性、高度亲和性、可饱和性和可逆性等特点。关于受体的具体内容详见第三章。

三、细胞内信号转导分子

细胞特异性的受体识别并与结合特定的细胞外信号,将其转换成细胞内一些蛋白质分子和小分子活性物质可以识别的配体信号,进而通过这些分子将其传递至其他分子并引起细胞应答。这些能够传递信号的细胞内蛋白质分子和小分子活性物质被称为信号转导分子。信号转导分子是构成细胞内信号转导途径的分子基础,根据其作用特点,主要分为小分子第二信使、酶和信号转导蛋白三大类。

(一) 小分子第二信使

细胞内能够传递信号的小分子活性物质常被称为第二信使(second messenger)。环腺苷酸

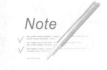

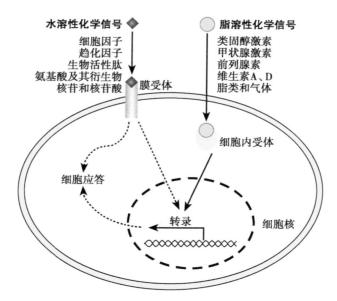

图 4-1 水溶性和脂溶性化学信号的转导

（cyclic AMP，cAMP）、环鸟苷酸（cyclic GMP，cGMP）、二脂酰甘油（diacylglycerol，DAG）、三磷酸肌醇（inositol-1，4，5-triphosphate，IP$_3$）、磷脂酰肌醇-3，4，5-三磷酸（phosphatidylinositol-3，4，5-triphosphate，PIP$_3$）、Ca^{2+}、NO 气体等是常见的细胞内第二信使。确定一种小分子活性物质是否属于第二信使，它应具有细胞内小分子第二信使的几个特点：①在完整细胞中，其浓度（如 cAMP、cGMP、DAG、IP$_3$等）或分布（如 Ca^{2+}）可在细胞外信号的作用下发生迅速改变；②该分子类似物可模拟细胞外信号的作用；③阻断该分子的变化可阻断细胞对外源信号的反应；④在细胞内有特定的靶分子；⑤可作为别构效应剂作用于靶分子；⑥不位于能量代谢途径的中心。表 4-2 列举了部分第二信使的名称、代谢酶、靶分子及参与的生理功能。

表 4-2 细胞内主要的第二信使

名称	浓度的调节	代表性靶分子	涉及的一些细胞功能
cAMP	由 AC 催化 ATP 生成、经 cAMP 依赖的 PDE 将其水解为 AMP	PKA，离子通道	代谢、转录、味觉、嗅觉
cGMP	由 GC 催化 GTP 生成、经 cGMP 依赖的 PDE 将其水解为 GMP	PKG，离子通道	心肌和平滑肌收缩、视觉
IP$_3$	由 PLC 水解 PIP$_2$生成	IP$_3$受体（一种钙离子通道）	同 Ca^{2+}
DAG	由 PLC 水解 PIP$_2$生成	PKC	转录、细胞骨架重组、细胞增殖
Ca^{2+}	细胞外钙内流及细胞内钙库的释放	PKC、钙调蛋白	转录、细胞骨架重组、细胞增殖
PIP$_3$	由 PI3K 催化 PIP$_2$磷酸化生成	PKB	代谢、细胞黏附
NO	NOS	GC、细胞色素	心肌和平滑肌收缩、氧化应激

注：cAMP：cyclic AMP；cGMP：cyclic GMP；AC：adenylate cyclase；GC：guanylate cyclase；PDE：phosphodiesterase；PK：protein kinase；IP$_3$：inositol-1，4，5-triphosphate；DAG：diacylglycerol；PLC：phospholipase；PIP$_3$：phosphatidylinositol-3，4-triphosphate；NOS：NO synthase.

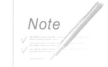

　　Earl W. Sutherland, Jr.（1915. 11. 19—1974. 3. 9）是美国著名药物学家及生理学家。1957 年，Earl W. Sutherland et al. 在研究胰高血糖素诱导肝切片糖原分解时，提出环腺苷酸（cyclic AMP,cAMP）是激素在细胞内的第二信使，即激素信号跨膜传递学说，这是细胞信号转导领域中最具开创性的工作之一。cAMP 是第一个发现的第二信使。Earl W. Sutherland 因发现激素的作用机制获得 1971 年诺贝尔生理学或医学奖。

1. 环核苷酸 cAMP 和 cGMP

　　（1）cAMP 和 cGMP 的生成和水解：cAMP 和 cGMP 是目前已知的两种细胞内环核苷酸类第二信使。它们的上游信号转导分子是相应的核苷酸环化酶，催化其生成。cAMP 的上游分子是腺苷酸环化酶（adenylate cydase,AC），为膜结合的糖蛋白（分子量：120KD），哺乳类动物的 AC 至少有 8 型同工酶；AC 活化后可催化 ATP 环化生成 cAMP。cGMP 的上游分子是鸟苷酸环化酶（guanylate cyclase,GC），GC 有膜结合的受体型和细胞质型两种形式，这两种形式可同时存在于一个组织和细胞中；细胞质中的 GC 含有血红素辅基，可直接受一氧化氮（NO）和相关化合物激活；GC 活化后可催化 GTP 环化生成 cGMP。

　　细胞中存在多种催化环核苷酸水解的磷酸二酯酶（phosphodiesterase,PDE）。PDE 对 cAMP 和 cGMP 的水解具有相对特异性。例如，PDE2 可水解 cAMP 和 cGMP，在心肌和肾上腺组织中，一定浓度的 cGMP 可使 PDE2 可水解 cAMP 的能力增加 10 倍，这种协同效应在这些器官的环核苷酸调节中具有非常重要的作用。PDE3 和 PDE4 是水解 cAMP 的特异性 PDE，可以负反馈调节 cAMP 的生成，这在维持 cAMP 稳定浓度方面发挥了重要作用。如：胰高血糖素在脂肪细胞中升高 cAMP 水平的同时会增加 PDE3 活性，促进 cAMP 水解。

　　cAMP 和 cGMP 生成和水解的过程如图 4-2 所示。

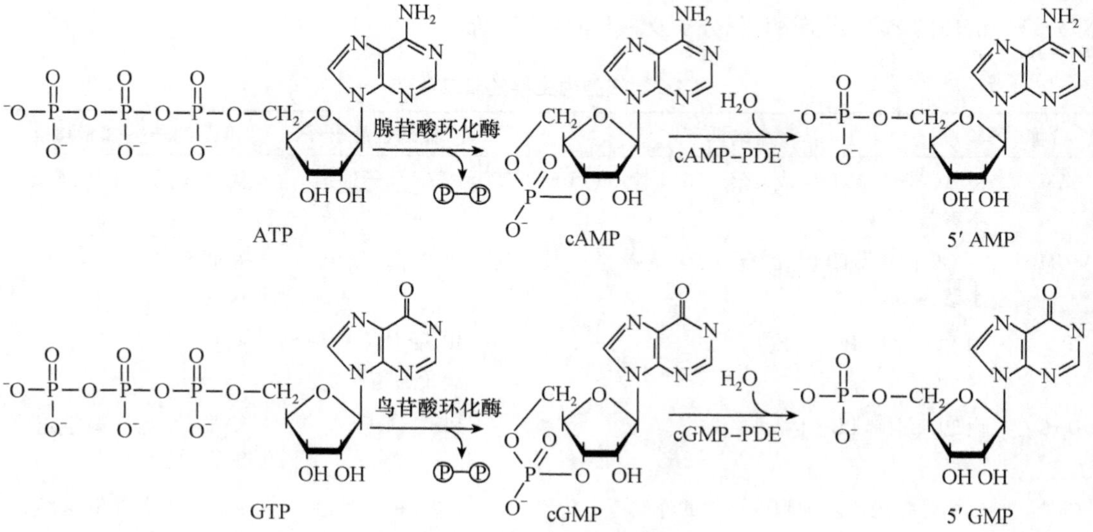

图 4-2　cAMP 和 cGMP 的结构及其代谢

　　（2）cAMP 和 cGMP 的作用：环核苷酸 cAMP 和 cGMP 在细胞内作为别构效应剂作用于一些蛋白质分子而导致其构象发生变化，从而使其活性状态发生改变。蛋白激酶是一类重要的细胞内信号转导分子，也是环核苷酸 cAMP 和 cGMP 直接作用的靶分子，信号转导过程中 cAMP 和 cGMP 可以别构调节蛋白激酶的活性。

　　cAMP 的下游信号转导分子是蛋白激酶 A（protein kinase A,PKA）。PKA 属于蛋白丝/苏氨

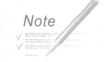

酸激酶类,是由2个催化亚基(C)和2个调节亚基(R)组成的四聚体。R亚基与C亚基结合后可抑制C亚基的催化活性,故四聚体的PKA无催化活性。当cAMP与其靶蛋白R亚基结合后,可使R亚基构象发生改变并解除对C亚基的抑制,从而释放出2分子游离的、具有催化活性的C亚基(图4-3)。活化的PKA可使多种蛋白质底物的丝氨酸/苏氨酸残基发生磷酸化,改变其活性状态。PKA广泛存在于多种组织,其底物分子包括糖原合酶、磷酸化酶b激酶等参与糖脂代谢的一些酶类、离子通道和一些转录因子等。cAMP激活PKA而升高血糖作用机制如图4-3所示。

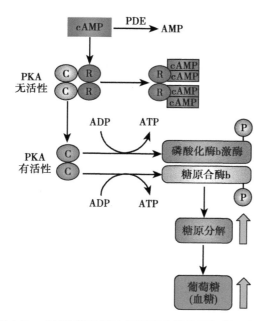

图4-3 cAMP激活PKA而升高血糖作用机制示意图

　　cGMP的下游分子是蛋白激酶G(protein kinase G,PKG)。PKG是由相同亚基构成的二聚体。与PKA不同的是,PKG的调节结构域和催化结构域存在于同一个亚基内。当无cGMP结合时,PKG无活性;当cGMP结合后,PKG变构暴露出底物结合部位进而发挥其催化作用。PKG脑组织和平滑肌中含量丰富,对神经系统的信号转导以及心肌、平滑肌收缩方面具有重要调节作用。

　　环核苷酸作为别构效应剂还可作用于细胞内非蛋白激酶类的其他信号转导分子。cAMP和cGMP也可直接别构调节一些离子通道。如cGMP结合视杆细胞膜上富含的cGMP-门控阳离子通道、可使其开放;同样,嗅觉细胞内的cAMP增高时可使核苷酸-门控钙通道开放。

　　2. 脂类第二信使　体内磷脂代谢生成的很多脂类衍生物具有第二信使的特征,参与细胞内的信号转导过程。它们包括磷脂酸(Phosphatidic acid,PA)、溶血磷脂(lysophosphatidic acid,LPA)、花生四烯酸(arachidonic acid,AA)、二酰甘油(diacylglycerol,DAG)、4-磷酸磷脂酰肌醇(4-phosphatidylinositol phosphate或PI-4-phosphate,PIP)、磷脂酰肌醇-4,5-二磷酸(Phosphatidylinositol-4,5-diphosphate,PIP_2)、磷脂酰肌醇-3,4,5-三磷酸(phosphatidylinositol-3,4,5-triphosphate,PIP_3)和肌醇-1,4,5-三磷酸(inositol-1,4,5- triphosphate,IP_3)等。

　　(1)脂类第二信使的生成:催化磷脂水解的两类酶主要是各种特异性的磷脂酰肌醇激酶(phosphatidylinositol kinases,PI-Ks)和磷脂酶(phospholipase,PL)。PI-Ks催化磷脂酰肌醇(phosphatidylinositol,PI)的磷酸化;根据肌醇环磷酸化基团位置不同,PI-Ks被分为磷脂酰肌醇-3-激酶(PI-3K或PI3K)、磷脂酰肌醇-4-激酶(PI-4K)和磷脂酰肌醇-5-激酶(PI-5K)等。磷脂酶C(phospholipase C,PLC)又称为磷脂酰肌醇特异性磷脂酶C(PI-PLC),广泛分布于哺乳动物组织细胞

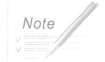

Note

内,是能特异性地催化 PI 水解的重要磷脂酶;例如 PLC 可将 PIP$_2$ 分解成为 DAG 和 IP$_3$,其中 DAG 是脂溶性分子、生成后仍留在细胞膜上,而 IP$_3$ 是水溶性分子、生成后可扩散至细胞质中。PI-Ks 和 PLC 催化产生脂类衍生物第二信使的过程以及生成的重要第二信使 DAG、IP$_3$ 的结构如图 4-4 所示。

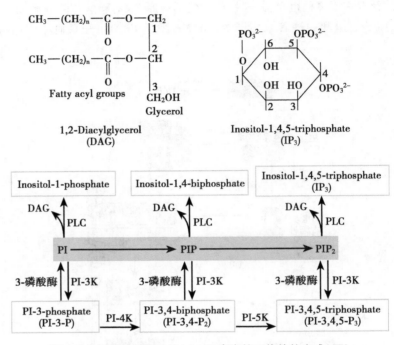

图 4-4   DAG、IP$_3$ 的结构(上)及脂类第二信使的生成(下)

(2)脂类第二信使的作用:脂类第二信使变构调节靶分子,第二信使的种类及其靶分子的不同,其构象改变后的效应也不同。①IP$_3$ 生成后从细胞膜扩散至细胞质中,与内质网或肌质网膜上的 IP$_3$ 受体(即 IP$_3$ 控制的 Ca^{2+} 通道)结合,引起 Ca^{2+} 通道开放,促进细胞钙库内的 Ca^{2+} 迅速释放,细胞中局部 Ca^{2+} 浓度迅速升高。②DAG 和钙离子在细胞内的靶分子之一是蛋白激酶 C(PKC)。PKC 属于蛋白丝/苏氨酸激酶,其作用的底物蛋白质包括膜受体、膜蛋白、多种酶和转录因子等,广泛参与细胞的多种生理活动。目前发现的 PKC 同工酶有 12 种以上,不同的同工酶有不同的酶学特性、特异的组织分布和亚细胞定位,对辅助激活剂的依赖性亦不同。③PIP$_3$ 的靶分子之一是蛋白激酶 B(protein kinase B,PKB),PKB 也是一类蛋白丝/苏氨酸激酶,其激酶活性区序列 PKA 和 PKC 高度同源,又因其与 T 细胞淋巴瘤中的逆转录病毒癌基因 V-akt 编码的蛋白 Akt 同源,因而又被称为 Akt。PKB/Akt 的底物有糖原合酶激酶-3、核糖体蛋白 S6 激酶、转录因子以及细胞凋亡相关蛋白 Bad 等,PIP$_3$ 能使 PKB/Akt 聚集到细胞膜,并发生构象变化,从而促进底物蛋白磷酸化,广泛参与体内的许多生理过程。

3. 钙离子   钙离子是细胞内重要的第二信使,可以激活与信号转导有关的多种酶类,如钙调蛋白依赖性蛋白激酶 Ⅰ 和 Ⅱ、PKC、腺苷酸环化酶、cAMP 特异磷酸二酯酶和一氧化氮合酶等。

(1)钙离子在细胞中的分布   胞液 Ca^{2+} 浓度远高于细胞内,而细胞内 90% 以上的 Ca^{2+} 又储存于细胞内钙库(内质网和线粒体内),胞质内的 Ca^{2+} 浓度很低,具有明显的区域特征。如果细胞质膜或细胞内钙库的 Ca^{2+} 通道开启,可引起细胞胞外的钙内流或细胞内钙库的钙释放,使胞质内 Ca^{2+} 浓度急剧升高,进而引发一系列的生理效应。细胞质内的 Ca^{2+} 又可再通过细胞质膜及钙库膜上的钙泵(Ca^{2+}-ATP 酶)返回细胞外或细胞内钙库,维持细胞质内的低钙状态。

(2)钙离子的第二信使作用   Ca^{2+} 下游信号转导分子之一是钙调蛋白(Calmodulin,CaM),

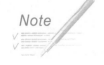

CaM 是一种的钙结合蛋白,分子量17kD。钙调蛋白本身无活性;当细胞内钙离子浓度升高时,一分子 CaM 与 4 个 Ca^{2+} 结合,形成 Ca^{2+}/CaM 复合物时 CaM 变构激活,调节钙调蛋白依赖性蛋白激酶的活性。Ca^{2+} 与 CaM 的结合具有协同效应,即少量的细胞内 Ca^{2+} 浓度增加,可引起大量的 CaM 与 Ca^{2+} 结合。乙酰胆碱、儿茶酚胺、加压素、血管紧张素和胰高血糖素等均可引起细胞内 Ca^{2+} 浓度增加。除了 CaM,PKC、AC 和 cAMP-PDE 等多种信号转导分子都是钙离子的靶分子,Ca^{2+} 通过别构效应激活这些分子。

4. 气体分子第二信使　细胞内一氧化氮合酶可催化精氨酸分解产生瓜氨酸和 NO(nitrogen monoxide,NO)。NO 可通过激活鸟苷酸环化酶、ADP-核糖转移酶和环氧化酶等而传递信号。除了 NO 以外,CO(carbonic Oxide,CO)和 H_2S(sulfuretted hydrogen,H_2S)的第二信使作用都已得到证实。

　　一氧化氮是 Hamphrey·Davy 1935 年在研究"笑气"时发现的,一直被认为是一种对生物有害的无机气体。1980 年,美国药理学家 Furchgott 等人提出乙酰胆碱的舒血管作用依赖血管内皮释放的内皮舒张因子(EDRF),1986 年证实 EDRF 就是 NO,并首次发现气体分子在生物体内可以发挥信号传递作用。为此,NO 被美国 *Science* 杂志评为 1992 年的"明星分子",Furchgott 等人因对"NO 作为心血管系统的信号分子"的杰出工作而荣获 1998 年度的诺贝尔生理/医学奖。

(二) 酶

细胞内许多信号转导分子都是酶,其中蛋白激酶(protein kinase,PK)与蛋白磷酸酶(protein phosphatase)是一对催化蛋白质可逆性磷酸化修饰的重要酶类。磷酸化修饰可以提高或降低酶分子的活性,蛋白质的磷酸化与去磷酸化是快速调节细胞内信号转导分子活性的最主要方式。除此以外,细胞内还有一些催化第二信使生成与转化的酶,如前面所述的 AC、GC、PLC、PLD 等。在此主要讲述蛋白激酶与蛋白磷酸酶。

1. 蛋白激酶　蛋白激酶是催化 ATP 的 γ-磷酸基转移至靶蛋白的特定氨基酸残基上的一类酶。蛋白质氨基酸残基上能发生磷酸化的功能基团有:丝氨酸/苏氨酸羟基、酪氨酸的酚羟基;组氨酸的咪唑环、赖氨酸的 ε-氨基、精氨酸的胍基以及半胱氨酸的巯基等。迄今发现的蛋白激酶已有 800 多种,表 4-3 列举了细胞内一些主要的蛋白激酶的名称、作用、调控分子及其所参与的信号通路。目前对催化丝氨酸/苏氨酸羟基、酪氨酸的酚羟基磷酸化的蛋白激酶的结构和功能了解较多,因而,根据羟基的不同,将催化蛋白质分子氨基酸残基上羟基磷酸化的蛋白激酶分为蛋白丝/苏氨酸激酶(protein serine/threonine kinases)和蛋白酪氨酸激酶两大类。

(1) 蛋白丝/苏氨酸激酶:许多信号转导途径都涉及蛋白丝/苏氨酸激酶的作用。例如,在介绍第二信使的下游信号转导分子时已提及的受环核苷酸调控的 PKA 和 PKG、受 PIP_3 调控的 PKB、受 DAG/Ca^{2+} 调控的 PKC、受 Ca^{2+}/CaM 调控的 Ca^{2+}/CaM-PK,它们均属于蛋白丝/苏氨酸激酶,在代谢、转录、细胞增殖与凋亡、肌肉收缩、应激等方面发挥了重要作用。

此外,对细胞增殖、分化、炎症、应激至关重要的、受丝裂原激活的蛋白激酶(mitogen activated protein kinase,MAPK)也属于蛋白丝/苏氨酸激酶。哺乳类动物细胞 MAPK 至少有 12 种,最重要的有细胞外信号调节激酶(extracellular signal-regulated kinase,ERK)、p38 MAPK 和 c-Jun 氨基末端激酶/应激活化蛋白激酶(c-Jun N-terminal kinase/stress-activated protein kinase,JNK/SAPK)这 3 个亚家族,它们的结构、功能等将在 MAPK 信号途径中一并讲述。MAPK 亚家族成员磷酸化的底物大部分是转录因子、蛋白激酶等。

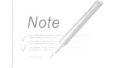

表4-3　细胞内一些重要的蛋白激酶

类型	名称	调节子	底物	涉及的途径
丝/苏氨酸蛋白激酶	PKA	cAMP	糖原合酶,CREB	代谢、转录
	PKB	PIP$_3$	糖原合酶激酶、半胱天冬酶9	代谢、细胞增殖、凋亡
	PKC	DAG,Ca^{2+}	c-Fos、膜钙离子通道	转录、细胞骨架重组、细胞增殖
	PKG	cGMP	肌球蛋白,NOS	心肌和平滑肌收缩
	CaM-PK	Ca^{2+}-CaM		肌肉收缩、应激
	MAPK	Ras		细胞增殖与分化、炎症、应激等
	CDK	Cyclins		细胞周期
	TGF β receptor	TGF β		细胞增殖与分化
酪氨酸蛋白激酶（PTKs）	受体型 PTKs：EGFR,InsR	EGF、胰岛素	自身磷酸化、IRS1	细胞增殖与分化、代谢
	胞浆内的 PTKs：Src 家族、Syk 家族、JAK 家族、Tec 家族	受体激活	T 细胞受体、B 细胞受体	细胞激活
	核内的 PTKs：Ab1	r	r	细胞周期

注：MAPK：mitogen activated protein kinases；CDK：cyclin dependent kinase；PTK：protein tyrosine kinase Nos：nitc oxide synthase；CaM：calmodulin，STAT：signal transducer and activator of transcription；CREB：cAMF response element binding factor；TGF：transform growth factor；EGF：epidermal growth factor；IRS-l：insulin receptor Substrate-1；STAT：signal transducer and transcription activator

　　MAPK 的上游信号转导分子是 MAPKK（MAP kinase kinase），MAPKK 的上游信号转导分子是 MAPKKK（MAP kinase kinase kinase），这两级信号转导分子也都是蛋白激酶。细胞未受刺激时，这些激酶处于无活性状态；当受到生长因子或其他因素刺激时，其上游信号转导分子被依次活化，进而将 MAPKKK 激活，激活的 MAPKKK 通过磷酸化修饰进一步激活 MAPKK，后者再磷酸化修饰激活 MAPK，从而形成逐级磷酸化的级联激活反应，即 MAPK 级联激活（MAPK cascade）。激活的 MAPK 转移至细胞核内，使一些转录因子发生磷酸化，改变细胞基因表达谱。此外，它也可以修饰激活一些其他的酶。MAPK 级联激活是多种信号通路的中心环节。

　　（2）蛋白酪氨酸激酶：PTK 催化蛋白质分子中酪氨酸残基的磷酸化，转导细胞增殖与分化信号。不论是生长因子作用后正常细胞的增殖、肿瘤细胞的增殖，还是 T 细胞、B 细胞或肥大细胞的活化，都伴随有瞬间发生的多种蛋白质分子中酪氨酸残基的磷酸化。根据酶是否与受体结合及所在位置，蛋白酪氨酸激酶可分为：受体型 PTK 和非受体型 PTK，后者又可分为胞浆内 PTK 和核内 PTK。

　　如前所述，受体型 PTK 是一些具有 PTK 功能的单跨膜受体，其胞外段为配体结合区，中间段为跨膜区，胞内段含有 PTK 的催化结构域。它与配体结合后形成二聚体，同时激活其 PTK 酶活性，使受体胞内段酪氨酸残基磷酸化，即自身磷酸化（autophosphorylation）。磷酸化的受体募集含有 SH2 结构域的信号分子，从而将信号传递至下游分子。常见的受体型 PTK 有表皮生长因子受体（EGFR）、胰岛素受体（InsR）等。非受体型的 PTK 本身不是受体、但常与受体结合，由受体激活而向下游传递信号的一些胞内 PTK（常见的有 Src 家族、Syk 家族、JAK 家族、Tec 家族等）和核内的 PTKs（Abl 家族等）。

　　2. 蛋白磷酸酶　蛋白磷酸酶（protein phosphatase）使磷酸化的蛋白质发生去磷酸化，与蛋白

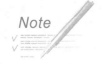

激酶相对应而存在,与蛋白激酶共同构成了蛋白质活性的调控系统。无论蛋白激酶对其下游分子的作用是正调节还是负调节,蛋白磷酸酶都将对蛋白激酶所引起的变化产生衰减或终止效应。依据蛋白磷酸酶所作用的氨基酸残基不同,它们被分为蛋白丝/苏氨酸磷酸酶和蛋白酪氨酸磷酸酶。少数蛋白磷酸酶具有双重作用,可同时除去酪氨酸和丝/苏氨酸残基上的磷酸基团。

（三）信号转导蛋白

除了第二信使和作为信号转导分子的酶,信号转导途径中还有许多没有酶活性的蛋白质,它们通过分子间的相互作用被激活、或激活下游分子而传导信号,这些信号转导分子被称为信号转导蛋白(single transduction protein),主要包括 G 蛋白、衔接蛋白和支架蛋白。

1. G 蛋白　　G 蛋白(G protein)全称为 GTP 结合蛋白(GTP binding protein),也称为鸟苷酸结合蛋白。是一类非常重要的信号转导分子,在各种细胞信号转导途径中,G 蛋白起到开关作用。G 蛋白结合 GTP 或 GDP 时其构象不同。当其结合的核苷酸为 GTP 时处于活化形式,可结合并别构激活下游分子,使相应的信号转导途径开放;而当其结合的 GTP 水解成为 GDP 时(G 蛋白自身具有 GTP 酶活性),G 蛋白则回到非活化状态、关闭相应的信号转导途径。G 蛋白主要包括位于细胞膜、并可与 G 蛋白偶联受体(七跨膜受体)相结合的异源三聚体 G 蛋白和位于细胞质内的低分子量 G 蛋白(也称为小 G 蛋白,small G protein)。

（1）异源三聚体 G 蛋白:位于细胞质膜内侧的异源三聚体 G 蛋白由 α、β 和 γ 三个亚基组成,其中具有内在 GTP 酶活性的 α 亚基含有多个功能位点,如与 G 蛋白偶联受体(G protein-coupled receptor,GPCR)结合并受其活化调节的部位、与 β、γ 亚基相结合的部位、与 GDP 或 GTP 结合部位以及与下游效应分子相互作用的部位等。β、γ 亚基为结合紧密的二聚体,只有在蛋白变性后才解离,其主要作用是与 α 亚基形成复合体并定位于细胞质膜内侧。

当 GPCR 与配体结合后其构象改变,进而引起与其偶联的 G 蛋白的构象发生改变,使 α 亚基与 GDP 的亲和力下降、释放 GDP 并与 GTP 结合,与 β、γ 亚基解离,成为活化状态的 α 亚基;活化的 α 亚基再激活其下游信号转导分子,将信号进一步传递,调节细胞功能。α 亚基内在的 GTP 酶活性可将 GTP 水解成 GDP,α 亚基重新与 β、γ 亚基结合形成三聚体,回到静止状态。G 蛋白这种有活性和无活性状态的转换称为 G 蛋白循环(G Protein cycle)。

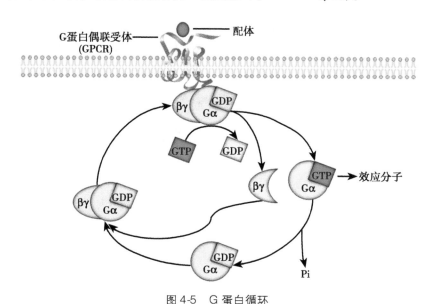

图 4-5　G 蛋白循环

活化的 G 蛋白的 α 亚基主要作用于生成或水解细胞内第二信使的酶,如 AC、PLC 等效应分子,改变它们的活性,从而改变细胞内第二信使的浓度。可以激活 AC 的 G 蛋白的 α 亚基称为

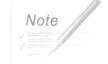

α_s(s 代表 stimulate);反之称为 α_i(i 代表 inhibit)。偶联于 GPCR 的 G 蛋白有数十种之多,部分 G 蛋白的 α 亚基种类、效应分子及所调节的第二信使见表 4-4。

表 4-4　哺乳类动物细胞中的 Gα 亚基种类及效应

G 蛋白种类	效　　应	产生的第二信使	第二信使的靶分子
α_s	AC 活化↑	cAMP↑	PKA 活性↑
α_i	AC 活化↓	cAMP↓	PKA 活性↓
α_q	PLC 活化↑	Ca^{2+}、IP_3、DAG↑	PKC 活化↑
α_t	cGMP-PDE 活性↑	cGMP↓	Na^+通道关闭

(2) 低分子量 G 蛋白:低分子量 G 蛋白(21kDa)是多种细信号转导途径中的转导分子。Ras 是第一个发现的低分子量 G 蛋白,目前已知其家族成员已超过 50 种,在细胞内分别参与不同的信号转导通路,称这类蛋白质为 Ras 超家族;因它们都是由一个 GTP 酶结构域构成的蛋白质,故又将其称为 Ras 样 GTP 酶。例如,位于 MAPKKK 上游的 Ras,在外源信号的作用下成为 GTP 结合形式时,启动下游的 MAPK 级联反应。

细胞内存在专门控制低分子量 G 蛋白活性的调节因子,如鸟嘌呤核苷酸交换因子(guanine nucleotide exchange factor,GEF)和鸟苷酸释放蛋白(guanine nucleotide release protein,GNRP)可以增强其活性;鸟嘌呤核苷酸解离抑制因子(guanine nucleotide dissociation inhibitor,GDI)和 GTP 酶活化蛋白(GAP)等可以降低其活性。

2. 衔接蛋白和支架蛋白　信号转导分子在活细胞内接收、转导信号一些过程中,常有多种信号转导分子相互作用、聚集形成信号转导复合物(signaling complexes)。信号转导复合物的形成是一个动态过程,针对不同外源信号,可在细胞内聚集形成不同成分的复合物,传递不同信号,它的存在保证了信号转导的特异性和精确性,同时也增加了调控的层次,维持了机体的稳态平衡。信号转导复合物形成的基础是蛋白质相互作用。因而,信号转导复合物是信号转导途径和网络的结构基础,而信号转导复合物形成的基础则是蛋白质相互作用。

蛋白质相互作用的结构基础是蛋白相互作用结构域(protein interaction domain),这些蛋白相互作用结构域大部分由 50~100 个氨基酸构成,负责信号转导分子之间的特异性相互识别和结合,形成不同的信号转导通路。其特点如下(图 4-6):①不同信号转导分子中具有很高的同源

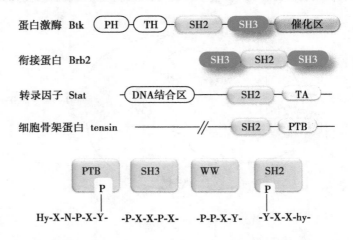

图 4-6　信号转导分子中蛋白质相互作用结构域的分布及作用
(图上方为蛋白质相互作用结构域在四个不同种类蛋白质中的分布,下方为几种结构域可识别和结合的结构)

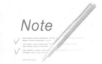

性;②一个信号转导分子中可含有两种以上的蛋白质相互作用结构域,因此可同时结合两种以上的信号分子;③同一类蛋白质相互作用结构域可存在于不同的分子中。因其一级结构不同,因而可选择性结合下游信号分子;④它们没有催化活性。目前确认的已超过40种,几种主要的蛋白相互作用结构域以及它们识别和结合的模体见表4-5。蛋白相互作用结构域衔接蛋白和支架蛋白参与了信号转导复合物的形成。

表4-5　蛋白质相互作用结构域及其识别模体举例

蛋白质相互作用结构域	缩写	存在分子种类	识别模体
Src homology 2	SH2	蛋白激酶、磷酸酶、衔接蛋白等	含磷酸化酪氨酸模体
Src homology 3	SH3	衔接蛋白、磷脂酶、蛋酶等	富含脯氨酸模体
Pleckstrin homology	PH	蛋白激酶、细胞骨架调节分子等	磷脂衍生物
Protein tyrosine binding	PTB	衔接蛋白、磷酸酶	含磷酸化酪氨酸模体

（1）衔接蛋白(adaptor protein):衔接蛋白是信号转导通路中将其上、下游信号转导分子连接起来的接头,其功能是募集和组织形成相应的信号转导复合物。它发挥作用的结构基础是蛋白相互作用结构域,多数衔接蛋白的结构中具有2个或2个以上的蛋白相互作用结构域。例如衔接蛋白Grb2就是由1个SH2结构域和2个SH3结构域构成的衔接蛋白,通过SH2和SH3结构域连接上、下游分子。

（2）支架蛋白(scaffolding proteins):一般是分子量较大的蛋白,可以同时结合很多位于同一信号转导通路中的信号转导分子,使这些分子避免与其他信号转导途径发生交叉反应,以维持信号转导途径的特异性;同时,也增加了调控的复杂性和多样性。细胞内有多种支架蛋白,分别参与不同信号转导复合物的组织。

第二节　信号转导的机制及基本规律

受体识别并与配体结合,将细胞外信号转换成配体信号,使之成为细胞内信号转导分子可识别的信号,并传递至其他分子引起细胞应答。在信号转导过程中,一组通过相互识别和作用、依次转换并传递信号的、细胞内信号转导分子的有序排列方式被称为信号转导通路或信号转导途径(signal transduction pathway)。每个细胞内有多条信号转导途径,其中每一条信号转导途径又由多种信号转导分子组成,这些分子有序地相互识别、作用,引起下游分子的活性、数量或分布状态的变化,从而将信号向下游传递,这种分子间的相互作用机制即构成了信号转导的基本机制。

在同一细胞中,一种受体分子转换的信号,可通过细胞内的一条或多条信号转导途径进行传递;不同受体分子转换的信号,也可通过相同的信号转导途径进行传递。由于细胞内的同一信号转导分子可被不同的信号转导途径所招募,因而不同的信号转导途径之间可以发生交叉调控(cross-talking),从而形成复杂的信号转导网络(signal transduction network)(图4-7)。随着细胞外信号种类和强度的不断变化,细胞内信号转导途径和网络的形成也会发生不断的改变,而且细胞外信号分子的作用具有网络调节特点,这个特点使得体内细胞因子或激素的作用具有一定程度的冗余和代偿性,单一缺陷不会导致对机体的严重损害。

一、信号转导途径的分类

按照受体的类型,可将信号转导途径分为膜受体介导的细胞内信号转导途径和细胞内受体介导的信号转导途径。前者又可分为:离子通道介导的信号转导途径、G蛋白酶偶受体介导的

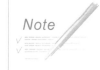

Signal transducer　　　　　　介导信号在细胞内传递的所有分子
Signal transduction pathway　信号转导过程中信号转导分子的排列方式
Signal transduction network　信号转导途径交叉联系形成的调控系统

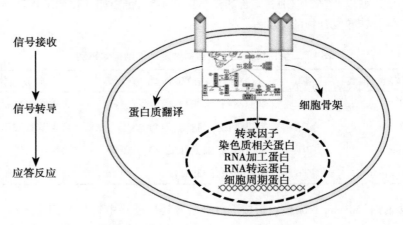

信号接收

信号转导

应答反应

蛋白质翻译

细胞骨架

转录因子
染色质相关蛋白
RNA加工蛋白
RNA转运蛋白
细胞周期蛋白

图 4-7　细胞信号转导基本方式示意图

信号转导途径和酶偶联受体介导的信号转导途径。

二、信号转导的分子机制

在细胞内信号转导过程中,信号转导分子依次相互识别、相互作用,形成上游分子和下游分子的关系;上游信号分子可通过改变下游信号转导分子的构象和细胞内定位、小分子信使的细胞内浓度或分布、或信号转导分子复合物的形成或解聚而发挥其信号传递的作用。细胞外的信号分子与受体结合后,可以使得细胞内多种信号转导分子的活性、浓度或含量、细胞内定位发生改变,从而将细胞外的信号转变为可以识别的细胞内信号并向下游传递,最终引起相应的细胞效应(代谢途径、基因复制与转录、及细胞分裂等)。细胞内信号转换和传递的分子机制主要包括以下几种。

1. 信号转导分子活性状态的变化　在细胞内的信号转导过程中,一些信号转导分子通过构象变化或磷酸化修饰可以导致该分子活性状态发生改变,即从有活性状态转变为非活性状态,或者从非活性状态转变为活性状态,从而对信号进行传递或终止。

2. 信号转导分子浓度或含量的变化　细胞外信号在信号传递的过程中,可以通过多种途径影响相应的细胞内信号转导分子和效应分子的合成与分解,进而引起它们浓度的改变,这些都将影响到信号的传递和细胞的应答。另外,一些信号转导分子通过构象变化或磷酸化修饰可以导致其下游分子的浓度迅速上升或者下降,进而使其靶分子的活性增高或降低,细胞功能得以改变。

3. 信号转导分子的构象变化　在细胞内的信号转导过程中,一些信号转导分子构象发生改变,从而使其活性增高或降低,并将信号传递到下游分子。引起细胞内信号转导分子构象变化的因素有:①蛋白分子的化学修饰,如磷酸化与去磷酸化等;②小分子第二信使的结合;③蛋白分子间的相互作用。

4. 细胞内信号转导分子的定位改变　在细胞内的信号转导过程中,一些信号转导分子通过构象变化或磷酸化修饰还可以导致该分子在细胞内的位置发生改变,称为转位(translocation)。细胞内定位的改变可以是原本位于细胞质中的分子转位至细胞膜、细胞核,也可以是转位至其他细胞器,从而将信号传递至相应部位。

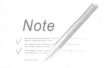

三、信号转导途径的基本规律

1. **信号的传递和终止**　通常情况下,细胞内信号转导分子通过相互识别、相互作用将所接收的信号依次转换并传递、引起细胞应答;一次信号传递完成,细胞则通过一定的方式终止信号的传递。实际上,信号的传递和终止就是信号转导分子的数量、活性、位置转换的双向反应。具体说就是信号转导分子通过迅速的结合与解离、或通过其活性与无活性状态间的转换、通过其在细胞内位置的改变而传递信号或终止信号传递。如 AC 催化生成 cAMP 而传递信号,磷酸二酯酶则将 cAMP 迅速水解为 5'-AMP 而终止信号传递。

2. **信号的逐级放大效应**　细胞在对外源信号进行转换和传递时,大都具有信号逐级放大的效应。典型的级联反应过程有:第三节将要学习的 G 蛋白偶联受体介导的信号转导途径和蛋白激酶偶联受体介导的 MAPK 途径等。

3. **信号转导途径的复杂性和多样性**　信号转导途径的复杂性和多样性表现在以下几个方面:①一种细胞外信号分子可通过不同信号转导通路影响不同的细胞;②一种受体可激活几条信号转导途径,多个受体也可激活同一条信号转导途径,受体与信号转导途径有多种组合;③细胞内的信号转导分子可以参与多条信号转导途径的信号转导;④细胞内的信号转导途径不是孤立存在的,而是存在着多种交互联系,当一条通路中的信号转导分子对另一条通路中的信号转导分子发挥调节作用时,这条通路中的信号转导分子即可对该通路发挥调控作用;⑤不同信号转导通路可参与调控相同的生物学效应;⑥细胞内的一些特殊事件(如 DNA 损伤、活性氧、低氧状态等)也可以通过激活特定的分子而启动信号转导。

4. **信号转导途径的通用性及专一性**　细胞内不是每一个受体都有其专用的信号转导分子和途径,而是不同的受体共用一些信号转导分子和信号转导途径,这样细胞内有限的信号转导分子就可以满足多种受体信号转导的需求。因此,可以说细胞的信号转导途径对不同的受体具有通用性。另一方面,配体-受体-信号转导通路-效应蛋白在不同的细胞可以有多种不同组合,而一种特定组合决定了一种细胞对特定的细胞外信号分子产生专一性应答。

第三节　细胞膜受体介导的细胞信号转导途径

目前根据结构、接收信号的种类、转换信号方式等差异,将膜表面受体分为配体依赖性离子通道受体(配体门控受体)、GPCR(七跨膜受体)和酶偶联受体(单跨膜受体)三种类型。每种类型都有许多种受体,各种受体激活的信号转导途径由不同的信号转导分子组成,但同一类型受体介导的信号转导具有共同的特点。本节以这三类膜受体所介导的一些典型信号转导途径为例,介绍它们所介导细胞内信号转导途径的组成、过程、基本特点及生物学效应等。

一、配体依赖性离子通道受体(配体门控受体)介导的细胞信号转导途径

配体依赖性离子通道是由蛋白质寡聚体形成的孔道,其中部分单体具有配体结合部位,其开放或关闭直接受化学配体的控制,这些配体主要是神经递质。乙酰胆碱受体是这类受体的典型代表,是由 5 个同源性很高的亚基($\alpha_2\beta\gamma\delta$)共同在膜中形成的一个亲水性通道。当两分子乙酰胆碱与乙酰胆碱受体 2 个 α 亚基结合后、乙酰胆碱处于时限十分短暂的通道开放构象,在几十毫微秒内又回到关闭状态。然后乙酰胆碱与之解离,受体恢复到初始状态,做好重新接受配体的准备(图 3-1)。

离子通道受体信号转导的最终效应是细胞膜电位改变,引起的细胞应答主要是去极化与超极化。可以认为此类受体是通过将化学信号转变为电信号而影响细胞功能的。它们可以是阳离子通道(如乙酰胆碱、谷氨酸和 5-羟色胺的受体);也可以是阴离子通道(如甘氨酸和 γ-氨基

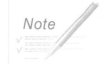

丁酸的受体）。阳、阴离子通道的差异主要是由于构成亲水性通道的氨基酸组成不同,进而通道表面携带有不同电荷所致。

除了细胞膜上的受体型离子通道外,细胞内还存在着可以被 cAMP、cGMP、IP_3、Ca^{2+} 和 ATP 等细胞内的第二信使控制的离子通道,在各种细胞信号转导,尤其是视觉、嗅觉、味觉等生理活动中具有关键作用。

二、G 蛋白偶联型受体介导的细胞信号转导途径

G 蛋白偶联型受体（即 GPCR,七跨膜受体）多介导神经递质、肽类激素、趋化因子以及在味觉、视觉和嗅觉中接受的外源理化因素等细胞外信号的传递过程。它介导的信号传递可通过不同的途径产生不同的效应,但其信号转导途径的基本模式大致相同,主要包括以下几个步骤或阶段:①细胞外信号与 GPCR 结合;②GPCR 激活 G 蛋白;③活化的 G 蛋白激活或抑制下游的效应分子（effectors）;④效应分子引起细胞内小分子第二信使含量或分布的迅速改变;⑤第二信使通过别构调节激活相应的靶分子（主要是蛋白激酶）,进而活化的蛋白激酶通过磷酸化改变一些与代谢相关的酶类、与基因表达相关的转录因子等,产生各种细胞应答反应。

由于 G 蛋白的多样性,不同的 G 蛋白偶联型受体可以利用多种不同的途径来转导信号。这里主要介绍了解较多的 AC-cAMP-PKA 途径、PLC-IP_3/DAG-PKC 途径和 Ca^{2+}/CaM-PK 途径等。本节分别以胰高血糖素受体和血管紧张素 II 受体为例,介绍此类受体的信号转导的基本方式。

（一）AC-cAMP-PKA 途径

AC-cAMP-PKA 途径以靶细胞内 cAMP 浓度改变和 PKA 激活为主要特征。胰高血糖素、肾上腺素（β1、β2）、促肾上腺皮质激素、甲状旁腺素、前列腺素 E_1 及 E_2、生长激素抑制素、多巴胺、组胺（H_2 受体）、5-羟色胺等均可激活此途径。另外,嗅觉和味觉信号也是由 AC-cAMP-PKA 途径介导。

1. AC-cAMP-PKA 途径信号转导的基本过程　细胞外信号与 GPCR 结合激活 G 蛋白,通过不同类型的 G 蛋白激活 AC,AC 催化第二信使 cAMP 生成增加,cAMP 变构激活 PKA,PKA 活化后,可使多种蛋白质底物的丝/苏氨酸残基发生磷酸化,改变其活性状态,底物分子为一些糖代谢和脂代谢相关的酶类、离子通道和某些转录因子。胰高血糖素受体分布在肌、肝和肾脏细胞,在这些组织中主要的生理学效应是增强糖原的分解代谢。图 4-8 示意了胰高血糖素受体接受胰高血糖素信号以后,通过 G 蛋白激活 AC,直至出现糖原分解代谢增加的基本过程。

2. AC-cAMP-PKA 信号转导途径的生物学效应

（1）调节代谢:PKA 可通过调节关键酶的活性,对不同的代谢途径发挥调节作用,如激活糖原磷酸化酶 B 激酶、激素敏感脂肪酶、胆固醇酯酶,促进糖原、脂肪、胆固醇的分解代谢;同时抑制糖原合酶、乙酰 CoA 羧化酶,抑制糖原合成和脂肪合成代谢。

（2）调节基因表达:PKA 可修饰激活转录调控因子,调控基因表达。例如 PKA 活化后进入细胞核,可使 cAMP 反应元件结合蛋白（CREB）发生磷酸化,磷酸化的 CREB 可与 cAMP 反应元件（CRE）结合,并与 CREB 结合蛋白（CBP）结合,然后 CBP 再作用于通用转录因子并促进通用转录因子与启动子结合,激活基因的表达。

（3）调节细胞极性:PKA 亦可通过磷酸化作用激活离子通道,调节细胞膜电位。

G 蛋白偶联型受体所介导的信号需要及时终止,防止细胞的持续变化,并促使受体重新恢复反应性。以胰岛血糖素为例,细胞反应的终止可以发生在几个层次,例如,细胞外胰岛血糖素浓度下降、细胞内特异性磷酸二酯酶对 cAMP 的水解、受体敏感性降低等。

（二）PLC-IP_3/DAG-PKC 途径

PLC-IP_3/DAG-PKC 途径以靶细胞内 IP_3、DAG、Ca^{2+} 浓度改变和 PKC 激活为主要特征。血管紧张素 II、促甲状腺素释放激素、去甲肾上腺素、抗利尿素、肾上腺素（α1、α2）、促性腺腺素释放

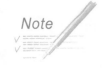
Note

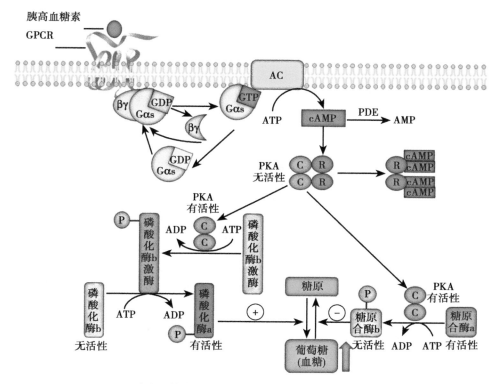

图 4-8 胰高血糖素受体介导的 AC-cAMP-PKA 信号转导途径

激素、促胃泌激素释放肽、乙酰胆碱（M1）、ATP、谷氨酸等均可激活此途径。

1. PLC-IP$_3$/DAG-PKC 途径信号转导的基本过程 血管紧张素Ⅱ、促甲状腺素释放激素、去甲肾上腺素、抗利尿素等细胞外信号与 GPCR 结合后所激活的 G 蛋白可激活 PLC。PLC 水解膜组分 PIP$_2$，生成 DAG 和 IP$_3$。IP$_3$ 与位于内质网或肌质网膜上它的受体结合、促进 Ca^{2+} 迅速释放，使细胞质内的 Ca^{2+} 浓度升高。然后 Ca^{2+} 与细胞质内的 PKC 结合并聚集至细胞质膜。Ca^{2+} 与细胞质膜上的 DAG、磷脂酰丝氨酸共同作用于 PKC 的调节结构域，使其构象改变并而暴露出活性中心。

血管紧张素Ⅱ（angiotensinⅡ）的受体亦属于 G 蛋白偶联型受体，其偶联的 G 蛋白的 α 亚基为 αq，图 4-9 示意了血管紧张素Ⅱ受体接受血管紧张素Ⅱ信号，直至出现血管收缩应答这一信号转导的基本过程。另外，血管紧张素Ⅱ受体和 β-肾上腺素受体（β-adrenergic receptor，β-AR）还可以通过 β-AR 激酶（β-AR kinase，β-ARK）的底物（β-arrestin，βarr）募集蛋白酪氨酸激酶 Src，进而激活 MAPK 级联系统。这一信号通路的过度活化可能是导致心肌肥厚的分子机制之一。

2. PLC-IP$_3$/DAG-PKC 途径信号转导的生物学效应

（1）调节多种生理功能：受 PKC 磷酸化修饰的蛋白质分子包括一些质膜受体、膜蛋白及多种酶，因此，PKC 参与调节多种生理功能。

（2）调节基因表达：PKC 能磷酸化立早基因（immediate-early gene）的转录因子，加速立早基因的表达。立早基因多数为细胞原癌基因（如 c-fos），其表达产物经磷酸化修饰后，可进一步激活晚期反应基因并促进细胞增殖。

（三）Ca^{2+}/CaM-PK 途径

Ca^{2+}/CaM-PK 途径以靶细胞内 Ca^{2+} 浓度增加、Ca^{2+}/钙调蛋白（Ca^{2+}/CaM）复合物形成、和钙调蛋白依赖的蛋白激酶激活为主要特征来传递信号的。

1. Ca^{2+}/CaM-PK 途径途径信号转导的基本过程 G 蛋白偶联受体可以通过一些 G 蛋白直

Note

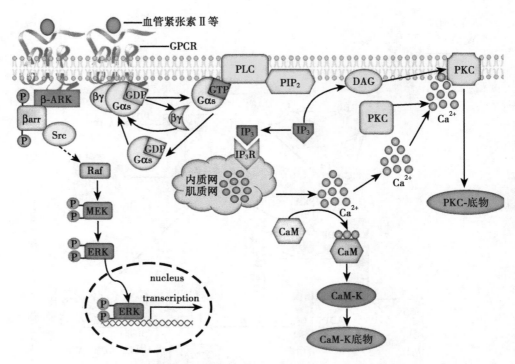

图 4-9　血管紧张素 II 受体介导的 PLC-IP$_3$/DAG-PKC 信号转导途径

接激活或通过 PKA 激活细胞质膜上的钙通道、促进 Ca^{2+}流入细胞质,还可以通过 IP$_3$促使细胞质钙库释放 Ca^{2+},导致细胞质内 Ca^{2+}浓度增加。胞质中的 Ca^{2+}浓度升高后,结合钙调蛋白形成 Ca^{2+}/CaM 复合物并被活化,活化的复合物进一步激活其下游的信号转导分子,这些分子通常是一些可被 Ca^{2+}/CaM 复合物激活的蛋白激酶,因而这些激酶被统称为钙调蛋白依赖性蛋白激酶 (Calmodulin depends on protein kinase,CaM-PK)。CaM-PK 属于蛋白丝/苏氨酸激酶,如肌球蛋白轻链激酶、磷酸化酶激酶、钙调蛋白依赖性激酶(Cal-PK)Ⅰ、Ⅱ、Ⅲ等。

2. Ca^{2+}/CaM-PK 途径途径信号转导的生物学效应　CaM-PK 可激活多种效应蛋白,如 Cal-PK Ⅱ可修饰激活突触蛋白 Ⅰ、骨骼肌糖原合酶、酪氨酸氢化酶、色氨酸氢化酶等,可在收缩和运动、糖代谢、神经递质的合成与释放、细胞分泌和分裂等多种生理过程中起作用,参与调节细胞的多种功能。

三、酶偶联受体介导的细胞信号转导途径

酶偶联受体(又称单跨膜受体、或蛋白酪氨酸激酶相关受体)主要接受生长因子、细胞因子等细胞外信号,通过蛋白质分子的相互作用而转导信号,调节蛋白质的功能和表达水平、调节细胞增殖和分化。

酶偶联受体与 GPCR 介导的信号转导过程有着很大差别。不同种类的酶偶联受体所介导的信号转导途径虽有很大差别,但其基本模式大致相同,大致可分为以下几个阶段:①细胞外信号分子与酶偶联受体结合,引起第一个激酶激活;若受体自身有酶活性,此步骤是激活受体胞内结构域的蛋白激酶活性,若受体自身没有酶活性的,此步骤则是激活与受体结合的某种激酶;②通过蛋白质-蛋白质相互作用或蛋白激酶磷酸化来激活下游信号转导分子,进而转导信号并激活下游特定的蛋白激酶;③激活的蛋白激酶通过磷酸化修饰激活一些与代谢相关的酶类以及与基因表达相关的转录因子等,从而影响细胞代谢、基因表达、分裂、增殖与分化等生命活动。另外,酶偶联受体介导的信号转导过程中有蛋白酪氨酸激酶的广泛参与,这也是此类受体被称为蛋白酪氨酸激酶相关受体的原因。不同种类的酶偶联受体所介导的信号转导途径差别很大,这

里仅介绍几个代表性受体介导的信号转导途径。

（一）蛋白激酶偶联受体介导的 MAPK 信号转导途径

MAPK 途径是指以丝裂原激活的蛋白激酶（MAPK）为代表的信号转导途径,其主要特点是具有 MAPK 级联激活反应。MAPK 途径主要有 ERK 信号途径、p38MAPK 信号途径和 JNK/SAPK 信号途径,这 3 条信号转导途径的组成和信号转导的细胞效应见图 4-10。

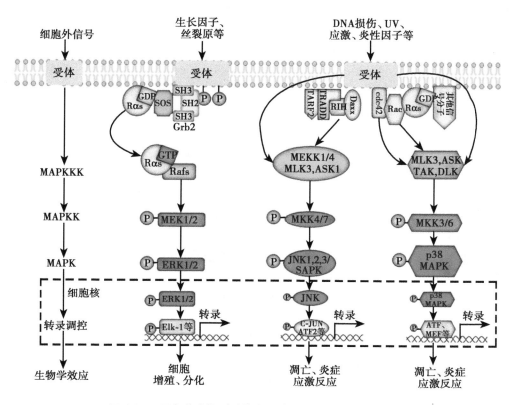

图 4-10　蛋白激酶偶联受体介导信号转导的 MAPK 途径

1. **Ras-Raf-MEK-ERK 信号途径**　ERK 亚家族是最早发现的 MAPK 成员,包括有 ERK1、ERK2 和 ERK3 等。ERK 广泛存在于各种组织细胞,参与细胞增殖与分化的调控。多种生长因子、丝裂原、部分细胞因子及某些 G 蛋白偶联的受体等需要此途径来完成信号转导过程（图 4-10）。研究证实,受体酪氨酸激酶、G 蛋白偶联的受体和部分细胞因子受体均可激活 ERK 信号转导途径。

下面以生长因子,如表皮生长因子（EGF）信号为例,简单介绍该信号途径的基本过程:①受体与配体结合后形成二聚体,激活受体的蛋白激酶活性;②受体自身酪氨酸残基磷酸化（autophosphorylation）,形成可被 SH2 识别和结合的位点,从而与含 SH2 结构域的接头蛋白 Grb2（growth factor receptor-bound protein 2,Grb2;含有 1 个 SH2 结构域和 2 个 SH3 结构域）结合;③然后 Grb2 的两个 SH3 结构域与鸟苷酸交换因子 SOS（son of sevenless,SOS）;SOS 是小 G 蛋白调节因子 GEF 家族成员,可促进 Ras 释放 GDP 并与 GTP 结合而活化;SOS 的富含脯氨酸模体可与 SH3 结构域结合,因而可被 Grb2 的两个 SH3 结构域募集进入信号通路分子中的富含脯氨酸序列结合,并激活 SOS;④活化的 SOS 结合 Ras（小分子 G 蛋白）,并促进 Ras 释放 GDP,与 GTP 结合进而活化 Ras;⑤活化的 Ras 蛋白（Ras-GTP）可激活 Raf（属于 MAPK kinase kinase,MAPKKK）,激活的 Raf 使 MEK（MAPK kinase,MAPKK）发生磷酸化而激活,激活的 MEK 再使 ERK（MAPK）磷酸化而激活,由此完成了 MAPK 的级联激活（Raf-MEK-ERK）;⑥激活的 ERK 转位至细胞核内,通过磷酸化作用激活多种效应蛋白包括一些转录因子（如 Elk-1、c-Jun、c-Fos 等）,从而使细胞对外来信号产生生物学应答。

上述的 Ras-MEK-ERK 途径是 EGFR 的主要信号通路之一。由于 EGFR 的胞内段存在多个酪氨酸磷酸化位点,因此除 Grb2 外,还可募集其他含有 SH2 结构域的信号转导分子,激活 PLC-IP$_3$/DAG-PKC 途径、PI-3K 等其他信号途径。

2. JNK/SAPK 信号途径　　JNK 最早作为催化转录因子 c-Jun 的氨基末端激酶被发现,故称 c-Jun 氨基末端激酶(JNK),后又被称为应激活化蛋白激酶(SAPK),属于哺乳类细胞中 MAPK 的 JNK/SAPK 亚家族。已知的 JNK 中,46kDa 的 JNK1 和 55kDa 的 JNK2 在各种组织细胞中广泛表达,而 JNK3 则仅在神经细胞中表达。细胞内的 JNK/SAPK 信号转导途径可以被各种应激原刺激,如紫外线、热休克、高渗刺激及其他射线辐射等激活,参与细胞对射线辐射、温度变化、渗透压等的应激反应。另外,细胞因子(TNF-α,IL-1)、生长因子(EGF)及某些 G 蛋白偶联的受体也可激活该途径、通过 JNK 发挥作用(图 4-10)。

外界刺激可通过 Ras 依赖或非 Ras 依赖的两条途径激活 JNK。其中 Ras 依赖的 JNK-SAPK 途径转导信号的基本过程是:①配体与受体结合后,通过 Rho 蛋白(Ras 超家族成员之一)Rac 及 cdc42 的作用激活受体的或与受体偶联的蛋白激酶活性;②激活的蛋白激酶活化 MEKK;③激活的 MEKK 磷酸化双特异性激酶 JNKK(JNK Kinase,也称为 MKK);④活化的 MKK4(JNKK1)可同时激活 JNK1 和 p38,而活化的 MKK7(JNKK2)则可特异性地激活 JNK,至此完成了 MAPK 的级联激活(MEKK-MKK-JNK/SAPK);⑤激活的 JNK/SAPK 移位进入细胞核,可使转录因子 c-Jun 氨基末端 63 及 73 位的丝氨酸残基发生磷酸化而激活、增强其转录活性;同时还可促进 c-Jun 同二聚体及 c-Jun/c-Fos 异二聚体形成,并与其靶基因启动子区 AP-1 位点结合而增加其靶基因的转录活性。此外,激活的 JNK/SAPK 还可使转录因子 Elk-1 和 ATF2 发生磷酸化,并使其转录活性增强。

3. p38 MAPK 信号途径　　p38 MAPK 是 MAPKs 的另一亚家族,其性质与 JNK 相似,同属应激激活的蛋白激酶,主要参与凋亡、炎症、应激反应等信号的转导。一些能够激活 JNK 的应激刺激(UV、H$_2$O$_2$、热休克、高渗与蛋白合成抑制剂)、凋亡相关受体(Fas)、促炎因子(TNF-α、IL-1)也可激活 p38;此外,G$^+$细菌细胞壁成分及脂多糖也可激活 p38(图 4-10)。

p38 MAPK 信号途径的级联激活过程为:凋亡信号调节激酶(apoptosis signal-regulating kinase,ASK,属于 MAPKKK 成员)激活 MKK3、MKK4 及 MKK6;激活的 MKK3、MKK6 仅特异性激活 p38,而激活的 MKK4 可同时激活 JNK 和 p38。激活的 P38 MAPK 移位进入细胞核,可使转录因子 c-Myc、CREB、SP-1、ATF2 等转录因子磷酸化而使其转录活性增强。

(二)胰岛素受体介导的信号转导途径

胰岛素受体由 2 个 α 亚基和 2 个 β 亚基组成,α 亚基具有配体结合部位,β 亚基具有内在的酪氨酸蛋白激酶(protein tyrosine kinase,PTK)活性。胰岛素通过细胞表面的胰岛素受体将信号传递到至细胞内,调节胰岛素敏感的代谢酶和特异基因的表达,在细胞代谢和基因表达调节方面具有十分重要的生理作用。胰岛素受体介导的信号转导途径主要有 IRS1-PI3K-PKB 和 IRS-Ras-MAPK 两条信号途径(图 4-11)。

1. 胰岛素受体介导的 IRS1-PI$_3$K-PKB 信号途径　　磷脂酰肌醇-3-激酶(phosphoinositide 3-kinase,PI$_3$K)PI$_3$K 是磷酸化肌醇磷脂 3 位羟基的激酶家族,由 p85 和 p100 两个亚单位组成,p85 亚单位含有 SH2 结构域,p100 是催化亚单位。PKB 是 PI$_3$K 的靶分子之一,是与 PKA 及 PKC 均有很高同源性的一种蛋白丝/苏氨酸激酶,因其也是原癌基因 *c-akt* 的产物,故又称为 Akt。胰岛素受体介导的胰岛素受体底物 1(insulin receptor substrate 1,IRS1)-磷脂酰肌醇-3-激酶(phosphoinositide 3-kinase,PI$_3$K)-蛋白激酶 B(protein kinase B,PKB)的信号转导途径,这一途径与胰岛素对细胞代谢及存活发挥的重要调节作用密切相关。除了胰岛素,血小板源性生长因子(platelet derived growth factor,PDGF)、胰岛素样生长因子(insulin-like growth factor,IGF)、表皮生

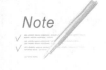
Note

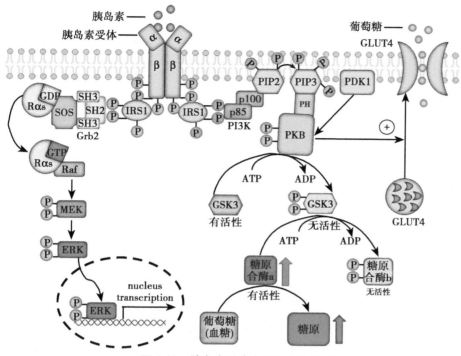

图 4-11　胰岛素受体介导的信号转导途径

长因子(epidermal growth factor,EGF)、成纤维细胞生长因子(fibroblast growth factor,FGF)等生长因子也可利用 PI₃K-PKB 信号途径传递信号。PI₃K 还可以激活多种下游分子,目前对 PKB 的了解较多,PI₃K 介导的许多效应都与 PKB/Akt 有关,因此,这条信号转导途径称为 PI₃K-Akt 途径或 PI₃K-PKB 途径。

(1) IRS1-PI3K-PKB 信号途径的基本过程:此信号转导途径的主要步骤是(图 4-11):①胰岛素与胰岛素受体结合并使其发生二聚体化及构象改变,活性增强的 PTK 催化胰岛素受体细胞内段的数个酪氨酸残基发生自我磷酸化(autophosphorylation),进而催化 IRS1 的数个酪氨酸残基发生磷酸化;②酪氨酸磷酸化的 IRS-1 可以被 PI₃K 的 p85 亚单位的 SH2 结构域识别并结合,进而激活 p110 催化亚单位;③PI₃K 活化的 p110 亚单位催化细胞质膜中的 PIP₂生成 PIP₃;④PIP₃可以结合到 PKB 的 PH 结构域上,使 PKB 转位到质膜内侧,在质膜中被另一种蛋白激酶 PDKI 磷酸化而活化;⑤PKB 可磷酸化多种蛋白,介导代谢调节、细胞存活等效应(图 4-11)。

(2) IRS1-PI3K-PKB 信号途径的生物学效应:胰岛素在细胞内引起的生物学效应与 PKB 的作用底物有关。例如,PKB 可以使糖原合成酶激酶 3(glycogen synthase kinase 3,GSK3)发生磷酸化而失去活性。GSK3 具有使糖原合成酶磷酸化而失活的作用,因此 PKB 减弱了糖原合成酶的失活,最终效应是细胞内糖原合成增加。另外,激活的 PKB 可以促进肌细胞的葡萄糖运载体(glucose transporter 4,GLUT4)从细胞质向细胞膜移位,导致细胞膜上 GLUT4 增加,进而引起细胞的葡萄糖摄入增加。

2. 胰岛素受体介导的 IRS1-Ras-MAPK 信号途径　　IRS1-Ras-MAPK 信号途径主要涉及胰岛素受体介导的基因表达调控信号的转导。

该途径转导信号的基本过程如下(图 4-11):①胰岛素与其受体结合后,受体的二聚体化及自我磷酸化,IRS1 酪氨酸残基的磷酸化;②酪氨酸磷酸化的 IRS1 与 Grb2 的 SH2 结构域结合;③Grb2的两个 SH3 结构域与 SOS 结合;④结合到 Grb2 的 SOS 促进 Ras 释放 GDP,并与 GTP 结合而激活,活化的 Ras 进一步激活其下游分子 Raf;⑤Raf-MEK-ERK1 构成的 MAPK 级联激活;⑥活化的 ERK1 移位至细胞核内,使它的一些转录因子(如 Elk-1)发生磷酸化,进而影响其靶基因的

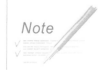

转录水平,调节细胞的生长状态(图 4-11)。

（三）γ-干扰素受体介导的信号转导途径

γ-干扰素(interferon,IFN)是由活化 T 细胞产生的,具有促进抗原提呈和特异性免疫识别的作用,并可促进 B 细胞分泌抗体。γ-干扰素与其受体结合并使受体形成二聚体,激活 JAK-STAT 系统,并由 STAT 将干扰素刺激信号传入核内(图 4-12)。

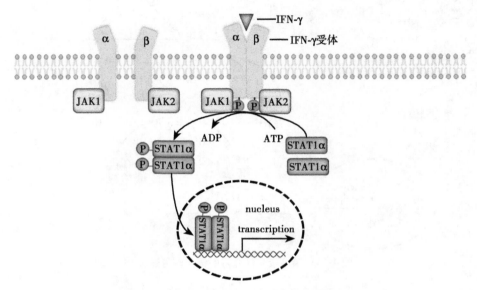

图 4-12　γ-干扰素受体介导的信号转导途径

JAK(Janus kinase)是一类存在于细胞质中的非受体型蛋白酪氨酸激酶,与细胞因子受体近膜区结合存在(而远膜区则含有数个、可以被活化 JAK 所磷酸化的酪氨酸残基)。已知的 JAK1、JAK2、JAK3 和 TYK2 这 4 种亚型分别转导各种细胞因子受体介导的信号。不同的 JAK 介导不同细胞因子受体所转导的信号,例如生长激素受体、催乳素受体、红细胞生成素受体和粒细胞集落刺激因子受体与 JAK2 结合,干扰素 α/β 与 JAK1 和 TYK2 结合,而 γ-干扰素则与 JAK1 和 JAK2 结合。

STAT(signal transducer and activator of transcription)是信号传导子及转录激活子,现已发现的 6 种 STAT 分子中都有一个 SH2 结构域,SH2 可以识别并结合酪氨酸磷酸化的细胞因子受体,促进 JAK 对 STAT 的磷酸化反应。另外,酪氨酸磷酸化的 STAT 分子又通过 SH2 结构域相互识别而形成同源或异源二聚体并进入细胞核,作为转录因子而影响相关基因的转录,从而改变靶细胞的增殖与分化。不同的细胞因子受体利用不同的 STAT 分子转导信号,例如,INF-α 受体使用 STAT1/STAT2 异源二聚体;INF-γ 受体使用 STAT1/STAT1 同源二聚体;IL-6 受体使用 STAT1/STAT3 异源二聚体;生长激素受体使用 STATS5a/STAT5b 异源二聚体。在 JAK-STAT 通路中,激活后的受体可与不同的 JAK 和 STAT 相结合,因此该途径传递信号具有多样性和灵活性。

（四）TNF-α 受体介导的信号转导途径

促炎细胞因子 TNF-α(tumor necrosis factor)等可分别通过它们的受体 TNF 受体(TNF-R)、IL-1 介导炎症信号的转导。衔接蛋白 TNF-R 相关因子(TNFR-associated factor,TRAF)参与了此途径的信号转导。在真核细胞中,TRAF 至少存在 6 种亚型,每种都可与不同受体结合,也就是说每一个受体利用不同的 TRAF 分子向细胞内传递不同的信号。

TNF-α 与 TNF-R1 结合后,TNF-R 主要通过 NF-κB 信号途径、p38 MAPK 以及 JNK 信号途径进行信号传递,如图 4-13 所示。

1. p38 MAPK 和 JNK 信号途径　这两条途径的信号转导过程在 MAPK 信号途径已有详

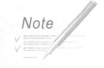

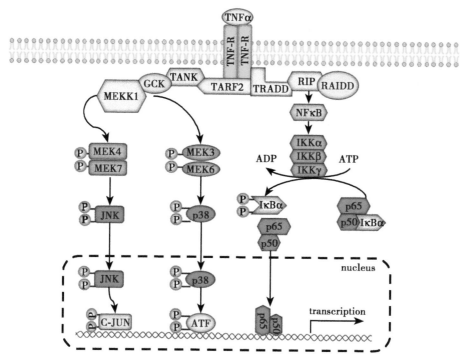

图 4-13 TNF-α 受体介导的信号转导途径

述,在此仅述 NF-κB 信号途径。

2. **NF-κB 信号途径** 核因子 κB(nuclear factor-κB,NF-κB)因最初发现它是 B 细胞中免疫球蛋白 κ 轻链基因转录所需的核内转录因子而得名。后来发现,NF-κB 是一种几乎存在于所有细胞的转录因子,广泛参与机体防御反应、组织损伤和应激、细胞分化和凋亡以及肿瘤生长抑制过程的信息传递。

NF-κB 是 Rel 家族成员,有五个亚单位:RelA(p65)、c-Rel、RelB、p100/p50(NF-κB1)、p105/p52(NF-κB2),它们 N 末端均含有 Rel 同源区(Rel homology domain,RHD),该区内有 DNA 结合区、蛋白二聚化区和核定位信号,负责与 DNA 结合、二聚体化和和核易位。与 p100/p50、p105/p52 不同,RelA、RelB 和 C-Rel C 末端还含有与转录活化相关的反式激活结构域(transactivation domain,TAD)。NF-κB 是由 p50 和 p65 两个亚单位以不同形式组合形成的同源二聚体(p50-p50,p65-p65)或异源二聚体(p50-p65)。在体内发挥生理功能的 NF-κB 主要是 p50-p65 二聚体。

NF-κB 在细胞质内与 NF-κB 抑制蛋白(inhibitor of NF-κB,IκB)结合成无活性的复合物。当 TNF-α 与其受体结合后,IκB 激酶 IKKs 使 IκB 磷酸化并从 NF-κB 脱落,暴露出 NF-κB 的核定位序列,NF-κB 得以活化。活化的 NF-κB 转位进入细胞核,作用于 NF-κB 结合增强子元件,影响多种细胞因子、黏附因子、免疫受体、急性时相蛋白、应激反应蛋白基因的转录。

TNF-R 活化后引起的 p38 MAPK 激活是炎症信号的关键转导分子,受到广泛关注,已经作为各制药公司发展抗炎药物的重要靶位。

(五) TGF-β 受体介导的信号转导通路

转化生长因子 β(transforming growth factor β,TGF-β)的受体亦属于单跨膜受体,但它与其他单跨膜受体不同,受体自身具有的是蛋白丝/苏氨酸激酶催化结构域。属于 TGF-β 家族的受体还有骨形态发生蛋白(bone morphogenetic protein,BMPs)和活化素(activin)等受体。该家族细胞因子参与调节细胞增殖、分化、迁移和凋亡等多种反应。

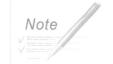

Note

转化生长因子 β（TGF-β）受体可激活多条信号通路,其中以 Smad 为信号转导分子的途径为 Smad 途径。与 STAT 一样,Smad 既是信号转导分子又是转录因子。TGF-β 受体主要有 I 和 II 两个亚型,受体自身含有蛋白丝/苏氨酸激酶催化结构域,因此 TGF-β 受体介导的信号转导过程不同于其他单跨膜受体,它们激活后具有的是蛋白丝/苏氨酸激酶活性。TGF-β 同时与各 2 个 I 型和 II 型受体结合形成异四聚体,II 型受体被激活,激活的 II 型受体使 I 型受体磷酸化并活化,I 型受体将 Smad 2、Smad3 与 Smad4 形成三聚体转移至细胞内,结合于 Smad 结合元件。调节相应基因的转录速度,最终影响细胞的分化（图 4-14）。

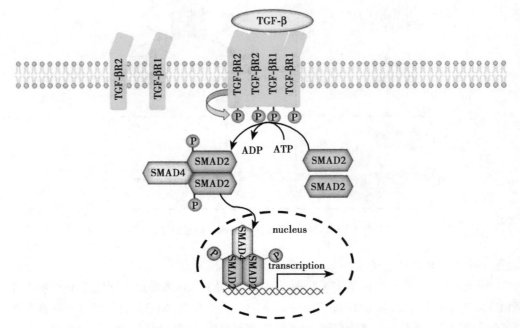

图 4-14　TGF-β 受体介导的信号转导途径

Smad 家族名称取自于线虫（*Sma*）和果蝇的（mothers against decapentaplegic protein, *Mad*）基因,是最早被证实的 TGF-β 受体激酶的底物。Smad 蛋白在将 TGF-β 信号从细胞表面受体传导至细胞核的过程中起到关键性作用,且不同的 Smad 介导不同的 TGF-β 家族成员的信号转导。细胞内至少有 9 种 Smad 分子存在,各自负责 TGF-β 家族不同成员的信号转导,Smad4 是 TGF-β 家族各类信号传导过程中共同作用的分子;Smad 6、Smad 7 抑制 TGF-β 家族的信号转导,具有负调控作用;其余的 Smad 分子能被 TGF-β 家族受体激活并与受体形成短暂复合物,激活 TGF-β 家族的信号转导,其中 smad 2 和 Smad 3 能被 TGF-β 激活,而 Smad 1、Smad 5、Smad 8 和 Smad 9 则可被 BMP 等激活。

上述各种受体介导的信号转导过程充分体现了细胞对外源信号反应的复杂性和多样性。复杂的信号转导途径和网络的运行中存在着一些共同的规律和特点:①细胞信号转导过程中,信号的发出和终止都是十分迅速,即可迅速满足细胞功能调整的需求,又可将已经产生过效应的信号及时终止、以便细胞恢复反应状态;②细胞信号转导过程具有级联放大效应,保证了细胞反应的敏感性;③细胞信号转导系统中一些信号转导分子和信号转导途径常常为不同的受体共用,而不是为每个受体完全专用,使得细胞内有限的信号转导分子即可满足多种受体信号转导的需求,可以说细胞信号转导系统对不同的受体具有通用性;④不同信号转导途径之间存在广泛的交互作用。

第四节　细胞内受体介导的细胞信号转导途径

细胞内受体主要介导脂溶性化学信号,如类固醇激素、甲状腺素、前列腺素、维生素 A 及其衍生物和维生素 D 及其衍生物等信号的转导过程。

细胞内受体介导的信号转导基本过程如下:在没有激素作用时,细胞内受体与具有抑制作用的蛋白分子——热休克蛋白(heat shock protein,Hsp)形成复合物,阻止受体向细胞核的移动以及它与 DNA 的结合。当有激素作用时,激素进入细胞后,有些可与其位于细胞核内的受体相结合形成激素-受体复合物,有些则先与其在细胞质内的受体相结合,然后以激素-受体复合物的形式进入核内。激素与细胞内受体结合后,受体构象发生变化,导致热休克蛋白解聚,暴露出受体核内转移部位及 DNA 结合部位,激素-受体复合物向核内转移,并结合于其靶基因启动子区的激素反应元件(hormone response element,HRE)上(图 4-15)。不同的激素-受体复合物结合于不同的激素反应元件(表 4-6)。结合于激素反应元件的激素-受体复合物再与位于启动子区域的基本转录因子及其他的转录调节分子作用,从而开放或关闭其下游基因,在转录水平调节其靶基因的表达,进而改变细胞的基因表达谱。

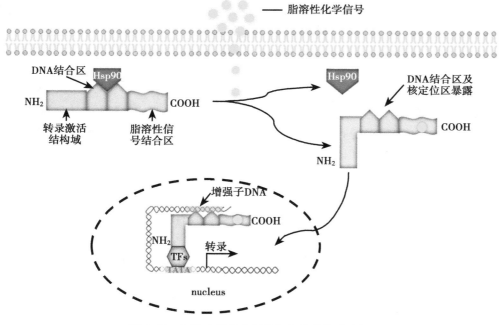

图 4-15　细胞内受体介导的细胞信号转导途径

表 4-6　激素反应元件

激　　素	受体识别的 DNA 序列
糖皮质激素	5′GGTACANNNTGTTCT3′
	3′CCATGTNNNACAAGA5′
雌激素	5′AGGTCAXXXTGACCT3′
	3′TCCAGTXXXACTGGA5′
甲状腺素	5′AGGTCATGACCT3′
	3′TCCAGTACTGGA5

Note

第五节　细胞信号转导异常与医学

　　细胞信号转导机制研究是生命科学后基因组研究的重要内容,阐明细胞信号转导机制对于认识生命活动的本质以及疾病的发病机制和诊治具有重要的理论和实践意义,同时也为医学发展带来了新的机遇和挑战。在医学中,信号转导机制研究的意义主要在于:一是深入认识疾病的发病机制,二是为新的诊断和治疗技术提供靶位。目前,人们对信号转导机制及信号转导异常与疾病关系的认识还相对有限,本节通过列举一些实例来说明发展这一领域的重要性。

一、信号转导异常

　　从细胞接受信号直至最后产生细胞效应,信号转导的任一阶段都可能发生异常改变。信号转导异常主要表现在两个方面:①信号不能正常传递;②信号通路异常地处于持续激活或高度激活的状态,从而导致细胞功能的异常。基因突变、细菌毒素、自身抗体和应激等多种因素均可引起细胞信号转导异常。细胞信号转导异常可以累及一条或多条信号转导通路,造成信号转导网络失衡。细胞信号转导异常的原因和机制虽然很复杂,但基本上可以从受体功能异常和细胞内信号转导分子的功能异常两个层次来认识,前者已在第三章描述,故本节仅论述细胞内信号转导分子的功能异常及其与医学和药物作用靶点的关系。

　　（一）受体异常激活和失能

　　见第三章。

　　（二）信号转导分子异常

　　很多因素都可引起细胞内信号转导分子功能的改变。如果其功能异常激活,即可不依赖细胞外信号和上游信号转导分子的激活而持续向下游传递信号;如果其功能失活,则导致信号传递的中断,使细胞失去对外源信号的反应性。

　　1. 细胞内信号转导分子异常激活　　细胞内信号转导分子的结构、化学修饰等发生改变,可导致其异常激活并维持在活性状态。

　　（1）基因突变导致的信号转导分子异常激活:例如三聚体 G 蛋白的 α 亚基可因基因突变而发生功能改变。当 α 亚基的 201 位精氨酸突变为半胱氨酸或组氨酸、或者 227 位谷氨酰胺突变为精氨酸,可导致 α 亚基的 GTP 酶活性丧失,使 α 亚基一直与 GTP 结合而处于持续激活状态,并持续向下游传递信号。又如,小分子 G 蛋白 Ras 也可因基因突变而导致其异常激活。Ras 的 12 位或 13 位甘氨酸、61 位谷氨酰胺突变为其他氨基酸时,均可导致 Ras 的 GTP 酶活性降低,使其处于持续活化状态。

　　（2）化学修饰导致的信号转导分子异常激活:霍乱(cholera)是由霍乱弧菌引起的烈性肠道传染病。化学修饰引起的信号转导分子异常激活在其发病中占主导地位。由 A、B 两个亚基构成的霍乱毒素进入小肠上皮细胞后,其 A 亚基直接作用于 G 蛋白的 α 亚基,使其发生 ADP-核糖化修饰;α 亚基受到修饰后,其内在的 GTP 酶活性丧失,不能恢复到 GDP 结合形式,导致 G 蛋白的 α 亚基持续激活,最终引起霍乱的发生。

　　2. 细胞内信号转导分子异常失活　　细胞内信号转导分子结构改变或表达降低,可导致其异常失活。

　　（1）基因突变导致的信号转导分子异常失活:在遗传性假性甲状旁腺素低下疾病中,甲状旁腺素信号转导途径中 G 蛋白 α 亚基基因的起始密码子突变为 GTG,使得核糖体只能利用第二个 ATG(第 60 位密码子)起始翻译,因此产生了 N 端缺失 59 个氨基酸残基、失活的异常 α 亚基,从而使 G 蛋白不能向下游传递信号。

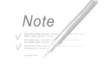
Note

（2）表达下调导致的信号转导分子异常失活：PI_3K-PKB 途径是胰岛素受体介导的信号转导通路之一。基因突变可导致 PI_3K 的 p85 亚基表达下调或结构改变，使 PI_3K 不能正常激活或不能达到正常激活水平，胰岛素信号传递出现障碍。

二、信号转导异常与疾病

信号转导异常可以使细胞获得异常功能或者失去正常功能，从而影响疾病的发生、发展。信号转导异常在疾病中的作用也多样，即可引起特定疾病的发生，也可导致特异性症状或体征的产生。疾病时细胞信号转导异常可涉及受体、胞内信号转导分子等多个环节，一方面某一环节的原发性损伤可引起特定疾病的发生；另一方面某些疾病的病理过程又可继发引起细胞信号转导系统的改变，其功能紊乱又促进了疾病的进一步发展。本节主要通过一些具体的例子说明较典型的信号转导异常与疾病的关系。

（一）信号转导异常导致细胞获得异常功能或表型

1. **细胞获得异常的增殖能力**　例如，Ras-MAPK 途径是调控细胞增殖的重要信号转导途径，当 *Ras* 基因突变时，可使 Ras 蛋白处于持续激活状态，进而导致 Ras-MAPK 途径持续激活，使细胞获得异常的增殖能力，这是肿瘤细胞持续增殖的重要机制之一。又如，在所有恶性肿瘤中，50% 以上有 *p53* 基因的突变。*p53* 基因是机体内一种重要的肿瘤抑制基因（tumor suppressor gene），其编码的蛋白质 P53 是一种控制着细胞周期启动的转录因子，在正常情况下主要监测细胞周期 G1 和 G2/M 期检查点，对细胞分裂起着减慢或监视的作用。*p53* 基因突变后，由于其空间构象发生改变，失去了对细胞生长、凋亡和 DNA 修复的调控作用，导致细胞异常的分裂增殖，引起肿瘤的发生。

2. **细胞的分泌功能异常**　生长激素的功能是促进机体生长。生长激素的分泌受下丘脑生长激素释放激素和生长抑素的调节，生长激素释放激素通过活化 G 蛋白、升高 cAMP 水平而促进生长激素分泌细胞的增殖和分泌；而生长抑素则通过降低 cAMP 水平抑制生长激素分泌。当 α 亚基由于基因突变而失去 GTP 酶活性时，G 蛋白 α 亚基处于异常的激活状态，cAMP 水平异常持续升高，进而导致垂体细胞分泌功能活跃。而生长激素的过度分泌，则可刺激骨骼过度生长，在成人引起肢端肥大症，在儿童引起巨人症。

3. **细胞膜通透性改变**　霍乱毒素的 A 亚基作用于 G 蛋白的 α 亚基，使其发生 ADP-核糖化修饰而导致其内在的 GTP 酶活性丧失，引起 G 蛋白 α 亚基的持续激活，进而使细胞中的 cAMP 含量持续升高，持续激活 PKA。PKA 通过将小肠上皮细胞膜上的蛋白质磷酸化而改变细胞膜的通透性，使 Na^+ 和 Cl^- 通道持续开放，造成水、电解质大量丢失，在临床上引起腹泻、水电解质严重紊乱和周围循环衰竭等症状。

（二）信号转导异常导致细胞正常功能缺失

1. **失去正常的分泌功能**　慢性淋巴细胞性甲状腺炎（chronic lymphocytic thyroiditis，CLT）又称为自身免疫性甲状腺炎、桥本甲状腺炎，是一种以自身甲状腺组织为抗原的慢性炎症性自身免疫性疾病。分 1、2、3 型，其中 2 型持续存在甲减。除了常见的自身抗体抗甲状腺球蛋白抗体和抗甲状腺过氧化物酶抗体，一些 2 型 CLT 伴有 TSH（thyroid stimulating hormone）受体的阻断性抗体存在。TSH 受体的阻断性抗体可抑制 TSH 对受体的激活作用，从而抑制甲状腺素的分泌，是最终导致甲状腺功能减退的机制之一。

2. **失去正常的反应性或生理调节能力**　胰岛素抵抗是 2 型糖尿病发生的病理基础。由于胰岛素信号转导途径中一些关键信号转导分子如胰岛素受体底物 1、PI_3K、PKB 等因结构异常或表达低下而导致其功能失活，使胰岛素信号转导途径不能对胰岛素产生反应或产生的信号转导中断，导肝细胞、肌细胞、脂肪细胞等不能正常摄入和贮存葡萄糖，从而导致血糖水平升高。

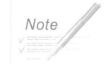
Note

三、细胞信号转导分子是重要的药物作用靶位

细胞内信号转导相关分子的异常与多种疾病的发生、发展密切相关。随着对细胞信号转导机制研究的深入,特别是对各种疾病过程中信号转导异常机制的不断认识和对各种疾病过程中信号转导分子结构与功能改变的发现,不但为发现新的诊断和治疗方法提供了更多的机会,而且为新药开发和筛选提供了靶位。传统药物以细胞膜表面和胞内相关受体为作用靶点,在近年逐渐成为研究热点。近年来,针对细胞内信号转导分子作为药物合成与筛选的靶位点的药物研究开发成为国际研究热点。在胞内信号转导途径中,蛋白质可逆磷酸化涉及几乎所有细胞活动的调节。因此,各条信号途径中,不同的蛋白激酶和磷酸酶是最重要的药物作用靶位点。信号转导分子的激动剂和抑制剂是信号转导药物研究的出发点,尤其是各种蛋白激酶的抑制剂更是被广泛用作母体药物进行抗肿瘤新药的研发。

评价一种信号转导干扰药物是否可以用于疾病的临床治疗且副作用小,主要取决于两点。一是作为药物干扰靶点的信号转导分子及其所涉及信号转导途径应具有较高特异性。如该途径在体细胞内广泛存在则副作用较难控制;另外,该靶点在信号转导途径的上游,药物效应强,但对其他通路影响及副作用也可能越强。二是信号转导干扰药物自身的选择性,药物对信号转导分子的选择性越高,副作用就越小。基于上述两点,一方面人们正在努力筛选和改造已有的化合物,以发现选择性更高的信号转导分子的激动剂和抑制剂,另一方面也在深入研究胞内信号通路在不同细胞内分布与活化的特异性。目前已有一些药物应用于临床,尤其是肿瘤的临床治疗。

在抗肿瘤药物的研究开发工作中,以胞内信号转导分子为靶位点的药物合成和筛选取得了很大进展,其中蛋白酪氨酸激酶和苏氨酸激酶的抑制剂最具有典型性。如应用蛋白酪氨酸激酶JAK2 的专一抑制剂治疗 B 细胞白血病。这是由于 JAK2 仅表达于 B 细胞,因此该位点抑制剂作用特异性高副作用小。目前,由新加坡公司 S* BIO 开发的 JAK2 特异性抑制剂 pacritinib 已进入全球Ⅲ期临床阶段。Bcr-Ab1 是导致慢性粒细胞性白血病(CML)发生关键激酶之一。苯氨基嘧啶类(phenylaminopyrimidine)化合物中筛选出的 STI-571 对 Bcr-Ab1 的激酶活性抑制效应较好,已知胞内信号转导分子中只有 Bcr-Ab1、PDGFR 和 c-kit 能被 STI-571 抑制,该化合物也具有较好的特异性。临床前实验结果显示,STI-571 可以有效抑制白血病细胞增殖,对正常骨髓细胞则没有影响。

以细胞信号转导分子作为靶点获得疗效和特异性优于传统药物的化合物,需要综合应用多种技术。在化合物设计与合成方面,需充分结合现代生物信息学相关数据平台,应用分子建模技术精确模拟并评价化合物和靶点的结合,针对靶位点结构设计化合物母核以达到最优对位效应。化合物筛选方面,需要开发高通量高特异性筛选技术平台,快捷、简单、精确地筛选出前体化合物并根据结果对其效应做出初步评价。

本章小结

细胞通讯和细胞信号转导是机体内一些细胞发出信号,而另一些细胞则接收信号并将其转变为细胞功能变化的过程。细胞信号转导的相关分子包括细胞外信号分子、受体、细胞内信号转导分子以及细胞内的效应分子。重要的第二信使有 cAMP、cGMP、IP_3、Ca^{2+}、DAG 等,蛋白激酶、转录因子、离子通道等都可以是这些第二信使的靶分子。

信号转导的分子机制主要包括第二信使的浓度或者细胞内的定位分布发生改变、信号转导分子的构象变化、蛋白分子的细胞内定位改变、蛋白分子的细胞内含量调节等。信

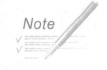

号的传递和终止、信号转导过程中的级联放大效应、信号转导通路的通用性和特异性、信号转导通路的交互联系形成了细胞信号转导的基本规律。

信号转导通路和信号转导网络的结构基础是信号转导复合物。信号转导复合物形成的基础是蛋白质相互作用，蛋白质相互作用的结构和功能基础是蛋白相互作用结构域。重要的蛋白相互作用结构域有 SH2、SH3、PTB、PH 结构域等。衔接蛋白和支架蛋白是参与信号转导复合物的形成的重要信号转导分子。

各种信号转导分子的特定组合及有序的相互作用，构成了不同的信号转导途径。按照受体的基本类型可将其分为膜表面受体和细胞内受体介导的信号转导途径。前者又分为离子通道型受体、G 蛋白偶联型受体和蛋白激酶偶联受体介导的信号转导途径三个亚类。①膜离子通道受体介导的信号转导主要是其控制离子通道的开放或关闭，其通过将化学配体(主要为神经递质)转变成为电信号而影响细胞功能的。②G 蛋白偶联型受体介导的信号转导主要是经由 G 蛋白循环，然后作用相应的效应分子，最后导致细胞内第二信使含量及分布的迅速改变从而调节靶分子的活性并改变细胞的功能。AC-cAMP-PKA、PLC-IP$_3$/DG-PKC、PLC-IP$_3$-Ca^{2+}/CaM-PK 都是重要的信号转导途径。G 蛋白偶联型受体包括多种神经递质、肽类激素和趋化因子的受体，在味觉、视觉和嗅觉中接受外源理化因素的受体亦属 G 蛋白偶联型受体。③酶偶联受体介导的信号转导过程则主要通过蛋白分子的相互作用而介导，并且有蛋白激酶的广泛参与。MAPK 途径是指以丝裂原激活的蛋白激酶(MAPK)为代表的信号转导途径，其主要特点是具有 MAPK 级联反应，最重要的有 ERK、p38MAPK 和 JNK/SAPK 这 3 个亚家族胰岛素受体介导的信号转导途径，在细胞增殖与分化、炎症、凋亡、应激反应等方面具有重要作用。γ-干扰素、白细胞介素等细胞因子的受体通过激活 JAK-STAT 系统，将信号传入核内；TNF-α 等促炎细胞因子受体家族主要通过 NF-κB 通路、p38 MAPK 以及 JNK 通路进行信号传递；TGF-β 受体家族属于受体型蛋白丝/苏氨酸激酶，通过 Smad 分子的磷酸化和转录调节作用传递信号。脂溶性化学信号的受体多为位于细胞核内的转录因子，激素-受体复合物向核内转移，并结合于 DNA 的激素反应元件，进而改变细胞的基因表达谱，并发生功能改变。

受体或细胞内信号转导分子的数量或结构改变，可导致信号转导通路的异常激活或失活，从而使细胞产生异常功能或失去正常功能，导致疾病的发生或影响疾病的进程。各种疾病过程中结构与功能改变的信号转导分子又是重要的药物作用靶位。

思考题

1. 细胞信号转导相关分子作用的异同？

2. G 蛋白循环在 GPCR 介导的信号转导途径中有何意义？

3. 蛋白质分子中有许多含有羟基的氨基酸残基，作为信号转导分子的蛋白激酶在修饰时，是将底物蛋白分子的所有含羟基的氨基酸残基都磷酸化，还是只将一个(或某些)氨基酸残基磷酸化？

参考文献

1. David L. Nelson and Michael M. Cox. Lehninger Principles of Biochemistry. 6th ed. New York：W. H. Freeman & Co Ltd，2012.

2. Robert F. Weaver. Molecular Biology. 5th ed. New York：McGraw-Hill，2012.

3. Harvey Lodish, Arnold Berk, Chris A. Kaiser, Monty Krieger, Matthew P. Scott, Anthony

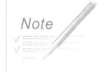

Bretscher, Hidde Ploegh and Paul Matsudaira. Molecular Cell Biology. 6th ed. New York: W. H. Freeman, 2007.

4. 贾弘禔. 生物化学. 北京：人民卫生出版社,2005.

5. 查锡良,药立波. 生物化学与分子生物学. 第 8 版. 北京：人民卫生出版社,2013.

6. 贾弘禔,冯作化. 生物化学与(供 8、7 年制用). 第 2 版. 北京：人民卫生出版社,2010.

（李冬民）

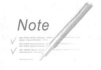

第二篇　能量、体温与应激

器官·系统
整合教材
OSBC

第五章   能 量 代 谢

机体各系统、器官的功能活动通过神经、体液调节适应内外环境变化从而维持内环境稳态。新陈代谢是生命活动的基本特征之一,也是维持内环境稳态的基本途径,它包括合成代谢(anabolism)和分解代谢(catabolism)。合成代谢是机体从外界摄取营养物质来构筑和更新自身,并储存能量的过程;而分解代谢是机体分解自身物质及利用储存能量进行各种生命活动(如肌肉收缩、体温维持等)的过程。因此,新陈代谢既有体内物质的合成与分解又伴随能量的产生与消耗,生理学通常将物质代谢过程中所伴随发生的能量释放、转移、贮存和利用称为能量代谢(energy metabolism)。

第一节   机体能量的来源和利用

机体生长发育、维持基本生命活动以及劳动等均需从外界环境中获取必需的营养物质。这些必需的营养物质来源于食物(包括糖、脂肪、蛋白质、水、无机盐和维生素等),主要是糖、脂肪和蛋白质三大营养物质。三大营养物质氧化分解时,碳氢键断裂,生成二氧化碳和水,同时释放出蕴藏于其中的化学能,这些能量50%以上迅速转化为热能,用于维持体温,并向体外散发。其余不足50%则以高能磷酸键的形式贮存于体内,供机体利用。机体能量的摄入与利用通过神经、体液调节处于相对平衡。

一、机体能量的来源

(一)三大营养物质是机体能量的主要来源

1. 三大营养物质的消化吸收   人类食物中的糖、脂肪和蛋白质在消化道内被消化成小分子的单糖、甘油、脂肪酸和氨基酸、小分子多肽等物质,它们主要在小肠上段被吸收进入血液循环。其中糖类是食物的主要成分,约占食物总量的50%,主要有植物淀粉和动物糖原以及麦芽糖等。糖类在口腔分泌的唾液淀粉酶作用下初步水解,进入小肠后在胰液 α-淀粉酶作用下水解为麦芽糖、麦芽三糖,进一步在小肠黏膜刷状缘 α-糖苷酶、蔗糖酶和乳糖酶作用下水解为葡萄糖、果糖和半乳糖等单糖。葡萄糖和半乳糖通过小肠黏膜上皮细胞上的转运体主动转运进入血液循环;果糖经易化扩散进入细胞,磷酸化生成葡萄糖。脂肪在胰液中胰脂肪酶、辅脂酶等的作用下水解为甘油、脂肪酸等消化产物,它们大部分与胆盐形成混合微胶粒在上皮细胞顶端将脂肪消化产物释放进入上皮细胞,随后直接或经淋巴循环再进入血液循环,胆盐则在回肠被重吸收经门静脉回到肝脏形成胆盐的肠-肝循环。食物中的蛋白质在胃和小肠内各种蛋白水解酶作用下水解为氨基酸和寡肽,在小肠通过特异性氨基酸载体或 H^+-肽同向转运系统被主动转运进入血液循环。

2. 三大营养物质代谢过程及其能量转化   糖、脂肪和蛋白质在体内氧化分解产生二氧化碳和水,释放出能量,他们的代谢过程虽然不同,但也具有共同规律,可分为三个阶段:①第一阶段:三大物质分解为各自的组成单位:葡萄糖、甘油和脂肪酸、氨基酸等,在此阶段中以热能形式约释出总能量的1%;②第二阶段:各组成单位经一系列反应生成乙酰 CoA(acetyl-CoA),约释出

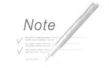

Note

总能量的 1/3;③第三阶段:乙酰 CoA 进入三羧酸循环经脱氢脱羧生成二氧化碳,释放的能量储存于 NADH 和 FADH₂ 中,这 2 种电子载体被氧化释放 H⁺ 经呼吸链传递,与 O₂ 结合生成水并释放大量能量,释放的能量经氧化磷酸化以 ATP 形式储存,此阶段释能量约占总能量的 2/3。

（1）糖:糖（carbohydrate）是机体主要的能量来源。人体所需能量的 50% ~ 70% 是由糖类物质氧化分解提供的。食物中的糖类物质经消化分解的最终产物主要是葡萄糖,因此我们通常用血中葡萄糖浓度代表血糖浓度。

食物中的糖由小肠吸收后以糖原的形式储存于体内。糖原的贮存形式有肝糖原和肌糖原两种,其中肝糖原可分解为葡萄糖,因此其对维持血糖水平相对稳定具有重要作用。当血糖浓度降低时,肝脏中的葡萄糖-6-磷酸酶将肝糖原转变为葡萄糖,使血糖水平上升至正常;反之,当血糖浓度升高时,葡萄糖在肝脏中合成肝糖原储存起来,使血糖水平下降至正常。糖原储存量较少,仅供机体饥饿时 24 ~ 48 小时内的能量消耗,当体内储存糖原消耗殆尽时,脂肪则成为主要的供能物质。肌糖原储存于骨骼肌,紧急需要时肌糖原分解产生的 6-磷酸葡萄糖可经有氧氧化或无氧酵解途径为骨骼肌提供能量,但骨骼肌缺乏葡萄糖-6-磷酸酶,不能将肌糖原直接分解为葡萄糖来升高血糖。

有氧氧化是机体获得 ATP 的主要方式。在氧供充足的情况下,1mol 葡萄糖彻底氧化分解为二氧化碳和水同时释放能量,有氧氧化可概括如图 5-1,第一阶段葡萄糖经糖酵解途径生成丙酮酸,此阶段关键的调节酶是:磷酸果糖激酶-1,丙酮酸激酶和己糖激酶;第二阶段丙酮酸进入线粒体氧化脱羧生成乙酰 CoA,此反应由丙酮酸脱氢酶复合体催化完成;第三阶段乙酰 CoA 进入三羧酸循环和氧化磷酸化生成 CO₂ 和 H₂O 并释放能量。三羧酸循环中 4 次脱氢产生的 NADH 和 FADH₂ 可传递给电子传递链产生 ATP,此外,其他代谢途径产生的 NADH 和 FADH₂ 也可经电子传递链生成 ATP。1mol 葡萄糖彻底氧化净生成 30mol 或 32mol 的 ATP（表 5-1）,总反应为 $C_6H_{12}O_6+6O_2=6CO_2+6H_2O+30/32ATP$。

表 5-1　葡萄糖有氧氧化生成的 ATP

	反 应	辅酶	最终获得 ATP
	葡萄糖→葡糖-6-磷酸		−1
第一阶段	果糖-6-磷酸→果糖-1,6-二磷酸		−1
	2×甘油醛-3-磷酸→2×1,3-二磷酸甘油酸	2NADH(细胞质)	3 或 5
	2×1,3-二磷酸甘油酸→2×甘油酸-3-磷酸		2
	2×磷酸烯醇式丙酮酸→2×丙酮酸		2
第二阶段	2×丙酮酸→2×乙酰 CoA	2NADH(线粒体基质)	5
第三阶段	2×异柠檬酸→2×α-酮戊二酸		5
	2×α-酮戊二酸→2×琥珀酰 CoA	2NADH(线粒体基质)	5
	2×琥珀酰 CoA→2×琥珀酸		2
	2×琥珀酸→2×延胡索酸	2FADH₂	3
	2×苹果酸→2×草酰乙酸	2NADH	5
	1 个葡萄糖合计获得		30 或 32

在氧供不足或某些缺乏有氧氧化酶系的细胞（如成熟的红细胞）内,只能依靠无氧酵解（glycolysis）供应能量。无氧酵解时 1mol 葡萄糖可生成 4mol ATP,在葡萄糖发生磷酸化时共消耗 2mol 的 ATP,故净得 2mol ATP。糖酵解虽然只能释放少量能量,却具有非常重要生理意义,因为这是人体内能源物质唯一不需氧的分解供能途径。如人在进行剧烈运动时,骨骼肌的耗氧量剧

Note

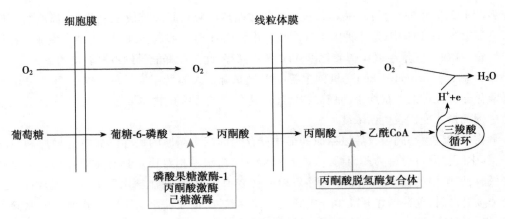

图 5-1　葡萄糖有氧氧化概况

增,但循环、呼吸等系统的代偿活动只能逐渐加强,不能满足机体对氧的需要,骨骼肌因而处于相对缺氧状态,这种现象称为氧债(oxygen debt),在这种情况下机体只能动用储备的高能磷酸键和进行无氧酵解来供能。红细胞没有线粒体,缺乏有氧氧化的酶系,完全依赖无氧酵解供能。此外研究发现,脑组织所消耗的能量均来自葡萄糖的氧化。脑组织糖原的贮存量极少仅约150g,所以必须依赖血糖的供应,脑细胞虽含有糖酵解的酶系,但脑组织代谢活跃,即使最大程度的发挥糖酵解作用也不能满足供能需要,因此必须依赖葡萄糖的有氧氧化。综合以上特点,脑组织耗氧量高(占全身总耗氧量的20%),对缺氧非常敏感且对血糖依赖性高,因此,机体缺氧、低血糖均可引起脑功能活动障碍,出现头晕、昏迷甚至抽搐、死亡。

(2) 脂肪:脂类包括脂肪(fat)和类脂,不溶于水,需在胆汁酸盐的乳化作用形成细小微粒来增加与消化酶的接触面积,促进其在小肠内的消化。胰腺分泌的脂类消化酶包括胰脂酶、辅脂酶、磷脂酶 A_2 和胆固醇酯酶,它们分别水解脂肪、磷脂和胆固醇酯。脂类及其消化产物经小肠黏膜上皮细胞直接或间接进入血液循环,在肝脏、脂肪组织及小肠重新合成机体所需的脂类物质,其中肝脏合成能力最强。若机体摄入的能量低于消耗的能量,机体需要分解脂肪供能,则脂肪减少;反之,若机体摄入的能量多于消耗的能量,多余能量将以脂肪形式贮存。体内脂类过多,尤其是饱和脂肪酸和胆固醇过多,在肥胖、高脂血症、动脉粥样硬化、糖尿病、代谢综合征等发生中具有重要作用。小肠脂类的消化和吸收能力具有很大的可塑性,因此关于小肠脂类消化吸收能力调节的分子机制及小肠分泌的特殊物质是当前研究体脂过多和治疗相关疾病的新靶点。此外,脂肪组织分泌的多种细胞因子如瘦素、脂联素等,在调节摄食、糖代谢和心血管疾病等方面也具有一定的作用。

脂类中的脂肪(甘油三酯)是机体能源物质的主要储存形式,在体内的贮存量大,约占体重的20%。一般情况下机体所消耗的能量30%~50%来自脂肪。通常成年人储存的脂肪所提供的能量可供机体饥饿状态下使用10余天甚至2月之久。当禁食、饥饿或交感神经兴奋时,胰高血糖素、肾上腺素、去甲肾上腺素等分泌增加,作用于脂肪细胞的膜受体激活腺苷酸环化酶,第二信使 cAMP 生成增多,激活 cAMP 依赖的蛋白激酶,进而激活胞质内激素敏感脂肪酶,促进脂肪动员。激素敏感脂肪酶催化甘油三酯分解产生甘油二酯和脂肪酸,然后在甘油二酯酶、甘油一酯酶作用下甘油二酯最终水解成甘油和脂肪酸。甘油可经血液运输至肝、肾、肠等组织在甘油激酶作用下生成甘油-3-磷酸,然后脱氢生成磷酸二羟丙酮,循糖代谢途径分解释放能量或转变为葡萄糖。游离脂肪酸与血浆清蛋白结合经血液循环运送至全身。除脑外,大多数组织均能氧化脂肪酸,以心肌、肝和骨骼肌能力最强。在氧供充足时,脂肪酸活化后转移进入线粒体,经脱氢、加水、再脱氢和硫解4步反应重复循环,完成 β-氧化分解为乙酰 CoA,乙酰 CoA 大部分进入三羧酸循环彻底氧化产生大量 ATP,小部分在肝线粒体转变成酮体经血液循环运送至肝外

Note

组织被氧化利用。

脂肪酸氧化是脂肪供能时机体 ATP 的重要来源。以软脂酸为例,1 分子软脂酸彻底氧化需进行 7 次 β-氧化生成 7 分子 FADH$_2$、7 分子 NADH 和 8 分子乙酰 CoA。在标准条件下,每分子 FADH$_2$ 产生 1.5 分子 ATP,每分子 NADH 产生 2.5 分子 ATP,每分子乙酰 CoA 经三羧酸循环彻底氧化产生 10 分子 ATP,因此 1 分子软脂酸彻底氧化共生成(1.5+2.5)×7+10×8 = 108 分子 ATP,去除软脂酸活化消耗的 2 个高能磷酸键,净生成 106 分子 ATP。100g 软脂酸产生 41.4 个 ATP,同质量葡萄糖仅产生 17.8 个 ATP,可见软脂酸产生的 ATP 比同质量的葡萄糖的 2 倍还要多。在肝外组织脂肪酸 β-氧化产生的乙酰 CoA 经三羧酸循环彻底氧化,而在肝内产生的大量乙酰 CoA 部分进入三羧酸循环,其余部分则被转变成酮体向肝外输出。酮体包括乙酰乙酸、β-羟丁酸和丙酮,它们分子量小,溶于水,能在血液中运输,易于透过血-脑屏障、毛细血管等组织,容易被肝外组织利用。因此,酮体是肝向肝外组织输出能量的重要形式。当葡萄糖供应充足时,脑组织优先利用葡萄糖,但在葡萄糖供应不足或利用障碍时,酮体则成为脑组织的主要能源物质。

（3）蛋白质:蛋白质(protein)的主要功能是构成细胞成分和形成某些生物活性物质,而不是作为主要的能源物质。蛋白质的基本组成单位是氨基酸,不论肠道吸收的氨基酸还是机体自身蛋白质分解所产生的氨基酸,都主要用于重新合成细胞成分以实现组织的自我更新,或用于合成酶、激素等生物活性物质。在生理情况下,机体主要利用葡萄糖和脂肪供能。在某些特殊情况下,如长期饥饿、疾病或体力极度消耗时,体内糖与脂肪被消耗殆尽,机体只能依靠分解组织蛋白来供能,以维持必要的生理功能。氨基酸主要在肝脏代谢,分解为氨基和含碳化合物,含碳化合物经三羧酸循环代谢、释放能量,也可转变成糖、脂类或合成某些非必需氨基酸。氨基则可重新合成氨基酸、核酸等,多余的部分以氨、尿素或尿酸形式由肾脏排出体外。

（二）ATP 是机体能量转换和利用的关键环节

虽然机体所需能量来源于食物,但机体组织细胞进行各种功能活动时并不能直接利用食物中的能量。机体能量的直接提供者是三磷酸腺苷(adenosine triphosphate,ATP),在生理条件下,1mol ATP 水解为 ADP 和磷酸,同时释放出约 51.6kJ 能量供机体利用。机体处于安静状态时,每分钟约需消耗 25～35g ATP 维持基本生命活动,这一数值大约相当于机体内 ATP 的储备总量。当进行剧烈运动时,ATP 的消耗可达每分钟数百克,此时 ATP/ADP 比值迅速下降,ATP 合成速率升高以补充 ATP 的不足。机体生命活动过程中消耗的 ATP 由糖、脂肪、蛋白质等营养物质生物氧化时释放的能量来补充。营养物质分解产生的能量约 40% 转化为 ATP 的化学能,此过程是通过氧化磷酸化或底物水平磷酸化来实现的。其中氧化磷酸化是 ATP 生成的主要方式。营养物质代谢产生的 FADH$_2$ 和 NADH 通过线粒体的电子呼吸链传递,传递顺序分别是:琥珀酸→复合体Ⅱ→CoQ→复合体Ⅲ→复合体Ⅳ→O$_2$;NADH→复合体Ⅰ→CoQ→复合体Ⅲ→复合体Ⅳ→O$_2$。在传递过程中,代谢物脱下的氢经呼吸链电子传递释放能量,在复合体Ⅰ、Ⅲ、Ⅳ等位置偶联驱动 ADP 磷酸化生成 ATP。可见 ATP 是食物中蕴藏的能量转换为机体可利用的能量的纽带,既是体内重要的储能物质,又是直接供能物质。

体内还存在着其他储存能量的高能化合物,如磷酸肌酸(creatine phosphate,CP)等。磷酸肌酸主要存在于肌肉和脑组织中,磷酸肌酸在脑中的含量是 ATP 的 1.5 倍,肌肉中相当于 ATP 的 5 倍。经常劳动或运动的人肌肉中的磷酸肌酸和 ATP 含量比一般人多;相反,肌萎缩、肌无力的人这些物质的含量则较少。当物质氧化分解释放的能量过剩时,ATP 通过将末端高能磷酸键转给肌酸,在肌酸激酶的催化下合成磷酸肌酸;反之,当组织消耗 ATP 过多时,磷酸肌酸可将高能磷酸键快速转移给 ADP 以补充 ATP 的消耗。因此,磷酸肌酸可被看成体内 ATP 的储存库,而 ATP 是机体能量生成、利用、转移和储存的核心。

二、机体能量的去路

各种能源物质在体内氧化时所释放的能量,50% 以上迅速转化为热能,其余部分以化学能

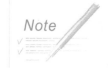

的形式贮存于 ATP 等高能化合物的高能磷酸键中,供给机体利用以完成各种生命活动。在体内,ATP 水解释放的自由能主要用于合成细胞的各组成成分和生物活性物质、维持电化学梯度、进行肌肉的收缩和舒张、驱动物质的跨膜主动转运、腺体分泌及神经传导等(图 5-2)。其中,除骨骼肌运动所做的机械功外,其他的最终均转变为热能。热能是人体内最终的能量形式,不能再转化为其他形式的能,但在维持体温方面起重要作用。体热最终主要通过皮肤散发到外界环境中去,较少部分通过呼吸系统、泌尿系统、消化系统带出。

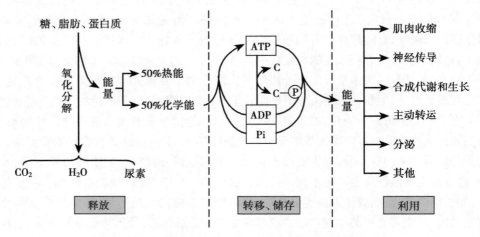

图 5-2　体内能量的释放、转移、储存和利用
C:肌酸　Pi:磷酸　CP:磷酸肌酸

三、能量平衡

人体的能量平衡是指在一段时间内,机体摄入的能量与消耗的能量之间的平衡。若某人在一段时间内体重保持不变,可认为此时机体的能量达到平衡,即摄入的能量与消耗的能量基本相等。若能量摄入少消耗多,机体因动用储存的能源物质,体重减轻,称为能量负平衡;反之,若机体摄入的能量多消耗少,多余的能量则转变为脂肪组织贮存,体重增加,导致肥胖,称为能量的正平衡。

人体具有非常精细灵敏的监测及调控系统(称为"调定点")保持能量的平衡,维持体重稳定。但是这种平衡也可能被打破,每日的小的不平衡随时间推移就可以导致体重的变化。有研究表明,当摄入能量总是高于消耗能量 3% 时,能量过剩累积并以脂肪形式贮存,如果持续 10 年就会使体重增加约 45kg。即使 1% 的不平衡如果不加纠正也会导致体重相当明显的增加。这种状况如持续存在较长时间,能量平衡将被打破而在较高水平进行重调定。

四、神经、体液因素对能量代谢的调节

在整体水平能量代谢受神经系统和内分泌系统双重调节,通过影响能量摄取和消耗的效应器官而发挥作用。中枢神经系统控制饥饿感和食欲、影响能量消耗速率、调节与能量贮存有关激素的分泌,在维持能量稳定及体重调节中发挥重要作用。下丘脑是控制能量代谢的最重要部位,影响下丘脑摄食中枢和饱中枢的信号包括传入神经信号、激素信号(如瘦素、胰岛素、各种肠肽等)以及代谢产物(如葡萄糖、脂肪酸)等。上述信号传入中枢神经系统,经过整合后通过神经-体液途径传出信号到靶器官,以保持个体近期或长期能量平衡。

(一) 下丘脑对摄食行为的调控

正常人体有一套非常精细的调节机制保持能量摄取与消耗之间的动态平衡。若通过强制性喂食的方法使动物发胖,随后自由摄食时动物将自动减少食物的摄入量直至体重回降到原来

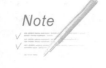
Note

的水平;反之,若限制食物摄入量使体重降低,解除限制后动物将自动增加食物摄入量直至体重回升至原来水平。用埋藏电极或损毁的方法证实:下丘脑外侧区存在摄食中枢,下丘脑腹内侧核存在饱中枢,且两者之间存在交互抑制共同调节摄食行为,进而调节能量平衡。此外大脑皮层通过控制摄食中枢影响摄食行为,如某些人厌食或嗜食均与大脑皮层对摄食中枢的控制有关。

（二）激素对能量代谢过程的调节

多种激素可调节食物的消化、吸收和代谢。如胰岛素、胰高血糖素、肾上腺素、生长激素、甲状腺激素和糖皮质激素等可调节糖、脂肪和蛋白质代谢,其中甲状腺激素对能量代谢的影响最为显著。甲状腺激素可增加组织的耗氧量和产热量,这是因为甲状腺激素:①增加靶细胞 Na^+-K^+-ATP 基因表达,升高其活性,加速 ATP 分解供能,产热量增加;②加强激素敏感脂肪酶活性促进脂肪酸氧化供能;③增加解偶联蛋白的表达,使氧化磷酸化脱偶联,能量不能以 ATP 形式储存而全部以热能形式散失;④甲状腺激素常同时增强某一物质的合成代谢与分解代谢,导致能量消耗增加。此外,瘦素(leptin)、生长激素释放激素、脂联素等多种蛋白质或肽类物质也可影响能量代谢。

（三）其他

机体存在特异的调节机制决定能量的摄入和消耗,从而决定了体重保持在较低或较高水平。除前述整体水平的神经和体液因素调节外,机体需要食物的信息还可通过胃肠道的信号传入大脑。其中以迷走神经最为重要。如由视、嗅、听感受器感受的食物相关信号通过条件或非条件反射由迷走神经传入引起头期消化液分泌,唾液分泌增加,胃酸分泌增加,胃蠕动加强及胰岛素分泌等。头期的反应除使身体做好接受食物的准备外,还使血液中胰岛素增加,血糖水平暂时降低,这可能是产生"饥饿"信号从而摄食的原因。而食物及其消化产物在胃肠道刺激化学、机械和渗透压感受器由迷走神经传入中枢经整合产生"饱"信号。血液中营养物质(如血糖和血脂肪酸)浓度可能也对"饱"信号和"饥饿"信号有重要作用。

解偶联蛋白(uncoupling protein,UCP)是与机体产热相关的一种线粒体转运蛋白。解偶联蛋白可消除线粒体膜电位,使生物氧化与磷酸化解偶联,从而抑制 ATP 的生成,能量以热能形式散失。在哺乳动物共发现 5 种同源物 UCP1~5,它是由 32kD 亚基组成的二聚体,每个单体含 3 个相似的 2 次跨膜结构域。UCP1、UCP2 和 UCP3 有高度同源性,UCP1 在褐色脂肪组织表达,UCP2 分布广泛尤其高表达于白色脂肪组织,UCP3 主要见于骨骼肌细胞,这三种解偶联蛋白主要调节产热,维持体温平衡。此外 UCP2 可能与肥胖、2 型糖尿病的发生有关。UCP4 只存在于胎儿和成人脑组织中,UCP5 在脑、睾丸中表达量高,它们可能与神经退行性病变有关。

第二节　能量代谢的测定

体内能量代谢遵循能量守恒定律,即体内能量转化过程中,蕴含于食物中的化学能与最终转化的热能和所做的外功是相等的。因此,测定机体在一定时间内所消耗的食物,或者测定一定时间内机体所产生热量与所做的外功,都可以测算出机体的能量代谢率(energy metabolic rate,EMR),即机体在单位时间内所消耗的能量。一定时间内消耗的食物量很难测出,如果排除所做外功,则一定时间内所产生热量即为机体消耗的全部能量。这样,令受试者测定前后一段时间内不做外功,通过测定单位时间内机体的产热量即可得到机体的能量代谢率。

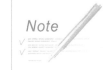

Note

一、与能量代谢测定有关的几个概念

为了计算机体的能量代谢率,需了解几个与能量代谢有关的概念,包括食物的热价、氧热价和呼吸商。

(一) 食物的热价

1 克某种食物氧化分解(或在体外燃烧)时所释放的热量称为该食物的热价(thermal equivalent of food),食物的热价分为生物热价和物理热价,前者指食物在体内经生物氧化释放的热量,后者指食物在体外燃烧时释放的热量。三大营养物质的热价见表5-2。糖、脂肪的生物热价和物理热价完全相等,而蛋白质的生物热价低于物理热价,这是由于蛋白质在体内不能被彻底氧化分解,有一部分能量包含在尿素、肌酐等含氮物质中随尿液或粪便排出体外。

表5-2　三大营养物质氧化时的几种数据

营养物质	热价(kJ/g)		耗 O_2 量（L/g）	CO_2 产量（L/g）	氧热价（kJ/L）	呼吸商（RQ）
	物理热价	生物热价				
糖	17.2	17.2	0.83	0.83	20.7	1.00
脂肪	39.8	39.8	2.03	1.43	19.6	0.71
蛋白质	23.4	18.0	0.95	0.76	18.9	0.80

(二) 食物的氧热价

通常将某种食物氧化时消耗1L O_2 所产生的热量,称为该种食物的氧热价(thermal equivalent of oxygen)。氧热价反映了某种物质氧化时耗氧量和产热量之间的关系,每种营养物质分子结构不同,氧化时消耗 O_2 量不同,因此每消耗1L O_2 所释放的热量也不同(表5-2)。因此根据一定时间内某种物质的耗 O_2 量可以计算出该物质的产热量。

(三) 呼吸商

营养物质在体内氧化时需消耗 O_2,同时产生 CO_2。单位时间内机体呼出的 CO_2 量与吸入的 O_2 量的比值称为呼吸商(respiratory quotient,RQ)。呼吸商应以 CO_2 和 O_2 的摩尔数来计算,但根据阿伏伽德罗定律:pv=nrt,p 压强,v 体积,n 物质的量,r 常数,t 体积,在同温同压条件下,摩尔数与气体体积成正比,所以通常用产生 CO_2 和消耗 O_2 的体积数(ml 或 L)来计算呼吸商,即:

各种营养物质,无论是在体内氧化还是在体外燃烧,它们的耗 O_2 量与 CO_2 产量都取决于该种物质的化学组成。根据营养物质氧化时的化学反应可以推算出其对应的呼吸商。如:

糖氧化时反应式: $C_6H_{12}O_6+6O_2=6CO_2+6H_2O$

$$RQ=6CO_2/6O_2=1$$

糖的呼吸商最大为1.0;脂肪(指甘油三酯)和蛋白质的呼吸商分别是0.71和0.8。呼吸商能比较准确地反映机体各种营养物质氧化分解的比例情况。在日常生活中,人的膳食一般为糖、脂肪和蛋白质的混合物,呼吸商变动于0.71~1.0之间,平均为0.85左右。若能源主要来自糖,则呼吸商接近于1.0;若主要依靠脂肪供能,则呼吸商接近于0.7;在长期饥饿或身体极度消耗情况下,能源主要来自机体蛋白质的分解,此时呼吸商接近于0.8。

理论上来说呼吸商可反映机体三种营养物质氧化分解的比例,但在整体情况下,实测值和理论值并不完全吻合。如机体内出现三大营养物质之间的转化时,若大量糖向脂肪转化,由于糖分子中氧的相对含量高于脂肪及蛋白质,它代谢时释放的过剩氧可参与氧化,所以此时吸入 O_2 的消耗量减少,呼吸商变大甚至超过1.0;又如在糖尿病患者,由于含氧较少的脂肪与蛋白质在体内转化为含氧较多的糖,消耗氧量增多,呼吸商因而变小,接近0.71。此外,当某些因素影响肺通气功能时,呼吸商也会发生改变,如肌肉剧烈运动时,糖酵解加强,产生大量乳酸,乳酸与

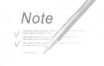
Note

体内缓冲系统作用,使二氧化碳大量从肺呼出,呼吸商因而增大,有时高达2.0,酸中毒时过度通气也可导致同样的结果;反之,肺通气不足或碱中毒时,呼吸商变小。尽管如此,生理情况下呼吸商还是能较好地反映机体三大能源物质消耗的情况,因此呼吸商仍然作为测量能量代谢的一个常用指标。

一般情况下,体内能量主要来源于糖和脂肪的氧化,蛋白质的因素可忽略不计。为了计算方便,常根据糖和脂肪按不同比例混合时所产生的 CO_2 量与耗 O_2 量计算出相应的呼吸商,这种呼吸商称为非蛋白呼吸商(non-protein respiratory quotient,NPRQ)。表5-3显示不同比例糖、脂肪混合物的非蛋白呼吸商和对应的氧热价。实际应用中,通常根据测得的非蛋白呼吸商查出对应的氧热价来计算产热量。混合膳食的非蛋白呼吸商约为0.82。

表5-3 不同比例糖、脂肪混合物的非蛋白呼吸商和氧热价

非蛋白呼吸商	体内被氧化物质比例		氧热价(kJ/L)
	糖(%)	脂肪(%)	
0.707	0.00	100.0	19.62
0.71	1.10	98.9	19.64
0.72	4.75	95.2	19.69
0.73	8.40	91.6	19.74
0.74	12.0	88.0	19.79
0.75	15.6	84.4	19.84
0.76	19.2	80.8	19.89
0.77	22.8	77.2	19.95
0.78	26.3	73.7	19.99
0.79	29.9	70.1	20.05
0.80	33.4	66.6	20.10
0.81	36.9	63.1	20.15
0.82	40.3	59.7	20.20
0.83	43.8	56.2	20.26
0.84	47.2	52.8	20.31
0.85	50.7	49.3	20.36
0.86	54.1	45.9	20.41
0.87	57.5	42.5	20.46
0.88	60.8	39.2	20.51
0.89	64.2	35.8	20.56
0.90	67.5	32.5	20.61
0.91	70.8	29.2	20.67
0.92	74.1	25.9	20.71
0.93	77.4	22.6	20.77
0.94	80.7	19.3	20.82
0.95	84.0	16.0	20.87
0.96	87.2	12.8	20.93
0.97	90.4	9.58	20.98
0.98	93.6	6.37	21.03
0.99	96.8	3.18	21.08
1.00	100.0	0.00	21.13

二、能量代谢的测定方法

测定机体的能量代谢率,通常有两种方法:直接测热法和间接测热法。

(一)直接测热法

将受试者置于一个特制的密闭隔热房间内,收集受试者安静状态下一定时间内发散的总热量,计算其能量代谢率。直接测热法设备复杂,操作困难,主要用于科学研究。

(二)间接测热法

1. 间接测热法步骤　根据定比定律,化学反应中反应物的量与产物的量成一定的比例关系。例如,氧化 1mol 葡萄糖,需要消耗 6mol 的 O_2,同时产生 6mol 的 CO_2 和 6mol 的 H_2O,并且释放一定的热量($\triangle H$)。其反应式如下:

$$C_6H_{12}O_6+6O_2=6CO_2+6H_2O+\triangle H$$

可见,根据定比定律,通过测出单位时间内的耗氧量,即可推算出机体在单位时间内的产热量。具体步骤如下:

(1) 测定机体在单位时间内的耗 O_2 量与 CO_2 产量。

(2) 测定尿氮排出量:根据尿氮排出量来估算体内蛋白质的氧化量(1g 氮相当于氧化分解了 6.25g 蛋白质)及其产热量。在总的耗 O_2 量与 CO_2 产量中扣除蛋白质氧化代谢的部分,根据剩下的耗 O_2 量与 CO_2 产量计算出非蛋白呼吸商。据表 5-3 查出该非蛋白呼吸商所对应的氧热价,从而算出非蛋白食物的产热量。

(3) 计算单位时间内的总产热量:蛋白质食物产热量与非蛋白质食物产热量之和。

具体计算方法举例:假定受试者 24 小时的耗氧量为 400L,CO_2 产量为 340L(已换算成标准状态的气体容积)。尿氮排出量为 12g,计算 1 小时产热量,其步骤如下:

1) 氧化蛋白质时　　　蛋白质氧化量 = 12×6.25 = 7(g)

　　　　　　　　　　产热量 = 18×75 = 1350(kJ)

　　　　　　　　　　耗 O_2 量 = 0.95×75 = 71.25(L)

　　　　　　　　　　CO_2 产量 = 0.76×75 = 57(L)

2) 氧化非蛋白物质时　非蛋白代谢耗 O_2 量 = 400−71.25 = 328.75(L)

　　　　　　　　　　非蛋白代谢 CO_2 产量 = 340−57 = 283(L)

　　　　　　　　　　非蛋白呼吸商 = 283/328.75 = 0.86

3) 根据非蛋白呼吸商的氧热价计算非蛋白代谢的热量

非蛋白呼吸商为 0.86 时,对应的氧热价为 20.41kJ。

　　　　　　　　非蛋白代谢产热量 = 328.75×20.41 = 6709.8(kJ)。

4) 计算 24 小时产热量

　　　　　　　　24 小时产热量 = 1350+6709.8 = 8059.8(kJ)

1 小时的能量代谢量为:8059.8÷24 = 335.82(kJ/h)

2. 机体耗 O_2 量和 CO_2 产量的测定方法

(1) 闭合式测定法:临床上或实验室一般是通过肺量计和 CO_2 吸收系统,测定耗 O_2 量和 CO_2 产生量。如图 5-3 所示,令受试者通过呼吸活瓣吸入密闭容器中的 O_2,呼出的 CO_2 和水由装在气体回路中的吸收剂来吸收。密闭容器的上盖随吸气而下降,并由连于上盖的描笔记录在记录纸上。根据记录纸上的方格可读出潮气量值。受试者的呼出气则通过吸收容器(呼出气中的 CO_2 和水可除掉)进入密闭容器中,于是密闭容器的上盖又回升,描笔也随之升高。由于受试者摄取了一定量的 O_2,呼出气中 CO_2 又被除掉,气体容器中的氧气量逐渐减少,描笔则记录出曲线

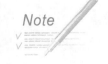
Note

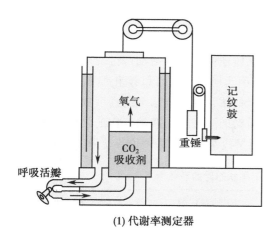
(1) 代谢率测定器

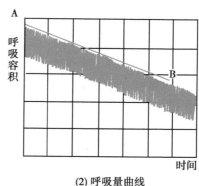
(2) 呼吸量曲线
A B线表示单位时间内的耗氧速度

图 5-3 肺量计模式图

逐渐下降的过程。根据在一定时间内(通常为 6 分钟)描笔的总下降高度,计算出容器中 O_2 的减少量,即该段时间内的耗 O_2 量;根据实验前后 CO_2 吸收剂的重量差,算出单位时间内的 CO_2 产量。

(2)开放式测定法:是在机体自然呼吸空气的条件下测定耗 O_2 量与 CO_2 产量的方法,其原理是采集受试者一定时间内的呼出气,通过气量计等仪器测定呼出气量并分析呼出气中 O_2 和 CO_2 的容积百分比。由于吸入气是空气,所以其中的 O_2 与 CO_2 的容积百分比是已知的,根据吸入气与呼出气中 O_2 与 CO_2 的容积百分比的差值和呼出气量可计算出该段时间内的耗 O_2 量和 CO_2 产量,并计算出混合呼吸商。

(3)双标记水法:测定方法是:给受试者喝入一定量的 ^2H、^{18}O 标记的双标记水(^2H_2O 和 $H_2^{18}O$),在一定时间内(8 ~ 15 天)间断收集尿样,测定尿样中 ^2H、^{18}O 的代谢率,由于 ^2H 参与水代谢而 ^{18}O 既参与水代谢也参与 CO_2 代谢,因此机体 CO_2 产量可根据 ^2H 和 ^{18}O 代谢率差值算出,呼吸商根据摄入的食物组成推算,根据呼吸商和 CO_2 产量计算耗 O_2 量进而求得能量消耗量。此法的特点是可以在受试者自由活动的状态下测定耗 O_2 量和 CO_2 产量;适用于任何人群和个体的测定,对健康无不良影响,不限制受试者活动,检测结果精确。因而可用于营养学、儿童生长发育、运动生理等方面的研究。但费用高,所需时间长,需要高灵敏度、准确度的同位素质谱仪及专业技术人员,因而此法使用受到一定限制。

三、临床常用的能量代谢测定方法

由于直接测热法装置复杂,操作繁琐;间接测热法计算步骤较为繁琐,而正常情况下蛋白质供能很少,所以临床上多采用简便的间接测算方法。即将蛋白质的代谢忽略不计,只测得单位时间内的耗 O_2 量与 CO_2 产量,得出的呼吸商视为非蛋白呼吸商,据此查出其对应的氧热价,再乘以耗 O_2 量,便可计算出单位时间内的产热量。此外,据统计国人基础状态下的非蛋白呼吸商约为 0.82,以其所对应的氧热价(20.20kJ/L)乘以单位时间内的耗 O_2 量,即可算出单位时间的产热量。此方法省略了 CO_2 的测定,更为简便易行,而这两种简化方法所得数值与繁琐方法测算结果非常接近。

第三节 影响能量代谢的主要因素

机体的能量代谢率随机体状态改变也相应发生改变。整体水平影响能量代谢的主要因素有肌肉活动、精神活动、食物的特殊动力效应和环境温度。

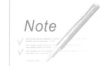
Note

一、肌肉活动

肌肉活动是影响能量代谢最显著的因素。机体任何轻微的活动都可提高能量代谢率。人在运动或劳动时耗氧量显著增加（表5-4）。这是因为肌肉的收缩和舒张都是主动耗能的过程，而能量则来自营养物质的生物氧化。机体耗氧量的增加与肌肉活动的强度成正比。剧烈运动时，机体耗氧量可达安静时的10~20倍。肌肉活动的强度称为肌肉工作的强度，即劳动强度，通常用单位时间内机体的产热量来表示，所以，能量代谢率可作为评价劳动强度的指标。

表5-4　机体处于不同状态时的产热量

机体状态	产热量 kJ/(m² · min)	机体状态	产热量 kJ/(m² · min)
躺卧	2.73	扫地	11.37
开会	3.40	打排球	17.50
擦窗子	8.30	打篮球	24.22
洗衣	9.89	踢足球	24.98

二、精神活动

安静状态下，脑组织血流量大，代谢水平高。据测定，安静状态下，100g脑组织的耗O_2量为3.5ml/min，约为安静时肌肉组织耗O_2量的20倍。研究发现，脑组织代谢水平虽高，但在睡眠、精神活动活跃及平静思考问题时，能量代谢率的变化不大。但在精神处于紧张状态（如烦恼、恐惧）或情绪激动时，能量代谢率可显著增高。这可能是由于精神紧张时会出现无意识的肌紧张增强，以及交感-肾上腺髓质系统兴奋，从而引起甲状腺激素、肾上腺素等刺激代谢的激素释放增多，使能量代谢增强。

三、食物的特殊动力效应

人在进食后1小时左右开始，延续7~8小时，即使同样处于安静状态，机体的产热量也要比进食前有所增加。这种进食引起机体产生"额外"的能量消耗作用称为食物的特殊动力效应（specific dynamic action）。蛋白质的食物特殊动力效应最为显著，可达30%（即机体摄入可提供100kJ能量的蛋白质，所产生的"额外"能量消耗是30kJ），糖的特殊动力效应为6%，脂肪的为4%，混合性食物约10%。食物特殊动力效应的产生机制还不清楚，认为其可能与肝脏处理氨基酸或合成糖原等过程有关。

四、环境温度

当人处于（裸体或穿薄衣）安静状态，环境温度在20~30℃时，骨骼肌保持松弛状态，机体能量代谢率最为稳定。当环境温度过低时，机体通过寒战、肌肉紧张度增强等机制使能量代谢率升高；环境温度低于20℃时，代谢率即开始增加，10℃以下时，显著增加；环境温度超过30℃时，代谢率也逐渐增加，这与体内生物化学反应速度加快，发汗、呼吸以及循环功能增强等因素有关。

第四节　基　础　代　谢

一、基础代谢率的概念

基础代谢（basal metabolism）是指基础状态下的能量代谢。基础代谢率（basal metabolic rate,

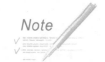
Note

BMR)则是指单位时间内基础状态下的能量代谢。基础状态是指人体处于清醒安静、不受肌肉活动、精神活动、食物及环境温度等因素影响的一种状态。因此测定基础代谢时需满足以下条件:清晨、清醒、静卧,无肌紧张;前夜睡眠良好,测定时无精神紧张;空腹(禁食12小时以上);室温20~25℃。机体在这种状态下的能量消耗主要用于维持呼吸、血液循环等基本的生命活动,能量代谢水平比较稳定。因此,基础代谢率常作为评价机体能量代谢水平的指标。BMR比一般安静时的代谢率要低一些,但并不是最低的,因为熟睡时机体的各种生理功能活动进一步减弱,能量代谢率也更低,但做梦时可增高。

二、基础代谢率的测定

基础代谢率通常采用简略法来测定和计算。采用此方法时,将混合膳食的非蛋白呼吸商定为0.82,其对应的氧热价是20.20kJ/L,只需测出受试者在基础状态下一定时间内的耗 O_2 量就可以计算出每小时的产热量。

基础代谢率的单位以 kJ/(m^2·h)来表示。为什么在计算时要除以体表面积呢?这是因为实验研究表明,人的肺活量、心输出量、肾小球滤过率和产热量与体表面积而非体重成正比。不论身材大小,其每平方米体表面积的产热量都非常接近,因此,BMR一般用单位时间内每平方米体表面积的产热量来衡量。测量和计算体表面积时常采用 Stevenson 公式进行计算,即:

体表面积(m^2)= 0.0061×身高(cm)+
　　0.0128×体重(kg)−0.1529

另外,体表面积还可根据图 5-4 直接求出。方法是:将两条列线上受试者相应的身高和体重连成一条直线,此直线与中间的体表面积连线的交点即为此人的体表面积。

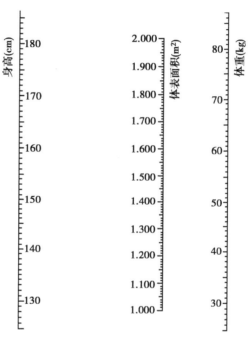

图 5-4　体表面积测算图

临床测定 BMR 时,通常采用简略法来测定和计算。采用此方法时,则将非蛋白呼吸商设为0.82,其对应的氧热价是20.18kJ/L,只需测出一定时间内的耗 O_2 量和体表面积,就可进行 BMR 的计算。

如某受试者在基础状态下,1 小时的耗 O_2 量为12L,其体表面积为 1.5m^2,则其 BMR 为:

$$20.18KJ/L×12L/h÷1.5m^2=161.4kJ/(m^2·h)$$

BMR 随性别、年龄等不同而有生理变动。当其他情况相同时,男性的 BMR 平均比女性的高;婴幼儿时期机体生长旺盛,基础代谢率最高,以后随着年龄的增长而逐渐降低。此外基础代谢率也受激素水平、药物、自主神经系统功能活动等的影响。国人 BMR 的水平,男女各年龄组的平均值如表 5-5 所示。

表 5-5　国人正常 BMR 的平均值[kJ/(m^2·h)]

年龄(岁)	11~15	16~17	18~19	20~23	31~40	41~50	>51
男性	195.5	193.4	166.2	157.8	158.6	154.0	149.0
女性	172.5	181.7	154.0	146.5	146.9	142.4	138.6

三、测定基础代谢率的临床意义

临床上测定 BMR 常用实测值与正常平均值比较,以相对值来表示,相差在±10% ~15% 之内,都属正常。相差值超过 20% 时,才可能有病理学意义。多种疾病伴有 BMR 的异常,尤其是甲状腺的疾病,如甲状腺功能亢进时 BMR 可比正常值高出 25% ~80% ,甚至更多;甲状腺功能低下时,BMR 可比正常值低 20% ~40% 。因此,BMR 的测定是临床诊断甲状腺疾病的辅助方法之一(目前可直接测定反应甲状腺功能的 T3、T4,因此 BMR 已较少用于甲状腺疾病的诊断,但常用于甲状腺功能亢进治疗效果的观察)。其他如肾上腺皮质及腺垂体功能低下、垂体性肥胖、肾病综合征、病理性饥饿等常伴有 BMR 降低。糖尿病、红细胞增多症、白血病及伴有呼吸困难的心脏病等,BMR 升高。当人体发热时,BMR 也将升高,一般来说,体温每升高 1℃ ,BMR 可升高 13% 。

第五节 能量代谢异常与疾病

生理情况下,机体通过精密的调节机制维持能量代谢的平衡,然而这种平衡有时也会被打破而发生能量代谢异常,从而导致疾病发生,如肥胖和糖尿病等。

一、机体的能量需要与能量代谢异常

机体对能量的需要量主要考虑三方面:基础代谢率、食物特殊动力作用以及体力活动和生长发育的能量消耗。基础代谢率平均占总能量消耗的 60% ~70% ,食物特殊动力作用所消耗的能量与进餐数量呈正相关,常与体力活动消耗的能量一起测算。体力活动和生长发育所消耗的能量变化很大,所占比例随体力活动强度增加而增加。如久坐不动的人,其体力活动的能量消耗约占总能量消耗的 30% ,而活泼好动者可达 60% ~70% 。因此不同职业劳动的能量需要量变化也很大。生理情况下,通过神经、体液机制的调节,机体摄入的能量与机体的能量需要相适应,能量处于平衡状态。然而各种内、外因素可能引起能量摄入和消耗的不平衡,从而导致能量代谢异常。能量代谢异常是当今大部分国家必须面对的公共健康问题。

二、能量代谢异常相关疾病

(一)肥胖

肥胖是世界上大部分国家必须面对的一个巨大公共卫生问题。在美国有 60% 以上的成人和 16% 的儿童超重或肥胖。在我国,随着人民生活水平的提高和饮食结构的改变,肥胖的发病率也在不断升高。

1. 肥胖的概念　肥胖是由多种因素引起的一种慢性代谢性疾病,以体脂占体重的百分比异常增高(体内贮积脂肪量≥理想体重的 20%)为特点。肥胖既可以看做一种疾病,也是引起其他慢性疾病或疾病状态的危险因素之一。按照病因,肥胖分为单纯性肥胖和继发性肥胖,单纯性肥胖是指病因未明而不伴有器质性疾病的均匀性肥胖。

肥胖的评估包括测量身体肥胖程度、体脂总量和脂肪分布三个方面。体重指数(Body Mass Index,BMI)已成为国际公认的测量身体肥胖程度指标,BMI = 体重(kg)÷身高(m)^2。WHO(世界卫生组织)规定,BMI 在 18.5 ~24.9 时属正常范围,大于 25 为超重,大于 30 为肥胖,这主要是针对白种人制定的标准。东方人体型较小,专家对我国人群进行了调查,建议中国人 BMI 大于 24 即为超重,大于 28 为肥胖。BMI 作为国际公认的概念测量和计算简便易行,但它也存在缺点,如 BMI 只能测算相对于身高的过多体重,而不能测量脂肪,因此单用 BMI 衡量肥胖并不全面。一个经常健身锻炼的人,肌肉重量大,BMI 可能超标但并非肥胖;相反老年人骨质疏松、肌肉流失,BMI 虽在正常范围但脂肪超标。临床上常用腰围(Waist circumference,WC)或腰/臀比(waist/hip

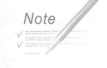
Note

ratio,WHR)反映脂肪总量和脂肪分布,WHR 是目前公认的衡量脂肪在腹部蓄积的指标。男性 WHR 大于 0.85,女性大于 0.80 为超重或肥胖。

2. 肥胖的病因　肥胖发生的根本原因在于能量的摄入超过了能量消耗、从而出现能量的正平衡。但遗传因素和个人习惯的因素也不容忽视。

(1) 个人习惯:人类的能量的摄入和消耗虽然有精密的调节机制,但受生活和行为习惯的影响很大,主要是饮食习惯和体力活动。如进食多、喜甜食或油腻食物使能量摄入增多;办公室工作、锻炼等体力活动不足使能量消耗减少;精神异常通过心理应激和运动减少促进食欲减少能量消耗,均可导致肥胖。某些药物如糖皮质激素、抗抑郁药和胰岛素等也可引起继发性肥胖。

(2) 遗传因素:是影响肥胖的另一显著因素。多数单纯性肥胖患者有家族群发现象。单纯性肥胖父母所生子女中肥胖发生率是正常体重父母所生子女的 5~8 倍。近年来发现了数种基因如瘦素(OB)基因、瘦素受体基因、阿片-促黑素细胞皮质素原(POMC)基因、激素原转换酶-1(PC-1)基因、黑皮素受体 4(MC4R)基因和过氧化物酶体增殖物激活受体 γ(PPAR-γ)基因等突变引起的肥胖。

瘦素与肥胖

肥胖是一个世界性的健康问题,是诱发和加重许多疾病的因素。1994 年 Zhang 等首次利用定位克隆技术成功克隆了小鼠的 *ob* 基因和人类的同源序列并由基因预见 OB 蛋白功能,开创了人类肥胖和能量代谢研究的新领域。1995 年 Halaas 等采用 DNA 重组技术,合成 *ob* 基因的表达产物——瘦素(leptin)。

Leptin 是由肥胖基因 *ob* 编码,脂肪细胞分泌的一种含 167 个氨基酸的蛋白质激素。它主要由脂肪组织产生,棕色脂肪组织、骨骼肌、胎盘、骨和软骨组织等多种组织器官可分泌 Leptin。Leptin 受体分布广泛,在心、脑、胎盘、肝、肾、胰、脾、肌肉、胸腺、前列腺、卵巢、肠、肾上腺都有表达,分为 a、b、c、d、e 亚型,其中主要的功能受体是 a、b 型。Leptin 与其受体结合后主要的生理功能包括:①调节摄食中枢活动抑制摄食;②增强交感神经系统活性,增加能量消耗;③抑制乙酰辅酶 A 羧化酶的合成从而限制脂肪合成,维持正常的血脂代谢;④调节胰岛素等内分泌激素的合成和分泌;⑤其他:如调节生长发育、炎症和免疫反应、促进上皮细胞、血管生长等。

已有研究证实,Leptin 缺乏或相对缺乏可致小鼠肥胖,给予外源性 Leptin 后其摄食减少,能量消耗增加,体重减轻。此外也有研究表明,绝大多数肥胖的哺乳动物体内 Leptin 浓度均高于正常,遗憾的是肥胖者不但出现体内 Leptin 抵抗反应,且对外源性 Leptin 也有抵抗性。因此,Leptin 治疗肥胖目前仅处于实验阶段。

(3) "节俭"基因假说:生存环境的巨大变化超越了人类的适应环境的能力,这必然影响基因的表达和蛋白的功能。遗传和环境因素如何引起脂肪积聚呢? 现在较为普遍接受的是"节俭"基因假说。节俭基因是人类为适应恶劣的环境变化而产生的,它使人类在食物短缺的情况下能有效利用食物能源而生存下来,但在物质极为丰富的环境下却容易引起脂肪堆积(尤其在腹部堆积)和胰岛素抵抗。

3. 肥胖对健康的影响　不管在成人还是儿童,肥胖都会带来许多不良的心理、生理和社会影响,肥胖是心脑血管疾病、2 型糖尿病的危险因素。与体重正常者相比,超重或肥胖者更易患糖尿病、高血压病、高脂血症等疾病,且显著增加成人心血管疾病死亡率。肥胖还与呼吸系统疾病(如睡眠呼吸暂停)、消化系统疾病及骨关节疾病等有关,也是引起不孕不育的原因之一。在以瘦为美的现代社会,肥胖还可能导致成人或青少年特别是女性自信心下降,容易产生焦虑、恐惧和抑郁情绪。研究发现,肥胖女性比正常体重女性患抑郁症或自杀倾向的风险明显升高。

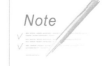
Note

4. 肥胖的防治　以治疗为目的时,必须使能量的消耗大于摄入;以预防为目的时,必须在保证生长发育的基础上维持能量的平衡。无论是预防还是治疗均应养成良好的饮食习惯,适当进行体育锻炼,有肥胖家族史者应定期进行身体检查。

（二）糖尿病

糖尿病（diabetes mellitus, DM）是常见病,多发病,也是严重威胁人类健康的世界性公共卫生问题。目前世界范围内,糖尿病发病率急剧上升。在我国,随着经济的高速发展和生活方式的转变,肥胖率升高,糖尿病的发病率也呈快速增长趋势。成人糖尿病患病率高达 9.7%,儿童和青少年 2 型糖尿病的患病率也显著增加,已成为超重儿童的关键健康问题。

1. 糖尿病的概念　糖尿病是一组由多种病因引起的以慢性血糖升高为典型特征的代谢紊乱性疾病,是由胰岛素分泌不足或作用缺陷引起。胰岛素本身有助于糖的摄取、利用及脂肪和蛋白质的合成,因此胰岛素分泌不足或作用缺陷可导致三大物质代谢紊乱从而引起多器官系统损害,导致眼、肾、神经、心脏、血管等的慢性病变和功能减退甚至衰竭;严重者可发生酮症酸中毒等急性并发症。

糖尿病的诊断标准包括:任意两次空腹血糖 ≥7mmol/L（126mg/dl）,或任意一次血糖 ≥11.1mmol/L（200mg/dl）并出现糖尿病的"三多一少"及相关症状。一次空腹血糖在（6.7～6.9）mmol/L[（110～125）mg/dl]之间时被称作空腹血糖异常,但不属于糖尿病。45 岁以前出现空腹血糖异常者应定期参加筛查。有肥胖、糖尿病家族史、脂质代谢异常以及高血压病等危险因素者在较年轻时就应进行筛查。

依据糖尿病的临床表现、病理生理及病因将糖尿病分为四类:①1 型糖尿病:胰岛 β 细胞破坏,胰岛素缺乏;②2 型糖尿病:其发生与胰岛素抵抗,胰岛素代偿性分泌不足和肥胖有关;③妊娠期糖尿病:妊娠期间发生的糖代谢异常,不包括孕前已诊断或已患糖尿病的患者;④其他特殊类型糖尿病:如胰腺炎、胰腺肿瘤等外分泌腺疾病引起胰岛素分泌减少;内分泌系统如嗜铬细胞瘤、甲状腺机能亢进、胰高血糖素瘤等疾病引起的糖尿病等。

2. 糖尿病病因及发病机制　糖尿病病因和发病机制非常复杂,至今未完全阐明。不同类型糖尿病病因不尽相同,即使同一类型也存在个体差异。总的来说,遗传因素和环境因素共同参与了糖尿病的发病过程。胰岛素由胰岛 β 细胞合成和分泌,经血液循环到达全身的靶组织和靶细胞,与特异性受体结合而产生生物学效应,该过程中任一环节发生异常均可导致糖尿病的发生。

（1）遗传因素:对同卵双生儿的研究表明,1 型糖尿病同时发病率达 30%～40%,2 型糖尿病更是高达 90% 以上。人类染色体研究已证实 1 型糖尿病患者 6 号染色体短臂上的 HLA 基因为主效基因,其他为次效基因。HLA-Ⅰ、Ⅱ类分子参与了糖尿病的发病,危险性高的有 DR3、DR4、DR14 和 DR15 等。近年来还发现许多与免疫耐受或调节有关的基因多态性与糖尿病易感性有关,因此现在多认为糖尿病不是由某个基因决定的,而是基因量达到或超过其阈值时才有发病可能的多基因遗传疾病。

（2）环境因素:包括饮食、生活方式、营养过剩、体力活动不足。应激、病毒及化学毒物等。如风疹病毒、柯萨奇病毒和巨细胞病毒等可直接感染损伤 β 细胞,迅速大量破坏使细胞数减少。此外病毒也可启动自身免疫反应。

（3）自身免疫:许多证据支持 1 型糖尿病与自身免疫关系密切:①患者常伴有其他自身免疫性病,如 Graves 病、桥本氏甲状腺炎、原发性慢性肾上腺皮质机能减退症等;②早期病理表现有胰岛炎,且有淋巴细胞浸润;③患者血清中存在针对 β 细胞的抗体;④动物实验表明免疫抑制治疗可以预防小剂量链脲佐菌素所致的动物糖尿病。

（4）2 型糖尿病机制:2 型患者的发病机制与 1 型不同,并非因自身免疫 β 细胞破坏所致,主要是在基因缺陷基础上存在胰岛素抵抗和胰岛素分泌障碍两个主要环节。多数学者认为胰岛素抵抗系原发异常,但可能两者均需存在,只是不同患者胰岛素抵抗和胰岛素分泌障

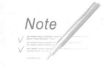
Note

碍在发病中的重要性不同,即使同一患者在疾病的不同进程中两者重要性也可能发生变化。在胰岛素抵抗的情况下,如果 β 细胞代偿性分泌胰岛素增加,则可维持血糖正常;当 β 细胞功能失代偿时,就会导致血糖升高,2 型糖尿病发生。目前胰岛素抵抗的发生机制未完全阐明,主要有脂质超载和炎症两种观点。β 细胞功能缺陷导致胰岛素分泌减少或分泌异常在 2 型糖尿病的发病中起关键作用,β 细胞对胰岛素抵抗的失代偿是 2 型糖尿病发病的最后共同机制。造成 β 细胞功能缺陷的病因和易感因素等涉及因素众多,可能主要是由基因决定的,仍不十分明确。

(5) 其他因素:饮食习惯、肥胖及其他疾病等也是诱发或加重糖尿病的危险因素。流行病学调查表明高蛋白、高脂饮食而非高碳水化合物饮食是糖尿病的危险因素。肥胖主要与 2 型糖尿病有关,肥胖多有过量进食引起的高胰岛素血症,而且肥胖者胰岛素受体数量减少可诱发糖尿病。长期服用糖皮质激素等药物也可促使或加重糖尿病。

3. 糖尿病对机体的危害　因血糖升高,渗透性利尿出现多尿,继而引起口渴多饮。外周组织对糖的利用障碍,机体处于半饥饿状态,能量缺乏引起食欲亢进,脂肪分解增多。蛋白质合成障碍呈负氮平衡,身体消瘦。故常用"三多一少"即多饮、多尿、多食和体重减轻来描述糖尿病的临床表现。此外,糖尿病常伴随其他并发症。如急性严重的代谢紊乱(酮症酸中毒、高渗高血糖综合征);容易并发各种感染如皮肤真菌感染、痈、疖、肾盂肾炎等;可累及全身各重要器官,导致心脑血管病变、失明、截肢、糖尿病肾病和糖尿病神经系统病变。其中心脑血管疾病是糖尿病患者致死致残的主要原因。

4. 糖尿病的防治　由于糖尿病的病因和发病机制未完全阐明,因此缺乏病因治疗。糖尿病总的治疗目标是调整能量代谢,预防急性并发症,降低严重低血糖发生的风险,保持碳水化合物、脂肪和蛋白质的正常代谢,降低慢性病并发症的危险性。

除药物治疗外,健康教育和营养治疗对糖尿病患者尤为重要。加强医务人员、患者及家属的公共卫生保健教育,使患者及家属充分认识糖尿病并自我管理。营养治疗是决定患者能否达到理想代谢控制的关键影响因素。营养治疗总的原则是确定合理的总能量摄入,合理、均衡分配各种营养物质,恢复理想体重。具体措施有:①计算总热量:按患者性别、年龄和身高计算理想体重(kg)= 身高(cm)−105,然后根据理想体重、生活习惯和工作性质计算每日所需总热量。成人在休息状态每天约需(25 ~ 30)kcal/kg,轻体力劳动(30 ~ 35)kcal/kg,中度体力劳动(35 ~ 40)kcal/kg,重体力劳动 40kcal/kg 以上。儿童、孕妇及消耗性疾病者应酌情增加,而肥胖者酌减,使体重恢复接近理想体重;②合理分配膳食摄入量和各成分比例:所摄入营养物质中碳水化合物应占总热量的 50% ~ 60%,补充必要的蛋白质,制定合理的食谱。此外,运动治疗对糖尿病尤其肥胖患者也尤为重要。

本章小结

新陈代谢是机体生命活动的基本特征,机体生命活动所需的营养物质来源于摄入的食物。摄入体内的糖、脂肪和蛋白质经消化分解转变为机体可利用的小分子营养物质,这些营养物质氧化分解时释放的能量一部分以热能形式散发,其余以高能磷酸键(ATP)形式储存体内,当机体需要时,ATP 分解为 ADP 和 Pi 同时释放能量供机体利用完成各种生命过程。其中糖是主要的供能物质,脂肪是能量的主要贮存形式,蛋白质一般不参与供能。在生理状态下,机体通过神经、内分泌调节机制使能量的摄入与消耗维持平衡,而平衡一旦被打破将导致肥胖和糖尿病等疾病的发生。

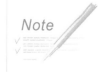

Note

　　能量代谢率的测定有直接测热法和间接测热法,临床一般采用简便易行的间接测热法,即测出耗氧量,根据混合膳食的平均呼吸商找出对应的氧热价计算产热量。能量代谢率受肌肉活动、环境温度、食物的特殊动力效应和精神活动等的影响。其中肌肉活动是影响能量代谢最显著的因素。排除影响能量代谢的因素可计算基础状态下的代谢率,即基础代谢率。基础代谢率可用于评价不同个体或同一个体不同时期能量代谢的水平。基础代谢率可随性别、年龄等不同而有生理变动,但相差在±10%～15%,超出±20%属于异常。测定基础代谢率有助于某些临床疾病(如甲状腺疾病)的诊断及疗效的观察。

　　能量代谢异常可导致肥胖、糖尿病等相关疾病的发生。随着人们生活水平的提高和生活方式的转变,肥胖和糖尿病已成为威胁国人健康的严重的公共卫生问题,肥胖和糖尿病的病因和发病机制复杂,还未完全阐明,但都与遗传因素和环境因素有关。形成良好的饮食习惯,合理分配营养成分和控制能量的摄入,积极的运动锻炼将对这类疾病的防治具有重要意义。

思考题

1. 简述机体能量的来源和去路。
2. 试分析运动时机体的能量代谢情况。
3. 从能量平衡的角度分析肥胖的产生原因及对机体的危害。
4. 试举例说明基础代谢率在临床的意义。

参考文献

1. 朱大年,王庭槐. 生理学. 第 8 版. 北京:人民卫生出版社,2013.
2. 查锡良,药立波. 生物化学与分子生物学. 第 8 版. 北京:人民卫生出版社,2013.
3. 姚泰. 生理学. 第 2 版. 北京:人民卫生出版社,2005.
4. John E. Hall. Textbook of Medical Physiology. 第 12 版. 北京:北京大学医学出版社,2012.
5. 贾弘禔,冯作化. 生物化学与分子生物学. 第 2 版. 北京:人民卫生出版社,2010.
6. 李桂源. 病理生理学. 第 2 版. 北京:人民卫生出版社,2010.
7. B. A. 鲍曼,R. M. 拉塞尔. 现代营养学. 第 8 版. 北京:化学工业出版社,2004.
8. 陈灏珠,终南山,陆再英. 内科学. 第 8 版. 北京:人民卫生出版社,2013.

(杨丽娟)

第六章　体温调节和发热

人类是恒温动物,在寒冷的环境下,体温中枢会通过多种方式增加人体产热,减少散热,使体温不至过低;在炎热环境下,体温中枢又通过不同途径减少人体产热,增加散热。这样,就能使人体的体温维持在一个比较恒定的范围内。

但是,在某些生理和病理情况下,机体的温度超过了体温的正常范围,这种现象既是机体的防御措施,又是疾病的表现形式,清楚地认识体温调节机制和发热的病理生理过程可以更好地诊治疾病,促进人类健康。

第一节　体温及体温调节

机体主要通过肌肉运动、食物吸收等活动产生热量,提高基础代谢率;同时通过辐射、传导以及肺部和皮肤的水分蒸发带走机体内大部分热量,剩余部分的热量随尿液和粪便的排泄而散发出去,产热和散热的平衡决定了人体的体温。体温变化能够影响机体内化学反应速度,而人体内各种酶只有在一定的温度范围内才会发挥最佳的作用,所以机体的正常功能活动需要依赖一个相对恒定的体温系统。

一、人体的温度

在不同温度环境下,不同的人体组织温度有所差异。生理状态时人体深层组织的温度基本保持恒定,大约有±0.6℃的变化,而体表温度随着周围环境温度的改变波动明显。所以,研究人体温度时将人体分为体核和体表两部分,体温也划分为体核温度和表层温度。

（一）体温的概念

正常情况下,机体所产生的热量是由深层器官和组织转移到体表,再由体表将热量传播到空气和外界环境中,所以接近体表部分的温度称为表层温度(shell temperature),其中最外层皮肤表面的温度称为皮肤温度(skin temperature);人体深层组织的温度(机体核心部分的平均温度)称为体核温度(core temperature),即生理学上所谓的体温(body temperature)。

体核温度较稳定,身体各部位的温差较小,肝脏在全身各器官中温度最高,约38.0℃,直肠温度较低,约37.5℃。和体核温度相比,表层温度较易受周围环境温度变化的影响,各部位皮肤的温差较大,环境温度23.0℃时,足部皮肤温度约27.0℃,手部皮肤温度约30.0℃,躯干皮肤温度约32.0℃,额头皮肤温度约33.0~34.0℃,高温环境下各部位皮肤温度差异较小,寒冷环境下各部位皮肤温度差异较大,比如手、足部皮肤温度随环境温度降低下降显著,头部皮肤温度变化相对较小。

体核和体表范围的相对比例也可以随环境温度变化而发生较大改变,如图6-1所示,寒冷环境中,体核范围缩小,主要集中在头部和胸腹腔内脏,体表范围相应扩大,并且体核和体表温度差变大。相反,在炎热环境中,体核范围扩大,体表范围缩小,体核和体表温度差变小。

（二）体温的测定

体温的测量通常采用以下三种方法,即测定口腔温度、直肠温度和腋窝温度。

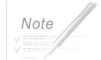

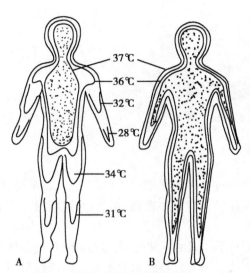

图 6-1　不同环境温度下人体体温分布图
A：环境温度 20℃；B：环境温度 35℃

1. 口腔温度（oral temperature）　是常用的测量方法，测量较为方便，因口腔内温度不完全一致，所以测量时应选取舌下温度，测量结果较为准确。但是它会受到多种因素影响，包括饮用冷热液体、咀嚼口香糖、吸烟以及张口呼吸等，所以尽量避免在以上情况下测定口腔温度。若剧烈运动后，大约需要静息 1 小时再测量口腔温度。婴幼儿、精神异常、昏迷、口鼻腔手术、呼吸困难及不能合作的病人，不宜选取该方法。

2. 直肠温度（rectal temperature）　不易受到周围环境的影响，封闭较好，但是直肠内的温度波动较大，波动幅度可达到 1℃ 左右。温度计插入肛门 6cm 以上所测得的温度比较接近体核温度。测量方法：将肛门体温计消毒后涂上润滑剂，然后插入肛门 3 分钟左右取出。凡直肠或肛门手术、腹泻，以及心肌梗塞的病人不宜使用直肠测温法。

腋窝温度（axillary temperature），因其测量方便卫生，是临床上最常用到的体温测量方法，它也可以代表体核温度。测量方法是将体温计夹于腋窝，需要保证上臂紧靠胸廓，使腋窝环境保持密闭状态，测量时间需要 5 ~ 10 分钟，并且需要保持腋窝干燥。腋窝温度也是儿童体温常用的测量方法，但是消瘦者，不能夹紧体温计，或腋下出汗较多者，以及腋下有炎症、创伤或手术的病人，不宜使用腋下测温法。

（三）体温的正常值

人体生理情况下，口腔、直肠、腋窝温度在一定范围内波动，并保持相对稳定，其中直肠温度最高，腋窝温度最低，正常口腔温度平均是 37℃，但是在正常年轻人群中，晨起口腔温度在 36.7℃±0.2℃ 左右。直肠的温度比口腔的温度高 0.5℃ 左右。腋窝温度比口腔温度低 0.3 ~ 0.4℃。不同的身体部位温度不同，各部位之间温差大小随环境温度的变化而改变，四肢的温度通常比其他部位温度低一些。

人体温度保持相对恒定是维持人体正常生命活动的一个重要条件，当机体体温高于 42℃ 或低于 25℃ 时将严重影响各系统的机能活动，甚至有生命危险。

（四）体温的变化

生理状态下，无论是在夜晚睡眠中还是白天清醒的时候，人体温度会有一定规律的波动，体核温度随着规律的昼夜变化可以波动 ±0.6℃ 左右，在清晨 2 时 ~ 6 时体温最低，而在午后 13 时 ~ 18 时体温最高。体温的变化还可以受到其他多种因素的影响，但仍可以保持在一定范围内波动，例如一个人裸体处于低至 13℃ 或者高至 54℃ 的干燥空气中，仍能保持一个几乎恒定的体核温度。常见影响因素包括：

1. 性别　由于男女生理条件的差异，性别是影响体温的因素之一。女性皮下脂肪较多、散热较少，是成年男女间体温存在差异的原因之一，成年女子的体温比男子平均高 0.3℃，并且女性每月体温也随生理周期的变化具有女性的特点：排卵日体温最低，排卵后基础体温升高 0.3 ~ 0.6℃，这种体温升高一直持续至下次月经开始。这种现象很可能同性激素的分泌有关，所以可以通过观察体温的变化判断女性的排卵期（图 6-2）。

2. 年龄　儿童和青少年的体温较高，随着年龄的增长体温逐渐降低。老年人因为活动较少、代谢率较低以及各系统功能减退，对外界温度的变化适应能力较差，所以老年人要注意保暖。在婴幼儿中，由于体温调节机制发育还不完善，体温调节不很精确，他们的体温通常要比相

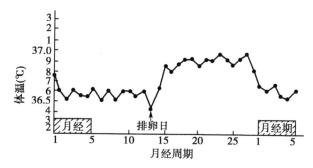

图 6-2　女子月经周期中基础体温曲线

同条件下的成人高出 0.5℃ 左右,同时也容易受到外界环境温度的影响,所以要加倍重视婴幼儿体温的变化。

3. 运动　在运动过程中,肌肉收缩产生热量,并且在体内积累起来,再通过体温调控机制达到平衡。即使散热机制在运动中也被激活,机体仍无法在短时间内处理大量增加的热量,最终导致体温升高。例如当机体通过剧烈运动产生过多的热量时,体温可以暂时升高到 38.3 ~ 40℃;相反,当机体暴露在极度寒冷的环境中,体温可低于 35.5℃。所以,临床上应让病人安静一段时间后再测体温,测定小儿体温时应防止其哭闹。

4. 其他　情绪激动的时候体温也会轻度升高,可能是由于无意识的肌肉紧张引起的。当机体代谢率长期减低时,体温可以降低 0.5℃ 左右,可见于甲状腺功能减退症的病人。

二、机体的产热反应和散热反应

体温作为基本生命体征之一,是判断机体健康状况的重要指标,其在一些生理或病理因素的影响下而发生波动。当机体产生热量的速度快于热量散失的速度时,体内就会聚集热量,机体体温升高;相反,当热量散失速度较快时,机体体温就会下降。也就是说体温是在体温调节机制调控下,产热和散热保持动态平衡的过程。

（一）产热反应

机体热量的产生主要来源于以下几方面:安静时,基础代谢产热是机体热量的主要来源,依靠机体组织细胞代谢产热,内脏器官和脑组织的产热量约占基础代谢率的 70%,其中肝脏的代谢最旺盛,其产生的热量也最多;运动时,肌肉活动代谢产热,骨骼肌产热最多,可占机体产热量的 90%;而多种激素也参与了代谢作用,主要包括甲状腺激素、睾酮、肾上腺素和去甲肾上腺素,其中睾酮影响较小;其他产热来源还包括交感神经的促代谢作用、细胞内的化学活动、食物的特殊动力效应等。

1. 产热的形式　产生热量的方式多种多样,主要包括寒战产热和非寒战产热。

（1）寒战产热:当机体受到寒冷刺激时,肌肉出现不随意的、节律性的收缩称为寒战,骨骼肌的寒战明显增加产热量。

寒战的初级中枢位于下丘脑后部第三脑室侧壁的内侧部,下丘脑视前区热中枢的信号能够抑制此区活动,但来自皮肤和脊髓的冷觉信号可刺激此区的活动。当体温略低于临界值时,此区被激活,信号通过脑干双侧束传至脊髓外侧束,最终传至前脚运动神经元,引起寒战,产热会大幅度增加。寒战期间,产生的热量是平时的 4 ~ 5 倍。

（2）非寒战产热:即化学产热,是指多种因素通过促进解偶联磷酸化作用,导致细胞代谢率增加的现象。

机体棕色脂肪含量与非寒战产热量成正比,棕色脂肪组织代谢产热量约占非寒战产热量的 70%。棕色脂肪里含有大量特殊的线粒体,该线粒体膜上存在解偶联蛋白,在去甲肾上腺素或肾上腺素作用下,其发生解偶联磷酸化的作用,产生的热量是平时的 2 ~ 3 倍,故解偶联蛋白也

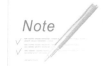

称产热素。棕色脂肪里还含有大量释放去甲肾上腺素的交感神经,去甲肾上腺素还可以增加线粒体解偶联蛋白的表达量,进一步提高产热效应。对于几乎没有棕色脂肪的成年人来说,化学产热很少,约占 10% ~ 15% 。新生儿不能发生寒战,而肩胛区有较多数量的棕色脂肪组织,其化学产热可增加至 100% ,这也是新生儿保持正常体温的原因。

2. 产热的调节

(1) 体液调节:甲状腺激素是调节非寒战产热活动最重要的体液因素。如果机体暴露在寒冷环境中数周,甲状腺的活动明显增强,甲状腺激素大量分泌,可使代谢率增加 20% ~ 30% 。甲状腺激素作用的特点是起效缓慢,但持续时间较长。肾上腺素、去甲肾上腺素和生长激素等也可刺激产热,它们的特点是起效较快,但维持时间较短。

(2) 神经调节:寒冷刺激可使位于下丘脑后部的战栗中枢兴奋,经传出通路到达脊髓前角运动神经元,引起战栗。还可使交感神经兴奋,促使肾上腺髓质释放肾上腺素和去甲肾上腺素增多,使代谢产热增加。上述寒冷环境下甲状腺激素释放的机制也是通过神经系统完成的,即寒冷刺激沿上行的神经传导通路进入中枢神经系统,引起下丘脑释放促甲状腺激素释放激素,后者再刺激腺垂体释放促甲状腺激素,从而促进甲状腺产生和分泌甲状腺激素。

(二)散热反应

人体在产热的同时也在散热,否则代谢产生的能量不能及时排出体外,将会导致体温不断升高。人体散热的方式有皮肤散热(85%)、呼吸散热(14%)和通过尿粪等排泄物散热(1.5%),可见,皮肤是人体主要的散热器官。在机体内产生的大部分热量都是来自于深层组织,特别是肝脏、大脑、心脏和运动时的骨骼肌,然后这些深层器官和组织产生的热量转移到皮肤,再由皮肤散发到空气和外界环境中。因此,散热的速度主要取决于以下两个过程:①如何将机体核心产生的热量快速的传导至皮肤;②如何将热量快速地从皮肤散发到外界环境。

1. 皮肤的散热方式　皮肤的散热方式主要有辐射、传导、对流和蒸发等四种方式,其中蒸发又包括不感蒸发和发汗两种形式。辐射、传导和对流这三种方式是当环境温度低于皮肤温度时的散热方式,而蒸发则是环境温度高于皮肤温度时的唯一散热方式。

(1) 辐射散热(thermal radiation):人裸体处于室温中,大约 60% 的热量都是通过热辐射的方式散失。辐射散热是以红外热射线的形式发生的,其波长约 5 ~ 10μm,是日光波长的 10 ~ 30 倍。所有的物体在高于 0℃ 时,都可以以热射线的形式向周围放射能量,人体也可以接受其他物体辐射来的热射线。如果人体温度高于周围环境温度,机体辐射出来的热量就大于被辐射到的热量。辐射散热量的多少取决于皮肤与周围环境温度的差值,差值越大,散热量越多,反之散热量越少;此外,辐射散热量还取决于机体有效的散热面积,散热面积越大,散热量越多,四肢的有效散热面积较大,因此是辐射散热的重要部位。

(2) 传导散热(thermal conduction):是不同温度的物体相互接触时,一个物体将热量传给另一个物体的物理现象。日常生活和临床工作中常常利用水的良好导热性局部加温,或利用冰帽、冰袋给高热患者降温。通常情况下,人体只有大约 3% 的少量热量是通过热传导散发出去的,机体传导散热的效率取决于皮肤表面与接触物表面的温度差、物体的导热性和接触面积等。如果外界空气温度低于皮肤时,机体发生传导散热,如果空气温度接近或者等于皮肤温度时,就不会发生这种方式的热量散失。由于脂肪的导热性较差,因此体型肥胖者的体核热量不易传向体表,高温环境下容易出汗。棉毛织物的导热性也差,所以棉毛服装保暖性好。

(3) 对流散热(thermal convection):接触机体表面的气体通过热传导获得热能后,因分子运动增加而流走,从而冷空气流入,这种现象称为对流。实际上,热量必须首先被传导到空气中,然后再由对流的空气带走。所以,对流散热量的多少除取决于机体温度与周围环境温度的差值大小和机体有效散热面积外,还受风速的影响,当人裸体处于一个几乎封闭的房间里,大约他热量的 15% 会因对流损失;当人体暴露在风中时,其周围的空气会迅速被新的空气所取代,所以

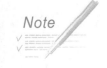
Note

相应的通过对流方式的散热量也明显增加。例如风速是 4m/h 时,其冷却效应大概是风速为 1m/h 的两倍。由于覆盖皮肤表面的衣服阻碍了空气的流动,因此减少了对流散热量,起到了为机体保温的作用。

在水中,机体可以通过传导和对流两种方式散热,所以接触皮肤的水可以比空气吸收更多的热量;同时,由于水的热能高于空气的热能,热传导在水中比在空气中更快,因此,水的散热速度通常是空气散热速度的很多倍。

(4) 蒸发散热(thermal evaporation):当水从人体表面蒸发时,每蒸发 1g 水可以带走 2.43kJ 的热量,因此,体表水分的蒸发可以影响机体的散热。蒸发方式分为不感蒸发和发汗。

1)不感蒸发:一个人在没有出汗的情况下,其皮肤和肺脏中的水分仍然会以(600～700) ml/d 的速度慢慢蒸发,其持续的热量损失可达(6.70～7.95)×10^4J/h,这种不被人们所察觉的机体内的水从皮肤或黏膜渗出而被气化的过程称为不感蒸发。因为不感蒸发是水分子不断通过皮肤和呼吸道表面扩散的结果,所以通过皮肤和肺的不感蒸发是不受温度调节控制的。婴幼儿不感蒸发的速率大于成年人,所以在缺水的情况下婴幼儿容易发生严重脱水。临床工作中,给患者补液时除补充由于呕吐、腹泻等原因造成失水量外,需要补充不感蒸发部分的体液量。

2)发汗:又称可感蒸发,是指汗腺主动分泌汗液的活动。人体的汗腺有大汗腺和小汗腺之分,大汗腺局限于腋窝和阴部等处,与体温调节无关。小汗腺可见于全身皮肤,手掌和足趾小汗腺密度最高,而躯干处小汗腺的分泌能力最强。当周围环境温度高于皮肤温度时,机体不能通过辐射和传导的方式散热,发汗是主要的散热方式。发汗是可调控的散热方式,小汗腺是体温调节的重要效应器,在维持体温平衡的过程中发挥重要作用。因此,当环境温度高于皮肤温度时,任何妨碍蒸发的情况都会引起机体内部温度升高。人群中少数先天性汗腺缺乏的个体,可以同其他正常人一样耐受寒冷,但是他们可能会在热带地区因为中暑而死亡,因为他们缺乏蒸发排汗的散热方式,即当空气温度高于身体温度时,他们不能散热而使机体的温度持续升高。

发汗按其调节机制的不同分为三种,其一为温热性发汗(thermal sweating),当机体接受温热性刺激时,位于下丘脑体温调节中枢的温热性发汗中枢通过支配汗腺的交感胆碱能纤维使全身小汗腺分泌汗液。其二为精神性发汗(mental sweating),指精神紧张或情绪激动时,位于大脑皮层运动区的精神性发汗体温调节中枢通过汗腺的交感肾上腺素能纤维引起掌心、足底和前额等主要部位发汗,是机体应激反应的表现之一,并非与体温调节密切相关,而温热性发汗的生理意义在于通过蒸发散热维持体温相对稳定,这两种情况常常同时发生。第三种是味觉性发汗(gustatory sweating),是因为进食辛辣食物口腔内的痛觉神经末梢受到刺激反射性地引起头部和颈部发汗。

总之,皮肤的散热方式主要有辐射、传导、对流和蒸发四种,但是因散热方式不同所散失热量具有明显差别,散热调节机制也不同。

2. 散热的调节

(1)皮肤血管的作用及调节:皮肤散热量的多少取决于皮肤与环境之间的温度差,而皮肤温度的高低与皮肤的血流量有关。皮肤下面分布着丰富的血管,尤为重要的是连接于微小动、静脉之间的静脉丛。在大部分身体暴露的区域,如手脚和耳部,血液直接由小动脉通过动-静脉吻合口流向静脉丛。

血液流入皮肤静脉丛的速度差异很大,决定着热量由体核传至体表的效率。快速流动的血液可以使热量高效率地由体核传至体表,反之,降低皮肤血液流速可以减少体核向体表的热传导,甚至没有热量的传输。因此,皮肤是一个有效的受控制的"散热器",皮肤上的血液流动是体核向皮肤发生热传递的一个最有效的方式。

小动脉收缩的程度和动-静脉吻合口的开放控制着血流量的多少,从而影响对皮肤的热传递,交感神经系统通过应答体核温度和环境温度的变化,调控血管收缩。皮肤血管的不同舒缩

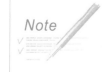

状态调节机体的散热量的多少。如在高温环境中,交感神经紧张性降低,皮肤小动脉舒张,动-静脉吻合支开放,皮肤血流量增加,皮肤温度升高,散热量增加;反之,在冷环境中,交感神经紧张性增强,皮肤血流量减少,散热量减少;并且四肢深部的动脉和静脉相伴行,从四肢远端回流的静脉血温度较低,可以从与其伴行的动脉血摄取热量,带回体核部分,而动脉血流向远端时温度降低,减少热量的散失。

(2) 影响汗腺分泌的因素:汗腺的分泌受神经和体液的双重调节。发汗的主要中枢位于下丘脑,所以,视前区下丘脑前部受到电生理或高热刺激后,自主神经将冲动传至脊髓,然后通过交感神经传至皮肤各处引起发汗。发汗量和发汗速度受环境温度、湿度及机体活动程度等影响。正常人安静状态下,环境温度30℃左右开始发汗;如果空气湿度较高、穿衣较多,不易散热时,环境温度在25℃左右就开始发汗;一个人在运动或劳动时,气温在20℃以下机体即可发汗,而且出汗量较大。

三、体温调节

一个人裸露在12.7～54℃的环境中,其体核温度可以在36.1～37.7℃之间波动,说明在一定范围内即使环境温度变化较大,体温仍然能够维持相对稳定。其原因在于机体通过温度感受器在体温调节中枢的作用下,保持产热和散热过程的动态平衡。

（一）温度感受器

温度感受器有两种分类方法,按其功能可以分为冷感受器和热感受器;按其分布部位可以分为外周温度感受器和中枢温度感受器。

1. 外周温度感受器　外周温度感受器(peripheral thermoreceptor)主要分布于皮肤、黏膜以及内脏中对温度变化敏感的神经末梢,外周温度感受器可分为冷感受器和热感受器两种。它们将皮肤及外界环境的温度变化传递给体温调节中枢。这两种温度感受器都有各自的温度敏感值,例如,当冷感受器感知低于体温的某一温度时,放电频率增加,将信号传至体温调节中枢,使机体产热增加;当热感受器感知高于机体某一温度时,放电频率增加,将信号传至体温调节中枢,使机体散热增加。在人体多数皮肤区域,冷感受器多于热感受器,其数量甚至达到热感受器的10倍左右。因此外周温度感受器主要是感受外周的冷刺激,以防止机体的体温过低。

2. 中枢温度感受器　中枢温度感受器(central thermoreceptor)是与温度调节有关的温度敏感神经元,主要分布在脊髓、延髓、脑干网状结构、下丘脑、腹腔脏器、上腹部和胸部的大静脉等处。中枢温度感受器的功能和外周温度感受器的功能不完全相同,中枢温度感受器主要是感受人的体核温度而不是体表温度,但它们也主要是感受冷觉,导致这种情况产生的原因可能是机体为了防止低体温的发生。中枢温度感受器包括热、冷敏神经元,热敏神经元(warm-sensitive neuron)是当温度过高时放电频率增高的神经元,主要分布于视前区-下丘脑前部;冷敏神经元(cold-sensitive neuron)是当温度过低时放电频率增高的神经元,主要分布于脑干网状结构和下丘脑的弓状核。无论是热敏神经元还是冷敏神经元,它们都将温度的变化传至体温调节中枢,使机体做出散热或是产热的反应,维持自身的体温平衡,值得指出的是中枢温度感受器对温度波动非常敏感,当温度变化在0.1℃时,冷、热敏神经元的放电频率就会发生变化。

（二）体温调节中枢和体温调节

外周温度感受器和中枢温度感受器传递的信息,经过体温调节中枢的整合,发出信号,产生相应的体温调节反应。

1. 体温调节中枢　在动物大脑某一区域用电极通过升温和降温的方法做了观察,测得调控机体温度高低的部位在下丘脑,此区域称之为体温调节中枢(thermoregulatory center)。用同样的方式确定了视前区-下丘脑前部(preoptic-anterior hypothalamus area,PO/AH)含有大量的热敏神经元和大约1/3的冷敏神经元,这些神经元不仅是该局部脑组织温度的传感器,也是中脑、脊髓

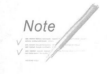
Note

以及皮肤和内脏等处的温度传感器。当体温上升10℃,热敏神经元增加2~10倍的放电频率。相反,当体温下降时冷敏神经元增加放电频率。当体温调节中枢感到温度过高时,周身皮肤开始出汗,皮肤血管开始扩张,加速散热过程,这是使机体温度恢复正常值的一个快速反应,此时,任何产热的行为都被抑制,使体温维持相对恒定。此外,PO/AH区的温度敏感神经元还接受致热原、5-羟色胺、去甲肾上腺素和肽类等多种物质的刺激,引起相应的体温调节反应。如果破坏PO/AH区,与体温调节相关的产热和散热反应都将明显减弱或消失,进一步说明PO/AH区是体温调节中枢(图6-3)。

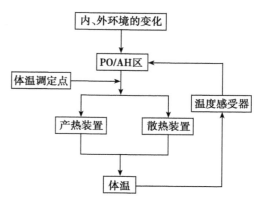

图6-3　PO/AH体温调节简易图

PO/AH区通过传出神经以下列方式维持机体温度的平衡:①调节行为性体温调节活动和骨骼肌的紧张性等,例如在炎热的环境中人们喜欢吃些凉爽的食物来降温,在寒冷的环境中人们不由自主的打寒战等;②调节皮肤血流量的高低、出汗的多少和化学产热等,例如在高温环境中皮肤血管舒张,出汗增加,化学产热减少等;③通过内分泌腺体分泌激素调节机体代谢的水平,例如寒冷的环境中甲状腺激素、肾上腺素、去甲肾上腺素分泌的增加等。

2. **体温调节——体温调定点学说** 体温调定点(set point for temperature control)是指机体设定的一个温度值,体温调节中枢围绕此值调节体温变化,调节机体产热和散热的过程,维持体温的动态平衡,使体温与体温调定点设定的温度值一致。当机体温度低于调定点水平时,增加机体的产热活动,减少散热活动;相反,当机体温度高于调定点水平时,减少机体的产热活动,增加散热活动,直至体温回到调定点水平。所以体温调定点学说认为体温调节过程类似于恒温器的工作原理,体温变化信息反馈到体温调节中枢,与体温调定点水平(内设参考温度值)比较,体温与此参考温度之间的差值即为误差信号,机体据此调节产热活动和散热活动,使体温接近于调定点。冷敏神经元和热敏神经元的温度敏感特性,即两种温度敏感神经元随温度变化而放电频率改变的特性决定了体温调定点水平的改变。发热可以理解为体温调定点的上移,下丘脑前部的热敏神经元对温度的感受阈值升高,使产热增加,而对冷敏神经元的感受阈值下降,使散热减少,出现体温上升。反之,低体温时,可以理解为体温调定点的下移,下丘脑前部的冷敏神经元的感受阈值升高,使散热增加,热敏神经元对温度的感受阈值降低,产热减少,从而引起低体温的产生。

例如,当体温达到一个临界值37.1℃时,产热率和散热率都发生了巨大的变化,体温高于37.1℃时,散热率大于产热率,使体温下降接近37.1℃;体温低于37.1℃时,产热率大于散热率,使体温升高接近37.1℃。37.1℃就是机体控制温度的调定点,也就是说当机体的温度变化时,机体通过一系列的变化使温度接近37.1℃,这些活动主要是通过调节寒战与非寒战产热、皮肤血管的血流量、汗腺的分泌及内分泌腺体激素分泌等来维持体温的恒定。

（三）体温的调节反应

当下丘脑的体温调节中枢感受到机体的温度过高或过低时,它会适当地对机体升温或是降温做出调控,其调节方式有两种,包括自主性体温调节和行为性体温调节。

1. **行为性体温调节** 行为性体温调节(behavioral thermoregulation)是指有意识的调节体温的活动,指机体在不同环境中通过姿势和行为的改变,以及特别的措施保温或降温,使体温保持相对稳定。例如在寒冷的冬天,人们会增添衣服以达到保温的效果,如果仍然感到寒冷,人们还会采取拱肩缩背的姿势和踏步等行为御寒;动物可以表现为在寒冷的环境中有日光趋向行为,

Note

炎热时会躲在树荫下或钻进洞穴中。行为性体温调节在变温动物中发挥着重要作用,在人类对体温的调节中起辅助作用,通常在环境温度变化时,人类首先采取行为性体温调节,如不能维持正常体温,机体会启动自主性体温调节,一般情况下,自主性体温调节和行为性体温调节共同作用维持体温相对稳定。

2. 自主性体温调节　　自主性体温调节(autonomic thermoregulation)是指在体温调节中枢的控制下,由神经和体液共同调节以维持体温恒定的生理活动,主要通过调节皮肤的血流量、汗腺的分泌、寒战等方式调节产热和散热以维持体温的平衡。

(1) 高体温时的降温机制

1) 皮肤血管的舒张:人体在高温环境下,交感神经兴奋性降低,同时高温抑制下丘脑后部的交感神经兴奋,使人体大部分区域的皮肤血管舒张,动-静脉吻合支开放,使皮肤血流量增加,血管充分舒张可以使皮肤的散热量增加至 8 倍。

2) 发汗:在高温环境下,机体发汗增加。高温引起的发汗效应如图 6-4 所示,当体温达到临界值 37℃ 时,汗液蒸发带走的热量会急剧增加。体温每增加 1℃,发汗会带走超过基础产热10 倍的热量。

3) 产热减少:寒战和非寒战产热都被抑制。

(2) 低体温时的升温机制

1) 皮肤血管收缩:在寒冷环境中,交感神经兴奋性增高,使整个机体的血管收缩,皮肤血流量减少,部分动-静脉吻合支闭合,从而减少散热。

2) 竖毛肌收缩:交感神经兴奋引起竖毛肌收缩。竖毛肌依附于毛囊,当竖毛肌收缩时,汗毛竖起。对人类来说,此反应不是重要调节方式,但是对于低等动物来说,该反应可以使动物表皮被厚厚的皮毛所覆盖,这就使热量的损失大大减少。

3) 产热增加:在寒冷环境下,通过寒战产热可使机体的产热量增加至 4~5 倍;交感神经兴奋使全身细胞的新陈代谢作用增加,从而增加热量的释放。寒冷还会刺激下丘脑分泌促甲状腺激素释放激素,促甲状腺激素释放激素通过下丘脑垂体门脉系统到达垂体前叶,促进其分泌促甲状腺激素,促甲状腺激素刺激甲状腺分泌甲状腺激素。而甲状腺激素能促进全身解偶联蛋白的增加并促进全身细胞代谢的增加,也使化学产热增多。但是,发生寒战产热和化学产热的时间明显不同,寒战产热在寒冷时可以即刻发生,而化学产热是机体处于寒冷环境中数周才会发挥明显作用的产热方式。

研究发现,动物处在极度寒冷的环境中数周之后,甲状腺腺体会增大 20%~40%,但是,在极度寒冷环境中人类甲状腺的变化尚无定论。但是已经证实在北极驻扎数月的军人,其细胞代谢率明显增加;并且一些因纽特人(爱斯基摩人)也有异常高值的基础代谢率。这也许是长期生活在寒冷地区的人群中恶性甲状腺疾病高发的原因。

第二节　发热的原因和机制

发热是指体温高于正常范围,可以是脑部本身的病变引起,也可以是有毒物质影响体温调节中枢所致。发热时体温调节中枢调定点在致热原的作用下发生上调最终导致体温升高,发热的本质是调定点的上移,但是机体的体温调节功能正常。发热既是疾病发生的重要标志,也是多种疾病的临床表现和病理过程。所以体温的变化能够反映病情,有助于疾病的诊断。

一、发热的原因

发热的原因包括感染、脑部疾病和高温环境等因素。当机体细胞受到发热激活物的刺激时,会产生内生致热原,之后致热信号向体温调节中枢传递并生成中枢介质,包括正调节介质和

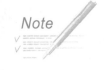
Note

负调节介质,导致体温调节中枢调定点重置,并且调定点与来自外周以及中枢的体温信息相互比较之后,再由传出神经系统对散热和产热过程进行调控,最终导致发热,因此发热激活物对发热有重要意义。

（一）发热激活物

发热激活物是指可以刺激机体某些组织细胞产生内生致热原的物质。发热激活物可以分为病原微生物类、非微生物类和机体内部的某些产物三大类。

1. 病原微生物类

（1）细菌:细菌类发热激活物主要包括革兰氏阳性细菌(如链球菌、肺炎双球菌、葡萄球菌、枯草杆菌以及白喉杆菌等)、革兰氏阴性细菌(如伤寒杆菌、大肠埃希菌、脑膜炎球菌、志贺氏菌以及淋病奈瑟菌等)、分枝杆菌(如结核分枝杆菌)等。其中革兰氏阳性细菌主要靠菌体碎片、全菌体以及它们所释放的内毒素等物质致热;革兰氏阴性细菌除主要靠全菌体及菌壁中所含有的肽聚糖致热外,细菌细胞壁中的脂多糖也是主要的致热成分;而分枝杆菌主要靠全菌体以及细菌细胞壁中所含有的肽聚糖、蛋白质和多糖等成分致热。

（2）病毒:病毒类发热激活物主要包括柯萨奇病毒、SARS病毒、麻疹病毒以及流感病毒等。病毒主要靠全病毒体以及病毒所含有的血细胞凝集素等成分致热。

（3）真菌:真菌类发热激活物主要包括球孢子菌、副球孢子菌、白色念珠菌、组织胞浆菌以及新型隐球菌等。真菌主要靠全菌体以及菌体内所含有的荚膜多糖以及蛋白质等成分致热。

（4）螺旋体:螺旋体类发热激活物主要包括梅毒螺旋体、钩端螺旋体以及回归热螺旋体等。螺旋体主要靠钩体内部所含有的溶血素以及细胞毒因子等成分或者螺旋体代谢后的裂解产物致热。

（5）疟原虫:疟原虫类发热激活物主要靠裂殖子以及疟原虫的代谢产物如疟色素等成分致热。

2. 非微生物类　以松节油、佐剂胞壁酰二肽、多核苷酸、植物血凝素和某些药物(如博来霉素以及两性霉素等)为代表,也可以引起发热。

3. 机体内部的某些产物　以抗原抗体复合物以及类固醇(如睾酮的中间代谢产物本胆烷醇酮等)为代表的某些机体内部产物,也可作为发热激活物引起机体发热,其中抗原抗体复合物可以激活产生内生致热原的细胞从而引起机体发热。另外,胆汁酸的代谢产物(如石胆酸等);白血病、肾癌以及淋巴瘤等肿瘤细胞所分泌的细胞因子;坏死组织所产生的崩解产物;尿酸盐结晶后激活机体细胞所产生的致热原等物质均可作为发热激活物引起发热。

（二）内生致热原

发热激活物需要通过内生致热原使体温调节系统发挥作用,导致机体发热。因此内生致热原在发热的过程中也起到了重要的作用。

1. 机体内部主要的内生致热原　许多蛋白质和蛋白质的分解产物,以及一些特殊物质,尤其是由细菌细胞壁释放的脂多糖毒物,可以使下丘脑体温调节中枢的调定点上移,有这种作用的物质被称作是致热原。疾病期间,致热原由细菌和体内变性组织释放,使下丘脑体温调节中枢的调定点高于正常值,导致机体调动所有升高体温的机制,在体温调定点升高后的几个小时内,体温可以明显上升。

内生致热原(endogenous pyrogen,EP)为发热激活物作用于机体细胞后,机体细胞所产生的细胞因子。内生致热原具有致热活性,其本质为内源性的不耐热的小分子蛋白质。白细胞介素-1(interleukin-1,IL-1)、白细胞介素-6(interleukin-6,IL-6)、干扰素(interferon,IFN)、肿瘤坏死因子(tumor necrosis factor,TNF)等均属于内生致热原,下面分别介绍这几种内生致热原。

（1）IL-1:将一些致热原注射到动物的下丘脑中,一部分可以直接迅速地引起下丘脑体温调节中枢调定点上移,而另一部分可以间接地发挥作用,可能需要几个小时的潜伏期,而后才引起发热。多数细菌类致热原,尤其是革兰氏阴性菌产生的内毒素,就是通过直接作用的机制发挥作用。细菌和细菌分解的产物在组织或者是血液中,可以被血液中的白细胞、组织中的巨噬细胞和大颗粒杀伤细胞所吞噬。所有具有吞噬功能的细胞都可以消化细菌产物,分泌 IL-1(也称作白细胞致热原和内源性致热原)进入体液中。IL-1 到达下丘脑立刻引起发热,有些时候 8 ~ 10 分钟体温就会有显著升高。1μg 的细菌内毒素脂多糖,作用于白细胞、组织巨噬细胞和杀伤性淋巴细胞,就可以引起发热,而引起发热的 IL-1 的量也只需要几纳克。有些实验发现 IL-1 可以诱导产生一种前列腺素,主要是前列腺素 E2 或者相似的物质,这些物质作用于下丘脑引起发热反应;当应用前列腺素阻滞剂后,发热消失或缓解,这可能是阿司匹林可以缓解发热的原因,因为阿司匹林抑制环氧化酶活性从而抑制花生四烯酸、前列腺素合成。像阿司匹林这种可以缓解发热的药物也叫做解热镇痛药。

(2) IL-6:当内皮细胞、巨噬细胞、成纤维细胞、单核细胞、平滑肌细胞以及淋巴细胞受到血小板生长因子、TNF、IL-1 以及病毒等刺激后可以产生 IL-6。IL-6 是由 184 个氨基酸组成的细胞因子,具有多种生物学功能,其中最为重要的功能是引起机体发热,IL-6 的受体主要分布于中枢神经系统的星形胶质细胞、小胶质细胞以及神经元。有研究表明,重度烧伤的患者发热时,血浆中 IL-6 的浓度与其体温的升高成正比;做动物研究时,向小鼠和家兔的静脉以及脑室中注射 IL-6 后,小鼠和家兔的体温都明显升高,并且发热时血浆和脑脊液中的 IL-6 活性也明显升高;而皮下注射松节油不能诱导 IL-6 基因敲除鼠的体温上升。

(3) TNF:当淋巴细胞或者巨噬细胞受到链球菌、葡萄球菌以及内毒素等刺激后可以分泌 TNF。动物实验时,向大鼠和家兔的静脉以及脑室中注射 TNF 后,大鼠和家兔的体温明显升高,并且向脑室内注射 TNF 后脑室内的前列腺素 E_2(prostaglandin E_2,PGE_2)含量明显升高。

(4) IFN:IFN 是由淋巴细胞以及单核细胞分泌的具有免疫调节作用、抗病毒以及抗肿瘤作用的糖蛋白。人体注射 IFN 后,可以引起寒战、高热,并且发热程度与 IFN 的浓度具有相关性。

近年来多项研究发现,IL-2、IL-8、内皮素、睫状神经营养因子(ciliary neurotrophic factor,CNTF)以及巨噬细胞炎症蛋白-1(macrophage inflammatory protein-1,MIP-1)也与发热有关,但其具体调节机制仍有待于研究。

2. 产内生致热原细胞的活化　当内皮细胞、淋巴细胞、单核细胞、巨噬细胞、肿瘤细胞、小胶质细胞以及星形胶质细胞等受到发热激活物的刺激后被活化,可分泌致热性细胞因子,这些细胞被称为产内生致热原细胞。产内生致热原细胞主要经过 Toll 样受体(toll-like receptors,TLR)介导的细胞活化和 T 细胞受体(T cell receptor,TCR)介导的 T 淋巴细胞活化两种方式发挥作用,下面分别作简单介绍。

(1) TLR 介导的细胞活化:这种活化方式是机体细胞被革兰氏阴性细菌 LPS 活化的基本方式,血清中的 LPS 结合蛋白(lipopolysaccharide binding protein,LBP)与内皮或者上皮细胞的 LPS 结合形成复合物后,可溶性 CD14(sCD14)接受由 LBP 所传递的 LPS 并形成 LPS-sCD14 复合物,细胞膜上的 TLR 受到刺激后导致细胞活化;与内皮或者上皮细胞不同,单核/巨噬细胞的 LPS 通过 LBP 与细胞膜表面的 CD14(mCD14)结合,形成三重复合物将信号传递下去。TLR 信号通路主要是抑制亚基 IκB 发生磷酸化,核转录因子-κB(nuclear factor κB,NF-κB)与磷酸化的抑制亚基 IκB 分离后进入细胞核,然后启动 TNF、IL-1 以及 IL-6 等细胞因子的基因表达和蛋白质的合成。

(2) TCR 介导的 T 淋巴细胞活化途径:是机体细胞被革兰氏阳性细菌的外毒素(如 SE 以及 TSST-1)以超抗原(superantigen,SAg)的形式所活化的基本方式,单核/巨噬细胞以及 B 淋巴细胞

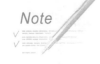

也可以通过这种方式活化。淋巴细胞的 TCR 与 SAg 结合后可以激活蛋白酪氨酸激酶(protein tyrosine kinase,PTKs)并将信号传递下去。此过程有多种转录因子以及酶类的参与,并且鸟苷酸结合蛋白 P21ras(Ras)通路以及磷脂酶 C(phospholipase C,PLC)通路也在此过程中起着重要的作用。

二、发热时体温的调节机制

发热时中枢神经系统各个部分相互作用,体温调节中枢接收到致热信号后,改变了各种中枢介质的含量并重置调定点,最终控制发热的程度。

（一）致热信号向体温调节中枢的传递

血液循环中存在的内生致热原,其本质为大分子蛋白质,这些内生致热原很难通过血-脑屏障。那么体温调节中枢怎样接收到这些致热原所发出的致热信号,导致发热的呢? 大致分为以下三种途径:

1. 通过终板血管器　终板血管器(organum vasculosum laminae terminalis,OVLT)存在于视上隐窝的上方,与下丘脑体温调节中枢(PO/AH)紧邻,OVLT 含有大量的有孔毛细血管,星形胶质细胞终足在此处将毛细血管末端完全包裹,故而 OVLT 可以高通透大分子物质。因此有人认为内生致热原通过 OVLT 后在血管间隙扩散,并且投射到 OVLT 的 PO/AH 神经元末梢可以识别通过 OVLT 的内生致热原,完成信号的传递;也有人认为内生致热原不能直接进入脑内,位于 OVLT 处的神经胶质细胞以及小胶质细胞(也称为脑内巨噬细胞)等细胞识别内生致热原后产生中枢介质,而 PO/AH 神经元末梢识别该中枢介质,完成信号传递;也有人认为穹隆下器(subfornical organ,SFO)的结构类似于 OVLT,投射到 SFO 的 PO/AH 神经末梢可以以同样的方式识别 SFO 处的致热信号,完成信号传递。

2. 通过血-脑屏障　有人认为,循环中的细胞因子不是透过了血-脑屏障,是与小胶质细胞以及血管内皮细胞膜上的受体相互结合,释放中枢介质(如 PGE_2 等),投射到此处的 PO/AH 神经元末梢以及星形胶质细胞可以识别该中枢介质,最终达到调定点的重置以及体温的升高。

3. 通过迷走神经　血液中的补体系统可以被 LPS 激活,补体系统激活后补体成分可以进一步激活肝巨噬细胞,激活的肝巨噬细胞可以产生致热性细胞因子。LPS 还可以刺激机体其他细胞产生致热性细胞因子,致热性细胞因子经循环到达肝脏发挥作用。致热性细胞因子作用于迷走神经的肝分支传入纤维后可将信号向下传递,脑干去甲肾上腺素神经元接收到致热信号后,将信号进一步向下传递,之后 PO/AH 接收到致热信息,继而产生中枢介质(如 PGE_2 等),最终达到调定点的重置以及体温的升高。

（二）体温调节中枢重置调定点

1. 正调节介质与负调节介质　中枢介质的含量变化与体温调定点的重置密切相关,致热信号通过传导系统向 PO/AH 传递,PO/AH 接收到致热信息后产生中枢致热介质,最终达到调定点的重置以及体温的升高。与此同时弓状核(arcuate nucleus,ARC)、中杏仁核(medial amygdaloid nucleus,MAN)以及腹中隔(ventral septal area,VSA)也会产生中枢解热介质,防止体温过高。多项研究表明,即使增加致热原的浓度体温也很少达到 41℃ 以上,这正是中枢解热介质的作用。中枢致热介质以及中枢解热介质相互作用,共同调控体温的变化,我们把中枢致热介质和中枢解热介质分别称为正调节介质和负调节介质。

（1）正调节介质:主要包括 PGE_2、cAMP、促肾上腺皮质激素释放激素(corticotrophin releasing hormone,CRH)、Na^+/Ca^{2+}、一氧化氮(nitric oxide,NO)以及去甲肾上腺素(norepinephrine,NE)等。

磷脂酶 A_2(PLA_2)与细胞膜磷脂作用后生成的花生四烯酸与环加氧酶相互作用生成 PGH_2,最终 PGH_2 可与异构酶相互作用生成 PGE_2,PGE_2 具有致热作用。向 PO/AH 直接注射 PGE_2 可使核心体温升高,抑制 PGE_2 合成酶可使体温降低等试验均证明 PGE_2 是中枢致热介质。但有学者

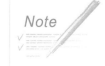

认为 PGE 的前体花生四烯酸也是发热介质。其致热作用不受 PGE 拮抗剂和水杨酸类药物的影响。事实证明,多种动物脑室内给予花生四烯酸可以引起明显发热。

由环境因素引起的体温升高时,脑脊液中 cAMP 的含量无明显变化,而由内生致热原引起的发热脑脊液中 cAMP 的含量增加明显。外源性 cAMP 注入动物静脉或脑室内迅速引起发热,其致热作用可被磷酸二酯酶抑制剂(减少 cAMP 分解)ZK62711 和茶碱所增强,或被磷酸二酯酶激活剂(加速 cAMP 分解)烟酸减弱。

CRH 是由 41 肽构成的神经激素,杏仁核以及室旁核是其神经元的主要分布区域。IL-1β 和 IL-6 等致热性细胞因子可以刺激 CRH 的释放;抑制 CRH 可降低 IL-1β 和 IL-6 等致热性细胞因子的活性;向脑室内注射 CRH 可以增加 cAMP 的含量,使核心体温升高;抑制 cAMP 的水平或者活性可以降低 CRH 的致热作用,所以 CRH 是在与 cAMP 的相互作用下发挥中枢致热作用。

（2）负调节介质:主要包括精氨酸加压素(arginine vasopressin,AVP)、膜联蛋白 A_1、黑素细胞刺激素(α-Melanocyte stimulating hormone,α-MSH)、IL-10 等。

下丘脑神经元所合成的 AVP 既是一种神经垂体肽类激素也是一种神经递质,具有多种生物学功能。脑内 VSA 区所释放的 AVP 越少,发热程度越高。AVP 可以通过中枢机制调节体温,其解热效应表现为在 25℃ 时散热增加,在 4℃ 时产热减少。AVP 的解热机制可能与其 V_1 受体有关。

膜联蛋白 A_1(annexin A_1)广泛存在于脑、肺等组织器官中,是一种钙依赖性磷脂结合蛋白。向大鼠中枢内注射膜联蛋白 A_1 可明显抑制 IL-1β、IL-6、IL-8、CRH 诱导的发热效应,推测糖皮质激素可能通过膜联蛋白 A_1 达到解热效果。

α-MSH 是腺垂体分泌的由 13 个氨基酸组成的多肽激素。在 EP 诱导发热期间,脑室中膈区 α-MSH 含量升高,而且将 α-MSH 注于此区可使发热减弱,说明其解热效应的作用点可能在脑室中隔区。在使用 α-MSH 解热时,兔耳皮肤温度增高,说明散热加强(兔主要依靠调整耳壳皮肤血流量来控制散热);内源性 α-MSH 能够限制发热的高度和持续时间,所以 α-MSH 通过增加散热达到解热的目的。

2. 体温调节中枢重置调定点　体温调节中枢位于下丘脑,体温高于调定点时机体通过出汗等方式增加散热;体温低于调定点时机体通过寒战等方式增加产热。体温调节中枢受下丘脑视前区的热温度受体的活动程度控制。但是来自机体外周的信号,特别是来自皮肤和深部组织(脊髓和腹腔)的信号,也对体温的调节有轻度的影响。其核心就是重置了下丘脑体温调节中枢的调定点。

下丘脑体温调定点发生变化时(如组织破坏,致热原的作用,或者是脱水),机体需要几个小时才能达到新的调定点。例如,如果体温调定点突然升高至 40℃,而此时机体的温度低于调定点的温度,病人会感觉极度寒冷,可以出现寒战等现象,同时皮肤血管收缩,导致皮温降低,病人发抖,这一阶段的病人体温还保持在正常水平。寒战一直持续,直到体温升高达到下丘脑调定点 40℃ 的温度,人体停止寒战,此时患者无异常感觉。只要引起体温调定点升高的因素存在,机体就会以这种方式调节,使体温达到一个较高的水平。如果去除致热因素,体温调节中枢的调定点会降到一个低值,如正常水平值 37℃,而此时体温仍然是 40℃,即下丘脑视前区处在过热的环境中,体温调节系统发挥作用,机体表现为大量排出汗液,和由于全身血管的舒张导致的皮肤发热。如果体温降至 35℃ 以下时,下丘脑调节体温的能力会受到很大程度的损害,一旦体温降至 30℃ 以下时,调节能力就会丧失。体温调节能力丧失的原因可能是体温每下降 13℃,细胞内产热化学物质的比例双倍下降,此外昏迷也与体温调节的缺失有关,这是因为昏迷可以抑制中枢神经系的热调控机制并且减少寒战的发生。

（三）体温调节的方式及变化时相

1. 发热的基本过程　发热的基本过程表现为:①机体细胞受到发热激活物的刺激,生成内

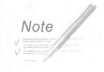

生致热原;②致热信号向体温调节中枢传递;③中枢介质(正调节介质和负调节介质)的产生;④体温调节中枢重置调定点;⑤传出神经系统对散热和产热过程进行调控,机体进入急性反应期,如图6-4所示。

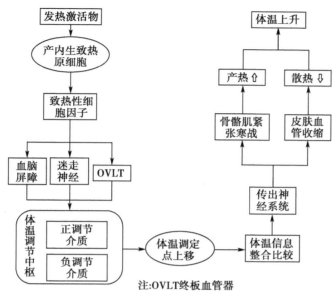

图6-4　发热的病理学示意图

2. 体温调节的变化时相

（1）体温上升期(fervescence period):这段时间是指调定点上移后,调定点与来自外周以及中枢的体温信息相互比较,之后再由传出神经系统对散热和产热过程进行调控,最终导致产热的增加以及散热的减少,使体温升高,达到新的调定点温度值。这段时期的热代谢特点为:产热增加的同时散热减少,散热量低于产热量,最终导致机体的体温升高。患者此时表现为皮肤苍白、畏寒,严重的患者可出现寒战以及皮肤竖毛肌收缩。

体温上升期的机制为:①产热增加的机制:疾病急性期,由于反应蛋白和交感神经的兴奋作用,使机体内各种物质代谢变快和利用加强,最终导致机体代谢率增加,比正常时增高4～5倍。表现最为明显的是棕色脂肪细胞内脂质的氧化以及分解加强;骨骼肌不随意的节律性收缩所引起的寒战是产热增加的另一个重要原因,此时伸肌与屈肌同时收缩,产热率升高。也有人认为,位于下丘脑后方且与第三脑室壁相邻的部位被称为寒战中枢,寒战中枢的兴奋会导致寒战的产生,正常状态下 PO/AH 热敏神经元所发出的神经冲动能够抑制寒战中枢的兴奋性。但是当寒冷因素刺激 PO/AH 时,PO/AH 热敏神经元所发出的神经冲动对寒战中枢的抑制作用解除,导致寒战的发生。皮肤温度的降低是引起寒战中枢兴奋的另一重要因素,皮肤上的冷感受器可被下降的皮肤温度所刺激,信号进一步传递最终到达寒战中枢,引起寒战中枢兴奋,兴奋后的寒战中枢发出冲动,经传递到运动终板,从而引起肌肉的节律性收缩。②散热减少的机制:调定点上移后,正常的体温转变成为寒冷刺激,刺激信号到达中枢后经过整合再由中枢系统发出信息,最终致使皮肤血管收缩血流减少,皮肤温度下降而散热减少。皮肤温度下降后患者会感到寒冷,但此时的体核温度已经开始升高。

（2）高温持续期(persistent febrile period)又称稽留期(fastigium)和高峰期,此期体温升高到与新的调定点温度相平衡的水平,热代谢特点为散热量与产热量在较高的水平上保持平衡,患者的临床表现为皮肤发红发干,感觉燥热。

高温持续期的机制为:此期的体温达到与新的调定点温度一致,寒战现象消失,开始出现散热反应。主要是由于血管扩张皮肤表面血流量增加,导致皮肤温度不断上升并高于正常体温,此时患者寒冷的感觉消失并且还会感觉燥热。与此同时不断升高的皮肤表面温度也使水分蒸发加速,患者会感觉到口唇和皮肤干燥。

(3)体温下降期(defervescence period)也称退热期,此期体温调定点恢复到正常水平,并且机体内的发热激活物和内生致热原以及中枢介质都已经消除,机体散热量明显增加。热代谢特点为机体内部产热量明显减少的同时散热量明显增加,体温逐渐下降到与正常调定点相当的水平。此时患者表现为体温开始下降,皮肤表面潮红并开始出汗,严重的患者甚至会出现脱水乃至低血容量性休克。

体温下降期的机制为:①由于机体的冷敏感神经元受到抑制导致机体的产热量减少;②高于调定点的血液温度激活了 PO/AH 热敏感神经元,促使机体将体核温度传递到机体表面,同时机体明显发汗,最终导致了机体的散热量增加。

第三节 发热时机体的代谢和功能变化

除了各原发病引起的各种表现外,发热时的体温升高、EP 及体温调节效应也可以引起物质代谢的变化和机体功能的改变。

一、物质代谢的变化

机体体温升高后,物质代谢发生变化,其特点是通过寒战和代谢率的提高使三大营养物质分解加强,这也是发热的物质基础。一般认为,体温每升高 1℃,基础代谢率提高 13%,持久发热时,病人的物质消耗明显增加,如果营养物质不能得到相应补充,机体就会消耗自身的物质,从而导致体重下降和消瘦。

1. 糖代谢 发热时能量消耗增加,为提供足够的能量,机体对糖的需求随之增多,糖的分解代谢增强,出现肝糖原、肌糖原大量分解,从而使患者血糖升高,可以出现尿糖阳性。另一方面,在正常情况下,肌肉主要依靠糖和脂肪的有氧氧化供给能量,而患者发热寒战时肌肉活动量加大,从而使肌肉对氧的需求量明显增加,此时会出现氧供应相对不足,为满足机体对能量的需求,无氧糖酵解便会增强。有氧氧化供给的能量仅为糖酵解的 1/5,从而使 ATP 生成减少而乳酸生成增多,这也是发热病人常出现肌肉酸痛的原因。当寒战停止后,乳酸被逐渐消除,肌肉酸痛的症状逐渐减轻至消失。

2. 脂肪代谢 发热时由于糖代谢增强,使糖原储备量减少。而发热病人又常伴有食欲下降,从而使糖摄入量不足,导致机体只能动用储备脂肪。正常情况下,由脂肪分解提供给机体的能量约占总能量的 20%～25%,而发热时脂肪的分解增强,此时其提供的能量可占总能量的60%～80%;另外,病人发热时交感-肾上腺髓质系统兴奋性增高,脂解激素分泌增加,也促进脂肪分解加速。脂肪的大量分解虽然可以提供能量,但却使血中游离脂肪酸的浓度增加、酮体生成增多,使病人日渐消瘦,甚至出现尿酮体阳性。

发热时棕色脂肪组织(brown adipose tissue,BAT)也参与代谢反应。BAT 参与非寒战性产热的作用早已被人们认知,但是它在发热时的代谢反应近年来才逐渐被人们所重视。多数哺乳类动物体内都含有 BAT,其含量一般小于体重的 2%,但血管丰富,受交感神经支配和去甲肾上腺素调控,后者作用于肾上腺素能受体而引起 BAT 产热。人体中也同样含有 BAT,尤其是在婴儿期,但随年龄增长其功能逐渐减退。有资料表明,恶性疾病、严重烧伤伴有高代谢者和发热的儿童,其肾周围的 BAT 代谢比对照者高 100%～300%。

3. 蛋白质代谢 发热时由于高体温和 EP 的作用,尤其是在 IL-1、PGE 介导下患者骨骼肌蛋白分解加强,此时如果未能及时补充足够的蛋白质,将会产生负氮平衡。

正常成人每日大约需要摄入 30～45g 蛋白质才能维持机体总氮平衡,而发热时机体蛋白质

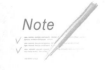
Note

消耗量约为正常时的 3～4 倍。所以，由于发热病人的蛋白质分解代谢增强和摄入量、吸收量减少，长期发热的病人血浆蛋白总量和白蛋白量均下降，从而出现低蛋白血症和氮质血症，导致机体抵抗力降低和组织修复能力减弱。

发热患者多数都有急性期反应，急性期反应是指机体在细菌感染和组织损伤时所出现的一系列反应，是机体应激变化中的一种防御措施。在体温升高的同时，急性期反应蛋白合成增多，表现为外周血白细胞、特别是中性粒细胞升高，血浆微量元素浓度、CRH、ACTH 及肾上腺皮质激素均升高。而发热时的蛋白质分解加强可为肝脏提供大量游离氨基酸，用于急性期反应蛋白的合成和组织修复。

4. 维生素代谢　发热时机体维生素消耗量同样会明显增加，而摄入量和吸收量减少，常使病人出现维生素缺乏。多见维生素 C 和 B 族的缺乏。

5. 水、电解质代谢及酸碱平衡　体温分别处于发热的体温上升期、高热持续期和退热期时，病人水、电解质代谢及酸碱平衡的表现亦不相同。在体温上升期，由于血液重新分布，肾血流量因此减少，导致病人尿量明显减少，Na^+、Cl^- 的排出亦随之减少，从而出现 Na^+、Cl^- 在体内潴留；在高热持续期，由于皮肤和呼吸道水分蒸发增多，使机体水分大量丢失，此时若补充的水分不足便会引起脱水；在退热期，由于病人大量出汗及尿量增加，Na^+、Cl^- 排出随之增加，可进一步加重机体脱水。因此，在治疗高热患者，尤其是老年偏瘦患者时，退热期应及时补充水分和适量的电解质，以防止病人严重脱水而对机体器官造成损害。此外，发热时因分解代谢增强，K^+ 从细胞内释出，从而使细胞外液 K^+ 浓度升高。而代谢紊乱又使乳酸、酮体等酸性代谢产物增多，可出现代谢性酸中毒。

二、器官系统功能改变

（一）生理功能的改变

1. 中枢神经系统功能改变　发热的主要症状大部分集中在中枢神经系统，病人可有不适、头痛头晕、嗜睡等表现。这些表现多与有致热作用的细胞因子直接相关。原因是体温上升期中枢神经系统的兴奋性增强，特别是当体温达到 40～41℃ 时，常可以出现烦躁、谵妄和幻觉等症状。

头痛是发热的一个常见的伴发症状，是因为伴随着发热，大脑血管开始收缩。热性惊厥可能发生在 6 个月的婴儿至 6 岁的儿童身上，多半表现为全身肌肉抽搐，成为单纯性热惊厥，约在体温上升后 2～6 小时发作，发作的持续时间一般较短；有些儿童热性惊厥表现为局部性，持续时间较长，一般只见于有癫痫病史的患儿，热性惊厥的发生可能与他们的中枢神经系统发育不成熟，兴奋易扩散有关。

如果炎热环境能使幼猫体温骤升 4～5℃，幼猫会发生热惊厥，说明单纯的体温升高与热惊厥直接相关，并非颅内一定存在潜在病灶或由激活物和内源性致热原直接造成。但当体质虚弱或某些感染伴发热时，中枢神经系统可能被抑制，一些患者可以出现冷漠、昏睡等表现，可能是 IL-1 作用的结果，因为给家兔注射 IL-1 可以诱导慢波睡眠的发生。

2. 循环系统功能改变　发热时，心率增快，体温每增加 1℃，患者的心率大约增加 18 次/分，儿童心率较成人增加更明显，可以表现为心动过速，心肌收缩力增强，心输出量增加，血流加速，心血管紧张性增高，血压也可以略偏高。心率增加的原因可能是因为血液的温度升高直接刺激窦房结，或者是由于交感-肾上腺轴的激活和儿茶酚胺水平的升高，此外机体代谢增强，耗氧量和二氧化碳生成量增加也会成为心率加快的影响因素。在心率≤150 次/分的限度内，随着心率加快，心脏输出量也会相应增加，但是，如果心率大于 150 次/分，超出了心脏的代偿能力时，心输出量反而下降，所以发热的患者应该卧床休息，减少运动量，避免过于激动，以免造成心力衰竭。如果患者已经存在心衰的危险因素，如心肌病、先天性心脏病或心律失常，则更应该受到

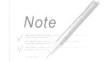

关注。

体温与心率之间并非绝对正相关,例如当某些感染、中毒、缺血、缺氧等因素影响心脏,心肌受损时,即使体温无显著上升,心率也可以显著增快;而某些病毒感染、伤寒、脑干损伤、心脏传导阻滞等情况下,虽然体温明显升高,心率却相对缓慢,甚至减慢。

在发热上升期,血压可能会轻度升高,因为外周血管收缩增强、心输出量增加。在发热持续状态和退热期,血压可能会轻度下降,是因为副交感神经支配的心脏收缩变弱,周围血管扩张,以及体液的大量丢失,都会引起血容量减少,导致血压下降,发生虚脱,甚至循环衰竭,高热骤退时这种情况更易发生,所以发热持续期和退热期应该注意补液。

3. 呼吸功能改变　　发热时升高的血液温度可以兴奋呼吸中枢,并提高呼吸中枢对 CO_2 的敏感性,再加上代谢增强,CO_2 等酸性代谢产物增多,均可导致呼吸加深加快,以利于增加各组织脏器供氧。虽然加快的呼吸频率还有利于增加呼吸道的散热量,但是过度换气也能够导致呼吸性碱中毒。在体温持续升高时,可因大脑皮质和呼吸中枢的抑制,使呼吸变浅变慢或出现不规则的呼吸运动,进而导致血氧分压下降,造成组织脏器损伤。

4. 消化功能改变　　发热时,消化系统的功能常常受到抑制,可以引起一系列的表现,如舌、口腔黏膜干燥、厌食、腹胀、便秘等,其主要原因是由于交感神经系统兴奋性增强、副交感神经系统受抑制以及过多的体液丢失。这些改变可使消化液的生成和分泌减少,消化酶的活性降低,胃肠蠕动减弱以及幽门括约肌收缩,胃排空时间延长,从而消化系统对食物的消化吸收能力减弱,此外已发酵食物对胃壁的刺激,均可导致消化系统出现不适症状。但这些症状可能不是体温升高直接所致,而可能与内源性致热原直接相关。实验证明,注射内毒素可以引起胃肠蠕动减弱和胃肠道分泌液的减少,用解热剂能阻止体温上升,但未能消除上述胃肠道反应,而注射 IL-1 和 TNF 却可以引起食欲减退。

5. 泌尿系统功能改变　　在体温上升期及高热持续期,由于肾血流量的减少,机体保护性的使肾小管重吸收功能增强,促进体内水钠潴留,因而导致尿量减少,尿比重增高,尿中氯化物含量低;退热时,尿量增多,比重下降,氯化物排出增多。如果是感染性发热,由于毒素作用,肾实质细胞发生变性,尿中可出现蛋白和管型。

6. 致畸、影响生长发育　　有些研究认为孕早期发热可能是胎儿主要的致畸原因之一。当体温达到 38.9℃ 或更高并且持续 24 小时,会增加神经管缺陷(尤其是无脑畸形)的风险,此外还可能导致胎儿先心病、唇腭裂、巨结肠、生长迟缓,胎儿流产、死产等风险。

（二）防御功能的改变

发热对机体防御功能的影响具有双向性,既有有利的一面,也有不利的一面。

1. 抗感染能力的改变　　内源性致热原本身就是一些具有免疫调控作用的细胞因子,如 IL-1、IL-6 可刺激淋巴细胞的增殖分化,促使肝脏细胞合成急性期反应蛋白;IFN 在宿主感染期体温上升时产生,尤其是病毒感染后产生更多,可以增强自然杀伤细胞的吞噬功能,还可能促进内皮细胞产生 MHC-Ⅱ,具有呈递抗原的能力,并可以诱导其他细胞因子的产生,促进 B 淋巴细胞分化,进一步增强吞噬细胞杀灭病原微生物的能力。一定程度的发热能够增加 IFN 的产生并增强其生物活性,而 IFN 本身又可以引起发热反应,两者协同作用增加机体的抗感染能力。

在急性期,致热性细胞因子不仅介导发热反应,还会激活免疫功能,除细胞因子的自身作用外,还可能与体温升高发挥协同效应相关。但是,仅仅是一定范围内的体温升高才能激活机体的免疫功能,增加机体的抗感染能力,体温过高时,细胞因子的抗感染能力受损。

其次,因为有些病原菌对热很敏感,一定的高温即可以杀灭或抑制其复制,如淋病奈瑟菌、梅毒螺旋体、肺炎球菌等,所以发热还可以通过杀菌或抑菌提高机体的抗病能力。此外,因为铁离子和锌离子是微生物复制所必需的元素,急性期细胞因子可以降低血清铁、锌水平,同时体温升高对血清铁和锌的降低具有协同作用,也有利于抑制病原微生物的生长。例如内生致热原可

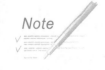

以降低大鼠的血清铁浓度,使其抗感染能力增强,如果补充外源性铁离子,细菌的复制繁殖能力增强,动物的死亡率也增加。发热还可以引起溶酶体破裂和细胞的自我破坏,抑制病毒在感染细胞内的复制。蜥蜴在感染性发热时也会发生类似情况,将感染后的蜥蜴按温度的高低进行分组(35~42℃),较高温度组蜥蜴存活较多,较低温度组大部分蜥蜴死亡。

　　发热还可以增加某些免疫细胞的功能。人体内白细胞的最大吞噬活性在39~41℃,所以体温的升高,有助于吞噬细胞发挥作用将病原微生物杀灭,中性粒细胞和巨噬细胞也都是在40℃时代谢增加。孵育人淋巴细胞时发现,细胞的代谢能力在39℃的条件下明显比正常体温37℃的情况下更强,细胞能够摄取更多的胸腺核苷酸,这可能是由于细胞复制时间减少所致。如果把细胞因子如IL-1或TNF注入受试动物的皮肤或关节腔时,其体内中性粒细胞和T细胞的趋化运动能力增强,而这些细胞在杀伤和消灭病原体方面具有重要作用,因而体温的增加有助于杀死这些病原微生物。

　　然而,也有资料表明,发热可降低免疫细胞的功能。如抑制自然杀伤细胞对病原微生物的作用,增加实验动物的死亡率,如感染沙门氏菌的大鼠发热时,其生存率下降,死亡率增加。

　　2. 对肿瘤细胞的影响　发热时产生的细胞因子大多还具有一定的抗肿瘤作用。肿瘤细胞繁殖迅速,处于相对缺氧状态,比正常细胞对热刺激更加敏感。如果体温达到41℃时,正常细胞可以耐受,但是肿瘤细胞通常会被抑制或被杀灭。目前发热疗法已作为抗肿瘤综合治疗的一种选择应用于临床,尤其对于那些放化疗不敏感的患者,已经取得了一定的治疗效果。

　　3. 急性期反应　急性期反应是机体为抵抗细菌感染和组织损伤时所出现的一系列急性时相的反应。急性期反应主要包括急性期蛋白的增加,如C反应蛋白和蛋白酶抑制剂,血浆微量元素浓度的改变及白细胞数量的改变等。急性期反应蛋白,尤其是肝脏细胞合成的急性期蛋白,构成了机体防御微生物的一道重要防线,对疾病的转归和预后有很大的影响。给家兔注射IL-1和TNF两种细胞因子后,在体温升高的同时,家兔血清铁和锌的浓度下降,而血清铜和白细胞计数却明显增加,如静脉注射IFN后,家兔同样出现血清铁和锌离子水平下降的现象。

　　总之,发热对机体的生物学意义不能一概而论,对机体既有防御作用又有伤害作用,发热程度是关键所在,中等程度的发热有利于提高宿主的抗感染能力,但是持续高热,如果超过了细胞的耐受能力,就有可能降低免疫细胞功能,产生不利影响。例如在40℃的情况下,巨噬细胞和多核白细胞的吞噬能力,耗氧量以及趋向感染灶的能力均很强,41℃以上时抵御感染的能力反而下降。因此,分析发热对机体的影响时,应该客观、全面、具体。

第四节　发热的处理原则

　　发热可以引起一系列的机体代谢和功能的改变,既是机体的一种反应,也是疾病的信号,其后果也有利、弊之分,因此对发热的处理应权衡利弊。

　　处理原则应遵循减少发热对机体的损伤,增强发热对机体的防御作用。一般情况下,要针对病因治疗。原因不明性发热,是否即刻解热需谨慎判断,尽快明确发热的病因。

　　(一)尽快明确诊断

　　面对发热的病人,首先要重视询问病史,包括社会人口学、是否到过疫区和用药情况等。然后进行体格检查,并结合实验室检查明确诊断。

　　(二)一般治疗

　　1. 病因不明的发热　如果体温<40℃又不伴有其他严重疾病者,因为退热能使病人实际获

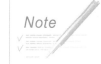

益的证据有限,不建议病因不明的发热患者常规给予解热药物。

医生积极寻找病因的同时,对患者进行必要的监护,及时补充营养物质、维生素和足够的水分,防止脱水,保持水、电解质平衡及酸碱代谢平衡。

2. 病因明确的发热　应积极治疗原发病,同时对症治疗。

（三）解热措施

1. 药物解热　目前临床上多采用的解热药物主要有氨基水杨酸类及类固醇类。

（1）水杨酸类的解热原理主要为:①作用于 PO/AH 附近使中枢神经元的功能复原;②通过抑制环加氧酶阻止 PGE 的合成;③可能还以其他方式发挥作用。

（2）类固醇类的解热原理主要为:①抑制 EP 的合成和释放;②抑制免疫反应;③通过降低微血管通透性、抑制白细胞游走和渗出以抑制炎症反应,使得炎症灶 EP 和激活物减少;④中枢效应,即少量注入 PO/AH 有一定解热作用,但机制尚不清楚。糖皮质激素是此类药物的代表,可用于严重的中毒性感染,常常起到快速有效的退热作用,但在发热未诊断前,不可滥用,以免掩盖病情影响诊断。

此外,清热解毒的中草药也有很好的解热作用,可适当选用。

2. 物理降温　物理降温也是发热时的降温措施之一,当体温过高,情况危急时,可采用冰帽或冰袋冷敷头部、四肢大血管处,或用酒精擦浴以促进散热,还可以将病人置于较低的环境温度中,加强空气流通,以增加对流散热,但物理降温在调定点未降之前强行减低体温,可能会引起机体相应的产热反应。

（四）特殊情况的救治

某些情况下,则需要对发热患者进行及时的治疗。

1. 高热患者　尤其当患者体温大于 41℃时,中枢神经细胞和心脏可能受到较大的影响。已有实验证明,正常动物在极度高热的情况下,可导致心力衰竭。高热引起昏迷、谵妄等中枢神经系统症状也是常见的。因而对于高热病例,无论有无明显的原发病,都应尽早解热。尤其是小儿高热,容易诱发惊厥,更应及早预防为佳。

2. 心脏病患者　发热时心率增快、循环加速、心脏负荷相应增加,易引起心力衰竭,应及早降温解热。

3. 有癫痫发作史的病人　发热时癫痫发作风险增加,也应及时进行解热治疗。

4. 孕妇　也需要进行解热治疗,因深部体温的增加可导致心脏排出量以及心肌需氧量增高,也可能引起胎儿畸形。

本章小结

体温是指人体深层组织的温度,即机体核心部分的平均温度。生理状态下,虽然体温的变化可以受到多种因素的影响,但仍然能够保持在一定范围内波动,是产热和散热保持动态平衡的过程。周围温度变化时,机体的温度感受器将信息传递给体温调节中枢,经过体温调节中枢的整合,设定体温调定点,并发出信号,机体主要通过寒战和非寒战两种方式产热,辐射、传导、对流和蒸发四种方式散热,以维持体温相对稳定。

发热是指在致热原的作用下,体温调节中枢的调定点上移而引起调节性体温升高,并超过正常值0.5℃。在发热激活物的作用下,机体多种细胞(主要为单核细胞、巨噬细胞和内皮细胞)被激活,合成并释放各种致热性细胞因子(内生性致热原),这些外周致热信息经神经或体液通路传入体温调节中枢,启动中枢致热介质(正调节介质)的合成及释放,体

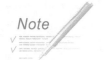

温调定点上移;而中枢解热介质即负调节介质限制体温上升的幅度。来源于中枢及外周的体温信息与体温调定点进行比较,体温调节中枢通过传出神经调控产热和散热过程,使体温与调定点相适应,体温上升。发热过程表现为体温上升期、高温持续期和体温下降期三个时相。发热属于急性期反应,呼吸、循环和免疫系统功能增强,糖、脂肪和蛋白质代谢增强。适度的发热有利于增强机体防御功能,但高热或长期发热对机体具有损害作用。

思考题

1. 说明保持体温相对稳定的机制和生理意义。

2. 体温升高就可以称为发热吗? 为什么?

3. 发热时机体的调节机制。

4. 简述发热时的物质代谢变化。

5. 发热时中枢神经系统的主要临床表现是什么? 为什么?

6. 发热的处理原则。

参考文献

1. 朱大年. 生理学. 第 7 版. 北京:人民卫生出版社,2008.

2. 姚泰. 生理学. 第 1 版. 北京:人民卫生出版社,2010.

3. Hall, John E. Guyton and Hall Textbook of Medical Physiology. 12th ed. New York: Saunders,2011.

4. 李桂源. 病理生理学. 第 2 版. 北京:人民卫生出版社,2010.

5. 王建枝,殷莲华,吴立玲. 病理生理学. 第 8 版. 北京:人民卫生出版社,2013.

6. 王学江,姜志胜. 病理生理学. 第 2 版. 北京:人民卫生出版社,2013.

7. 王建枝,陈国强. 病理生理学(医学英文原版改编双语教材). 北京:科学出版社,2006.

(乔　虹)

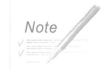

第七章　应　　激

应激是指机体在各种应激原的作用下,出现的全身性非特异性适应反应,例如交感-肾上腺髓质系统兴奋、糖皮质激素(glucocorticoid,GC)等分泌增多,以及情绪、认知和行为等变化。适度的应激有利于提高机体抵抗内、外环境中不利因素的能力,但是过强或持续时间过长的应激可能会引起代谢紊乱和器官功能障碍,从而导致相关心身疾病(psychosomatic disease)的发生。

第一节　概　　述

加拿大生理学家汉斯·塞里(Hans Selye)是医学领域中第一位提出应激和应激原概念的科学家。他在研究了创伤、寒冷、高热及毒物等因素作用下实验动物垂体-肾上腺皮质功能变化的基础上,提出了一般适应综合征(general adaptation syndrome)或应激综合征(stress syndrome)的概念。此后,神经内分泌反应一直是应激研究中的核心内容。

一、应激的概念

应激是指机体在内、外环境因素及社会-心理因素作用下出现的全身性非特异性适应反应,又称为应激反应(stress response)。

Selye 的理论强调了应激的非特异性,以及在应激反应中神经内分泌系统的重要作用。随着细胞和分子生物学技术的发展,对应激发生机制的研究逐步深入到细胞和分子水平。热休克蛋白和急性期反应蛋白等应激相关蛋白的发现,以及随后对细胞应激的研究,提示应激反应是广泛存在于高等动物、低等动物和单细胞动物体内的高度保守反应,也是机体对内、外环境变化的一种适应性反应。应激涉及器官、细胞和分子等多个层次的反应,这些反应相互影响,共同决定了应激反应的结果。

二、应激原

（一）应激原的概念和分类

应激原是指所有能够引起应激反应的因素,包括理化、生物学和社会心理因素。任何刺激达到一定强度,能够引起应激反应的都可成为应激原。可分为以下三类:

1. 外环境因素(external enviromental factors)　如高热、寒冷、射线、噪声、强光、低氧、病原微生物及化学毒物等。

2. 内环境因素(internal enviromental factors)　主要指机体稳态失衡(disturbance of homeostasis),如血液成分的改变、心律失常、感染、休克、器官功能障碍及酸碱平衡紊乱等。

3. 心理-社会因素(psychosocial factors)　该因素是现代社会中最主要的应激原。如工作压力、生活压力、人际关系或失去亲人等打击。

（二）应激反应的分类

根据应激原的种类、作用时间和强度,及其对机体的影响,可将应激反应分为以下类型:

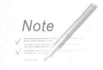

1. **躯体性应激和心理性应激**　内、外环境因素引起的应激反应主要是躯体性应激（physical stress），包括神经内分泌反应、中枢神经系统、免疫系统和循环系统等的功能和代谢变化，以及细胞和分子水平的变化。心理-社会因素往往引起心理性应激（psychosocial stress）。心理性应激是指机体在遭遇不良事件，或感到压力、威胁时产生的一种伴有生理、行为和情绪改变的心理紧张状态，有时可引起认知功能异常。部分应激原既可导致躯体应激，也可导致心理应激。如严重创伤和长期患病除可引起躯体性应激外，还可使患者感到紧张和焦虑，从而导致心理性应激。

2. **急性应激和慢性应激**　急性应激（acute stress）是指机体突然受到刺激后出现的应激反应，可由突发的天灾人祸，如地震、洪水、交通事故、亲人死亡等导致，强烈的急性应激反应可诱发急性心肌梗死（通常在原有心脏病的基础上）和心源性猝死以及精神障碍等；慢性应激（chronic stress）是指应激原长时间作用引起的应激反应，可导致消瘦，免疫力下降，甚至诱发抑郁和高血压病等疾病，儿童长期处于紧张状态下可使生长发育受到抑制。

3. **生理性应激和病理性应激**　根据应激原对机体的影响程度和结果，可将应激分为生理性应激（physiological stress）和病理性应激（pathological stress），前者指适度且持续时间较短的应激反应，例如竞技比赛或适度的工作、学习压力等。生理性应激可提高机体的认知、判断和反应能力，有利于调动机体的潜能且不会产生严重的影响，故又称为良性应激（eustress）。病理性应激指强烈且持续时间较长的应激反应，如大面积烧伤或长期情绪高度紧张导致的应激，可造成代谢紊乱和器官功能障碍，甚至引起应激性疾病的发生，故又称为劣性应激（distress）。

需要指出的是，机体对应激原的反应除取决于应激原的种类、作用强度和时间外，还受到个体因素的影响。由于遗传背景、个性特点、神经类型及社会经验等方面的差别，相同的应激原在不同的个体，甚至同一个体的不同时间或状态下，可引起程度和结果完全不同的应激反应。

第二节　应激的机制

应激是一种非特异性反应，其机制涉及从整体到分子水平的多个层次，其中最主要的是神经内分泌机制。应激时，神经内分泌系统最基本的表现是蓝斑-去甲肾上腺素能神经元/交感-肾上腺髓质系统（locus ceruleus-noradrenergic neuron/sympathetic-adrenal medulla axis）和下丘脑-垂体-肾上腺皮质系统（hypothalamus-pituitary-adrenal cortex system，HPA）的强烈兴奋。在此基础之上，应激原还可引起细胞和分子水平的变化，进而从不同层次影响应激反应的程度和结果。

一、神经内分泌反应和一般适应综合征

应激的基本反应为一系列的神经内分泌改变，其中最主要的是蓝斑-去甲肾上腺素能神经元/交感-肾上腺髓质系统和下丘脑-垂体-肾上腺皮质系统的强烈兴奋（图7-1）。此外，应激时还会出现其他多种神经内分泌反应，这是应激的基本机制。

（一）蓝斑-去甲肾上腺素能神经元/交感-肾上腺髓质系统兴奋

1. **基本组成**　蓝斑-去甲肾上腺素能神经元/交感-肾上腺髓质系统的中枢位点为脑干的蓝斑-去甲肾上腺素能神经元，该位点上行主要与大脑边缘系统有密切的往返联系，是应激时情绪、认知和行为变化的结构基础。下行主要至脊髓侧角，调节该系统的外周结构交感-肾上腺髓质系统的功能。

2. **基本效应**

（1）中枢效应：应激时该系统的中枢效应主要是由中枢位点蓝斑-去甲肾上腺素能神经元的激活和兴奋性增高引起的。具体表现为紧张、兴奋等情绪变化，注意力集中和认知能力提高等。但应激原的持续存在可使机体产生焦虑、害怕或愤怒的情绪反应，甚至引起认知能力的下

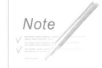

Note

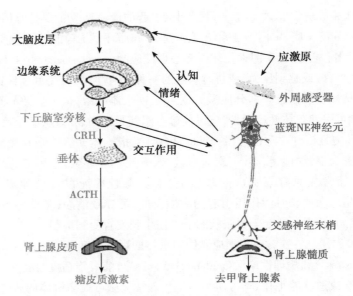

图 7-1　应激时的神经内分泌反应

降。此外,该部分神经元还与室旁核分泌促肾上腺皮质激素释放激素(corticotropin releasing hormone,CRH)的神经元有直接的纤维联系,从而影响下丘脑-垂体-肾上腺皮质系统在应激反应中的功能。

(2) 外周效应:该系统的外周效应是由交感-肾上腺素髓质系统兴奋引起的,主要的神经内分泌变化为血浆中肾上腺素、去甲肾上腺素和多巴胺等儿茶酚胺的浓度迅速升高。其中交感神经兴奋主要释放去甲肾上腺素,肾上腺髓质兴奋主要释放肾上腺素。在强烈的应激反应时,血浆中的去甲肾上腺素浓度可升高 10 ~ 45 倍,肾上腺素浓度可升高 4 ~ 6 倍。交感-肾上腺髓质系统的强烈兴奋主要参与调控应激时机体的急性反应,通过调节代谢过程和启动心血管系统的代偿机制以提升机体对内、外环境变化的应对能力。具体表现为:①儿茶酚胺对心血管系统的兴奋作用使心率加快,心肌收缩力增强,以及血管的外周阻力增加,从而提高心输出量和升高血压;②儿茶酚胺作用于皮肤和内脏器官引起血管收缩,而脑血管受儿茶酚胺的影响较小,口径无明显变化,冠状动脉和骨骼肌的血管在应激时是扩张的,这样,通过血流的重新分布保证心、脑和骨骼肌的血液供应,使机体可以对内、外环境的变化做出迅速的反应;③通过增强呼吸运动,改善肺通气,为机体提供充足的氧气,满足能量代谢的需求;④去甲肾上腺素作用于胰岛 α 细胞刺激胰高血糖素(glucagon)分泌,作用于胰岛 β 细胞抑制胰岛素(insulin)分泌,进而促进糖原分解,使血糖升高以增加组织的能源供应。上述作用促使机体紧急动员,处于唤起(arousal)状态,有利于对抗各种应激原的作用。但强烈而持续的交感-肾上腺髓质系统兴奋可使机体的能量消耗和组织分解增加,并可因心、血管运动中枢的过度兴奋导致血管痉挛,引起组织器官缺血、缺氧,甚至出现致死性心律失常。

(二) 下丘脑-垂体-肾上腺皮质激素系统

1. 基本组成　　HPA 系统的基本组成单元为下丘脑的室旁核(paraventricular nucleus,PVN)、腺垂体和肾上腺皮质。室旁核作为该神经内分泌轴的中枢位点,上行主要与杏仁复合体(amygdala complex)、海马(hippocampus)和边缘皮质(limbic cortex)有广泛的往返联系,与蓝斑亦有丰富的交互联络。下行则主要通过室旁核分泌的 CRH 调控腺垂体分泌促肾上腺皮质激素(adrenocorticotrophic hormone,ACTH),后者主要是促进肾上腺皮质系统分泌糖皮质激素(glucocorticoid,GC)。

2. 基本效应

(1) 中枢效应:由该系统的中枢位点室旁核分泌的 CRH 是应激反应的核心神经内分泌激

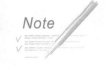

素之一,其中枢效应主要是调控应激时的情绪和行为反应。目前认为,适度的 CRH 分泌增多可引起中枢神经系统内的内啡肽(endorphin)增加,使机体出现兴奋或愉悦感;但 CRH 的大量增加,特别是慢性应激时的持续增加可使机体出现焦虑、抑郁、食欲、性欲减退等症状,造成适应机制的障碍。这种临床上慢性重症病人几乎都会出现的共同症状,实际上是应激反应的表现。此外,CRH 还可促进蓝斑-去甲肾上腺素能神经元的活性,与蓝斑-去甲肾上腺素能神经元/交感-肾上腺髓质系统形成交互影响。

(2) 外周效应:CRH 可刺激垂体分泌 ACTH,进而增加 GC 的分泌,这是引起 HPA 轴外周效应的关键环节。正常成人每日 GC 分泌量约 25~37mg。应激时 GC 分泌迅速增加,如外科手术导致的应激可使皮质醇的分泌量达到正常量的 3~5 倍。若应激解除(手术完成且无并发症),皮质醇通常于 24 小时内恢复至正常水平。但若应激原无法迅速去除,血浆中皮质醇的水平可持续升高,如大面积烧伤病人,血浆皮质醇水平升高可维持 2~3 个月。

GC 分泌增多是应激最重要的反应之一,对机体抵抗有害刺激起着极为关键的作用。实验表明,切除动物双侧肾上腺后,极小的有害刺激即可导致动物死亡,动物几乎不能适应任何应激环境。但若仅去除肾上腺髓质而保留肾上腺皮质,动物可以存活较长时间。应激时 GC 对机体的保护作用主要表现为:①升高血糖:GC 升高可促进蛋白质分解和糖异生,从而使血糖维持在高水平,以增加机体的能源供应;②对其他激素的允许作用:有些激素,如儿茶酚胺只有在 GC 存在时才能发挥其效应,称为 GC 的允许作用。应激时 GC 对儿茶酚胺的允许作用主要是维持循环系统对儿茶酚胺的正常反应性。GC 不足时,心血管系统对儿茶酚胺的反应性明显降低,可出现心肌收缩力降低、心输出量下降、外周血管扩张、血压下降等临床表现,严重时可导致循环衰竭。此外,儿茶酚胺、胰高血糖素和生长激素引起的脂肪动员和糖原分解增加等代谢效应也依赖于 GC 的允许作用。③抗炎作用:GC 可抑制嗜中性粒细胞的活化,并对炎症介质、细胞因子的生成、释放和激活具有抑制作用;④稳定溶酶体膜,防止或减轻溶酶体酶对细胞的损伤,起到细胞保护作用。

但 GC 的持续增加也会对机体产生一系列的不利影响。具体表现为:①抑制免疫系统:慢性应激时,GC 的持续增加对免疫系统有显著的抑制作用,使机体免疫力下降,易发生感染;②引起代谢改变:GC 的持续升高可产生一系列代谢改变,如血脂升高、血糖升高,并参与胰岛素抵抗等。③抑制甲状腺轴和性腺轴,导致内分泌紊乱和性功能减退、月经失调等,对儿童可抑制其生长发育,导致生长发育迟缓。

(三) 应激时的其他神经内分泌变化

除蓝斑-去甲肾上腺素能神经元/交感-肾上腺髓质和 HPA 系统之外,应激原还可引起胰高血糖素、胰岛素、抗利尿激素(antidiuretic hormone,ADH)、醛固酮和 β-内啡肽等内分泌激素的变化。

1. 胰高血糖素和胰岛素 应激时,胰高血糖素分泌增多,胰岛素分泌减少,使血糖水平明显增加,有利于满足机体在应激时的能量需求。应激时外周组织对胰岛素的反应性也降低,可出现胰岛素抵抗,其生理意义在于减少胰岛素依赖组织(如骨骼肌)对葡萄糖的利用,以保证创伤组织和胰岛素非依赖组织(如脑、外周神经)获得充分的能量。

2. 调节水钠平衡的激素 运动、情绪紧张、创伤等应激原可引起 ADH 和醛固酮分泌增多,从而促进肾小管上皮细胞对水、钠的重吸收。其在应激反应中的生理意义在于维持血容量。

3. β-内啡肽 β-内啡肽(endorphin)主要在腺垂体中合成,也可在其他的组织细胞中合成。多种应激原可使其分泌增多,β-内啡肽有很强的镇痛作用,可减轻创伤患者的疼痛以及由此诱发的病理性应激反应。β-内啡肽和 ACTH 来自同一前体阿黑皮素原(POMC),因此 β-内啡肽水平增高可以抑制 ACTH 的分泌,从而避免应激时 HPA 系统的过度兴奋。此外,β-内

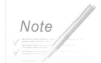

Note

啡肽分泌增多还可以抑制交感-肾上腺髓质系统的活性,因此在应激反应的负反馈调控中发挥重要的作用。

除上述变化外,应激时其他神经内分泌激素的改变情况见表7-1。

表7-1　应激时其他的内分泌变化

名　称	分泌部位	变化
促性腺激素释放激素	下丘脑	减少
生长激素	腺垂体	增多(急性应激);减少(慢性应激)
催乳素	腺垂体	增多
促甲状腺激素释放激素	下丘脑	减少
促甲状腺激素	垂体前叶	减少
T3、T4	甲状腺	减少
黄体生成素	垂体前叶	减少
促卵泡激素	垂体前叶	减少

(四) 一般适应综合征

Selye 最初的理论中将应激反应称为一般适应综合征(general adaptation syndrome,GAS),并将其分为三个时期。

1. **警觉期(alarm stage)**　警觉期是应激原作用后出现的第一个时期,为应激反应的快速动员期。警觉期的神经内分泌改变以交感-肾上腺髓质系统兴奋为主,在此基础上也伴有 GC 分泌增多。上述变化的生理意义在于使机体处于"应战状态",有利于进行战斗或逃避(fight or flight)。本期持续时间较短,如应激原持续存在,且强度超过了机体的自我防御能力,可迅速引起死亡;如果机体能够依靠自身的代偿能力度过此期,则进入下一个阶段。

2. **抵抗期(resistance stage)**　抵抗期最主要的神经内分泌变化为以交感-肾上腺髓质系统兴奋为主的反应逐渐消退,同时,肾上腺皮质开始肥大,GC 的分泌进一步增多,并逐步取代交感-肾上腺髓质系统,开始在本期中发挥更加重要的抗损伤作用。但是,随着应激原作用的持续,免疫系统开始受到抑制,胸腺出现萎缩,淋巴细胞数目减少且功能减退。

3. **衰竭期(exhaustion stage)**　在强烈应激原的持续作用下,机体的能量贮备和防御机制被耗竭,虽然 GC 水平仍可升高,但其受体的数目及亲和力下降,机体内环境紊乱,相继出现一个或多个器官功能衰竭,最后归于死亡。

Selye 的 GAS 理论总结了应激反应的三个典型时期。但是,并非所有的应激反应都必须经过上述三个阶段,多数应激只引起第一、二期的变化,只有少数严重的应激反应才进入第三期。

二、急性期反应

急性期反应(acute phase response,APR)是应激原诱发机体产生的一种快速防御反应。主要表现为体温升高、血糖升高,以及血浆中某些蛋白质含量改变。在急性期反应时,血浆中浓度升高的蛋白质,如 C-反应蛋白、纤维蛋白原、某些补体成分等,称为急性期反应蛋白(acute phase protein,APP)。

1. **APP 的基本构成及来源**　APP 属分泌型蛋白质。正常血浆中 APP 含量较低或很少,应激时可增加 20～1000 倍(表7-2)。APP 主要由肝细胞合成,单核-巨噬细胞、成纤维细胞也可合成少量。

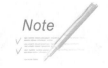

Note

表 7-2 急性期反应蛋白

名称	反应时间(h)	正常血浆浓度(mg/ml)	应激时升高倍数
C-反应蛋白	6～10	<8.0	>1000
血清淀粉样 A 蛋白	6～10	<10	>1000
α1-酸性糖蛋白	24	0.6～1.2	2～3
α1-抗糜蛋白酶	10	0.3～0.6	2～3
结合珠蛋白	24	0.5～2.0	2～3
纤维蛋白原	24	2.0～4.0	2～3
铜蓝蛋白	48～72	0.2～0.6	50%
补体成分 C_3	48～72	0.75～1.65	50%

少数蛋白质在急性期反应时减少,称为负性 APP,如白蛋白、前白蛋白、运铁蛋白(transferrin)等。

2. APP 的主要生物学功能

(1) 抑制蛋白酶:创伤、感染时体内蛋白水解酶增多,可引起组织损伤。APP 中的蛋白酶抑制剂,如 α1 蛋白酶抑制剂、α1 抗糜蛋白酶等,可避免蛋白酶对组织的过度损伤。

(2) 参与凝血和纤溶:应激时增加的凝血因子可在组织损伤早期促进凝血,减少血液丢失;纤维蛋白原在凝血酶的作用下形成纤维蛋白,并在炎症区组织间隙构成网状物或凝块,有利于阻止病原体及其毒性产物的扩散;增加的纤溶酶原在凝血后期促进纤溶系统的激活,有利于纤维蛋白凝块的溶解。

(3) 抗感染、抗损伤:在炎症、感染和组织损伤时可见 C 反应蛋白迅速升高,且其升高程度常与炎症或组织损伤的程度呈正相关,因此临床上常用 C 反应蛋白作为该类疾病活动性的指标。它可与细菌细胞壁结合,起抗体样调理作用,还可激活补体经典途径(通过免疫复合物激活补体),并能够促进吞噬细胞的功能,以及抑制血小板的磷脂酶活性,减少其炎症介质的释放等。

(4) 结合、运输功能:结合珠蛋白和血红素结合蛋白等与相应的物质结合,可避免应激时游离的 Cu^{2+} 和血红素等过多,对机体产生危害。

(5) 其他:铜蓝蛋白具抗氧化能力;血清淀粉样蛋白 A 能促进损伤细胞的修复;纤维连接蛋白能促进单核-巨噬细胞及成纤维细胞的趋化性,并促进单核细胞的吞噬功能。

三、细胞应激反应

应激原作用于细胞后,可通过各种机制启动细胞内的信号转导途径,引发相应的细胞应答反应,即细胞应激反应,产生与细胞功能和代谢相关的分子,从而起到保护作用。

(一)热休克蛋白

热休克蛋白(heat shock protein,HSP)是应激时细胞内合成增加或新合成的一组高度保守的蛋白质,属非分泌型蛋白质,在细胞内发挥保护作用。HSP 最初是从受热应激(从 25℃移到 30℃环境)30 分钟后的果蝇唾液腺中分离出来的,故名为热休克蛋白。以后发现 HSP 的产生不仅局限于热应激,许多对机体有害的应激原,如缺血、缺氧、感染、重金属等都可诱导 HSP 的生成,故又名应激蛋白(stress protein)。

1. HSP 的基本组成 HSP 是一组在进化上高度保守的蛋白质,从原核细胞到真核细胞,同类型 HSP 的基因序列有高度的同源性,提示它对于维持细胞的基本功能具有重要意义。根据分子量将 HSP 分为若干个家族,如 HSP90、HSP70 和 HSP27 等,其中与应激反应最密切的是HSP70。大部分 HSP 在正常时即存在于细胞内,参与细胞结构的组成,称为组成型 HSP;小部分

Note

HSP 是在应激原诱导下产生的,称为诱导型 HSP。

2. HSP 的基本功能　HSP 在细胞内含量较高,约占总蛋白含量的 5%,其功能涉及细胞结构的维持、更新和修复等,其中最基本的功能是帮助新生蛋白质正确折叠、移位以及损伤后的复性与降解,因而被形象地称为"分子伴侣"(molecular chaperone)。HSP 的具体功能如下:

(1) 帮助新生蛋白质的正确折叠和运输:该功能主要由组成型 HSP 完成。HSP 的基本结构为:N 端为具有 ATP 酶活性的高度保守序列;C 端为相对可变的基质识别序列,可与蛋白质的疏水区域结合。在新生蛋白质的成熟过程中,HSP 的 C 端与尚未折叠的新生肽链结合,并依靠其 N 端的 ATP 酶活性,帮助应激时新合成蛋白质的正确折叠和运输。

(2) 帮助蛋白质的修复或移除:应激反应时,细胞蛋白质在应激原的作用下发生变性,这些变性蛋白质的疏水区域可暴露在分子表面,因而互相结合形成蛋白质聚集物,对细胞造成严重损害。此时,HSP70 表达增多,其 C 端与变性蛋白质暴露的疏水区域结合,并利用其 N 端的 ATP 酶活性修复或降解受损蛋白质,阻止蛋白质变性与聚集;当蛋白质严重损伤,不能够被修复时,HSP70 可协助蛋白酶系统对它们进行降解(图 7-2)。

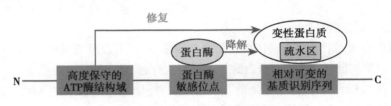

图 7-2　HSP70 的结构与功能

(3) 帮助细胞结构的维持:一些小分子 HSP 参与细胞骨架的稳定与合成调控,如 HSP27 和 α、β-晶体蛋白。

3. 应激时 HSP 的表达　正常时 HSP 与热休克转录因子(heat shock transcription factor,HSF)结合。高温、炎症、感染等应激原常会引起细胞蛋白质结构的损伤,受损蛋白质与 HSP 的结合部位暴露出来,并与 HSP 结合;HSP 与受损蛋白结合后,原来与之结合的 HSF 被释放出来,游离的 HSF 聚合成三聚体,并向核内移位,与热休克基因上游的启动序列结合,从而启动 HSP 的转录合成,使 HSP 生成增多(图 7-3)。增多的 HSP 对细胞具有保护作用,增强细胞对多种应激原的耐受性。

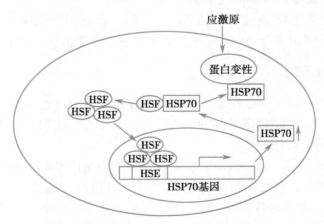

图 7-3　应激诱导热休克蛋白的表达

(二) 细胞应激反应的分子机制

细胞应激反应是一个复杂的过程,一种应激原可同时或顺次激活多条信号转导途径,不同的应激原也可激活同一条信号转导途径。

1. DNA 损伤诱发的细胞应激反应　DNA 损伤诱发的细胞应激反应涉及多条平行和/或交

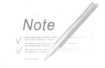

叉的信号转导途径。DNA 损伤是起始信号,特定的感应分子感受到该信号后将其传递给下游的信号转导分子,最终,由效应分子接受到信号并启动下列几种反应:①激活细胞周期检查点激酶,使细胞周期停滞,为损伤 DNA 的修复提供时间;②启动 DNA 损伤修复系统,使损伤得到修复;③调控凋亡相关基因的表达。

DNA 损伤诱发的细胞应激反应通常可导致下列三种不同的结局:①当 DNA 损伤不严重时,损伤可以得到完全修复,细胞周期阻滞解除,细胞继续增殖和分化;②当 DNA 损伤比较严重,不能够完全修复,只能得到部分修复时,细胞可以耐受这些损伤并继续增殖,这种情况可能会导致肿瘤的发生;③当 DNA 损伤过于严重,无法修复时,细胞应激反应即启动凋亡机制,引起细胞死亡。

2. 低氧诱发的细胞应激反应　　细胞在低氧条件下,可依靠氧感受器感受周围环境氧浓度的变化,产生相应的应激反应。低氧诱导因子-1(hypoxia-inducible factor,Hif-1)是由 α 和 β 亚基组成的二聚体。其中 α 亚基存在于细胞质,受低氧信号调控,β 亚基位于细胞核,在细胞中呈组成型表达。Hif-1 可调控多种低氧诱导基因的表达,是低氧应激反应中的关键调控分子。

当细胞受到低氧刺激时,在 NADPH 氧化酶、脯氨酰羟化酶和天冬酰羟化酶等氧感受器的作用下,Hif-1α 亚基表达增多,并进入细胞核,在核内与 Hif-1β 亚基结合,形成 Hif-1 分子,从而促进低氧反应相关靶基因的表达,产生下列生理适应性反应:①使红细胞生成增多,提高机体的携氧能力;②促进血管扩张及增生,增加组织的血液供应;③使糖酵解能力增强,增加组织、细胞的能量供应。但是,如果低氧引起的应激反应过强,或持续时间过长,相关的凋亡效应分子就会发生作用,诱导细胞凋亡。

3. 活性氧或自由基诱发的细胞应激反应　　由活性氧(reactive oxygen species,ROS)或自由基负荷过度引起的细胞应激反应,称为氧化应激(oxidative stress)。紫外线、电离辐射、化疗药物、细胞因子和毒素等外界因素的刺激均可诱导 ROS 或自由基水平增高,诱发氧化应激反应。当氧化作用较轻时,各种被激活的应激效应分子可帮助修复损伤的 DNA、蛋白质和脂质等生物分子,使细胞恢复正常的生长和代谢过程;若氧化作用过于严重,细胞无法修复时,将启动凋亡机制,清除受损细胞。

总之,应激作为机体的一种最基本的非特异性防御反应,其机制涉及整体、细胞和分子各个层面的改变,其中最主要的机制是以蓝斑-去甲肾上腺素能神经元/交感-肾上腺髓质系统和 HPA 系统为代表的神经内分泌改变。同时,在应激原的作用下,细胞内特定的信号转导通路和转录因子被激活,导致基因表达的改变,从而诱导 HSP 和 APP 等对细胞具有保护作用的应激蛋白的表达,以去除应激原对机体的不利影响,修复并防止细胞损伤。若细胞损伤无法修复,则启动相关机制将损伤细胞清除,以维持机体内环境的稳定。

第三节　应激时机体的代谢和功能变化

应激时不仅有上述神经内分泌反应,以及细胞水平的变化,还可以出现物质和能量代谢的改变,以满足机体在应激时的能量需求。同时,应激反应时全身多个系统包括中枢神经系统、循环系统、免疫系统和消化系统等都会发生改变,从而有利于机体抵抗各种应激原的不利影响。但如果应激反应过于强烈或持续时间过长,将会引起代谢异常和器官功能障碍,从而导致各种疾病的发生。

一、代谢变化

应激时,机体代谢率提高,能量代谢明显增强;物质代谢总的特点是分解增加,合成减少(图 7-4)。

1. 能量代谢变化　　严重应激时,由于儿茶酚胺、糖皮质激素和胰高血糖素等分泌增加,机体脂肪动员明显增强,外周肌肉组织分解旺盛,可出现糖、蛋白质和脂肪的分解代谢增强,机体代

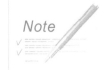

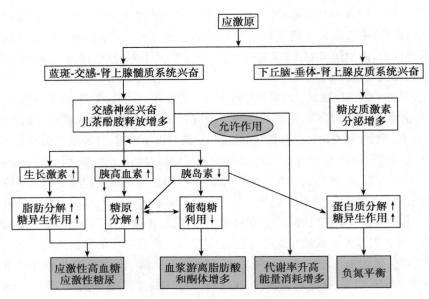

图 7-4 应激时的代谢变化

谢率显著升高。如正常成人在安静状态下每天约需能量 2000 千卡,大面积烧伤的患者,每天可高达 5000 千卡左右,相当于正常人从事重体力劳动时的代谢率。应激时的高代谢率可以为机体提供对抗内、外环境变化所需的能量,但如果应激反应持续时间过长,机体长期处于高代谢状态,可出现消瘦和体重下降等临床表现,并难以用单纯的营养支持来逆转。对于这些患者,除了充分的营养支持外,还可以适当调整机体的应激反应,以降低机体的代谢率。

2. 物质代谢变化

(1)糖代谢:应激时,一方面胰岛素分泌减少,外周组织对胰岛素的敏感性也下降,从而减少了机体对葡萄糖的利用;另一方面,儿茶酚胺、胰高血糖素、生长激素和肾上腺糖皮质激素等促进糖原分解和糖异生,可引起血糖升高和糖尿,称为应激性高血糖或应激性糖尿。

(2)脂肪代谢:应激时,脂解激素(肾上腺素、去甲肾上腺素、胰高血糖素和生长激素等)增多,脂肪动员和分解加强,血中游离脂肪酸和酮体增加,同时组织对脂肪酸的利用也增加。严重创伤后,机体所消耗的能量有 75% ~95% 来自脂肪的氧化。

(3)蛋白质代谢:应激时,肾上腺皮质激素分泌增加,胰岛素分泌减少,使蛋白质分解加强,合成减弱,同时因应激原造成的蛋白质损伤加重,使尿氮排出量增加,出现负氮平衡。

应激时,物质代谢的特点与能量代谢的升高相匹配,以保证机体的能量供应。但是,应激持续时间过长,由于负氮平衡,患者会出现贫血、创面愈合缓慢和抵抗力下降等临床表现。因此,对于严重的、持续时间较长的应激病人,要注意补充营养物质和胰岛素,以降低分解代谢并促进合成代谢(图 7-4)。

二、功能变化

(一)中枢神经系统

机体对大多数应激原的感受都包含有认知的因素。丧失意识或昏迷的个体对大多数应激原,包括许多躯体损伤的刺激,可不出现应激时的多数神经内分泌改变。表明中枢神经系统(central nervous system,CNS),特别是大脑皮层的高级部位对应激反应起到了调控和整合作用。

与应激反应密切相关的 CNS 部位包括大脑皮层、边缘系统、杏仁体、海马,下丘脑和脑桥的蓝斑等结构。这些部位在应激时可出现神经传导、神经递质和神经内分泌的变化,并引起相应的功能改变。应激时,蓝斑-交感-肾上腺髓质系统的中枢位点脑干蓝斑的去甲肾上腺素能神经

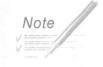
Note

元激活和反应性增高,可引起机体紧张,专注程度提高;过度反应时会产生焦虑、害怕或愤怒等情绪。HPA 系统的中枢位点室旁核分泌的 CRH 与边缘系统的皮质、杏仁体、海马结构和蓝斑有丰富的交互联系。HPA 系统的适度兴奋有助于维持良好的认知学习能力和情绪,但兴奋过度或不足都可以引起 CNS 的功能障碍,出现抑郁、厌食,甚至自杀倾向等。应激时 CNS 的多巴胺能、5-HT 能、GABA 能和阿片肽能神经元等都发生相应的变化,参与应激时的神经精神反应。

（二）心血管系统

应激时,交感神经被激活,儿茶酚胺和 ADH 分泌明显增多,同时,肾素-血管紧张素系统激活,使心率加快,心肌收缩力增强,心排出量增加,血压升高,以保证应激时组织器官,特别是重要脏器的血液供应。但是强烈而持久的应激反应可对心血管系统产生不利影响,并导致心血管疾病的发生。例如,心理应激可能会引起冠状动脉痉挛,特别在已有冠状动脉病变的基础上可导致心肌缺血;交感-肾上腺髓质的强烈兴奋也可使心室纤颤的阈值降低,在冠状动脉和心肌已有病变的基础上,可诱发心室纤颤,导致猝死。

（三）消化系统

消化系统功能的典型变化为食欲降低,严重时可诱发神经性厌食症,主要出现在慢性应激时,可能与 CRH 的分泌增加有关。但应激时少部分人也会出现进食增加,并诱发肥胖症。其具体机制尚不清楚,可能与应激时内啡肽和单胺类介质,如 NE、多巴胺、5-HT 等在下丘脑的水平升高有关。应激时可发生胃肠道运动的改变,诱发肠平滑肌收缩、痉挛,机体出现腹痛、腹泻或便秘,甚至诱发溃疡性结肠炎和应激性溃疡。

（四）免疫系统

免疫系统的反应是应激的重要组成部分。应激时神经内分泌激素对免疫功能有正向或负向的调节作用(表 7-3)。急性应激反应时,外周血中的吞噬细胞数量增多、活性增强,补体、C 反应蛋白等具有非特异性免疫功能的 APP 表达增多,使机体的免疫功能增强,有利于对抗创伤、感染等应激原对机体的损伤作用。但强烈而持久的应激反应常造成免疫功能的抑制甚至紊乱。应激时变化最明显的激素 GC 和儿茶酚胺对免疫系统的主要效应都显示为抑制,因此持续的应激常会抑制免疫功能,甚至诱发自身免疫性疾病。反之,免疫系统对神经内分泌功能也具有调节作用(表 7-4)。免疫细胞可释放多种神经内分泌激素,如 ACTH、β-内啡肽、生长激素等,在局部或全身发挥作用,参与应激反应的调控。此外,免疫细胞还可产生具有神经内分泌激素样作用的细胞因子。如干扰素可与阿片受体结合,产生阿片肽样的镇痛作用,还可促使下丘脑分泌CRH,作用于肾上腺皮质产生 ACTH 样的促 GC 分泌的作用;IL-1 可促进 CRH、GH 和促甲状腺素的释放,而抑制催乳素、黄体激素的分泌;IL-2 可促进 CRH、ACTH 和 β-内啡肽的释放等。

表 7-3　神经内分泌激素对免疫功能的调节作用

激素	调节方向	调节作用
糖皮质激素	负向	抑制抗体和细胞因子生成,抑制 NK 细胞活性
儿茶酚胺	负向	抑制淋巴细胞增殖
雄激素	负向	抑制淋巴细胞转化
β-内啡肽	双向	增强/抑制抗体生成及巨噬细胞和 T 细胞活性
促肾上腺皮质激素	双向	增强/抑制抗体和细胞因子生成及 NK 和巨噬细胞活性
加压素	正向	促进 T 细胞增殖
生长激素	正向	促进抗体生成和巨噬细胞激活
雌激素	正向	促进淋巴细胞转化
促肾上腺皮质激素释放激素	正向	促进细胞因子生成

Note

表 7-4　免疫细胞产生的神经内分泌激素

免疫细胞	神经内分泌激素
T 细胞	ACTH、β-内啡肽、TSH、GH、催乳素、胰岛素样生长因子-1
B 细胞	ACTH、β-内啡肽、GH、胰岛素样生长因子-1
巨噬细胞	ACTH、β-内啡肽、GH、胰岛素样生长因子-1、P 物质
脾细胞	黄体生成素、促卵泡激素、CRH
胸腺细胞	CRH、促性腺激素释放激素、ADH、催产素

（五）血液系统

急性应激时,血液系统的改变有:外周血中可见白细胞数目增多、核左移;血小板数目增多、黏附力增强;纤维蛋白原浓度增高,凝血因子 V、Ⅷ、血浆纤溶酶原、抗凝血酶Ⅲ等浓度增高;血液的非特异性抗感染能力和凝血功能增强,全血和血浆黏度升高,红细胞沉降率增快等,骨髓检查可见髓系和巨核细胞系的增生。这些改变既有抗感染和抗损伤出血的积极意义,也有促进血栓形成和 DIC 发生的不利影响。

慢性应激时,特别是在慢性疾病状态下,病人可出现贫血,常呈低色素性贫血。血清铁降低,类似于缺铁性贫血,但骨髓中的含铁血黄素含量正常甚至增高,其机制可能与单核-巨噬细胞系统对红细胞的破坏加速有关,故补铁治疗无效。

（六）泌尿生殖系统

应激时,泌尿系统的主要表现为尿少、尿比重升高,以及水钠排泄减少。主要机制为:①应激时交感-肾上腺髓质系统兴奋使肾血管收缩,肾小球滤过率降低;②肾素-血管紧张素系统激活使肾血管收缩;③醛固酮和抗利尿激素分泌增多,促进水的重吸收。

应激对生殖系统的功能主要起抑制作用。在应激,特别是精神、心理应激时,下丘脑分泌的 GnRH 降低,或者分泌规律被打乱,在女性表现为月经紊乱或闭经,哺乳期妇女乳汁明显减少或泌乳停止等。

强烈应激时,各系统的机能代谢变化可相继或同时出现,共同影响着应激反应的进程和结果。若及时去除应激原,上述各系统的功能变化也会迅速减轻或消失,但如果应激原持续存在,则会引起应激相关疾病的发生。

第四节　应激与疾病

应激不仅是某些疾病的病因,还影响着疾病的发生发展过程。约 75% ~ 90% 的人类疾病与应激反应有关。多数情况下,机体在应激原被清除后可迅速恢复稳态;但如果病理性应激原持续作用于机体,则可导致内环境紊乱,并引起应激性疾病的发生。应激性疾病目前尚无明确的概念和界限,习惯上将那些直接由应激反应引起的疾病称为应激性疾病,如应激性溃疡(stress ulcer)。对于那些应激在其发生发展过程中仅起诱因或促进作用的疾病,称为应激相关疾病(stress related diseases),如原发性高血压病、动脉粥样硬化、冠心病、支气管哮喘和抑郁症等。

一、应激性溃疡

（一）概念

应激性溃疡是一种典型的应激性疾病。它是指机体在各种严重应激原,包括重伤、大手术和重病等作用下,出现的胃、十二指肠黏膜的急性病变。主要表现为胃、十二指肠黏膜的糜

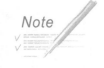
Note

烂、浅溃疡和渗血等,严重时可出现穿孔或大出血。内窥镜检查结果显示,重伤或重病时应激性溃疡发病率高达75%～100%。应激性溃疡时,大出血的发生率一般不超过5%,但其死亡率达到50%以上。有研究表明,长期慢性心理应激者(如人际关系、婚姻危机和恐惧忧虑等)十二指肠溃疡的发生率明显高于正常对照组,提示心理-社会因素也是导致应激性溃疡的主要原因之一。

（二）发生机制

1. 胃、十二指肠黏膜缺血　黏膜的缺血程度常与病情呈正相关。应激时交感-肾上腺髓质系统强烈兴奋,儿茶酚胺分泌增多,引起胃肠道血管收缩,血流量减少,造成黏膜缺血。由黏膜缺血、缺氧引起的胃肠道上皮细胞能量供应不足,以及应激时 GC 明显增加导致的蛋白质合成减少,使得胃肠道黏膜上皮细胞的修复和再生能力降低,这是应激时胃肠道黏膜糜烂、溃疡和出血的基本机制。

2. 黏膜屏障功能降低　黏膜缺血、缺氧引起的上皮细胞能量供应不足,影响了碳酸氢盐和黏液的正常产生;GC 分泌增多引起的盐酸和胃蛋白酶分泌增加,使黏液的分泌进一步减少,最终导致黏膜屏障(由黏膜上皮细胞间的紧密连接和覆盖于黏膜表面的碳酸氢盐-黏液层所组成)遭到破坏,胃酸中的 H^+ 进入黏膜增多。在胃黏膜血流量正常的情况下,弥散至黏膜内的 H^+ 可被血流中的 HCO_3^- 中和或携走,从而防止 H^+ 对黏膜的损害。但是,在应激状态下,因胃肠道血流量减少和碳酸氢盐产生不足,黏膜内的 H^+ 无法被及时清除或中和,H^+ 在黏膜内积聚造成损害,这是应激性溃疡形成的重要条件。

3. 其他　其他因素,如胆汁逆流在胃黏膜缺血的情况下可损害黏膜的屏障功能,使弥散入黏膜的 H^+ 增多。此外,应激时产生的氧自由基也可造成黏膜损伤,促进应激性溃疡的发生发展。

应激性溃疡若无出血或穿孔等并发症,在原发病得到控制后,通常于数天内完全愈合,不留瘢痕。

二、心身疾病

应激,特别是心理性应激引起的躯体功能障碍,称为心身疾病(psychosomatic disease),或称心理生理障碍(psychophysiological disorder)。在生物医学模式向社会、心理和生物医学模式的转换过程中,对社会、心理和生物医学三者之间的联系及其内在机制的研究,特别是社会、心理因素产生的应激反应对生物医学的影响已引起越来越多的关注。

（一）应激与心血管疾病

1. 高血压病　长期的高负荷应激(如情绪紧张、工作压力、焦虑等)可使高血压病的发生率增加。应激导致高血压病的主要机制有:①交感-肾上腺髓质系统过度兴奋引起心输出量增加和血管强烈收缩,使外周阻力增大,血压升高;②HPA 轴兴奋活化肾上腺皮质系统,以及肾血管收缩引起的肾血流量减少,使肾素-血管紧张素-醛固酮系统激活,导致体内钠水潴留,使血容量增加,引起血压升高;③高水平的 GC 使血管平滑肌对儿茶酚胺和血管加压素的反应性增加,使血管收缩,血压升高。

2. 动脉粥样硬化　应激引起动脉粥样硬化的主要机制有:①血压升高:血压升高可导致动脉血管内膜的损伤,这不仅有利于脂质沉积,还可引起血小板及中性粒细胞黏附、聚集,并释放 TXA_2、5-HT、组胺等活性物质,加剧血管损伤;血压升高还可引起血管平滑肌细胞增生,胶原纤维合成增加,导致血管壁增厚、管腔变窄。②血脂升高:应激时脂肪分解加强,血脂特别是低密度脂蛋白(LDL)水平升高。LDL 是粥样硬化斑块中胆固醇的主要来源;③血糖升高:应激时糖原分解加速,血糖浓度升高,导致血管壁水肿、缺氧,引起动脉中层和内膜损伤。

3. 心律失常和急性心肌梗死　心理应激是急性心肌梗死、心源性猝死的重要诱因。应激易

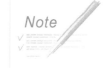

在冠状动脉已有病变的基础上诱发心律失常,致死性心律失常主要为心室纤颤。其发生机制可能与以下因素有关:①交感-肾上腺髓质系统激活后,通过 β 受体兴奋降低心室纤颤的阈值;②引起心肌电活动异常;③通过 α 受体引起冠状动脉收缩、痉挛。交感系统激活引起的急性期反应还可使血液黏度和凝固性升高,促进病损血管处粥样斑块的血管壁血栓形成等病变发生,引起急性心肌梗死。

（二）应激与免疫功能障碍

1. 自身免疫病　许多自身免疫病,如类风湿性关节炎,系统性红斑狼疮等,都曾有过精神创伤史或明显的心理应激因素。严重的心理应激常可诱发一些变态反应性疾病的急性发作,如愤怒、惊吓,或因在公众面前讲话引起的紧张都可成为哮喘发作的诱因。但其中的具体机制目前尚不清楚。

2. 免疫抑制　慢性应激时机体免疫功能低下,患者对感染的抵抗力下降,易遭受呼吸道感染,如感冒、结核等。人体在遭受严重的精神创伤或过度紧张、疲劳后也会在一段时间内有明显的免疫功能降低,易患感染,并可促进肿瘤的发生和发展。

（三）应激与内分泌功能异常

1. 应激与生长轴和甲状腺轴　儿童长期处于慢性应激的环境下,可引起生长发育延迟,特别是失去父母或生活在亲子关系紧张家庭中的儿童,可出现生长缓慢,青春期延迟,并常伴有行为异常,如抑郁、异食癖等,被称为心理社会呆小状态（psychosocial short status）或心因性侏儒（psychogenic dwarf）。主要机制为:慢性心理应激时,因 CRH 诱导的生长抑素增多,GH 分泌减少;同时,因慢性应激时甲状腺轴受 HPA 轴的抑制,生长抑素和糖皮质激素都抑制促甲状腺素的分泌,且 GC 还抑制甲状腺素（T4）在外周转化为活性更高的 T3,使甲状腺功能低下,从而导致儿童的生长发育障碍。但在解除应激原对机体的影响后,儿童血浆中的 GH 浓度会很快回升,生长发育亦随之加速。

2. 应激与性腺轴　应激时机体的 GC 和 ACTH 水平偏高,而黄体生成素、睾丸激素或雌激素水平降低,且各性腺靶组织对性激素产生抵抗。应激对性腺轴的抑制主要表现在慢性应激时,如过度训练比赛的运动员,芭蕾舞演员,可出现性欲减退,月经紊乱或停经。急性应激有时也可引起性腺轴的明显紊乱,一些突发的生活事件,如突然丧失亲人等精神打击,可使 30 多岁的妇女突然绝经或哺乳期妇女突然断乳。

三、应激相关心理、精神障碍

适度的心理性应激可产生积极的心理反应,提高个体的警觉水平,有利于集中注意力,提高判断和应对能力。但是过分强烈而持久的心理应激可导致不同程度的心理、精神障碍,表现为焦虑、紧张、害怕、孤独、易怒、不合群、仇恨和沮丧,甚至出现抑郁、自闭和自杀倾向。此外,心理应激还可改变人们之间的社会行为方式,使人的行为发生异常,出现敌意或攻击性倾向。如在激烈的体育竞技项目中,常可见到运动员失控的反常行为。战争中被长期围困,处于恶劣生活条件下的士兵之间也可出现明显的敌意和争斗倾向。应激相关心理、精神障碍的诊断标准有三个,即中国诊断标准（CCMD-3）,国际诊断标准（International Statistical Classification of Diseases and Related Health Problems. 10th Revision. Version for 2007. ICD-10-E）和美国诊断标准（Diagnostic and Statistical Manual of Mental Disorders, Fourth Edition, DSM-IV-TR）。目前国内普遍采用的是国际诊断标准（ICD-10-E）。根据应激相关心理、精神障碍的临床表现和病程长短,可分为以下几类。

1. 急性应激反应　急性应激反应（acute stress reaction, ASR）又称为急性应激障碍（acute stress disorder, ASD）,是指在异乎寻常而严重的精神刺激后,数分钟至数小时内引起的功能性精神障碍。ASR 的症状有很大变异性,但典型表现是最初出现"茫然"状态,表现为意识范围局限、

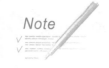

Note

注意狭窄、不能领会外在刺激、定向错误。紧接着是对周围环境进一步退缩,或者是激越性活动过多(逃跑反应或神游)。常存在惊恐性焦虑的自主神经症状(心动过速、出汗、面赤)。根据 ICD-10-E 标准,ASR 的诊断要点包括:①除了初始阶段的"茫然"状态外,还可有抑郁、焦虑、愤怒、绝望、活动过度、退缩,且没有任何一类症状持续占优势;②如果应激性环境消除,症状迅速缓解;如果应激持续存在或具有不可逆转性,症状一般在 24~48 小时开始减轻,并且大约在 3 天后变得十分轻微。

2. 延迟性心因性反应　延迟性心因性反应(delayed psychogenic reaction)又称创伤后应激障碍(post-traumatic stress disorder,PTSD)。PTSD 是由异乎寻常的威胁性、灾难性事件造成的心理创伤所引起的延迟和(或)持久的精神障碍,患者出现病理性重现、噩梦惊醒、持续性警觉性增高和回避,以及对创伤经历的选择性遗忘和对未来失去信心等。根据 ICD-10-E 标准,ASD 的诊断要点包括:①在"麻木"感和情绪迟钝的持续背景下,不断地在闯入的回忆("闪回")或梦中反复再现创伤,与他人疏远,对周围环境无反应,快感缺乏,回避易使人联想到创伤的活动和情境;②偶尔可见戏剧性的急性暴发恐惧、惊恐或攻击,通常存在自主神经过度兴奋,表现为过度警觉、惊跳反应增强或失眠等。焦虑和抑郁常与上述症状和体征并存;③创伤后,发病的潜伏期从几周到数月不等(但很少超过 6 个月)。病程有波动,大多数病人可恢复,少数表现为多年不愈的慢性病程,或转变为持久的人格改变。

3. 适应障碍　适应障碍(adjustment disorder,AD)是指在出现明显的生活改变或环境变化时产生一定阶段的心理痛苦、情绪紊乱和行为变化。根据 ICD-10-E 标准,AD 的诊断要点为:在能够清楚地确定有应激性事件、处境或生活危机存在的基础上,至少出现下列症状之一:①短暂抑郁反应:轻度抑郁不超过 1 个月;②长期的抑郁反应:轻度抑郁状态,发生于处在长期的应激性情境中,但持续时间不超过两年;③混合性焦虑和抑郁反应:焦虑、抑郁均明显,但未达到混合性焦虑抑郁障碍或混合性焦虑障碍中所标明的程度;④以其他情绪紊乱为主,症状表现涉及几种类型,如焦虑、抑郁、烦恼、紧张、愤怒。但它们的突出程度还不足以诊断为更为特异的抑郁或焦虑障碍。在儿童,同时存在尿床、吸吮手指等退行性行为的反应,也采用这一类别。⑤以品行障碍为主;⑥情绪和品行障碍;⑦以其他特定症状为主。AD 通常发生在应激事件或环境变化后 1 个月内,病情持续时间一般不超过 6 个月。

综上所述,应激反应参与了多种躯体、心理或精神疾病发生发展的调控过程。随着我国城市化的进程和工业化的发展,人们的生活节奏越来越快,工作和学习的竞争逐渐加剧,这些社会-心理因素已成为主要的应激原,并导致了相关心身疾病的发生。因此,在对上述疾病的治疗过程中,除了应注意及时去除躯体应激原,有效治疗躯体疾病外,也应该注意心理因素对疾病的影响。

四、应激的处理原则

当应激成为疾病发生发展的重要参与因素时,适当地控制应激反应可成为影响病人康复的重要措施,其基本处理原则如下:

1. 病因学治疗　尽快清除主要致病应激原,同时避免给病人新的刺激。

2. 及时诊断、治疗应激性疾病　如及时诊断、治疗应激性溃疡以及应激引起的心律失常、免疫功能紊乱等。

3. 恰当的心理治疗和护理　恰当的心理治疗及和护理可增强病人的康复信心,对疾病的治疗和痊愈都有极大的帮助。尤其是在病人就诊、住院过程中,医护人员的工作态度、处置方法、有关病情的言谈举止等,都是病人极其关注的内容,常可能成为病人治疗过程中的新应激原。因而,良好的医德医风,专业而又通俗易懂的解释常能避免给病人许多不必要的暗示和刺激,降低病人的应激程度。

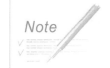

本章小结

　　应激是指机体在内、外环境因素及社会-心理因素作用下出现的全身性非特异性适应反应，又称为应激反应。应激反应的意义在于提高机体应对各种应激原的能力，但强烈而持久的应激反应会对机体产生不良影响。本章应掌握的主要内容有：

　　1. 应激和应激原的概念　根据应激原的性质及其对机体的影响，应激可分为生理性或病理性应激、急性或慢性应激、躯体性或心理性应激。

　　2. 应激的机制　包括神经内分泌反应、急性期反应以及细胞反应。其中神经内分泌反应主要是蓝斑-去甲肾上腺素能神经元/交感-肾上腺髓质系统和下丘脑-垂体-肾上腺皮质系统的强烈兴奋；急性期反应的主要变化是急性期反应蛋白的增加，应激的细胞反应主要包括热休克反应等。急性期反应蛋白和热休克蛋白在应激时可发挥细胞保护作用。

　　3. 应激时机体的变化特点和相关疾病　应激时机体的分解代谢增强，合成代谢减弱，代谢率明显升高。应激可引起全身各器官系统的变化，既有助于机体抵抗各种突发的有害事件，也可能对机体造成损害，甚至诱发应激性溃疡、多种心身疾病以及创伤后应激障碍等多种功能性精神疾患。

　　对应激性或应激相关性疾病的治疗，除了应及时去除躯体应激原，有效治疗躯体疾病外，也应该注意心理因素对疾病的影响。

思考题

　　1. 应激的概念。
　　2. 应激原的概念及应激反应的分类。
　　3. 应激时主要的神经内分泌变化及其主要意义。
　　4. 应激时机体的代谢和器官功能变化特点。
　　5. 应激性溃疡的概念及发病机制。
　　6. 急性心因性反应、延迟性心因性反应和适应障碍的概念和主要症状。

参考文献

　　1. 金惠铭，王建枝. 病理生理学. 第 8 版. 北京：人民卫生出版社，2013. 114-128.
　　2. 王万铁. 病理生理学. 第 1 版. 北京：人民卫生出版社，2007. 103-115.
　　3. 王万铁. 病理生理学. 第 2 版. 浙江：浙江大学出版社，2010. 115-128.
　　4. 药立波. 医学分子生物学. 第 3 版. 北京：人民卫生出版社，2008. 206-215.
　　5. 中华医学会精神病学分会. 中国精神障碍分类与诊断标准第 3 版（精神障碍分类）. 中华精神科杂志. 2011. 1006-7884.
　　6. WHO. International Statistical Classification of Diseases and Related Health Problems. 10th Revision. Version for 2007.
　　7. American Psychiatric Association. Diagnostic and Statistical Manual of Mental Disorders（5th ed.）. Arlington，VA：American Psychiatric Publishing，2013. 271-280.

（孙鲁宁）

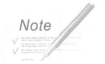

第三篇　神经、免疫与内分泌和内分泌药理

第八章　神经内分泌调节

神经系统与内分泌系统常常被认为是两个彼此独立的系统,但实际上两者是紧密联系、密切配合和相互作用的,共同调控机体自稳性、生物节律性和免疫功能。神经系统与内分泌系统的相互联系构成了神经内分泌学,主要研究神经系统与内分泌功能之间的相互作用。近年来,随着分子生物学的发展和分子生物学技术在神经内分泌学中的应用,使神经内分泌学有了很大的进展,不仅在基础医学领域还在临床医学领域都有重大发展。

第一节　概　　述

对于神经内分泌的研究已有一段时间,研究者最早在一些软体腹足类的视触觉中观察到一些大细胞具有神经及腺细胞的特点,经历漫长的研究,最终提出神经内分泌的概念。

一、神经内分泌和神经内分泌学的概念

神经内分泌细胞是指神经系统中既有神经功能(即产生神经冲动和传导神经冲动),同时又有内分泌功能(即合成激素和释放激素)的神经元。这些神经内分泌细胞的分泌活动被称为神经内分泌(neuroendocrine),其所分泌的激素被称为神经激素。

神经内分泌学(neuroendocrinology)是研究神经系统和内分泌系统之间相互作用的学科,其核心研究内容是研究神经元的内分泌功能以及周围器官产生的内分泌激素对神经系统的影响。

二、神经内分泌的发展

神经系统和内分泌系统无论从形态学方面还是从生理功能等方面都存在很大差异,其中神经系统中的神经细胞具有轴突和树突,它们与其他神经细胞之间形成突触联系,构成了复杂的神经网络,神经细胞的生理功能主要是通过神经冲动在神经网络中传递信息而实现的;神经系统的反应特点是定位明确而局限,反应迅速,后作用短。而内分泌系统中的内分泌细胞属于腺上皮细胞,可以分泌多种激素,通过激素释放入血,作用于靶细胞而发挥其生物学作用;内分泌系统的特点是反应缓慢,范围广泛,且后作用长。因此在很长一段时间人们一直认为两者是没有内在联系而是相互独立的两个系统。

但是随着人们不断地研究探索,发现很多的生理现象提示神经系统与内分泌系统是存在密切联系的,神经系统的许多刺激(如视觉刺激、温觉刺激、触觉刺激以及精神性应激等)可引起机体内分泌功能的变化。

(一) 神经内分泌现象的早期发现

1870 年 Flemming 首次在一些软体腹足类的视触觉,观察到一些大细胞具有神经及腺细胞的特点。1914 年 Dahlgren 在鳐鱼的脊髓尾侧前角细胞中发现一种"具有许多空泡,空泡内有许多颗粒,这些颗粒可以被释放到周围的灰质中"特点的大细胞。1922 年 Carl C. Speidel 对 30 多种鱼的脊髓进行研究后,认为所谓 Dahlgren 大细胞是"类腺神经细胞",并首次提出了神经分泌的概念。1930 年 Scharrer 在对两栖类的研究中,在间脑视前核发现了具有神经内分泌的细胞。

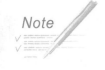

1932 年朱鹤年首次在哺乳类动物的下丘脑室旁核发现神经内分泌细胞。1935 年 Meyer 首次在爬行类的视上核及室旁核发现神经内分泌细胞,并认为这两个神经核是由鱼及两栖类的视前核发展而来的。至此,神经分泌细胞具有分泌功能的事实已被认可和接受。

（二）经典神经内分泌学的形成

Scharrer 在脊椎动物研究中提出垂体内分泌活动与下丘脑联系紧密,即后来被人们公认的下丘脑-垂体神经内分泌轴系。1949 年,W. Bargmann 用 Gomori 氏铬明矾苏木素-桃红染色法建立了经典的神经分泌的概念,最后经过多次研究最终证实了长期争论的门脉血流方向是自上向下的血流模式。经典神经内分泌的形成为日后神经内分泌的发展奠定了重要的基础。

（三）神经内分泌学的发展

1. 下丘脑促垂体激素相继获得分离、鉴定　1968 年,Guillemin 实验室经过近 20 年的努力,最终分离、纯化了第一个下丘脑促垂体激素,并命名为促甲状腺激素释放激素（TRH）。1971 年,Schally 等成功分离、纯化了第二个下丘脑促垂体激素——促性腺激素释放激素（GnRH）。1973年 Guillemin 等又分离、纯化了生长抑素（SS）。1981 年 Vale 等成功分离、鉴定了促肾上腺皮质激素释放激素（CRH）。同年 Mayo 分离提纯了生长激素释放激素（GHRH）。

2. 下丘脑促垂体激素的分布及其作用　利用放射免疫测定和免疫组织化学分析技术对已提纯并阐明结构的激素进行研究,明确其在下丘脑、其他脑区、血液和全身各组织中的分布情况,并测定其在体内外的基础水平和在各种情况下的变化情况。

3. 人工合成激素类似物的发现与临床应用　通过人工合成激素阐明激素的构效关系及其作用机制,开发了作用持久、特异的激动剂和拮抗剂,为更深层次的实验研究和临床应用开辟极其广阔的前景。目前很多人工合成激素应已用于临床疾病的治疗,如 GHRH 用于治疗侏儒症、SS 的类似物治疗巨人症及肢端肥大症以及多巴胺激动剂溴隐亭治疗垂体瘤、高催乳素血症等。

4. 神经内分泌学的应用前景　神经内分泌学的发展推动了基础医学及临床医学的发展,如下丘脑对垂体功能调节作用的确立和促垂体激素的发现,使神经垂体功能异常和靶腺功能异常的鉴别诊断及治疗成为可能,而且神经内分泌因素在一些自身免疫性疾病、精神系统疾病的发病中可能起到的作用正逐渐受到重视。

三、神经内分泌的研究内容

神经内分泌学是介于神经学（neurology）和内分泌学（endocrinology）两者之间的边缘学科,主要研究的是神经系统与内分泌系统的相互关系,包括神经系统对内分泌功能的调节、多种内分泌激素对神经功能的影响、神经元的内分泌功能等。

（一）神经内分泌学的解剖学基础

下丘脑是含有多种具有神经内分泌细胞功能的神经核,整合感觉和激素的传入信号,是联系神经系统和内分泌系统的枢纽。下丘脑的神经内分泌神经元可以合成多种激素,分为释放激素和释放抑制激素,这些激素通过垂体门脉系统进入腺垂体,调节腺垂体各种分泌细胞的激素合成和分泌。下丘脑和垂体之间构成神经内分泌轴,是神经内分泌学的核心,共同调控周围的内分泌腺和靶腺组织的功能。松果体也是神经内分泌器官的一个重要组成部分,松果体分泌多种生物活性物质,其中主要是褪黑素。

（二）神经内分泌调节方式

神经内分泌系统在维持机体内环境稳态以及机体内部各系统、器官间的协调中起着重要作用。机体内环境的变化和外界的各种信息,经传入中枢神经系统分析、整合,一方面经多种神经引起运动、行为和器官功能的变化,另一方面则通过下丘脑-垂体系统将输入的神经信息转变为促垂体激素的输出,垂体激素分泌的变化进而引起各器官、组织代谢和功能的改变。

神经内分泌调节包括两个主要方面:一是神经系统对内分泌系统的调控,主要通过以下途

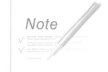

径进行调节：①各种中枢神经递质的调节下丘脑神经内分泌神经元的功能，调节下丘脑及垂体的激素分泌，进而影响内分泌功能；②对其他内分泌腺的自主神经支配进行调节，例如肾上腺髓质、松果体、肾脏、胰岛等。二是激素对神经系统功能的调节，神经系统是多种激素重要的靶器官。

（三）神经-内分泌-免疫调节网络

神经内分泌系统与免疫系统存在密切联系，一方面免疫系统产生的因子能影响中枢神经系统功能，还能合成多种神经递质和激素，同时还具有多种神经内分泌激素的受体。另一方面是中枢神经系统又能合成细胞因子和受体，能对免疫系统发生反应，构成神经-内分泌-免疫调节网络。神经-内分泌-免疫调节网络分为两种类型：一种是长轴神经-内分泌-免疫相互作用，是指刺激免疫系统，释放免疫源性介质，作用并影响远处的神经-内分泌组织；另外一种是局部神经-内分泌-免疫相互作用，是指免疫源性介质和神经内分泌因子在它们被释放的组织和器官内相互影响。神经-内分泌-免疫调节网络对机体免疫调节维持宿主防御功能和内环境稳定具有重要的意义。

（四）行为情绪、衰老、睡眠以及特殊环境中的神经内分泌功能

1. 行为情绪的神经内分泌学　其作用机制包括神经系统中多种递质神经元、神经内分泌的神经激素、内分泌激素等，以及彼此之间复杂的相互作用。目前其具体机制尚不明确，但研究发现多种物质对情绪有影响，如儿茶酚胺能系统、5-羟色胺能系统、吗啡肽和胆碱能系统等。现认为神经分裂症主要与多巴胺能神经元有关，抑郁性疾病可能与去甲肾上腺素和5-羟色胺能神经元有关。

2. 衰老的神经内分泌学　随着年龄的增长，机体的许多生理功能发生改变，免疫神经内分泌系统整合功能发生进行性损害，这些损害导致机体发生衰老。在机体衰老的进程中，下丘脑-垂体-生长激素轴、下丘脑-垂体-性腺轴、下丘脑-垂体-肾上腺轴等均发生改变。

3. 睡眠的神经内分泌学　脑的许多部位都参与睡眠过程，脑内多种神经元核团的调控大脑大部分皮质，改变皮质的兴奋性，从而控制睡眠。目前认为，下丘脑-垂体激素机制和细胞因子参与睡眠的调节。

4. 特殊环境下的神经内分泌学　不同程度、不同持续时间的缺氧可明显影响机体神经内分泌功能，当机体进入一种特殊的状态，如失重、微重力和冷刺激等，免疫神经内分泌都发生不同程度的改变，以适应环境的变化。

（五）神经内分泌疾病

神经内分泌疾病包括由神经系统不同水平的功能失调或器质性病变所引起的某种或几种内分泌功能异常的疾病。下丘脑是机体最重要的神经内分泌器官，又是自主神经神经中枢，其功能非常复杂。下丘脑疾病使下丘脑本身及垂体的激素分泌异常，导致靶器官的功能异常，从而引起多种疾病，如尿崩症、抗利尿激素分泌失调综合征、闭经泌乳综合征等多种疾病。

四、神经内分泌调节结构和细胞

神经内分泌系统包括下丘脑、垂体及其各种靶器官和松果体等，这些具有内分泌功能的结构和细胞在维持人体自身稳定中起关键作用，参与调节水电解质平衡、摄食、生殖、体温、内分泌及免疫反应等各种基础活动。其中下丘脑-垂体系统是神经内分泌学的核心部分。

（一）脑内的神经内分泌调节结构

1. 下丘脑　下丘脑作为机体最重要神经内分泌器官，形成下丘脑-垂体-靶腺轴系统，支配内分泌细胞集中的各个腺体，并对全身进行神经内分泌的调节。下丘脑由前向后分为视前区、视上区、结节区、乳头区。下丘脑由内侧向外侧可分为3个部分：外侧区、内侧区及靠近脑室的室周区。（详见第一章第一节）

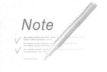
Note

下丘脑在脑内的位置、结构保证它对全身内分泌器官的直接或间接控制,其中室周区的神经元直接参与神经内分泌调节,其他各区仅有间接关系。下丘脑的许多核团中存在具有内分泌功能的细胞,分泌多种激素,参与神经系统与内分泌系统的调节。

下丘脑视前区的核团有视前内侧核、视前外侧核、视前室周核和正中视前核。视上区的核团有视上核、室旁核、视周核和视交叉上核,其中视上核和室旁核的大细胞神经内分泌细胞含催产素或血管加压素相对集中,含催产素的神经元分布于核的前腹内侧部,含血管加压素的神经元分布于核的后背外侧部;室旁核可见含促肾上腺激素释放激素(CRH)的神经元,主要见于室旁核内侧小细胞核的背侧部,CRH神经元同时可共存其他神经元,如促甲状腺激素释放激素(TRH),胆囊收缩素(cholecystokinin,CCK)、血管紧张素Ⅱ、血管活性肠肽等;交叉上核又分为背内侧及腹外侧两部分,背内侧含血管加压素,腹外侧含血管活性肠肽,同含有其他神经肽。结节区的核团有弓状核、下丘脑背侧核、下丘脑腹内侧核和下丘脑背内侧核,生长激素释放激素神经元主要位于弓状核,该区还P物质、β-内啡肽。乳头区的核团有乳头体核、下丘脑后核和下丘脑外侧核。

2. 下丘脑-垂体门脉系统　下丘脑-垂体门脉系统的特殊结构特点保证到达正中隆起的下丘脑神经元的轴突终末与血流有紧密接触,下丘脑神经元轴突终末所释放的激素经下丘脑-垂体门脉系统进入血液,从而影响垂体前叶的内分泌功能,是神经影响垂体及全身其他内分泌器官的血液循环途径。

3. 垂体　垂体位于大脑底部,根据其胚胎发育、形态及其功能的不同,可将垂体分为神经垂体及腺垂体两大部分。腺垂体又分为远侧部、结节部和中间部,这三部分结构都具有内分泌功能的细胞,分泌相应的激素。腺垂体分泌促甲状腺激素、促肾上腺皮质激素、促卵泡激素、黄体生成素、生长激素、促黑素细胞激素及催乳素7种激素,其中促甲状腺激素、促肾上腺皮质激素、促卵泡激素、黄体生成素分别作用于各自的内分泌靶腺,构成下丘脑-垂体-靶腺轴,而生长激素、促黑素细胞激素及催乳素可直接作用于靶细胞或靶组织而发挥作用。神经垂体由正中隆起、漏斗柄及神经部组成,不能合成激素。由下丘脑视上核及室旁核合成的血管升压素和催产素,经轴突运输并储存于神经垂体。(详见第一章第一节)

4. 松果体　松果体是重要的神经内分泌器官,位于丘脑后上部。松果体分泌多种生物活性物质,其中主要是褪黑素,MT具有抑制性腺、甲状腺、肾上腺以及镇静、镇痛、调节昼夜节律等多种功能(详见第一章第二节)

（二）神经内分泌细胞

神经内分泌细胞保留着神经细胞的结构和机能特点,由胞体和突起(轴突和树突)所组成,与其他细胞可形成突触联系,可产生、传导动作电位,对神经递质作出反应。同时神经内分泌细胞具有特殊的结构和功能特征,神经内分泌细胞与毛细血管之间,存在血管周围结缔组织间隙,即血管周隙;神经内分泌细胞胞浆内通常含有大量神经分泌颗粒,这些细胞的传入端与其他神经细胞形成突触联系,将神经冲动传递至细胞体,传出端与血管紧密接触,形成神经血管器官;分泌物进入血液循环,以经典的激素方式影响远处器官。神经内分泌组织,既是神经内分泌细胞激素的释放部位,同时血液中某些物质容易通过,是神经-体液物质交换的重要场所。神经内分泌细胞具有特殊感知功能,可感受体液中某些化学物质的变化,适当调整自身的分泌活动。

神经内分泌细胞可存在于中枢神经系统、周围神经系统和神经系统以外的器官或组织中。位于中枢神经系统内的神经内分泌细胞,与传统的神经元相似,胞体或突起主要集中于间脑区域,以下丘脑和松果体内数量最多。在神经系统以外的周围器官或组织中,神经内分泌细胞密集成团,形成器官或组织内的神经内分泌小器官,例如胰腺内的胰岛等。神经内分泌细胞还可弥散性分布于心血管、消化管、呼吸道以及泌尿生殖管道的壁内。

1. 下丘脑神经内分泌细胞　神经内分泌细胞主要有来源于下丘脑的两大细胞核团——视

上核和室旁核中的一些大细胞和下丘脑弓状核的小神经细胞。因此参与调控内分泌功能的下丘脑肽能神经元分为两类：一是神经分泌大细胞（magnocellularnuroendocrine cell，MgC），直径>20μm，投射到神经垂体；二是神经分泌小细胞（parvocellularneuroendocrine cell，PvC），其轴突投射到正中隆起，最终与垂体门脉联系，调控腺垂体的功能。

（1）大细胞神经分泌系统：是由室旁核大细胞部与视上核以及散在于两者之间的一些副核团组成，其树突含有大量的致密小泡，其中含有神经垂体激素（催产素或血管加压素），沿下丘脑-垂体束，在轴浆的帮助下，运送到神经垂体，释放入血液循环，到达靶器官发挥生理效应。同时该神经元内共存有其他神经肽，如脑啡呔、内啡肽、神经肽Y、促肾上腺皮质激素释放激素等。

（2）小细胞神经分泌系统：神经内分泌小细胞主要分布于下丘脑促垂体区，可分泌肽类激素，被称为下丘脑调节肽（hypothalamic regulatory peptides），作为促进或抑制腺垂体分泌的释放因子或抑制因子，其主要作用为调节腺垂体激素的分泌。

2. 松果体细胞　褪黑激素分泌的神经调节：光线的刺激经视网膜转化为神经冲动后，经视神经传到视交叉，经下丘脑外侧部的内侧前脑束到达中脑，到达脊髓的上胸部，节前神经纤维终止与双侧的颈上神经节，由神经节发出去甲肾上腺素能的节后纤维，沿着血管进入松果体内，节后纤维末梢释放的去甲肾上腺素经渗透方式作用到松果体细胞，直接刺激褪黑激素的前体物质色氨酸合成褪黑激素。褪黑素对内分泌功能的影响有以下几个方面：

（1）对甲状腺的影响：褪黑激素对甲状腺的影响主要通过两个途径：抑制促甲状腺激素分泌，抑制甲状腺的功能；直接作用于甲状腺上的褪黑激素受体，抑制甲状腺功能。

（2）对肾上腺皮质功能的影响：褪黑激素间接抑制促肾上腺皮质激素分泌，进而抑制肾上腺皮质的功能；直接作用于肾上腺皮质细胞上的褪黑激素受体，抑制肾上腺皮质功能。

（3）对肾上腺髓质功能的影响：通过抑制肾上腺髓质嗜铬细胞的有丝分裂，从而降低多巴胺β羟化酶活性，抑制去甲肾上腺素和肾上腺素的合成。

（4）对性腺的影响：褪黑激素一方面抑制下丘脑-腺垂体-性腺轴，降低促性腺激素释放激素、黄体生成素以及促卵泡激素的分泌，延迟性成熟，同时降低促性腺激素诱发的排卵效应；褪黑激素还可直接作用于性腺，抑制孕激素、雌激素以及雄激素的分泌。

3. 肾上腺髓质嗜铬细胞　肾上腺髓质与交感神经节后神经元在胚胎发生上属于同源，功能上相当于无轴突的交感神经节后神经元，分泌肾上腺素、去甲肾上腺素和多巴胺，属于神经内分泌组织。血中的肾上腺素主要来源于肾上腺髓质，去甲肾上腺素主要来源于肾上腺髓质和肾上腺素能神经纤维末梢。肾上腺髓质嗜铬细胞受交感神经节前纤维的支配。当交感神经兴奋时，节前纤维末梢释放乙酰胆碱，作用于嗜铬细胞膜中的 N_1 受体，促使肾上腺髓质激素的分泌，同时增加靶细胞中儿茶酚胺合成酶系的活性，促进儿茶酚胺的合成。

4. 肺内神经内分泌细胞　简称 NE 细胞，主要分布在肺内支气管及细支气管。这类细胞形态上具有神经元状多突起结构，功能上具有内分泌作用，目前较多学者采用神经内分泌细胞这一概念。除单个存在的 NE 细胞外，1972 年 Lauweryns 还发现了一种由多个 NE 细胞聚集而成的神经上皮小体结构（NEB）。Lauweryns 还发现 NEB 细胞间含丰富的传入及传出神经纤维。广义上说，NE 细胞包括了单个的 NE 细胞及 NEB 结构。在已发现人肺内 NE 细胞存在 5-羟色胺、铃蟾肽、降钙素、亮氨酸脑啡肽及神经元的特异性烯醇化酶等物质。

第二节　神经系统对内分泌的调节

神经系统调控内分泌系统的活动，主要通过以下途径调节：①影响产生下丘脑激素的神经元，调节下丘脑及垂体的激素分泌，进而影响多种内分泌功能；②通过对其他内分泌腺的自主神经支配进行调节，例如对胰岛、肾上腺髓质、松果体、肾脏和甲状旁腺等腺体激素分泌的调节。

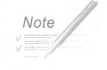

神经系统和内分泌系统两大调节系统在进行相互调节作用时均离不开细胞间的信息传递，而细胞间的信息传递最终都是通过化学物质传递进行的。目前已发现多种神经递质和神经肽起着化学传递的作用，它们在神经系统和内分泌系统之间起桥梁作用。

一、神经递质对内分泌调节

神经递质（neurotransmitter）是指在突触传递中行使信使作用的特定化学物质，简称递质。神经递质主要在神经元中合成，储存于突触前囊泡内，在信息传递过程中由突触前膜释放到突触间隙，再作用于效应细胞上的受体引起功能效应，传递神经元之间或神经元及其效应器之间的信息。

中枢神经递质通过以下4种途径发挥作用：①经典的途径是递质作用于下丘脑促垂体激素神经元的胞体或树突突触调节促垂体激素的分泌；②部分神经终末在正中隆起与促垂体激素神经元末梢构成轴-轴接触，释放的递质通过突触前作用，调节促垂体激素的分泌；③部分神经终末直接与垂体门脉系统初级丛毛细血管网管壁接触，释放的递质通过垂体门脉系统血到达腺垂体，直接调节垂体激素的分泌；④递质作用于中间神经元，通过上述途径间接发挥作用。主要的中枢神经递质有以下几类（表8-1）。

表8-1　主要的中枢神经递质

类别	中枢神经递质
单胺类	儿茶酚胺（去甲肾上腺素、多巴胺、肾上腺素）、5-羟色胺、组胺
胆碱类	乙酰胆碱
氨基酸类	兴奋性氨基酸、抑制性氨基酸
神经肽类	内源性阿片肽、脑肠肽等
其他	一氧化碳、一氧化氮等

（一）去甲肾上腺素

去甲肾上腺素（norepinephrine，NE）属于儿茶酚胺（catecholamine，CA）。去甲肾上腺素在神经元内的囊泡生成，当神经冲动传至神经终末时，细胞内 Ca^{2+} 升高，囊泡趋向突触前膜，通过胞吐过程将去甲肾上腺素排至突触间隙，释放到突触间隙的去甲肾上腺素与突触后膜的特异性受体结合而发挥作用。去甲肾上腺素对神经内分泌功能的影响如下（表8-2）。

表8-2　去甲肾上腺素对神经内分泌功能的影响

	神经内分泌功能的影响
GnRH	下丘脑的去甲肾上腺素能纤维对 GnRH 的释放起促进作用；NE 能系统是下丘脑 GnRH 释放和垂体 LH 分泌的重要激活因素
GHRH	在灵长类和鼠类，NE 能系统促进 GHRH 和 GH 分泌的作用，主要通过 α 受体
ACTH	下丘脑 NE 系统对 ACTH 的分泌有抑制作用
PRL/PIF	NE 可能促进下丘脑 PRF 或抑制 PRL 和 PIF 的释放，从而使垂体 PRL 分泌增加；NE 系统调控在应激引起的 PRL 释放和动情前期诱发 PRL 峰的形成
TRH/TSH	室旁核的 NE 系统可能促进 TRH 神经元释放 TRH 进入垂体门脉系统，使垂体前叶 TSH 分泌增加

（二）多巴胺

多巴胺（dopamine，DA）属于儿茶酚胺类。DA 系统主要存在于中枢神经系统，包括黑质-纹状体、中脑边缘系统和结节-漏斗三个部分。DA 是脑垂体和下丘脑中的一种重要神经递质,中枢神经系统中多巴胺的浓度受精神因素的影响,神经末梢的促性腺激素释放激素(GnRH)和多巴胺间存在着轴突联系并相互作用。脑内的 DA 主要由中脑黑质产生,沿黑质-纹状体投射系统分布,储存于纹状体,其中以尾核的含量最高。多巴胺对神经内分泌功能的影响如下(表 8-3)。

表 8-3   多巴胺对神经内分泌功能的影响

	神经内分泌功能的影响
GnRH	下丘脑弓状核和正中隆起外侧区 DA 能末梢通过轴突-轴突形式与 GnRH 神经元联系,抑制 GnRH 的释放;DA 对垂体 LH 的分泌无直接效应
GH	GHIH 能神经末梢上存在有抑制其分泌的 DA 受体,DA 促进垂体分泌 GH
PRL	下丘脑正中隆起内侧区的 DA 能纤维末梢中止在垂体门脉血管内皮细胞上,DA 直接释放入血,作用于腺垂体的 DA 受体,抑制 PRL 的分泌
TRH/TSH	激活 DA 受体可抑制 TSH 的基础分泌,也能抑制冷刺激引起的 TRH 和 TSH 释放
其他垂体激素	部分 DA 能神经纤维从漏斗柄直接进入垂体中叶和后叶,可以抑制 α-MSH 和 β-内啡肽的释放;调控垂体后叶加压素和催产素的分泌

(三)5-羟色胺

5-羟色胺(5-hydroxytryptamine,5-HT)最早从血清中发现,又名血清素,它是一种抑制性神经递质,主要在松果体和下丘脑分布,可能参与睡眠、体温和痛觉等生理功能的调节。松果体内 5-HT 的浓度高于脑内 50 倍,参与松果体褪黑激素的合成和代谢。目前发现 15 种 5-HT 受体亚型,主要的受体大多是 7 跨膜受体,但它们所依赖的离子通道不同。其中 5-HT$_2$受体分为 5-HT$_{2A}$受体、5-HT$_{2B}$受体和 5-HT$_{2C}$受体三种,5-HT$_{2A}$受体主要分布在外周和中枢,中枢 5-HT$_{2A}$受体参与调节行为反应、学习记忆,参与调节一些神经内分泌功能,如皮质酮、黄体激素和 β-内啡肽的释放;而 5-HT$_{2C}$受体主要分布在脉络丛,同时也存在于海马、黑质和皮质等脑区,参与调节运动、摄食、肾上腺皮质激素释放等。5-HT 对神经系统具有调节作用,可引起嗜睡、镇静等一系列行为,还可调节体温和影响运动功能;5-HT 对性行为、摄食和内分泌活动具有调节作用,主要为抑制作用,同时参与调节体温和维持睡眠。5-HT 对神经内分泌功能的影响如下(表 8-4)。

表 8-4   5-HT 对神经内分泌功能的影响

	神经内分泌功能的影响
LH	5-HT 能抑制垂体 LH 的分泌,参与周期中 LH 分泌的调节
GHRH	5-HT 都促进下丘脑 GHRH 的释放和垂体 GH 的分泌,引起血 GH 水平升高
PRL	5-HT 可能通过抑制 PIF 释放,促进 PRL 的分泌
CRH	5-HT 有促进 CRH 释放的作用,5-HT 对 ACTH 的分泌作用目前意见不统一

(四)乙酰胆碱

乙酰胆碱(Acetylcholine,Ach)是第一个被证明的神经递质,乙酰胆碱在胆碱能神经元的终末合成,合成的乙酰胆碱一部分贮存在囊泡内,另一部分则储存在胞质内,因此乙酰胆碱从神经终末的释放有两种方式:囊泡内的乙酰胆碱通过胞吐排出或胞质内的乙酰胆碱直接释出。脑内的乙酰胆碱受体分为毒蕈碱(M)和烟碱(N)两大类。乙酰胆碱对神经内分泌功能的影响如下(表 8-5)。

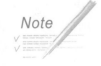
Note

表 8-5 乙酰胆碱对神经内分泌功能的影响

	神经内分泌功能的影响
VP	高浓度的 ACh 通过下丘脑的活动来刺激神经垂体分泌 VP,还可以直接作用于神经垂体使 VP 释放增加
GHRH	M 胆碱受体能促进垂体 GH 的基础分泌,增加垂体 GH 分泌细胞对生长激素释放激素的反应性
PRL	Ach 对 PRL 的分泌有明显的抑制作用
CRH	ACh 可以促进 ACTH 分泌,中枢 Ach 系统可能促进下丘脑 CRH 的分泌

（五）组胺

组胺(Histamine,H)组织中的组胺主要存在于肥大细胞及嗜碱性粒细胞中。因此,含有较多肥大细胞的皮肤、支气管黏膜和肠黏膜中组胺浓度较高,脑脊液中也有较高浓度。肥大细胞颗粒中的组胺与蛋白质结合,物理或化学等刺激能使肥大细胞脱颗粒,导致组胺释放。组胺受体分为 H_1、H_2 和 H_3 亚型,存在脑内通过不同的作用机制发挥作用。H_1R 一般多引起神经元的兴奋反应,H_2R 与 AC-cAMP 系统偶联,一般多介导对神经元的抑制作用,H_3R 是组胺神经末梢上的突触前自身受体,活化时抑制组胺的释放。

组胺对神经内分泌的调节作用:组胺是由特定的神经合成,如下丘脑后部的结节-乳头核,神经细胞多延伸至大脑其他区域和脊髓,组胺可能参与体温调节、睡眠、食欲和记忆形成等功能;H_1R 可以升高泌乳素、促卵泡激素、加压素、促肾上腺皮质激素及皮质激素的分泌;H_2R 可以减少促肾上腺皮质激素和泌乳素的分泌;外源性组胺可以减少生长激素和促甲状腺激素的分泌。

（六）抑制性氨基酸

γ-氨基丁酸(γ-aminobutyric acid,GABA)是中枢神经系统特有的物质(脑和脊髓以外的组织其含量极少),在中枢神经系统内广泛而不均匀地分布,主要存在于神经终末,是中枢神经系统最重要的抑制性递质。其作用是降低神经元活性,γ-氨基丁酸能结合抗焦虑的脑受体并使之激活,然后与其他一些物质协同作用,阻止与焦虑相关的信息抵达脑指示中枢。

对神经内分泌的调节作用:GABA 通过对下丘脑-垂体激素的作用,从而影响各种垂体激素的释放;GABA 通过促进下丘脑促性腺激素释放激素的分泌,增加泌乳素和黄体生成素的释放;GABA 通过抑制下丘脑促肾上腺皮质激素释放激素和促甲状腺激素释放激素的分泌,使促肾上腺皮质激素和促甲状腺激素的分泌减少;GABA 抑制下丘脑-神经垂体系统,抑制催产素和加压素的释放。

二、神经肽对内分泌调节

1931 年,von Euler 和 Gaddum 首次发现 P 物质,认为它可以收缩平滑肌和降低血压,之后确定为肽,是最早发现的神经肽(neuropeptide)。先后在下丘脑分离了一系列促垂体激素,如 TRH、SS、LHRH、CRH 和 GHRH,经鉴定都是多肽。证据表明,下丘脑神经分泌性神经元既有轴突终止在垂体门静脉附近,释放神经肽作为促腺体激素,随垂体门静脉血流直接作用于腺垂体,调控相应垂体激素的分泌;同时又有轴突分支向其他脑区投射,其终末释放出的神经肽作为神经递质,作用于突触后神经元,直接或通过相应神经通路调控某种功能活动或行为、精神活动。随着分子生物学和遗传工程等新技术在神经生物学中的广泛应用,新的神经肽和神经肽的新功能不断地被人们发现。神经肽按发现部位分类大致有以下几种(表 8-6)。

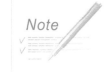

表 8-6　神经肽按发现部位分类

种类	主要神经肽
下丘脑神经肽	TRH、LHRH、CRH、GHRH、SS
垂体肽	ACTH、PRL、MSH、VP、OT
脑肠肽	血管活性肠肽（VIP）、胆囊收缩素（CCK）、胰高血糖素（G）、胰岛素、血管紧张素Ⅱ（AT-Ⅱ）、P 物质（SP）
内源性阿片肽类	甲硫脑啡肽（ENK）、β-内啡肽、强啡肽（DYN）等
其他神经肽	降钙素相关肽（CGRP）、内皮素（ET）、心钠素（ANF）等

（一）下丘脑神经肽和垂体肽

下丘脑神经肽调节腺垂体的功能同时具有垂体外功能，下丘脑神经肽主要有 9 种：促甲状腺激素释放激素、促性腺激素释放激素、促肾上腺皮质激素释放激素、生长激素释放激素、生长抑素、催乳素释放激素、催乳素释放抑制激素、促黑素细胞激素释放激素、促黑素细胞激素释放抑制激素，具有调节腺垂体的内分泌功能和调控垂体内分泌细胞分化增殖的作用。腺垂体促激素包括促甲状腺激素（thyroid-stimulating hormone，TSH）、促肾上腺皮质激素（adreno-corticotropic hormone，ACTH）、黄体生成素（luteinizing hormone，LH）和促卵泡激素（follicle-stimulating hormone，FSH）四种激素，它们能作用于各自的靶腺，分别形成下丘脑-腺垂体-甲状腺轴、下丘脑-腺垂体-肾上腺皮质轴和下丘脑-腺垂体-性腺轴，调节其靶腺的激素分泌。

1. 促甲状腺激素释放激素　分泌 TRH 的神经元主要分布在下丘脑的中间基底部，也存在于大脑和脊髓（可能参与传递神经信息）。

（1）促腺垂体作用：下丘脑分泌的 TRH 的主要功能是与细胞膜上 TRH 受体结合，促进腺垂体促甲状腺激素（TSH）的释放，从而调节甲状腺激素的合成和分泌。同时 TRH 还能促进生长激素（GH）、黄体生成素（LH）、促卵泡激素（FSH）和催乳素（PRL）的分泌。

（2）对中枢神经系统的作用：TRH 直接兴奋自主神经中枢，引起急性心动过速和血压升高等。TRH 可引起行为改变，如兴奋、欣快感及易怒等。

2. 促性腺激素释放激素　GnRH 主要分布于下丘脑的弓状核、内侧视前区和室旁核，主要作用是促进腺垂体促性腺激素的合成与分泌，从而调节性腺的功能。同时 GnRH 促进性成熟，生理剂量 GnRH 脉冲式释放，可激活垂体-性腺轴，引起 LH 和 FSH 的脉冲式释放，青春期男性引起血浆雄激素水平升高及性器官和第二性征的发育，成年则维持促性腺激素和性激素的水平，维持正常的男性性功能。

3. 促肾上腺皮质激素释放激素　CRH 主要分布于下丘脑的室旁核，经正中隆起的垂体门脉系统到达腺垂体，促进腺垂体 ACTH 的合成和释放。同时 CRH 通过 β-内啡肽间接抑制 GnRH 的释放，从而抑制黄体生成素（LH）的释放。

4. 生长激素释放激素和生长激素释放抑制激素　生长激素释放激素产生 GHRH 的神经元主要分布于下丘脑的弓状核和腹内侧核，通过与腺垂体生长激素分泌细胞膜上的 GHRH 受体结合，增加细胞内的 cAMP 和 Ca^{2+}，刺激 GH 的合成和分泌，促进 GH 分泌细胞的分化及增殖。分泌生长激素释放抑制激素的神经元主要分布在下丘脑室旁核和弓状核，其主要作用是抑制垂体 GH 分泌的主要激素，减弱生长激素释放激素诱导正常 GH 细胞增殖的作用，同时还可抑制腺垂体的促甲状腺激素、促肾上腺皮质激素、促卵泡激素、黄体生成素以及催乳素的分泌，还具有抑制胃肠运动及消化道激素的分泌，抑制胰岛素、胰高血糖素、甲状旁腺激素和降钙素的分泌。在整体条件下生长激素释放激素的作用占优势，起经常性的调节作用，而生长抑素则主要在应激等刺激引起 GH 分泌过多时才对 GH 的分泌起抑制作用。

5. 促肾上腺皮质激素（ACTH）　ACTH 作用于束状带细胞，促进肾上腺皮质糖皮质激素和

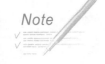
Note

盐皮质激素的合成和释放。同时 ACTH 可促进肾上腺皮质分泌雄激素和雌激素,增加肾上腺髓质肾上腺素和去甲肾上腺素的释放。ACTH 在中枢神经系统具有多种功能,包括学习记忆、动机行为、体温调节、心血管功能调节、神经损伤修复与再生及拮抗阿片功能等。

（二）脑肠肽

1. 血管活性肠肽　血管活性肠肽在体内分布广泛,包括下丘脑、大脑皮质、脊髓、海马、纹状体、中枢、外周神经的交感神经节和副交感神经节处的神经元、运动神经、迷走神经、血管壁的自主神经、肾上腺、胃肠道、垂体、心及性腺等器官。外周血的血管活性肠肽浓度显著低于垂体门静脉血。血管活性肠肽扩张外周、肺、心、脑等器官的血管,促进胰液和肠液分泌,促进糖原、脂肪分解和 PRL、GH 分泌等作用。

血管活性肠肽在脑内可能起递质作用,因为血管活性肠肽存在于与 Ach、NE 很相似的突触囊泡中,去极化刺激可使其释放,这种释放是钙离子依赖性的。血管活性肠肽可以兴奋大脑皮质神经元,还可以使脊髓前角运动神经元去极化。此外,血管活性肠肽还有神经调质作用。

2. 胆囊收缩素　胆囊收缩素(cholecystokinin,CCK)广泛存在于消化道和神经系统,研究结果表明脑内有生物活性的 CCK 大多数为硫酸化的 CCK-8,而肠道中的 CCK 大多为 CCK-33 和 CCK-39。CCK 的受体主要有 CCK_A 和 CCK_B 两种,CCK_A 主要存在于外周,CCK_B 主要存在于中枢。CCK 在下丘脑水平可以刺激 PRL、ACTH 和 GH 的分泌,体外实验极高剂量的 CCK 也可以刺激 PRL 分泌。一般认为 CCK 与摄食和饱感有密切关系,无论外周或中枢注射都能产生饱感。CCK 受体拮抗剂可以增强吗啡镇痛,减少焦虑和推迟饱感,证明 CCK 在中枢神经系统起重要的作用。

3. 神经降压肽　神经降压肽(NT)在中枢及外周神经系统中广泛存在,人以黑质、中央灰质、蓝斑等处较多。NT 在中枢和外周组织可引起降压、降温、麻醉和减少运动器官活动的效应。NT 不仅在外周有很重要的作用,对腺垂体激素也有作用,不同的注射部位和注射剂量可引起不同的腺垂体激素分泌效应。脑室注入 NT 可使 PRL 降低,外周血管注入则使 PRL 水平升高。体外亦可使 PRL 释放,但剂量需较大;脑室注入 NT 可使血中 LH 降低,相同剂量静脉注射时则使 LH 升高或无变化;NT 对 GH 分泌的效应随注入途径、剂量和动物性别等而有所不同;对麻醉雄鼠脑室注入 NT 可使 TSH 分泌受抑制,但静脉注射则使 TSH 分泌增加。在体外 NT 对 TSH 分泌亦无影响;可刺激下丘脑-垂体的 CRH-ACTH 系统。

4. P 物质　SP 是第一个被发现的神经肽,广泛存在于神经系统中,以黑质含量最高,大鼠黑质-纹状体去极化时有钙依赖性的 SP 释放。下丘脑的 SP 神经元,可将 SP 释放至垂体门脉中,调节垂体前叶的功能。垂体前叶有 SP 纤维分布,SP 可能抑制促肾上腺皮质激素、催乳素、促性腺激素释放激素等的分泌;SP 可能刺激促甲状腺激素释放激素的分泌,从而增高 TSH 浓度;SP 可能刺激血管升压素的释放。

5. 肾素-血管紧张素Ⅱ　脑内存在 AT-Ⅱ 受体。脑室注入 AT-Ⅱ 引起渴感和饮水增加,血压升高,ACTH 分泌增加,肾素分泌减少。AT-Ⅱ 影响中枢神经系统内儿茶酚胺的更新,同时增加灌流下丘脑的 NE 释放,脑室注入肾素增加正中隆起的 DA 更新,钾离子诱发的 NE 释放。AT-Ⅱ 可刺激突触体释放 5-HT,因此脑内肾素-血管紧张素系统的重要功能之一可能是调控 NE、DA 和 5-HT 的释放。

（三）内阿片肽

内阿片肽类(endogenous opioid peptides,EOP)主要包括内啡肽类、脑啡肽类、强啡肽类和内吗啡类,脑啡肽(ENK)主要分布于室旁核、视上核、腹内侧核、纹状体、孤束核、蓝斑等处,强啡肽主要存在于神经垂体和下丘脑,也存在于心脏的交感神经末梢中。EOP 在脑内呈不均匀分布,EOP 在下丘脑及神经垂体通过轴轴联系,以突触前调制方式,影响促垂体激素及神经垂体激素的释放,也可直接通过单胺类递质影响脑神经元功能。EOP 在中枢神经系统中与 CA 通路有密切关系,ENK 神经纤维分布区域的 DA 神经元、终末外源的 ENK 和吗啡都可使纹状体 DA 降解加强,刺

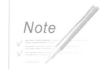

Note

激 DA 释放。EOP 使下丘脑 NE 活性下降,在体外可抑制下丘脑释放 NE。同时 EOP 可以通过下丘脑促进催乳素、生长激素和促肾上腺皮质激素的释放,抑制黄体生成素、加压素的释放。

（四）其他神经肽

内皮素   内皮素(endothelins,ET)是一组有很强血管收缩活性的肽,包括 3 种,即 ET-1、ET-2 和 ET-3,都是 21 肽。在许多器官和组织中都有内皮素分布,包括中枢神经系统,尤其存在下丘脑-神经垂体结构中。内皮素除了缩血管外还可以使非血管平滑肌收缩,能够刺激心房肌释放 ANF,刺激肾上腺球状带释放醛固酮和肾上腺髓质释放儿茶酚胺,还能使血管平滑肌和成纤维细胞增生,也可以抑制肾素的释放,ET 可以调节垂体激素的分泌;抑制催乳素的释放;大剂量 ET 具有刺激 LH、GH 和 TSH 的分泌作用。

第三节 内分泌系统对神经系统功能的调节

脑作为神经系统的最高中枢,通过下丘脑调控内分泌系统的功能,同时脑内发现大量的激素及其受体,本身也是激素作用的靶器官,受激素调节。多种激素如类固醇激素、甲状腺激素和其他多肽类激素等对大脑的发育、分化以及个体行为等功能都有很大的影响。这些激素可以通过多种途径影响脑功能:①通过血-脑屏障影响脑神经元;②直接作用于脑;③通过脑室周围器官影响脑的功能。

一、激素对脑的作用方式

激素对脑的作用方式有两种,分别是组构作用和激活作用。如在个体发育的早期,性激素通过作用于神经系统,可以影响、改变神经系统的结构,导致不同性别动物在神经系统的构造上出现了性分化。Phoenix 称其为组构作用。在机体内还有其他激素也存在这种现象,如甲状腺激素促进神经系统的生长和发育,肾上腺皮质激素可抑制新生儿大脑皮质的生长等。但是,当神经系统已经发育成熟后,类固醇激素仍可对其发挥作用,影响其功能,这种作用是通过胞液(细胞核)受体实现。Phoenix 称这种作用为激活作用。已经发现类固醇类可以影响人体的适应性活动、行为、感觉,以及某些复杂的神经活动等。

二、激素对脑的作用机制

激素对脑的作用是通过受体介导进行的,主要通过两个途径:①肽类激素等大部分激素通过细胞核外受体途径,即通过质膜受体,第二信使(如 cAMP、CA^{2+}、DAG、cGMP 等)蛋白激酶等对各自的靶酶或靶蛋白化学修饰,调节代谢和生理功能;②类固醇激素主要通过核受体途径,即与细胞内特异性受体形成激素-受体复合物,活化特定的基因,促进蛋白酶和活性蛋白的合成,引起代谢和生理功能的变化。

激素对脑作用的靶细胞是神经元或者神经胶质细胞。作用可以通过膜受体对神经元的快速激活(或抑制)的直接作用,也可以是通过基因组机制的间接作用;激素对脑的效应可以是激素与反应细胞相互作用而产生的原发效应,也可以是激素通过其他激素为中间环节而产生的继发效应激素及其受体通过影响神经元的电活动和突出触传递,影响递质合成、释放、重摄取、灭活和突触后膜的敏感性,调节神经功能。

三、类固醇激素对神经系统的作用

类固醇激素主要在肾上腺、性腺中合成,大部分的类固醇激素与特异性激素结合球蛋白及白蛋白结合,少部分呈游离状态,部分类固醇能通过血-脑屏障并浓聚于脑组织的不同部位,从而调节神经系统的多种功能。此外,在不同发育时期脑局部神经元也能合成类固醇激素,近年发

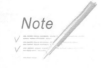

现神经胶质细胞可能也能合成类固醇。因此,脑内类固醇的来源包括两条途径,一是外周合成的类固醇激素通过血-脑屏障进入脑内,二是脑局部神经元原位合成。这些类固醇在脑内主要作用为调控学习记忆、突触可塑性、神经保护、神经退行性变、应激以及情感等。

1981 年 Baulien 提出神经类固醇(neurosteroid)的概念,是指在脑内原位合成的类固醇激素。近年又提出神经活性类固醇(neuroactive steroid)的概念,是指通过同时被外周和中枢合成、通过调节受体门控离子通道而快速影响突触传递功能的类固醇物质。

(一) 糖皮质激素对于神经系统的作用

糖皮质激素(GC)是由肾上腺皮质分泌的一类具有神经活性的类固醇激素,直接受下丘脑-垂体-肾上腺轴的调控,同时 GC 对 HPA 的活性起负反馈调节作用。糖皮质激素对中枢神经系统的作用包括 HPA 的反馈作用、参与学习记忆过程、调节心血管活动和神经系统的发育、成熟和凋亡等。过高或过低浓度的糖皮质激素对大脑产生不良影响。糖皮质激素的作用机制包括经典的基因组(genomic effect)和快速的非基因组机制(non genomic effect)。

1. **糖皮质激素受体**　糖皮质激素作为调节物质代谢和应激反应的重要激素,GC 通过与糖皮质激素受体(glucocorticoid receptors,GR)和盐皮质激素受体(mineralocorticoid receptor,MR)两类细胞受体结合来发挥作用,其中 MR 主要维持糖皮质激素的作用,GR 主要参与糖皮质激素的负反馈作用。糖皮质激素受体(GR)广泛存在于中枢神经系统,GR 的分布与脑内去甲肾上腺素、多巴胺及 5-HT 神经元的分布相同,提示激素作用于神经元后可能会影响神经递质的释放量,进而影响下丘脑激素分泌。

2. **糖皮质激素的反馈作用**　糖皮质激素通过海马、杏仁、下丘脑等神经结构,对下丘脑-垂体具有负反馈调节作用,抑制 CRF 和 ACTH 的分泌,该作用可以抑制应激引起的下丘脑室旁核的 CRF 和 VP 的释放,同时可通过 Ⅱ 型受体促进应激所导致的行为的消退。高浓度的糖皮质激素使海马内糖皮质激素受体下调,切除肾上腺皮质促进 CRF 和 ACTH 过度分泌,注射皮质激素可以抑制 CRF 和 ACTH 分泌。

3. **糖皮质激素对下丘脑垂体激素的作用**　糖皮质激素直接作用于 GnRH 神经元或者其他与 GnRH 神经元有突触联系的神经元上的 GC 受体,抑制 GnRH 的合成与分泌;通过脑内孕酮受体影响下丘脑 GnRH 的分泌,当体内雌激素水平处于生理状态,GC 的作用为抑制效应,当体内雌激素水平低于正常,GC 的作用为兴奋效应;GC 通过神经元上的 GC 膜受体,抑制 VP 释放,参与神经垂体 VP 的分泌。

4. **糖皮质激素对神经发育的作用**　在神经系统的早期发育阶段,GC 可通过影响 HPA 轴的活动,并经由糖皮质激素受体介导对神经元和神经胶质细胞的存活、分化、生长和凋亡过程进行调节;成年阶段,糖皮质激素对与神经元可塑性相关的因子进行调节,从而影响神经元的可塑性变化;老年阶段,过量的糖皮质激素对神经元更多地产生危害作用。因此,糖皮质激素对神经元的发育起着重要的调节作用。

5. **糖皮质激素对情感的作用**　糖皮质激素通过调控去甲肾上腺素、5-HT 等递质的释放,可影响情感、睡眠、感觉等行为。长期应激可以使糖皮质激素过度分泌,会抑制神经活动,引起神经元变性。高水平糖皮质激素可以促进脑老化,抑制心理承受能力。

6. **糖皮质激素与应激**　应激引起肾上腺皮质激素分泌,通过一系列神经化学变化,应付重复性应激因素,是适应性作用。应激引起的肾上腺皮质激素的激活经过经典的糖皮质激素受体发挥作用,当糖皮质激素浓度重复升高时,将引起突触囊泡蛋白的高亲和力和 GABA 转运,神经递质刺激的 cAMP 形成,改变中枢 5-HT 和去甲肾上腺素能活性。

(二) 性激素对神经系统的作用

1. **性激素受体**

(1) 雌激素受体:雌激素受体存在于垂体、下丘脑视前区和杏仁。正中隆起及垂体的雌激

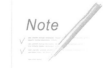

素受体与雌激素的反馈调节 GnRH 及垂体促性腺激素的分泌有关;下丘脑腹内侧核的雌激素受体调节雌性性行为;下丘脑其他部位以及杏仁的雌激素受体参与调控双亲行为、饥渴、攻击行为及体温调节等。

（2）孕激素受体:孕激素受体存在于脑下垂体、生殖道及大多数雌激素受体的脑区,且雌激素可以诱导孕激素受体。视前区及正中隆起部位的孕酮受体参与反馈调节 GnRH;下丘脑腹内侧核的孕酮受体可以刺激雌鼠性行为;中脑的孕酮受体可抑制雌性性行为。

（3）雄激素受体:雄激素受体分布于各个脑区及垂体,下丘脑、视前区及边缘系统浓度最高。内侧视前区下丘脑前部的雄激素受体参与调控雄性性行为以及对 GnRH 分泌的负反馈调节。

2. 性激素对下丘脑的作用　性激素对下丘脑的作用相当复杂,它的反馈作用也具有性别的差异。睾酮对下丘脑-垂体具有负反馈调节作用,抑制 GnRH、LH 及 FSH 分泌。成年雄鼠仅有低水平的 GnRH、LH 及 FSH 的脉冲式分泌,当阉割可去除睾酮的负反馈效应,可引起 GnRH、LH 及 FSH 的脉冲式分泌增加;注射睾酮,可抑制其释放。睾酮的反馈作用部位可能位于内侧视前区、下丘脑前区、弓状核和正中隆起等。雌激素通过位于下丘脑、间脑和垂体的雌激素受体参与调控神经内分泌、性行为和性活动。成年雌鼠周期性分泌 GnRH、LH 及 FSH,下丘脑内侧基底部的神经元控制 GnRH 的基础释放,大鼠的视前区或灵长类的下丘脑内侧基底部的神经元则刺激 LH 的分泌。雌激素注入内侧基底下丘脑可抑制 GnRH 的分泌,而注入视前区则刺激 LH 的分泌。

3. 性激素与行为的作用　行为因素影响类固醇激素的分泌,类固醇激素又通过对大脑的作用而影响行为方式。如性激素作用是影响生殖行为,在生殖周期中,雌激素和孕激素发生周期性变化,这种变化直接影响动物的行为变化。雄性性行为受内侧视前区和下丘脑前区雄激素和雌激素的调节,雌性性行为受下丘脑腹内侧核、内侧视前区、下丘脑前区和中脑中央灰质雌激素和孕激素调节。

4. 性激素对性分化的作用　雌激素在大鼠脑的性分化过程中起重要作用。雌激素调控弓状核、视前区及腹内侧核的突触膜的组成和蛋白量,出现雌激素依赖性的性分化。脑内的雌激素受体参与神经元的发育分化,尤其是神经元分化的过程。

四、甲状腺激素对脑功能的影响

血中发挥作用的甲状腺激素(TH)为游离型 T3 和 T4,腺垂体、肝、肾、心及整个大脑存在着甲状腺激素受体。甲状腺激素对靶细胞有多种多样的效应,如调控代谢率、氧耗量以及 TRH、TSH 的分泌。研究表明,TH 在机体组织(包括脑)细胞中的作用机制分基因组效应和非基因组效应。基因组效应是在细胞核水平上发挥效应,脂溶性的 T3 被动进入细胞膜和核膜,在细胞核内与甲状腺激素的受体(TR)结合,作用于靶基因启动子上的甲状腺激素反应元件,在转录水平调节靶基因的表达。TH 的非基因组效应是不依赖于核 TR,而是通过细胞质或细胞器膜而介导的,具体包括快速调控离子通道和激活几种信号转导通路。甲状腺激素可以直接作用于室旁核分泌 TRH 的神经元上的受体,也可间接作用于与室旁核发生突触连接的儿茶酚胺通路神经元上的受体。

甲状腺激素调节脑的分化与发育,对于刺激脑的成熟是必要的。T3 受体主要分布于海马、杏仁核和脑的新皮质,T3 受体在出生前后有较高水平的表达,胚胎脑的多于成熟个体。在婴儿时期,甲状腺激素对神经系统的发育具有重要作用,可促进微管相关蛋白和微管素的合成,增加微管的组装,促进树突和轴突的生长和促进突触发生、髓鞘形成等,对于神经成熟及突触形成、递质及其受体的合成以及行为、学习的个体发生是不可或缺的。甲状腺激素在幼年时可以促进大脑的发育和成熟成年之后,甲状腺激素对大脑的发育影响为儿茶酚胺效应,会引起交感神经

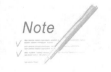

的兴奋。

发育期 TH 的降低或不足影响大脑皮层、基底前脑、小脑、海马等部位的正常发育,使脑学习、记忆功能受损。如果幼年时期甲状腺激素分泌不足会引起呆小症,表现为智力迟钝和长骨生长停滞,成年后甲状腺激素分泌不足会导致甲状腺功能减退。

五、其他激素对神经系统的作用

1. 褪黑素　松果体分泌褪黑素的途径有两条:一是分泌进入血液,二是分泌进入脑脊液。同时其分泌具有明显的昼夜节律,日间分泌较低,夜间分泌增多,凌晨 2 时分泌达高峰。这种昼夜节律分泌受多种因素影响,其中光刺激可以通过视网膜到松果体的神经通路,抑制交感神经,进而抑制褪黑素的合成与分泌。其对中枢神经系统的影响:①褪黑素具有镇静、催眠作用,调整入睡时间节律,前移睡眠时间,提高睡眠质量;②调节昼夜节律、镇痛、抗惊厥和抗抑郁等作用。

2. 瘦素　瘦素是由脂肪细胞分泌的蛋白质类激素,主要由白色脂肪组织合成和分泌的,其他组织如棕色脂肪组织、乳腺上皮细胞、胎盘、骨、软骨、肌肉、胃黏膜等组织也可以合成和分泌少量的瘦素。瘦素的分泌具有昼夜节律,夜间分泌水平较高。体内的脂肪含量是影响瘦素分泌的主要因素。

瘦素通过与其受体结合发挥作用,瘦素受体主要分布在下丘脑弓状核的神经元中。当弓状核神经元的神经末梢释放调节进食的神经肽,作用于室旁核、穹窿周区以及下丘脑外侧区的神经元,最后形成调节低位脑干中孤束核的信号,进而影响机体的饱感,减少摄食和增加能量消耗。

leptin 具有广泛的生物学效应,其中较重要的是作用于下丘脑的代谢调节中枢,抑制食欲,减少能量摄取;作用于中枢,增加交感神经活性,使大量贮存的能量转变成热能释放,增加能量消耗;直接抑制脂肪合成,促进其分解;瘦素对胰岛素的合成、分泌发挥负反馈调节。

3. 血管紧张素 I　血管紧张素 I 不能通过血-脑屏障,而是作用于穹窿下器官及终板血管器官可引起摄水增多,作用于极后区可引起血压升高。

4. Ghrelin　Ghrelin 是生长激素促分泌素受体的内源性配体,在大鼠胃组织中首次被发现,通过与其特异性受体结合发挥生物学作用。近年来随着对其研究的深入,发现 Ghrelin 在多种组织中合成、分泌,不仅在消化、内分泌等系统产生重要作用,对脑功能也有很大影响,可提高学习记忆能力、影响睡眠、与应激焦虑关系密切并且对脑神经起保护作用。

5. 血管活性肠肽　血管活性肠肽激活脑皮层糖原分解酶,使糖原分解为葡萄糖。血管活性肠肽的这个作用是去甲肾上腺素的 20 倍,所以认为血管活性肠肽是促进脑内葡萄糖生成的重要激素。

第四节　神经内分泌疾病

神经系统对内分泌功能起着重要的调节作用,因此,神经系统疾病常伴有激素分泌失常。下丘脑疾病使下丘脑及垂体的激素分泌异常,导致靶腺和相应靶组织的功能异常。神经内分泌疾病应包括神经系统功能失调或器质性病变引起的内分泌功能异常的疾病,本节主要讨论与下丘脑有关的神经内分泌疾病。

一、下丘脑-神经垂体疾病

(一)尿崩症

尿崩症(diabetes insipidus,DI)是由于抗利尿激素缺乏而引起以多尿、多饮与低比重尿为主

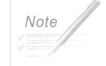

Note

要表现的一种疾病。该病主要病因是下丘脑-神经垂体的疾病,但部分可无明显病因。下丘脑-垂体的病变主要为肿瘤(颅咽管瘤、松果体瘤、转移性肿瘤等),其次为垂体手术、颅脑损伤、颅内感染等。部分与遗传有关,家族性中枢型尿崩症(familial central diabetes insipidus,FCDI)是一种常染色体显性遗传病,可由于抗利尿激素的合成和释放缺陷,导致血液中的抗利尿激素缺乏或降低,使肾脏不能进行正常的尿液浓缩。中枢性尿崩症患者可行激素替代治疗。

（二）抗利尿激素分泌失调综合征

抗利尿激素分泌失调综合征(syndrome of inappropriate antidiuretic hormone secretion,SIADH),是由于抗利尿激素异常分泌或作用增强所导致的低钠血症为主要临床表现的一种疾病。肺部疾病(肺结核、肺炎等)是 SIADHS 的常见原因,神经系统疾病(颅脑外伤、脑肿瘤、脑炎、脑脓肿、脑出血等)也可导致 SIADHS,主要通过累及下丘脑的视上核、室旁核及神经垂体,使抗利尿激素的合成及释放量增多。

二、下丘脑-腺垂体疾病

（一）GHRH 相关的神经内分泌疾病

1. 下丘脑疾病引起的 GHRH 缺乏　　最常见的原因是下丘脑的各种肿瘤,儿童或年轻人以颅咽管瘤最常见,老年人则以垂体、中枢神经系统肿瘤和下丘脑、松果体肿瘤常见。由于下丘脑的各种肿瘤影响 GHRH 的产生和释放,导致 GH 分泌不足,发生垂体性侏儒;可导致促性腺激素的缺乏,出现生长期的儿童身材短小、青春期延迟等。内分泌功能检查表现为 GH 在夜间分泌高潮消失和 GH 对激动性刺激的分泌反应消失。诊断应结合临床表现、体征和内分泌功能检查,下丘脑 MRI 或 CT 具有重要的诊断价值。治疗上应尽可能切除肿瘤,然后用 GHRH 替代疗法。

2. GHRH 分泌　　生长激素分泌过多,可导致肢端肥大症或巨人症,其中下丘脑功能异常为其中原因之一。

（二）LHRH 相关的神经内分泌疾病

与 LHRH 分泌及调节异常有关的疾病,分为以下几种类型:①LHRH 分泌提前或过多,如真性性早熟;②LHRH 分泌不足或释放延迟,如特发性低促性腺性功能减退症(idiopathic hypogonadotropic hypogonadism,IHH)、Kallman syndrome、神经病变继发性性功能减退症、青春期延迟等;③LHRH 释放频率和(或)幅度异常,如下丘脑性闭经;④LHRH 分泌受抑制,如高催乳素性闭经。

1. LHRH 分泌过多或提前　　LHRH 分泌过多或提前可以引起性早熟及性功能亢进,性早熟又包括真性性早熟和假性性早熟,真性性早熟(true precocious puberty)是指由于中枢神经系统病变或功能异常而引起的性腺过早发育成熟。

（1）特发性真性性早熟:其发病与下丘脑的发育异常或功能异常,导致 GnRH(LHRH)分泌增多,患者血促性腺激素(如 LH、FSH)及性激素(如睾酮、雌二醇)的基础值增高,而对 GnRH 兴奋试验的反应和正常青春期相同。

（2）中枢神经病变引起的性早熟:当下丘脑后部、第三脑室底及正中隆起出现破坏性病变如颅咽管瘤、松果体瘤、脑炎、脑积水等,肿瘤破坏或干扰在正常儿童的中枢神经系统中存在抑制 GnRH 生成及分泌的神经通路,引起 GnRH 过早分泌,出现性早熟。由于松果体瘤与内分泌有关,当松果体瘤扩展到下丘脑,可能破坏青春前期具有经常性抑制 GnRH 分泌作用的部位;或是由于松果体内正常时有抑制启动性成熟的因素减少,则发生性早熟。

2. LHRH 分泌不足或释放延迟

（1）低促性腺性性功能减退症:GnRH 分泌不足可以由于下丘脑器质性病变或损伤,也可以没有任何病变,下丘脑分泌 GnRH 或垂体分泌 LH 及 FSH 减少或缺乏,导致低促性腺性性功能减退症。内分泌功能检查显示血促性腺激素及性激素水平减低或缺失,HCG 兴奋、LHRH 和氯

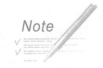

米芬试验能区别下丘脑或是垂体病变,其中垂体疾病对于兴奋试验无反应。

（2）中枢神经系统病变导致继发或伴随的性功能减退症:低促性腺素性功能减退症中部分病因是由于脑部器质性病变(如脑肿瘤、脑炎等疾病)引起,内分泌功能检查显示下丘脑-垂体-性腺功能减退,其他腺垂体功能正常。

（三）TRH 相关神经内分泌疾病

1. 下丘脑性甲状腺功能减退　下丘脑性甲状腺功能减退可见于多种下丘脑疾病,也可由下丘脑单一 TRH 缺乏所致者,但少见。

（1）单纯性 TRH 缺乏综合征(isolated TRH deficiency syndrome):是由于下丘脑 TRH 分泌不足,导致垂体 TSH 分泌减少,T3、T4 随之减少,而发生的甲状腺功能减退。

（2）TRH 功能缺陷:见于儿童,是由于依赖于 TRH 调节的 TSH 分子糖基化过程不良所致。内分泌功能检查提示血浆甲状腺素水平低,TSH 水平稍高,对 TRH 刺激的反应正常。

（3）脑外伤后的甲状腺功能减退:在颅脑外伤后短期内可出现血浆中总 T3、T4 及游离 T3、T4 水平均降低,TSH 水平正常。

2. 下丘脑性甲状腺功能亢进　是由于垂体促甲状腺素细胞对甲状腺素的负反馈作用有抵抗性所致,病人周围组织对甲状腺素还是敏感的,因而出现甲状腺功能亢进。本病的另一种情况是垂体促甲状腺激素细胞对 T3、T4 有抵抗性之外,其周围组织细胞对 T3、T4 也有轻微抵抗性,因而甲状腺功能亢进在症状不明显。

（四）CRH 相关神经内分泌疾病

1. ACTH 分泌过多的库欣病　是垂体原发病引起或由于中枢神经系统或下丘脑分泌 CRH 或 CRF(如 AVP、催产素、去甲肾上腺素、AT-Ⅱ、CCK 等)过多所致。

2. 单一 ACTH 分泌过少所引起的肾上腺皮质功能减退症　由于下丘脑 CRH 分泌过少或者垂体病导致 ACTH 分泌过少所致。

（五）催乳素相关神经内分泌疾病

1. 特发性高催乳素血症(idiopathic hyperprolactinemia,IHP)　是指没有垂体微腺瘤或神经系统疾病及其他可以引起 PRL 分泌的情况下,出现血浆 PRL 水平增高者。其最常见的病因是下丘脑-垂体疾病,可能与下丘脑多巴胺运输障碍,PRL 细胞对多巴胺敏感性减弱,刺激 PRL 分泌的 PRF 作用亢进等有关。

2. 下丘脑器质性病变所致高催乳素血症　当下丘脑或垂体发生器质性疾病,如垂体柄折断、颅脑损伤、脑炎、颅咽管瘤等,破坏 PIF 的合成部位,阻断 PIF 进入垂体门静脉系统的通路,解除 PIF 对垂体催乳素细胞分泌的生理性抑制,而出现高催乳素血症。

三、神经代谢调节异常的疾病

下丘脑疾病能够不经过垂体而影响许多神经调节功能,包括能量代谢、食欲、体温调节、行为、睡眠及自主神经功能等。自主神经支配着心血管、呼吸、胃肠、肾及泌尿道、造血系统等的功能活动。下丘脑腹内侧及腹外侧的基本功能之一是调节稳定热能代谢,维持体重平衡。腹内侧的饱感中枢及腹外侧的饥饿中枢在动物已经证实。腹内侧下丘脑受损引起多食、肥胖;腹外侧受损则引起厌食、消瘦,但是少见。

下丘脑病变产生肥胖者约占 25%,当下丘脑腹内侧发生肿瘤、外伤、炎症等都可伴随肥胖,称为下丘脑性肥胖。可能的机制有:食物摄取量异常增加,当超过消耗量时,以脂肪形式沉积。患者常伴有胰岛素抵抗,甚至出现糖尿病;性功能及性行为异常,可出现性欲减退、性功能减退等。由于下丘脑可能是破坏性病变,故下丘脑性肥胖治疗一般得不到成功。

四、神经内分泌与精神疾病

研究发现精神疾病患者存在有神经递质代谢异常,神经递质异常与精神病及内分泌功能紊

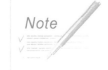

乱之间关系尚不明确。抑郁症患者存在皮质醇的分泌增多,血浆皮质醇水平增高,尿游离皮质醇水平增高,ACTH-皮质醇的分泌失去正常节律,地塞米松抑制试验可不被抑制。随病情好转,上述异常可恢复,提示抑郁症患者存在下丘脑-垂体功能紊乱。

本章小结

1. 神经系统与内分泌系统之间密切联系、相互影响,两者构成神经内分泌。神经系统内存在许多具有内分泌功能的结构和细胞,并且分泌多种具有内分泌功能的物质,这些物质具有影响神经系统;同时周围器官产生的内分泌激素影响神经系统。

2. 神经系统和内分泌系统两大调节系统在进行相互调节作用时均离不开细胞间的信息传递,而细胞间的信息传递最终都是通过化学物质传递进行的。目前已发现多种神经递质和神经肽起着化学传递的作用,它们在神经系统和内分泌系统之间起桥梁作用。神经递质包括去甲肾上腺素、多巴胺、5-HT、组胺、乙酰胆碱、抑制性氨基酸等,神经肽包括下丘脑神经肽、垂体肽、血管活性肠肽、胆囊收缩素、神经降压肽、P 物质、肾素-血管紧张素 Ⅱ、内阿片肽和内皮素等。

3. 反之,激素也可以调节脑功能,类固醇激素可以影响行为,调节反馈,睾酮和雌二酮还可以引起神经核团的性分化;甲状腺激素可以促进幼年时大脑的发育,成年之后,甲状腺激素对大脑的发育影响为儿茶酚胺效应,引起交感神经的兴奋;其他多肽激素对大脑也有调节作用。

4. 神经系统疾病常伴有激素分泌失常,下丘脑疾病使下丘脑及垂体的激素分泌异常,导致靶腺和相应靶组织的功能异常。神经内分泌疾病包括神经系统功能失调或器质性病变引起的内分泌功能异常的疾病,本章节主要讨论与下丘脑有关的神经内分泌疾病。

思考题

1. 脑内有哪些具有神经内分泌调节功能的结构和细胞?
2. 试述神经递质对内分泌系统的调节作用。
3. 试述神经肽对内分泌系统的调节作用。
4. 试述激素对脑功能的影响。
5. 简述神经内分泌相关疾病。

参考文献

1. 谢启文.现代神经内分泌学.上海:上海医科大学出版社,1999.

2. 许绍芬.神经生物学.上海:复旦大学出版社,2004.

3. 闫剑群,赵晏.神经生物学概论.西安:西安交通大学出版社,2007.

4. 熊鹰,齐建国.神经生物学.北京:科学出版社,2013.

5. Maqqi R,Dondi D,Piccolella M,et al. New insight on the molecular aspects of glucocorticoid effects in nervous system development. J Endocrinol Invest. 2013,36(9):775-780.

6. Villanueva I,Alva-Sanchez C,Pacheco-Rosado J. The role of thyroid hormones as inductors of oxidative stress and neurodegeneration. J Oxid Med Cell Longev. 2013:218145.

7. Koibuchi N. The role of thyroid hormone on functional organization in the cerebellum. J Cerebellum. 2013,12(3):304-306.

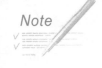
Note

8. Friedam JM, Halaas JL. Leptin and the regulation of body weight in mammals. J Nature. 1998, 359:763-770.

9. Mravec B et al. Neural-endocrine-immune complex in the central modulation of tumorigenesis: facts, assumptions, and hypotheses. J Neuroimmunol. 2006, 180(1-2):104-116.

10. Sanchez E et al. Tanycyte pyroglutamyl peptidase II contributes to regulation of the hypothalamic pituitary thyroid axis through glial-axonal associations in the median eminence. J Endocrinology. 2009, 150(5):2283-2291.

（刘学政）

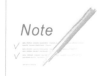

第九章　免疫性内分泌疾病

正常情况下,机体在免疫系统发育成熟的时候,会将自身组织识别为"自我",清除或抑制对机体组织成分发生强烈免疫应答的免疫细胞克隆,一般不会对"自我"组分产生免疫应答或者只产生极其微弱的应答,这种现象被称为自身耐受(self-tolerance)。但在某些情况下,自身耐受遭到破坏,或者免疫失调,导致机体的免疫系统对机体自身组分产生免疫反应,体内可检出自身抗体或者自身反应性 T 淋巴细胞,这就发生了自身免疫(autoimmune)。但发生自身免疫不一定就会引起自身免疫性疾病。若机体的自身免疫反应达到可以破坏自身正常组织结构且引起相应的临床症状,才能被称为自身免疫性疾病(autoimmune diseases)。

在某些情况下,机体发生自身免疫时,自身免疫性淋巴细胞会攻击机体的各种内分泌器官,造成内分泌腺的自身免疫性疾病(autoimmune diseases of the endocrine glands),或称之为自身免疫性内分泌疾病,造成机体内分泌系统紊乱,功能失常。但不排除有些免疫性内分泌性疾病(immunologic endocrine disorders)是由于外界环境的变化而产生,如感染引起机体的内分泌腺发生炎症反应,形成获得性免疫性内分泌疾病。

第一节　免疫与免疫反应

免疫系统(immune system)是多细胞动物中识别自我和非我的保护机制,机体通过具有免疫功能的组织、器官、细胞及相应分子进行免疫应答,执行免疫效应并最终维持自身稳定的组织系统。免疫系统也是在生物进化过程中逐渐建立并完善的。其中,无脊椎动物的免疫反应表现为吞噬细胞的吞噬作用及炎症反应;软骨鱼则进化出胸腺及淋巴细胞,可以进行特异性的细胞免疫应答;鸟类则具有腔上囊,出现了 B 淋巴细胞,可以产生特异性的抗体;而人类进化得更为完善,具有多种免疫器官和免疫细胞,进而发挥免疫功能。

一、免疫器官及免疫细胞是免疫系统的重要组成部分

骨髓、胸腺、脾脏和广泛分布的淋巴结是人体主要的免疫器官和组织,免疫细胞包括参与特异免疫的 T 淋巴细胞和 B 淋巴细胞,也包括参与固有免疫的中性粒细胞、嗜酸性粒细胞、嗜碱性粒细胞、肥大细胞、自然杀伤细胞、单核-巨噬细胞和近年来关注的固有淋巴细胞等。

（一）免疫器官是免疫细胞发育、成熟及定居的场所

免疫组织(immune tissue)又称为淋巴组织(lymphoid tissue),广泛分布在机体的各个部位:在消化道、呼吸道、泌尿生殖道等黏膜下有大量非包膜化弥散性的淋巴组织和淋巴小结,构成了黏膜相关淋巴组织,在抵御微生物经黏膜侵袭机体方面发挥重要的作用;淋巴组织也构成了胸腺、脾脏、淋巴结等包膜化组织结构,这些包膜化的组织结构称为淋巴器官(lymphoid organ),又叫免疫器官(immune organ)。依据其功能,通常将免疫器官分为中枢免疫器官(central immune organ)和外周免疫器官(peripheral immune organ)。

中枢免疫器官又称为初级淋巴器官(primary lymphoid organ),人类和哺乳动物的中枢免疫器官主要由骨髓(bone marrow)和胸腺(thymus)组成,在系统发生学中产生较早。其中,骨髓是

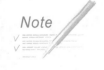

所有免疫细胞的发源地和 B 淋巴细胞发育、分化和成熟的场所,而胸腺则是 T 淋巴细胞分化、发育和成熟的场所。但现在也有研究发现,T 淋巴细胞和 B 淋巴细胞都存在着胸腺和骨髓外发育的情况。中枢免疫器官除了作为 T、B 淋巴细胞的分化、发育和成熟场所外,还具有其他的免疫功能。

其中,胸腺具有重要的免疫调节作用。首先,多种胸腺基质细胞表面都表达主要组织相容性复合体(major histocompatibility complex,MHC)分子,而胸腺中未成熟的胸腺细胞与基质细胞表面 MHC 分子相互作用,对 T 淋巴细胞成熟起着重要的作用;其次,胸腺基质细胞可分泌胸腺激素和多种细胞因子,为 T 淋巴细胞的成熟提供生理微环境。此外,胸腺也在建立机体自身免疫耐受及维持免疫自稳中起到重要的作用。胸腺内 T 细胞发育过程中,自身反应性 T 细胞会被消除或者抑制,从而形成对自身抗原的免疫耐受,当胸腺功能发生障碍时,不能消除或抑制自身反应性 T 细胞克隆,表现为对自身抗原耐受的免疫删除过程终止,有可能导致自身免疫性疾病的发生。

哺乳动物的胸腺一般分为左右两叶,在胚胎 20 周时发育成熟,人类胸腺在青春期体积达到高峰,此后随年龄增长而萎缩退化,老年期时则被脂肪组织替代,功能衰退。胸腺的解剖结构是由被膜组织包裹的若干小叶,其外层称为皮质区,内部为髓质,之间穿行淋巴管和血管,便于祖 T 细胞在迁移过程中进行发育增殖和分化,最后成为成熟的 T 细胞离开胸腺。胸腺的淋巴细胞称为胸腺细胞(thymocyte),包括成熟和未成熟的 T 细胞。胸腺外皮质内的上皮细胞呈现网格状排列并高度特化,其胞质突起形成口袋状结构,袋内可包裹胸腺细胞,这类上皮细胞就是上皮抚育细胞(epithelial nurse cell),在 T 细胞的发育分化中起到非常重要的作用。

成年人的骨髓不仅是 B 淋巴细胞分化成熟的场所,也是发生免疫应答的场所。脾脏是产生初次免疫应答的主要场所,而骨髓则是发生再次免疫应答的主要部位之一。主要表现为骨髓中还有成熟的 T 细胞和产生抗体的 B 细胞,并且骨髓可以缓慢、持久、大量地产生抗体。

骨髓是人类和哺乳动物的造血器官,是由骨髓基质细胞(stromal cell)、多能造血干细胞(multipotential hemopoietic stem cell)和毛细血管网络构成的海绵状组织。分为红骨髓和黄骨髓,其中红骨髓具有活跃的造血功能,在骨髓基质细胞及其所分泌的细胞因子的作用下,构成了造血干细胞发育、分化及成熟的微环境。造血干细胞在这样的微环境的影响作用下,定向分化为髓样干细胞和淋巴样干细胞,其中,髓样干细胞将分化为中性粒细胞、嗜酸性粒细胞、嗜碱性粒细胞、红细胞、血小板和单核-巨噬细胞;而淋巴样干细胞则可分化为祖 T 细胞以及成熟的 B 细胞和 NK 细胞。祖 T 细胞经血液循环进入胸腺后进一步发育分化为成熟的 T 细胞。

外周免疫器官又称为次级淋巴器官(secondary lymphoid organ),包括包膜化淋巴器官,脾脏(spleen)和淋巴结(lymph node);非包膜化淋巴器官,黏膜相关淋巴组织(mucosal-associated lymphoid tissues)和皮肤免疫系统。

脾脏(spleen)是人体最大的淋巴器官,也是血液循环的一个滤器,内含大量血窦。其主要的免疫功能为:①提供各类免疫细胞定居地;②产生免疫应答及免疫效应物质的场所;③也具有滤过作用,主要是红髓中的巨噬细胞清除血液中带来的外来抗原和清除衰老、死亡的自身细胞。脾脏是淋巴细胞的定居地,尤其是 B 细胞,在免疫系统中,脾脏主要负责对血液抗原进行免疫应答。抗原进入血液循环后,流经脾脏,可刺激 T 细胞和 B 细胞的活化,产生效应 T 细胞和浆细胞,分泌抗体,再经过效应机制清除抗原微生物。

淋巴结(lymph node)是结构完全的二级淋巴组织,主要位于非黏膜部位,广泛分布于全身淋巴通道上,成群分布于浅表的颈部、腋窝、腹股沟及深部的纵隔和腹腔内。其中 T 细胞/B 细胞的构成比约为 3∶1。淋巴结主要的功能为:①免疫细胞主要居住地;②发生初始免疫应答的场所;③参与淋巴细胞再循环,使体内淋巴细胞再次进行合理的分布,增加淋巴细胞和抗原接触和活化的机会,使活化的淋巴细胞及时地进入抗原微生物的进入部位,进行有效的免疫应答;④具有

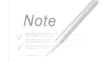

Note

滤过的作用,可截获从组织液和淋巴液来源的抗原,主要表现为巨噬细胞和抗体的反应过程。

黏膜免疫系统(mucosal immune system),也称黏膜相关淋巴组织,是由消化道、呼吸道、泌尿生殖道黏膜上皮中的淋巴细胞、黏膜固有层中非被膜化弥散淋巴组织、扁桃体、肠道的派氏集合淋巴结(Peyer patch)以及阑尾等被膜化的淋巴组织所组成。主要针对经黏膜表面入侵机体的病原微生物产生免疫应答反应,发挥局部免疫作用。

皮肤免疫系统则担负了始动免疫应答过程。皮肤是机体最大的器官也是机体与外环境之间重要的免疫屏障。表皮中的朗格汉斯(Langerhans)细胞几乎形成连续网状结构,可有效地捕获任何经皮肤入侵机体的外源抗原,在其处理抗原的同时迁移至真皮,继而经淋巴归巢至淋巴结,形成高效的抗原传递网络。

(二) 免疫细胞是免疫系统的执行单元

免疫细胞是免疫系统的功能单位和执行者。不同免疫细胞谱系发育和分化来源的免疫细胞具有不同于其他的特定生物标志分子,形成独特的表型。根据免疫细胞的功能可将其分为两大类:固有免疫细胞(innate immunocyte)和特异性免疫细胞。

固有免疫细胞包括中性粒细胞、单核-巨噬细胞、嗜酸性粒细胞、嗜碱性粒细胞、肥大细胞、树突状细胞、自然杀伤细胞、NKT 细胞、γδT 细胞、B1 细胞及近年来发现的固有淋巴细胞(innate lymphoid cell,ILC)。

吞噬细胞(phagocytic cell)是一类具有吞噬杀伤功能的细胞,主要有粒细胞和单核-巨噬细胞细胞组成。中性粒细胞(neutrophil)也称为多形核粒细胞,寿命较短,参与急性炎症反应,发挥吞噬和杀灭细菌的作用。单核-巨噬细胞不仅可以吞噬颗粒性抗原如细菌,更为重要的是作为一种抗原递提呈细胞(antigen presenting cell,APC),摄取、加工提呈抗原给特异性免疫细胞,在特异性免疫应答中起重要作用。现有人根据巨噬细胞分泌细胞因子的不同将其区分为 M1 和 M2 型细胞,分别参与不同的炎症反应过程。当然现有研究也发现巨噬细胞在自身免疫性疾病和肿瘤中起到一定的作用。嗜酸性粒细胞(eosinophil)内含丰富的过氧化物酶、酸性磷酸酶等多种酶类,在抗寄生虫感染和 I 型超敏反应中起到非常重要的作用。嗜碱性粒细胞(basophil)胞膜表面表达补体受体和 IgE 的 Fc 受体,其胞内则含有多种生物活性物质,可介导 I 型超敏反应的发生和发展。嗜碱性粒细胞也在一定程度上参与了抗寄生虫免疫和抗肿瘤的免疫应答过程。

肥大细胞(mast cell)仅存在于组织中,分为两种类型:黏膜肥大细胞和结缔组织肥大细胞,引起 I 型超敏反应的抗原结合在其细胞表面的 Fc 受体上,导致肥大细胞脱颗粒,释放生物活性物质,引起 I 型超敏反应。

NK 细胞(natural killer cell)是一类既不表达 TCR,也不表达 BCR 的淋巴细胞,来源于骨髓,识别的受体包括免疫球蛋白超家族和 C 型凝集素超家族,每一类都分别有抑制性和活化性受体。NK 细胞杀伤其他细胞的过程是 MHC 非限制性的,即 NK 细胞的活化性受体可识别不表达 MHC 分子的靶细胞,对其进行杀伤;抑制性受体识别 MHC 分子,抑制 NK 细胞发挥功能。故而,NK 细胞是抗感染和抗肿瘤免疫中的天然防线。

树突状细胞(dendritic cell,DC)分布于上皮及许多器官内,可及时捕获抗原并对其进行加工,并转运至外周淋巴器官,将抗原提呈给 T 细胞或 B 细胞。

B1 细胞是 B 淋巴细胞的一个亚群,但其发育过程与执行特异性免疫应答的 B 细胞不同,是从肝星状细胞发育分化而来,在成年人的腹膜及黏膜区定居并自我更新。其主要分泌 IgA 参与黏膜免疫,以及产生 IgM 参与固有免疫,保护机体免于微生物的侵害。小鼠的 B1 细胞表达 CD5,但人的 B1 细胞并没有这个标记,因为人的 B 细胞普遍都表达 CD5。

固有淋巴细胞(ILC)是一群属于淋巴系的固有免疫细胞,不产生抗原特异性反应,也没有 B 细胞和 T 细胞受体。ILC 具有多种生理功能,有些类似于辅助性 T 细胞,也包括细胞毒性 NK 细胞。它在保护性免疫、维持内环境的稳态和炎症等方面发挥着重要的作用,其功能的失常可导

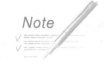
Note

致免疫病理改变,如过敏性疾病和自身免疫性疾病。

特异性免疫细胞——T细胞和B细胞,主要负责体内的特异性免疫应答过程。

T淋巴细胞,简称为T细胞,其表面表达T细胞抗原受体(T cell receptor,TCR)。按照其TCR的结构不同将T细胞又分为αβT细胞(TCRαβ)和γδT细胞(TCRγδ)。其中γδT细胞被认为是固有免疫细胞,主要分布于黏膜和皮肤免疫系统,可直接识别某些抗原,杀伤靶细胞。而αβT细胞特异性识别由APC提呈于其表面的抗原后,细胞被活化,继而增殖分化为效应T细胞,通过分泌细胞因子或细胞毒作用发挥其免疫效应。又根据αβT细胞的功能和其表达的细胞表面分子不同,将其分为CD4$^+$T细胞和CD8$^+$T细胞。其中CD4$^+$T细胞主要以合成和分泌细胞因子为主,在免疫应答中起辅助和调节作用。按照CD4$^+$T细胞分泌的细胞因子不同,可将其分为Th1细胞、Th2细胞、Th9细胞、Th17细胞和Th22细胞等不同亚群的CD4$^+$T细胞,在宿主的不同免疫反应中起到的作用也不相同。而CD8$^+$T细胞主要是通过其细胞毒作用特异性地杀伤病毒等胞内感染的靶细胞和体内变异的细胞,也称为细胞毒性T细胞(cytotoxic T lymphocyte,CTL)。

B淋巴细胞,简称为B细胞,其表面表达B细胞抗原受体(B cell receptor,BCR),可特异性识别抗原分子表位,也有APC的功能。B细胞识别抗原后,细胞活化,成为浆细胞,合成并分泌可溶性免疫球蛋白,即抗体,从而在体液免疫中发挥重要作用。

二、免疫的功能是保证机体内环境稳定免于外源微生物的侵扰

总的来说,机体的免疫系统具有三大功能,分别为免疫防御、免疫自稳和免疫监视。其中,免疫防御(immune defense)是指机体抵御、清除入侵病原微生物的免疫防护作用。这是免疫系统最为基本的功能,即人们常说的抗感染免疫。一旦免疫防御应答异常,则会造成疾病,如超敏反应就是免疫防御应答异常增高造成的;而免疫缺陷病则是由于免疫防御应答低下或缺失造成的。免疫稳态(immune homeostasis)是指机体可及时清除体内衰老、损伤或变异的细胞,对自身组分处于耐受状态,以维持机体内环境相对稳定的一种生理功能。免疫自稳功能的失调会导致自身免疫性疾病的发生。免疫监视(immune surveillance)是指机体可及时识别和清除体内突变细胞的功能。免疫监视的失调可能造成肿瘤的发生与发展。

三、机体免疫反应的是一个有序的连续过程

机体免疫反应包括固有免疫反应和适应性免疫反应,可人为地划分为三个阶段:免疫识别、免疫应答和免疫效应阶段。

(一) 固有免疫应答是机体抵御外源微生物入侵的第一道防线

固有免疫(innate immunity),又称为天然免疫(natural immunity),是在生命进化过程中逐渐形成的一种天然免疫防御功能,参与免疫识别并启动参与适应性免疫应答过程。这种免疫是与生俱来的,是针对外源微生物入侵的一种快速反应过程,其应答模式和强度不随接触外源微生物次数的改变而变化。固有免疫系统由组织屏障、皮肤、黏膜以及固有免疫细胞和分子组成。当病原微生物入侵机体时,组织屏障如体表的皮肤、呼吸道、消化道黏膜对外源微生物起到一个机械性的阻挡作用,同时,机体还存在着由器官、血液和组织细胞之间的多层屏障结构,如血-脑屏障、血-睾屏障、血-胸腺屏障等,起到防御病菌入侵和维持机体内环境稳定的作用。而黏膜系统所分泌的各种杀菌、抑菌物质诸如溶菌酶、抗菌肽等,也对病菌产生了一定的阻挡消除作用。固有免疫细胞如吞噬细胞,可与微生物结合,吞噬并杀灭病菌。因而固有免疫细胞活化导致的炎症反应,可使病原微生物的入侵在局部得到控制。这种由各种屏障、皮肤、黏膜组织及固有免疫细胞和分子组成的固有免疫系统,在外源病原微生物入侵时,成为机体免疫防御的第一道防线。近年来对病原微生物活化固有免疫细胞引起局部炎症的机制也逐步明晰。

机体在进化的过程中,固有免疫细胞形成了一套识别微生物共有保守结构分子的受体,被

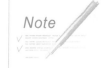

称为模式识别受体(pattern recognition receptors,PRRs)。而相对地,病原微生物所共有的、结构相对恒定的、进化上极为保守的分子称为病原相关分子模式(pathogen-associated molecular patterns,PAMPs),多为多糖、多聚核苷酸等分子。另外,针对机体自身细胞所释放的内源性可引起固有免疫。细胞激活的分子被称为损伤相关的分子模式(damage associated molecular patterns,DAMPs),主要来源于受损或坏死组织的内源性分子,如热休克蛋白等。模式识别受体分为三类:其一是可在血液、淋巴液中循环的可溶性分子,可与微生物表面的多糖结合,启动补体成分的激活过程,活化补体系统;其二为吞噬细胞表面的一些识别病原微生物多糖或其他分子的受体,可诱导吞噬细胞的内吞过程,如甘露糖受体;其三为可与PAMPs结合的模式识别受体,如Toll样受体(toll-like receptor,TLR),其表达于固有免疫细胞如巨噬细胞或DC细胞表面,识别PAMPs和DAMPs并与之相结合,活化其下游的信号通路,诱导固有免疫细胞的活化,表达分泌促炎因子,如TNF-α、IL-6、IL-12等,进而诱发炎症的发生募集T细胞;或诱导共刺激分子的表达,启动特异性免疫应答过程。

固有免疫细胞,如单核细胞、巨噬细胞、树突状细胞在捕获外源微生物后,对其进行加工处理后,将有用的抗原提呈于细胞表面,并将抗原信息传递给T细胞的过程称为抗原提呈(antigen presentation),这类可摄取、处理加工抗原并将抗原信息传递给T细胞的细胞总称为抗原提呈细胞(antigen presenting cell,APC)。因此,固有免疫系统的第二个作用就是启动并参与机体的适应性免疫应答(特异性免疫应答)过程。

(二)适应性免疫应答是机体获得性特异性的高效防御机制

适应性免疫,又称为获得性免疫(acquired immunity)或特异性免疫(specific immunity),是机体在长期与外源微生物接触过程中,对特定抗原产生识别与后续效应,最终将病原微生物清除体外的防御功能。其特征是特异性、多样性、记忆性、特化作用、自我限制和自我耐受。参与适应性免疫应答的细胞为T、B淋巴细胞及其产物。根据参与的细胞及其发挥的功能,适应性免疫应答分为两种类型:体液免疫(humoral immunity)反应和细胞免疫(cellular immunity)反应。

B细胞合成和分泌的效应分子——抗体(antibody)参与介导了体液免疫应答。抗体可特异性地识别病原微生物的分子即抗原,参与抗体依赖的细胞介导的细胞毒作用,清除病原微生物感染的细胞,也可通过与病原微生物结合从而阻止病原微生物与靶细胞的结合,或是与病原体释放的毒素中起到中和作用;或通过抗体的Fc端与吞噬细胞表面的Fc受体相结合,促进吞噬细胞对病原微生物的吞噬和处理。总之,体液免疫的过程是抗体通过各种效应机制对携带有抗原的病原微生物进行清除的过程。体液免疫主要对细胞外的微生物感染进行清除,并中和微生物释放的毒素,从而保护机体。不同类型的抗体在免疫应答过程中可起到不同的作用,一些可以促进吞噬细胞的吞噬作用,而另一些则可激发肥大细胞释放炎症介质,有的则可以激活补体系统,形成攻膜复合物促使病原微生物溶解性死亡。

细胞免疫主要是由T淋巴细胞介导的免疫反应,一些微生物如病毒或某些胞内感染的细菌,可在吞噬细胞和其他宿主细胞内生存和繁殖,抗体无法与之结合并发挥免疫效应,故而T细胞可通过直接杀伤受感染细胞或诱导其他免疫细胞介导炎症反应,保证机体内环境的稳定。

由胸腺发育成熟的T细胞尚未与特异性抗原接触前,称为初始T细胞(naive T cell)。当初始T细胞识别抗原,细胞活化后,产生的抗原特异性T细胞克隆增殖、功能分化,此时的T细胞称为效应T细胞(effector T cell)。当外源抗原被清除后,遗留下的具有该外源抗原特异性的T淋巴细胞,称为记忆T细胞(memory T cell),将在再次免疫应答中迅速发挥其免疫效应。

初始T细胞或记忆T细胞膜表面的TCR与APC表面MHC抗原肽复合物特异性结合的过程称为抗原识别(antigen recognition)。T细胞与APC表面之间黏附分子的受体-配体相互作用,使这两种细胞紧密接触并形成一个瞬时的特殊结构,称之为免疫突触(immunological synapse),这一突触是以TCR-MHC-抗原肽三元结构为簇状中心,周围环形分布黏附分子与其受体,有助于

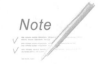

Note

T 细胞分辨潜在抗原,并提高了 TCR 与 MHC 抗原肽复合物之间的亲和力,从而启动 T 细胞抗原识别与活化过程。这一识别过程是高度特异性的,也就是说,TCR 只识别 MHC 特定抗原肽表位,不同的 T 细胞克隆可精确地识别具有不同氨基酸残基的抗原表位。另一方面,T 细胞的抗原识别具有 MHC 限制性,即 T 细胞仅识别由同一/自身 APC 表面 MHC 分子提呈的抗原肽,这是由于 T 细胞在胸腺发育过程中阳性选择的结果。成熟的 T 细胞通过自身 TCR 识别 MHC 的多态性氨基酸残基来区分"自我"和"非我"。除 TCR 外,T 细胞表面分子 CD4 和 CD8 也是 T 细胞识别抗原中非常重要的辅助受体,CD4 识别和结合 APC 表面的 MHC II 类相关分子,CD8 则识别和结合 APC 表面的 MHC I 类相关分子。这种结合增强了 TCR 与 MHC 抗原肽复合物的亲和力,在 T 细胞活化早期,向胞内传递活化信号,与 TCR 下游信号一同活化 T 细胞。更重要的是,这种不同的识别类型,形成了不同 T 细胞的免疫应答格局。CD4+T 细胞识别 MHC II 类相关分子提呈的抗原肽,并针对细菌感染等事件,通过分泌产生细胞因子发挥 T 辅助细胞功能,调节细胞免疫应答和体液免疫应答。CD8+T 细胞识别 MHC I 类相关分子,识别其提呈的抗原肽,并针对细胞内病毒感染和基因突变的肿瘤细胞或其他非正常细胞产生细胞毒作用,杀伤细胞。

　　T 细胞的活化除 TCR 要识别相应的 MHC 外,还需要共刺激信号,这一信号由 APC 细胞表面分子和 T 细胞表面黏附分子相互作用提供,比较典型的共刺激信号有 T 细胞表面的 CD28 和 APC 表面的 B7-1(CD80)和 B7-2(CD86),这一信号的活化可引起细胞因子的表达,如 IL-2,IL-2 的产生可促进 T 细胞增殖,另外这一信号活化还可促进细胞存活的蛋白 BCL-XL 的表达,使细胞免于凋亡。当然,为保证 T 细胞的活化不至于过于强烈,活化的 T 细胞还会表达 CTLA-4,这一分子与 APC 的 B7-1 和 B7-2 的结合会对 T 细胞产生抑制其活化的信号,从而保证 T 细胞的应答强度控制在一定的范围内。若没有共刺激信号的活化,T 细胞则出现不应答或称为失能的状态。

　　当 T 细胞 TCR 与抗原结合后活化 CD3,会导致下游酪氨酸激酶的活化,进一步活化下游的蛋白激酶或转录因子,调节细胞因子或其他分子的表达,如分泌作用于巨噬细胞的分子,可促进巨噬细胞的聚集和活化,并不断地驱动血液中的单核细胞、多形核白细胞等迁移至局部,参与免疫学效应的发挥或参与免疫调节过程。

　　细胞毒性 T 细胞(cytotoxic T lymphocytes,CTL)杀伤靶细胞的机制:CTL 表面的 TCR/CD3 分子与靶细胞表面的抗原肽-MHC I 类分子复合物紧密结合,并在共刺激因子的参与下,活化 CTL,释放穿孔素-颗粒酶进入靶细胞,导致靶细胞发生凋亡;或者被活化的 CTL 表面表达 FasL(Fas ligand)与靶细胞表面 Fas 结合,介导靶细胞凋亡。CTL 细胞可连续杀伤靶细胞,杀伤效率高。

　　(三) 免疫效应是机体产生免疫应答清除病原体的最终环节

　　体液免疫应答的主要效应成分是抗体,它主要发挥的免疫效应有:①中和作用:可中和细菌外毒素,阻止毒素进入宿主细胞;还可中和病毒表面蛋白,阻止其与宿主细胞的结合;②免疫调理作用:抗体通过其 Fc 段与吞噬细胞表面的 FcR 结合,促进吞噬细胞吞噬病原体;③抗原-抗体复合物通过经典途径激活补体,从而发挥补体介导的杀菌、溶菌作用,也在寄生虫感染中起一定作用,此外补体激活产生的 C3b、C4b 可结合于病原体表面,介导巨噬细胞的表面受体 C3bR 与之结合,促进吞噬细胞吞噬病原体;④通过抗体依赖的细胞介导的细胞毒作用杀伤靶细胞:抗体与靶细胞表面抗原结合后,其 Fc 段可与 NK 细胞、巨噬细胞、中性粒细胞或嗜酸性粒细胞表面的 FcγR III 结合,介导效应细胞杀伤携带特异性抗原的靶细胞,主要杀伤的是病毒感染、寄生虫幼虫感染或胞内菌感染的细胞;⑤阻止病原体黏附细胞:抗黏附素的分泌型 IgA 抗体可抑制病原体的黏附作用,从而阻止病原体感染宿主细胞;⑥参与超敏反应和自身免疫性疾病的发生;⑦参与移植排斥反应;⑧某些 IgG 亚类的抗体作为封闭分子阻碍特异性 CTL 识别和杀伤肿瘤细胞,促进肿瘤生长。

　　T 细胞的免疫效应随 T 细胞亚型的不同而不同。Th1 型 CD4+T 细胞通过分泌细胞因子促进巨噬细胞的杀伤活性,从而清除病原微生物。活化的 Th1 型 CD4+T 细胞主要分泌 IFN-γ,并在其

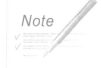

Note

细胞表面表达 CD40L，CD40L 与巨噬细胞表面的 CD40 结合活化巨噬细胞，IFN-γ 则活化 STAT-1 和 IRF-1 等转录因子，表达 TNF、IL-1 等细胞因子，产生急性炎症反应，这种局部的炎症反应可富集中性粒细胞，吞噬和消灭病原微生物。Th2 型 CD4⁺T 细胞则诱导由嗜酸性粒细胞和肥大细胞介导的炎症反应。Th2 型 T 细胞主要分泌 IL-4、IL-5 和 IL-13，刺激 IgE 的产生，而 IL-5 则可活化嗜酸性粒细胞，使其与被 IgE 包裹的寄生虫发生结合，释放碱性蛋白等颗粒物质，消灭寄生虫。Th17 细胞介导炎症反应，参与自身免疫性疾病的发生和发展。Th17 细胞主要分泌 IL-17、IL-22 等细胞因子，可刺激多种细胞产生 IL-6、IL-1、TNF、趋化因子等多种细胞因子，可募集和激活中性粒细胞至感染部位，产生明显的炎症反应，清除病原菌。也有报道 Th17 细胞与银屑病、类风湿性关节炎和多发性硬化症等自身免疫性疾病有关。CD8⁺CTL 杀伤胞内感染和恶变的靶细胞。功能性的 CTL 只结合和杀伤 MHC Ⅰ 类分子携带特异性抗原肽的靶细胞，通过抗原识别、CTL 活化和分泌颗粒酶和穿孔素导致细胞裂解或是 FasL-Fas 通路使靶细胞凋亡的机制。当外源病原清除干净后，T 细胞通过活化诱导的细胞死亡来降低 CTL 的应答水平，使细胞应答的水平下降促进其恢复至静息或自稳的状态。这就涉及免疫的另一机制——免疫调节。

四、免疫调节是维持机体内环境平衡，避免免疫应答过强的机制

免疫系统是一非常复杂的生理系统，可对各种各样的抗原刺激产生相应的免疫应答，免疫应答的发生、发展、强度及类型可受多种因素调节和影响，从而维持机体内环境稳定。免疫调节（immune regulation）是指机体在免疫应答过程中，各种免疫细胞和免疫分子相互作用，构成一个相互协调、互相制约的网络结构，并在遗传基因控制下实现免疫系统对抗原的识别和应答，从而维持机体内环境的稳定。免疫调节的作用是精细的、复杂的和多层次的。下面将从基因水平、分子水平、细胞水平和整体水平四个层次进行阐述。

（一）机体通过基因水平对免疫反应进行调节

从本质上说，免疫应答的过程受遗传基因的控制，即基因水平的调节是免疫调节的基础。主要涉及的基因有 MHC、TCR、Ig 等，这些基因及其编码产物共同参与了免疫应答的各个过程，如图 9-1 所示，其中最重要的基因就是 MHC。

在哺乳动物的组织相容性抗原中，有一组抗原起到决定性的作用，被称为主要组织相容性抗原（major histocompatibility antigen，MHA），而编码 MHA 的基因是一组高度多态性的基因群，集

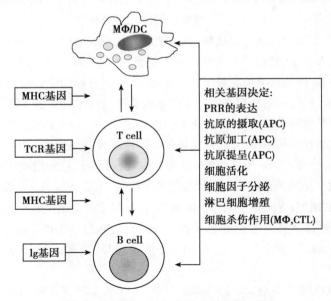

图 9-1　基因水平对免疫反应的调节示意图

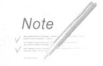

中分布在染色体特定区域上称为主要组织相容性复合体(MHC)。MHC 编码的产物称为 MHC 分子,可分布于不同类型细胞表面。1963 年,B Benacerraf 发现了 MHC 中的免疫应答基因(immune response gene,Ir),并发现 Ir 基因与 MHC 紧密连锁,Ir 基因编码产物称为免疫应答相关抗原。人类的 MHC 称为人类白细胞抗原(human leukocyte antigen,HLA),该基因群位于第 6 对染色体短臂上,整个复合体上有近 60 个基因座,包含 450 个基因,正式命名的等位基因有 278 个。根据编码分子的特性不同,可将整个复合体基因分为三类:HLA Ⅰ 类、HLA Ⅱ 类和 HLA Ⅲ 类基因。HLA Ⅰ 类基因区位于 6 号染色体着丝点远端,包括经典的 HLA-A、B、C 位点,编码经典的 HLA Ⅰ 类分子的重链,同时还包括非经典的 HLA-E、F、G、H、K 和 L 位点以及 MIC 基因等。HLA Ⅱ 类基因区位于着丝点近端,是结构最为复杂的一个区,主要由 DR、DQ 和 DP 三个亚区构成,每个亚区又有若干位点,在 DR 区包括一个 DRA 和 DRB1-DRB9 基因;DQ 区包括若干个 DQA 和 DQB 基因;DP 区包括 DPA1/2 和 DPB1/2;还包含非经典的 MHC Ⅱ 类基因 DO 和 DM 基因亚区和与抗原提呈相关的 LMP 和 TAP 基因。HLA Ⅲ 类基因区是介于 HLA Ⅰ 类基因和 HLA Ⅱ 类基因之间的位置,是基因分布最为密集的一个区域,且多编码的已知功能蛋白很大一部分属于分泌蛋白,主要包括补体成分 C2、C4、B 因子、肿瘤坏死因子、热休克蛋白 70 以及 21 羟化酶基因。

　　HLA 基因的多态性是每一个体具有特异性分子标签的主要原因之一,也使得机体的免疫应答潜力巨大。HLA 复合体除具有多态性之外,在遗传上还具有单倍型遗传、共显性遗传和连锁不平衡遗传的三大特点。单倍型遗传(haplotype inheritance)是指 HLA 以单倍型形式向后代传递。单倍型(haplotype)是指一条染色体上 HLA 各位点基因紧密连锁组成的基因单位。因此,父母的 HLA 以单倍型为单位将遗传信息传递给子代。也就是说,一对双生子可能具有完全相同或者完全不同的 HLA 单倍型。共显性遗传(genetic co-dominance)是指一个个体同源染色体相同位点上的等位基因不论是杂合子还是纯合子都可以表达。即每个位点可表达两个相同或不同的抗原,这些抗原则组成了个体的表型。某些 HLA 等位基因在单元型中非随机分布导致了连锁不平衡出现。主要是因为 HLA 是同一条染色体上紧密连锁的一组基因。若 HLA 两个等位基因在所有单倍型中的分布是随机的,那么这两个等位基因在同一单倍型中出现的频率应该是两个等位基因在单倍型中独自出现频率的乘积,但事实上,出现的频率却不是这样的。这种群体中不同座位上的两个等位基因出现在同一条单倍型上的频率域与预期的随机频率之间存在明显差异的现象称为连锁不平衡(linkage disequilibrium)。这种现象表明处于连锁不平衡状态的 HLA 的某些等位基因总是较多的出现在同一单倍型中。这种连锁不平衡造成了某些区域某些人群的遗传结构特点,也可能与某些疾病的发生发展有关。

　　MHC 分子的抗原结合槽中某些特定的氨基酸位点和抗原肽锚定残基结合,形成 MHC-抗原肽复合物,表达于 APC 表面并提呈给 T 细胞,T 细胞的 TCR 识别 MHC-抗原肽复合物,由于每一个体的 MHC 等位基因不同,其所提呈的抗原肽也各异,每一个体对特定抗原刺激产生的应答能力也不同。因此,MHC 分子的表达及其表达的水平、形式都与免疫应答息息相关,甚至可以影响应答水平的强弱。

　　免疫应答最显著的特点是具有高度的特异性,其表现为特异性的 MHC-抗原肽复合物或抗原与相应的 TCR 或 BCR 的淋巴细胞克隆结合,活化细胞,发生免疫应答;并且免疫应答过程中产生的抗体及效应 T 细胞,如 CTL,也只能与相对应的特异性抗原发生结合,产生免疫效应。这一过程涉及的分子机制主要是 TCR、BCR 和抗体(Ig)在产生时,其基因发生重排从而产生了极其复杂的多样性变化。因此,淋巴细胞抗原受体和免疫球蛋白基因产生的多样性也参与调控了免疫应答过程。

　　(二)机体通过免疫分子对免疫应答进行调节

　　机体可通过抗体、补体、细胞因子、趋化因子、黏附因子及免疫相关的受体,甚至抗原本身对免疫应答进行调节。

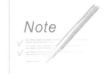

1. **抗原的调节作用**　抗原刺激是产生免疫应答的前提,而抗原的质和量可直接影响免疫应答的发生及发展,一定范围内的抗原量与免疫应答的强度呈正相关,而超出或低于这个范围机体可能产生免疫耐受或免疫应答低下。

2. **抗体可对免疫应答产生正、负调节作用**　抗体和抗原形成的抗原-抗体复合物具有正反馈作用,可增强对该抗原的免疫应答,其机制涉及:①抗原-抗体复合物的聚集利于淋巴细胞的激活,促进 T、B 细胞增生,促进免疫应答;②抗原-抗体复合物激活经典的补体激活通路,产生 C3dg 片段,导致 B 细胞活化;③抗原-抗体复合物还可与补体成分结合形成更为复杂的复合物,从而借助和 CR2 的相互作用或直接和 Fc 受体作用停留于 DC 细胞表面,持续提供抗原,促进免疫应答。

由特异性抗原刺激而产生的相应抗体可对体液免疫应答产生抑制作用,称为抗体反馈性抑制或抗体负反馈调节。其作用的主要机制是:①抗体与抗原结合后促进吞噬细胞对抗原的吞噬,加速对抗原的清除过程,从而减少了抗原对免疫活性细胞或记忆细胞的刺激作用,由此抑制抗体产生;②游离抗体与 BCR 竞争结合抗原,减少了抗原对 B 细胞的刺激与活化作用;③受体交联效应:与相应 IgG 型抗体形成抗原-抗体复合物的抗原同时也与 B 细胞上的 BCR 结合,而抗体的 Fc 段与同一 B 细胞上的 FcγR Ⅱ结合,形成了 BCR 与 FcγR Ⅱ的交联。受体交联后,FcγR Ⅱb 通过与之相连的酪氨酸磷酸酶 SHP-1 干扰与抗原受体相耦联的酪氨酸激酶的作用,阻断 B 细胞的活化。在免疫应答的过程中,IgM 先产生,形成抗原-抗体复合物,活化免疫应答,当 IgG 产生时,也意味着体液免疫应答达到高峰,所形成的抗原-抗体复合物转而抑制免疫应答,使免疫应答过程不至于过强,从而间接调控免疫应答的过程。

3. **补体活化片段可上调免疫应答,而补体抑制因子则可下调免疫应答**　补体活化后的片段增强免疫的机制:①免疫调理作用,即补体激活过程中释放的 C3b、C4b 和 iC3b 均是重要的调理素,可结合中性粒细胞或巨噬细胞表面的相应受体促进细胞的吞噬作用;②促进 APC 提呈抗原,即 APC 通过 CR1 捕获和运转抗原,DC 和巨噬细胞通过捕获 C3b-Ag-Ab 复合物提高抗原提呈的效率;③促进 B 细胞活化,即 B 细胞表面的 CR1 和 CR2 分别与 C3b-Ag-Ab 复合物或 C3d、iC3b 和 C3dg 抗原复合物结合,提高 B 细胞捕获抗原的能力并促进 B 细胞活化。

正常情况下,补体系统自身具有多种抑制补体激活的负反馈调节机制,严格控制补体激活强度和持续时间,以防止因补体过度激活而造成组织损伤,保证补体固有成分的生理稳定状态。除此以外,补体的组分还可以负向调节免疫应答,如 C3a 可抑制某些特定抗原诱发的体液免疫,也可抑制破伤风毒素诱导的 T 细胞增生及 CTL 介导的细胞毒作用。再者,一些补体片段,如 iC3b 可诱导单核细胞释放前列腺素,从而抑制免疫。

4. **细胞因子在免疫调节中的作用**　细胞因子种类繁多,在体内形成极其复杂的调节网络。大多数细胞因子对免疫应答起正反馈作用,如 IL-1 可激活各种免疫细胞,也可诱导多种细胞因子和黏附分子的聚集,并诱导 IL-2R、MHC 等分子的表达,IL-4、IL-5 则参与了机体抗寄生虫免疫的过程。但少数细胞因子对免疫应答起负调控作用,如 IL-10 可抑制巨噬细胞的活化,使其中的胞内菌长期停留;TGF-β 则可抑制淋巴细胞增殖,活化调节性 T 细胞产生,进而参与免疫应答的抑制过程。

5. **免疫细胞表面膜分子的调节作用**

(1) 黏附分子的调节作用:在免疫应答过程中,涉及免疫细胞、血管内皮细胞及胞外基质表面黏附分子及其受体之间的相互作用,为免疫细胞的移行、定居及再循环起到桥梁的作用。其中一部分黏附分子对淋巴细胞与 APC 细胞的相互结合以及淋巴细胞的活化都具有重要影响。而另一部分黏附分子则对淋巴细胞的负调控极为重要,如 CTLA-4,这一分子对 T 细胞的活化、增生以及记忆型 T 细胞的产生都具有重要抑制作用。

(2) 免疫细胞表面的抑制性受体:多种免疫细胞表面都表达不同的抑制性受体,当受体与

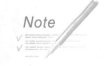
Note

其特异性配体结合后,发挥免疫抑制效应。如 T 细胞表面和 NK 细胞表面的 KIR 受体,这种受体与 MHC I 类分子的亲和力高,故而正常情况下,其细胞表面的抑制性受体与细胞表面的 MHC I 类分子结合,表现为 T 细胞和 NK 细胞不对正常组织细胞产生杀伤,但当靶细胞表面的 MHC I 类分子表达异常(如病毒感染或肿瘤细胞)时,细胞的活化性受体识别靶细胞表面的非 MHC I 类分子,发挥杀伤作用。病理条件下,抑制性受体过度激活,可能造成病毒感染细胞或肿瘤细胞逃逸。

（3）活化诱导 T 细胞死亡:活化的 T 细胞表面可高表达 Fas 抗原,可与 FasL 结合,诱导细胞发生凋亡,称为活化诱导 T 细胞死亡(activation induced cell death,AICD),这一过程可有效控制激活 T 细胞的总量,构成机体负向调节免疫的机制之一。另外,AICD 还参与外周自身免疫耐受的维持。即外周自身反应性 T 细胞的 TCR 与自身 APC 表面的 MHC-抗原肽复合物结合,使 T 细胞激活后高表达 Fas 及 FasL,通过 Fas/FasL 途径介导的凋亡而清除激活的自身反应性 T 细胞,维持自身耐受。

（三）不同亚群的免疫细胞在免疫应答过程中的调节作用也不相同

参与免疫调节的细胞主要有 T 细胞、B 细胞、巨噬细胞及 NK 细胞等,各类免疫细胞中均存在不同的功能亚群。

1. T 细胞的免疫调节作用　CD8$^+$和 CD4$^+$T 细胞都有抑制免疫应答的功能。CD8$^+$T 细胞抑制免疫应答的具体细胞亚型还有待科学家继续研究,但是现有研究发现,体内确实有一群 CD8$^+$ 的免疫抑制性 T 细胞存在,可防止机体的免疫应答过于强烈。对近交系 B10. A(2R)小鼠的研究证明了当删除此小鼠的 CD8$^+$T 细胞后,免疫此小鼠会出现非常强烈的免疫反应,当回输去除的这类 CD8$^+$T 细胞,免疫应答将会受到抑制。粗略的可将 CD4$^+$T 细胞分为 Th1 和 Th2 亚群,这两亚群的细胞产生不同的细胞因子,这些细胞因子之间发挥的作用不尽相同,有些还会互相拮抗,使得这两群细胞在功能上表现为互相抑制。这两亚群细胞间的平衡也是维持机体自身稳定的重要机制之一,但这两亚群的细胞之间在抗原、局部细胞因子的种类、APC 细胞类型、动物品系、MHC II 类分子水平、黏附因子和激素的作用下是可以发生互相转化的,以保证机体正常的免疫平衡。近年来,一类调节性 T 细胞(regulatory T cell,Treg)受到了研究者们的关注,这类 T 细胞的标志是 CD4$^+$CD25$^+$FoxP$^+$。这类 T 细胞亚群在维持自身稳定、防止自身免疫性疾病和抑制排斥反应的发生中起到非常重要的作用。Treg 细胞可抑制 CD4$^+$T 细胞、CD8$^+$T 细胞、DC 和 B 细胞的活性。若在 BALB/c 小鼠中删除此亚型细胞,小鼠将会罹患多种自身免疫性疾病,可见这类亚型的细胞对免疫系统的平衡和自稳意义非凡。

2. B 细胞的免疫调节作用　B 细胞具有很强的抗原提呈能力,即使非常低的抗原水平仍然具有高效的提呈作用,从而促进免疫应答的发生。同时 B 细胞还可产生多种细胞因子如 IL-12 刺激 T 细胞增生,从而发挥正向的免疫调节功能。但 B 细胞中也存在抑制性的 B 细胞亚群,LPS 或免疫复合物可激活抑制性 B 细胞,使其分泌 B 细胞抑制因子,在免疫应答早期起抑制作用,抑制由 B 细胞介导的体液免疫应答。

3. 巨噬细胞的免疫调节作用　巨噬细胞作为 APC,可将抗原提呈给 T 细胞并分泌 IL-1 等细胞因子,诱导激活 T 细胞,促进免疫应答。但它作为一种吞噬细胞,具有非常强大的吞噬消化作用,可将抗原物质完全降解以消除或减弱抗原的免疫原性,从而抑制免疫应答。此外,体内还存在着其他亚群的巨噬细胞,可分泌前列腺素或抑制性细胞因子,抑制 T、B 细胞的增殖,抑制免疫应答。

4. NK 细胞的免疫调节作用　NK 细胞可分泌多种细胞因子,如 IFN-γ、IL-1、IL-2 等,发挥正向的免疫调节作用,促进 T、B 细胞的增殖、分化、成熟,或增强自身细胞的活性,发挥细胞毒作用。但 NK 细胞也可负向调节免疫应答,表现为:抑制 B 细胞的增殖分化,影响其抗体的产生;抑制骨髓造血干细胞,影响骨髓来源的免疫细胞的发育等。

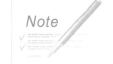

Note

综上所述,免疫细胞可通过多种途径进行自身或对其他免疫细胞进行直接或间接的调节作用,增强或抑制免疫应答,维持机体正常的生理状态。

(四) 神经-内分泌-免疫三大系统相互影响相互制约形成复杂的调节网络

人体是由多器官多组织组成的多系统的有机整体,每一系统在行使其功能时必然会受到其他系统的影响与调节。免疫系统也不例外,也会受到其他系统的影响,其中最为显著的是神经和内分泌系统。现已证实,内分泌细胞、神经细胞均可分泌多种细胞因子;而免疫细胞也会分泌多种的神经肽和激素类物质;而三大系统的细胞也会表达神经递质、激素以及细胞因子的相应受体。

1. 神经-内分泌系统通过神经递质、激素调节免疫应答   免疫细胞上表达多种神经递质、激素的受体,故而神经细胞或内分泌细胞分泌的递质和激素会与免疫细胞上相应受体结合,产生一定的免疫调节作用,详见表 9-1。

表 9-1   神经递质、激素对免疫的调节功能

激素、内分泌肽	免 疫 功 能
促肾上腺皮质激素	抑制抗体和干扰素 γ 的合成;促进 B 细胞增殖
α-内啡肽	抑制抗体合成、抑制抗原特异性 T 细胞辅助因子的产生
β-内啡肽	增加抗体和干扰素 γ 的合成,T 细胞增殖;增强 NK 细胞活性;增强单核细胞和白细胞的趋化性
脑啡肽	抑制抗体合成,增加干扰素 γ 活性;增强 NK 细胞活性;增强单核细胞趋化性
促甲状腺素	促进抗体合成
生长因子	促进淋巴细胞、巨噬细胞、NK 细胞、中性粒细胞、胸腺细胞的分化、功能
精氨酸加压素和催产素	促进干扰素 γ 和 IL-2 的合成
生长抑制素	抑制组胺和白细胞 D4 从嗜碱性粒细胞中释放;抑制 T 细胞增殖
人绒毛膜促性腺激素	抑制 CTL 和 NK 细胞活性;抑制 T 细胞增殖;抑制混合淋巴细胞反应
雌激素	促进 IgG 和 IgA 的合成;抑制细胞免疫功能
雄激素	抑制体液和细胞免疫
糖皮质激素	抑制 T、B 细胞发育;下调 APC 抗原提呈功能;抑制 NK 细胞活性
甲状腺激素	促进免疫系统功能
胰岛素	抑制 ADCC;促进单核细胞的吞噬功能;提高多形核白细胞的趋化作用

2. 免疫系统通过分泌细胞因子或激素等影响神经-内分泌系统   免疫细胞通过分泌的细胞因子、胸腺素发挥对神经内分泌系统的调节作用,如干扰素 α、β 可促进肾上腺类固醇的生成,诱导黑色素生成,促进甲状腺细胞对碘的吸收,以及刺激神经元的活化。另外,免疫细胞本身也可分泌激素和神经肽,对神经内分泌系统产生广泛的影响。总之,神经-内分泌-免疫三大系统相互影响,相互调节,共同维持机体内环境的稳态。

综上所述,免疫调节是一个复杂而精细的调节过程,涉及整体、细胞、分子及遗传基因等不同水平的调控机制。这些调控机制构成了极其复杂的调控网络,使机体的免疫应答过程有序、稳定进行,从而维持免疫自稳。

五、免疫是机体在长期进化下出现的保护自身免于危害的生理反应

免疫是机体的一种保护性生理反应,在长期的进化过程中,为了保护机体免于外源微生物

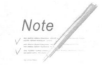

的侵害,机体在进化出了一整套强有力的预防机制的同时,也进化出了为保护自身组织不致遭受过度的免疫反应伤害的免疫调控机制及针对自身的免疫反应形成的免疫耐受机制。这些机制所展现出的主要功能是识别"自己"和"非己"(如病原微生物,衰老的自身细胞,突变产生的异常体细胞等),以维持机体内环境的平衡和稳定,保证物种的延续。免疫反应在正常的情况下对机体是有利的,但在某些情况下也可能造成不利的后果,例如自身免疫性疾病的发生。理解免疫的反应过程可以为我们寻找疾病发生的本质原因,同时也可为疾病的治疗和预防提供一定的理论依据,此外,理解免疫的机制,如免疫耐受的发生,利用人工方法为机体建立诱导耐受,可部分解决组织器官移植的所带来的免疫排斥反应。理解自身免疫的发生机制,可为自身免疫性疾病患者减轻部分症状,提高患者的生活质量。总之,免疫是疾病发生和发展的最根本的原因,对其研究得越深入,理解得越透彻就能更好地对疾病的预防、诊断、治疗提供较为合理的解决途径,从而提高患者的生活质量。

第二节 免疫耐受与自身免疫

正常机体通过免疫耐受确保不受自身免疫系统的攻击。机体的免疫耐受主要是通过克隆清除未成熟的自身反应性 T、B 细胞来维持的,除此之外,有些自身抗原表达量过低或者表达的部位处于免疫豁免区,从而引起免疫系统的忽视作用。免疫耐受一旦被打破就会发生自身免疫。当自身免疫累及机体的正常生理活动,引起疾病状态则发生自身免疫性疾病。

一、免疫耐受是机体保护自身组织器官免于自身免疫系统攻击的机制之一

免疫耐受(immune tolerance)是指机体免疫系统在接触某种抗原后产生的特异性免疫不应答状态,表现为当再次接触同一种抗原时,不发生免疫应答,但对其他抗原仍保持正常免疫应答。使免疫耐受形成的抗原称为耐受原(tolerogen)。同一抗原物质在不同情况下引起的免疫反应类型不同,所以既可是耐受原,也可是免疫原,取决于抗原的理化性质、剂量、进入机体的途径甚至是机体本身的遗传背景等。免疫耐受与免疫应答之间的平衡对保持免疫系统和机体的稳态十分重要,对自身抗原的耐受可避免机体发生自身免疫性疾病,但若对外源抗原产生耐受则可能造成慢性感染甚至是肿瘤的发生。

（一）根据不同发育阶段、不同形式可将免疫耐受分为不同类型

免疫耐受的形成可发生在个体发育早期也可发生在发育成熟之后;可以针对自身抗原;也可针对外源抗原;可以表现为 T、B 细胞均产生耐受,也可表现为 T 或 B 细胞耐受。

根据免疫系统的成熟过程,可将免疫耐受划分为先天免疫耐受和后天免疫耐受。若在免疫系统成熟前接触某抗原形成的免疫耐受就是先天免疫耐受,若在已形成的免疫系统上通过改变抗原性状、剂量或免疫途径诱导机体形成免疫耐受,称之为后天免疫耐受。

根据免疫耐受产生的范围,可将免疫耐受分为完全免疫耐受和部分免疫耐受。当机体针对耐受原既不产生细胞免疫应答也不产生体液免疫应答,则称为完全免疫耐受;若只出现低水平的细胞或体液免疫应答则称为部分免疫耐受或不完全的免疫耐受。

根据免疫耐受形成时期和部位的不同,可将免疫耐受分为中心耐受或外周性耐受(中心耐受和周围性耐受)。中心耐受是指在 T、B 细胞未成熟时期遇到自身抗原所形成的耐受;外周性耐受则是指成熟的 T、B 细胞遇到自身或非己抗原所形成的耐受。

根据免疫耐受的耐受原的来源,可将其分为自身免疫耐受和诱导性免疫耐受两种。其中,自身免疫耐受是通过克隆清除或灭活特异性的淋巴细胞而获得的。而诱导性免疫耐受则是指通过人为的方法诱导机体对非己组分产生免疫耐受的过程,也称为非己耐受。

免疫耐受的类型多种多样,但其本质特性为抗原特异性、可诱导性、可转移性及非遗传性。

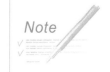

即机体仅针对耐受原产生特定的抗原无应答状态,而对其他抗原仍保有正常的免疫应答能力。并且这种免疫耐受是可以通过诱导实现的。形成的这些免疫耐受 T、B 细胞可以通过细胞转移给非耐受个体进而产生免疫耐受。这种耐受淋巴细胞虽可转移入新个体产生耐受,但是不能遗传给子代。

（二）免疫耐受的机制

免疫耐受涉及假说较多,比较公认的涉及以下几种学说:

1. 淋巴细胞发育过程中通过广泛表达的自身抗原诱导的"克隆清除"学说(clonal deletion theory)　在 T 淋巴细胞发育分化的过程中,需要通过其受体与配体发生结合,接下来则需要检测这些受体与附近细胞提呈的抗原之间亲和力的大小,受体与这些配体(即自身抗原)结合的特异性和亲和力决定了这些未成熟的 T 细胞的命运。通常来说,如果发育中的 T 细胞其受体与自身抗原发生微弱的相互作用,或者以其他特殊方式与抗原结合发出使细胞存活的信号,则细胞存活,这一选择方式也称为阳性选择(positive selection)。由于不能识别机体的自身抗原故而不产生任何的抗原诱导的免疫应答,因此,阳性选择的过程为机体保留了一个不针对机体自身抗原的 T 细胞库,而当外来抗原与 MHC 结合时,则可由 T 细胞识别、启动免疫应答过程。而那些没有通过阳性选择的细胞就会被忽视而死亡。

另一方面,如果 T 淋巴细胞的受体与自身抗原结合强烈,则会启动凋亡信号,导致细胞死亡,这一过程成为阴性选择(negative selection)。因此,对自身抗原产生强烈反应的 T 细胞在它们完全分化成熟并可能引发自身免疫应答前就被机体所清除,故而通过阴性选择使机体对普遍存在的自身抗原建立了免疫耐受。

未成熟的 B 细胞一旦其表面表达 IgM,那么其命运就由该抗原受体所接受的信号性质决定,即产生自身反应的未成熟的 B 细胞可能有四种命运,这取决于其结合的配体的性质。当自身抗原配体为多价分子时,可引起克隆清除或受体编辑去除自身反应性受体的特异性,或者导致细胞凋亡;当自身抗原配体为可溶性分子时,可使 B 细胞受体发生交联,细胞进入对抗原无应答状态(即无反应性);当自身抗原配体是一种低亲和力的可溶性分子时,B 细胞无法从这种相互作用中获得任何信号,可导致细胞正常成熟,并在其表面表达 IgM 和 IgD,这些细胞具有潜在的自身反应性;当未成熟的 B 细胞没有遇到抗原而正常成熟时,这些 B 细胞将从骨髓迁出至外周淋巴组织,成为成熟的 B 细胞。受体编辑(receptor editing)是指用一个新的非自身反应性受体替换自身反应性受体,使得自身反应性 B 细胞可通过进一步的基因重排摆脱有自身反应性受体导致的细胞死亡命运。

2. T 细胞活化过程中由于缺乏共刺激信号而导致的 T 细胞失能　当 APC 提呈抗原时,除MHC 分子与 TCR 结合外,还需要共刺激激活分子的参与。共刺激激活分子的存在不仅保证了 T 细胞活化的需要,更使得机体获得了另一种免疫耐受,保证机体不产生自身免疫反应。这是因为并非所有潜在的自我反应性 T 细胞都能在胸腺中被清除完毕。在 T 细胞的阴性选择中,可能接触不到一些只有在外周组织中特殊细胞降解产生的蛋白质多肽,故而此类 T 细胞在机体中是可能存在的。如果初始自我反应性 T 细胞识别了被提呈的自身抗原,又得到 APC 的共刺激信号的活化,自我免疫耐受将会被打破,产生自身免疫反应。因此在 T 细胞活化过程中,要求 APC 细胞提供特异性抗原信号的同时也应提供协同共刺激信号,防止产生对自身组织破坏性的免疫应答。若 T 细胞受体结合抗原时没有共刺激信号的输入,则 T 细胞无法活化,并诱导 T 细胞进入失能(anergy)状态,处于这种状态下的 T 细胞是很难被活化的,故而保证机体不产生自身免疫反应。

3. 自身抗原与 TCR 结合的亲和力过低导致的免疫忽视作用　许多自身抗原蛋白质由于表达量过低以至于不能被 T 细胞识别,不能作为自身抗原。或者一些自身蛋白质肽段可被 MHC 分子提呈,进而被 T 细胞识别,但不足以激活 T 细胞,其原因是 TCR 与自身抗原结合的亲和力过

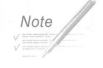
Note

低以至于无法产生 T 细胞活化刺激信号,使这群 T 细胞处于免疫忽视(immunological ignorance)状态。

4. 独特型网络学说(idiotypic network theory)的免疫抑制作用 独特型是指抗体分子所有可变区抗原决定簇,主要位于抗体分子与抗原结合部位。独特型抗原决定簇刺激机体产生的抗体或特异性 T 细胞称为抗独特型抗体或抗独特型特异性 T 细胞。机体存在独特型和抗独特型抗体或 T 细胞,他们之间互补的相互作用网络的稳定性维持了机体免疫系统的稳态。理论上说,当一个或几个淋巴细胞克隆对外源抗原产生免疫应答时,机体出现大量抗外源抗原的抗体,这些抗体的独特型决定簇会引起抗独特型抗体的产生,这些抗独特型抗体会负反馈抑制 B 细胞 BCR 与抗原的结合,从而抑制免疫应答过程。因此独特型-抗独特型抗体形成的网络在免疫应答的调节过程中起到非常重要的调节作用。独特型网络学说还需要进一步实验证据的支持。

5. 调节性 T 细胞的免疫抑制作用 一些具有免疫调节功能的 T 细胞即调节性 T 细胞(regulatory T cell)或称为抑制性 T 细胞(suppressor T cell)可主动抑制其他引起组织损伤的 T 细胞活性。这种免疫抑制现象称为显性免疫耐受。转移这些调节性 T 细胞可显著抑制自身免疫应答或降低移植排斥反应。如给 1A 型糖尿病 NOD 小鼠注射一种可特异性识别胰岛素的 T 细胞克隆,可防止自身反应性 T 细胞对胰岛 β 细胞的损伤。这一实验表明特异识别胰岛素的 T 细胞通过抗原介导的方式抑制了自身反应性 T 细胞的活性。

（三）打破免疫耐受的因素和途径

鉴于机体的自身免疫耐受是通过多种机制维系形成的,免疫耐受的打破也涉及多种因素和途径。总的来说可分为中枢免疫耐受的破坏和外周免疫耐受的破坏两类。

1. 中枢性免疫耐受的破坏 某些特异的 MHC 分子及抗原肽可能阻碍 T 细胞成熟过程中的阴性选择过程,使之不被清除;亦或调节性 T 细胞的某些克隆不能通过阳性选择而存活,丧失对自身反应性 T 细胞的抑制作用。

2. 外周免疫耐受的破坏 某些因素导致隐蔽抗原释放,导致自身抗原被提呈给自身反应性 T 细胞,引起自身免疫应答过程;某种与自身抗原有交叉反应的外源微生物抗原被提呈给 T 细胞并使之激活,造成自身组织被当作外源抗原,产生免疫应答过程;一些细胞因子如 IL-2 的分泌异常使克隆失能的 T 细胞逆转为自身反应性 T 细胞,从而参与自身免疫应答过程;机体免疫调节机制紊乱异常,造成免疫系统平衡被破坏,导致免疫耐受随之丧失,最终可能发生自身免疫应答过程。

（四）机体建立免疫耐受具有双重作用

免疫耐受的建立和维持有助于机体内环境稳态的平衡,而免疫耐受的诱导和破坏可影响多种疾病的发生、发展、转归,也可为疾病的防治提供新的线索。通过诱导和维持免疫耐受,可预防或者治疗超敏反应性的疾病,治疗自身免疫性疾病,或使得器官移植的排斥反应降低。例如通过 B 细胞克隆清除或抑制,或通过口服耐受诱导肠道中的抑制性 T 细胞活化,或通过注射细胞因子改变 Th1 和 Th2 亚群的细胞平衡,诱导 I 型超敏反应的患者对其致敏原进行人工诱导的免疫耐受,从而抑制超敏反应的发生。通过建立有效的移植免疫耐受,防止器官移植的排斥反应,延长移植物的存活时间。另外,由于肿瘤患者有可能对肿瘤的抗原形成了免疫耐受,故而打破肿瘤患者体内免疫系统对肿瘤的耐受,如 PD-1 的单抗、PD-L1 抑制剂及嵌合抗原受体 T 细胞(chimeric antigen receptor T cells,CAR-T),通过诱导激活或产生肿瘤特异性淋巴细胞,使其产生有效的抗肿瘤免疫应答,进一步杀伤肿瘤,也成为近年来肿瘤治疗中一项重要策略。除此之外,免疫耐受的打破也对慢性感染具有一定的积极意义。

二、自身免疫是机体的免疫系统无法识别自我而对自我进行攻击的免疫反应

正常情况下,免疫系统将自身组分识别为"自我",一般通过自身免疫耐受,保护自身组织不

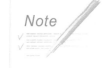

遭受免疫系统的攻击,但在某些情况下,当自身免疫耐受遭到破坏,免疫系统无法对自我成分发生免疫耐受,针对自身组分发生免疫应答,体内可检出自身抗体或自身反应性 T 细胞,就发生了自身免疫。当自身免疫达到可破坏自身正常组织结构并引起相应临床症状时,就称为自身免疫性疾病(autoimmune disease)。

（一）自身免疫发生机制及其影响因素

自身免疫的发生机制主要在于自身耐受的破坏,机体产生自身抗体和/或致敏淋巴细胞,损伤表达相应自身抗原的靶器官组织,导致疾病的发生。参与自身耐受破坏的因素多种多样(图9-2),在不同的自身免疫性疾病中,这些因素不尽相同,其作用机制也尚未完全阐明。下面我们就几个主要的机制及影响自身免疫的因素分别进行讨论。

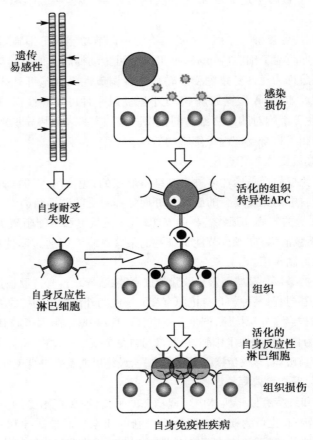

图 9-2　自身免疫性疾病的发病因素和机制示意图

1. 自身免疫发生的机制　自身耐受机制的破坏导致的淋巴细胞活化及其调节之间的失衡可能导致自身免疫性疾病发生的主要原因之一。

自身耐受的破坏可能导致自身反应性淋巴细胞在其发育成熟过程中,不被删除或不失活,一旦机体 APC 细胞捕捉到自身抗原并活化后提呈自身抗原至免疫系统,就会出现自身免疫应答的现象,严重的就会导致自身免疫性疾病。其中导致自身耐受破坏的原因有:T 或 B 淋巴细胞的阴性选择中克隆删除不成功或 B 细胞成熟过程中受体编辑的缺陷,导致这些具有发育成熟缺陷的细胞进入淋巴器官;机体缺乏足够数量的调节性 T 细胞,或缺乏足够功能完善的调节性 T 细胞;成熟的自身反应性淋巴细胞的凋亡功能受阻;缺乏抑制性受体的表达或其功能受阻;由于APC 的活化调节功能失调,使其持续性过度活化,导致 T 细胞活化异常增强。打破免疫耐受的主流机制如下:

（1）T 细胞旁路激活:某些特殊组织的感染会引起局部固有免疫应答,募集淋巴细胞到靶

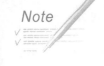
Note

组织,活化组织 APC。这些 APC 细胞提呈抗原并刺激活化 T 细胞分泌细胞因子,导致 T 细胞耐受的破坏,这样感染的结果就是活化不针对于感染微生物的 T 细胞,这种形式的免疫应答称为旁路激活(bypass activation)。这个现象最初是在利用增强性佐剂与自身抗原一起免疫小鼠时观察到的,这样免疫的结果是造成机体自身耐受的崩溃,导致自身免疫性疾病的发生。微生物也会引起职业 APC 如 DC 细胞上 TLR 的活化,导致细胞因子的产生,或者引起自身反应性 B 细胞的活化,导致自身抗体的产生,最终引起自身免疫性疾病。这种机制还涉及免疫忽视的打破。免疫忽视(immunological ignorance)是指免疫系统对低水平抗原或低亲和力抗原不发生免疫应答的现象。在机体免疫系统发育成熟过程中,机体针对低水平或低亲和力的抗原的淋巴细胞在免疫忽视的作用下,并未被删除,而是保持了这些细胞对机体自身抗原的反应性,这也就使得机体存在一部分潜在的自身反应性淋巴细胞。而多种因素可打破这些淋巴细胞对自身抗原的免疫忽视作用,如感染造成树突状细胞被激活,该细胞若提呈被忽视的自身抗原,则可能激活自身反应性淋巴细胞克隆增殖,发生免疫应答,引起自身免疫性疾病。

(2) 分子模拟:微生物的感染可能包含一些抗原,而这些抗原可能与自身抗原有交叉反应,所以,当机体的免疫系统在对这些微生物抗原进行免疫应答的同时,可能也引起了免疫细胞对自身组织的攻击。这种现象被称为分子模拟(molecular mimicry)。微生物抗原刺激机体产生的抗体不仅可与病原微生物进行反应,也可能与宿主种结构相似的抗原反应。如在链球菌感染后,产生的抗体可与肾脏、关节、心脏的自身抗原反应,引起风湿热。而对链球菌蛋白和心肌蛋白的测序表明两者在一些短链上具有极高的同源性和相似性。但由于参与反应的 T 细胞是微生物抗原特异性的,与自身蛋白不发生反应,因此这种交叉反应是一过性的,不会导致自身反应的抗体持续产生。但如果病原微生物蛋白抗原作为桥梁,介导宿主的蛋白抗原诱导自身反应性的 B 细胞产生反应,打破原有的免疫耐受,则会导致自身免疫性疾病的发生。

(3) 隐蔽自身抗原的暴露:机体免疫豁免区隐秘抗原的暴露也可能使得原有的免疫耐受遭到破坏。人在进化过程中,出现了一些器官处于免疫豁免的区域,如脑、眼球、子宫、睾丸等,这些区域也称为免疫隔离部位(immunologically privilege sites),这些组织的一些抗原和免疫系统相对隔离,机体的淋巴细胞在发育过程中也不会删除或失活针对这些组织抗原的克隆。正常情况下,由于机体屏障系统的存在,这些组织抗原无法进入血液循环或淋巴液循环,机体的淋巴细胞也不会进入这些组织,这些组织相对处于免疫隔离区。但在某些情况下,如创伤、手术、感染使这些被隔离的组织抗原一旦接触机体的免疫细胞后,就会造成这些隐蔽在免疫隔离区的抗原暴露,从而引发自身反应性淋巴细胞的活化,产生免疫应答,可能引发自身免疫性疾病。

(4) 自身抗原的修饰作用:细胞中,蛋白质翻译后修饰的作用可能使得一些自身组分成为新的自身抗原。如在类风湿性关节炎(RA)中发现的瓜氨酸化作用,是一种翻译后对精氨酸的修饰,可发生于波形蛋白、纤维蛋白、Ⅱ型胶原和 α-烯醇化酶上。自身抗原的修饰还可发生在使用某些药物时,例如使用 α-甲基多巴(一种降压药)后,可能会修饰红细胞表面,使 B 细胞识别恒河(rheus)抗原,导致自身免疫性溶血性贫血。

(5) 表位扩展:一个抗原分子可能存在着多种表位,免疫系统针对抗原分子中的优势表位发生免疫应答后,可能对抗原的隐蔽表位再发生免疫应答反应,这一现象称为表位扩展(epitope spread)。而在淋巴细胞成熟的过程中,对自身抗原分子的隐蔽抗原表位并未进行阴性筛选,导致可与这部分抗原表位发生免疫反应的淋巴细胞未被清除,成为自身反应性淋巴细胞克隆。当这部分自身抗原的隐蔽表位被暴露,从而激活相应的自身反应性淋巴细胞时,就发生了自身免疫反应。

(6) 独特型的旁路激活:某些外源微生物本身或其刺激机体产生的抗体可能与自身反应性淋巴细胞的抗原受体具有公用的独特型,导致这些外源微生物或其抗体可激活特异性独特型 T 细胞,使这些携带有公用独特型的自身反应性淋巴细胞对自身抗原进行识别,发生免疫应答,攻

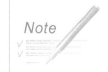

Note

击自身组织。

（7）免疫调节的缺失：调节性 T 细胞的缺失或功能异常也是导致自身免疫发生的一个原因。另外，免疫调节中的一些抑制分子的功能失常也可能是导致自身免疫发生的另一原因。

（8）MHC Ⅱ分子的缺失：通常只有职业的 APC 细胞例如 DC 才表达 MHC Ⅱ类分子。而大多数器官特异性的自身抗原都提呈于 MHC Ⅰ类分子上。这一机制保证了自身抗原不会由组织细胞提呈给 CD4$^+$的 Th 细胞，从而形成了免疫沉默。一旦 MHC Ⅱ基因表达失去控制，导致 MHC Ⅱ类分子合成并提呈这些组织的自身抗原给 CD4$^+$的 Th 细胞后，启动自身免疫应答过程，导致自身免疫性疾病。例如人甲状腺细胞在组织培养的条件下，若加入 γ-干扰素进行刺激，甲状腺细胞则可表达 HLA-DR（MHC Ⅱ类分子），并对自身抗原进行提呈，引起自身免疫反应。

（9）细胞因子的失衡：细胞因子，如 TNF-α、γ-干扰素等的表达失常会促进自身免疫应答的发生。例如类风湿性关节炎中存在大量的 TNF-α，可持续性激活巨噬细胞，导致慢性炎症的发生；糖尿病中持续存在的 γ-干扰素，可导致胰岛细胞的局部炎症，进而加重胰岛局部的 DC 细胞的聚集，增加自身抗原的提呈，进一步活化自身反应性 T 细胞对胰岛细胞的攻击，最终导致自身免疫性疾病的发生。

（10）多克隆激活：细菌的内毒素或 EB 病毒抗原，称为超级抗原，会绕过耐受的特异性 T 细胞而直接非特异性激活多克隆的淋巴细胞，导致患者体内出现多种自身抗体。尽管为何会产生淋巴细胞多克隆的活化的机制尚未明晰，但 B 或 T 细胞的多克隆活化对自身免疫反应的维持可能起到了重要的作用。

2. 自身免疫的影响因素

（1）遗传因素：遗传因素被认为是引起自身免疫的一个非常重要的影响因子。基于自身免疫性疾病的研究发现，自身免疫性疾病常有家族聚集发病的现象。对同卵双生子和异卵双生子的发病，以及某些与性染色体相关的自身免疫性疾病的研究，也支持此类疾病的发生与遗传因素密切相关。另外，动物实验也表明，一些特殊遗传背景的小鼠或大鼠易于诱导或罹患某些自身免疫性疾病。遗传易感个体在环境因素（如感染或组织损伤）的触发下，极易导致自身免疫性疾病的发生。

大多数自身免疫性疾病都是由复杂多基因参与的，涉及个体基因的遗传多态性，这些基因与环境因素共同作用导致了疾病的发生。其中一些遗传基因的多态性可能与机体的免疫调节和自身耐受相关；而另一些基因的遗传多态性可能影响器官的损伤过程或与淋巴细胞的特异性识别抗原相关。虽然这些基因的遗传多态性可能只影响小部分自身免疫性疾病的发生，甚至有些多态性在正常人群中也可被检测到，尽管发生频率可能比患者要低得多，但是明确这些基因的遗传多态性在疾病发生中的作用也是非常有意义的。

鉴于 MHC 分子的多态性及被提呈的自身抗原肽的亲和力不一，导致自身免疫性疾病的发生也和特定的 MHC 基因型有关。在大样本的调查研究中发现，某些 HLA（人的 MHC）等位基因或单倍型的个体罹患某些特定自身免疫性疾病的频率要远高于正常人群。比如：毒性淋巴细胞性甲状腺肿与 DR5 关联，类风湿性关节炎与 DR4 关联。而鉴于 CD4$^+$T 细胞在细胞免疫和体液免疫中的调节作用，而 MHC Ⅱ类分子更参与了 CD4$^+$T 细胞的选择和活化，MHC Ⅱ类分子在自身免疫性疾病中的作用机制也受到了非常多的重视。

由于自身免疫性疾病与遗传基因的关系密切相关，而此类疾病本身又是多基因、慢性、复杂性疾病，故而科学家们通过使用全基因组关联分析（genome wide association study，GWAS）研究以期获得更多的有关遗传基因在自身免疫性疾病中的作用，发现了其他除 MHC 基因以外的基因可能也参与了自身免疫性疾病的发生发展过程。现认为与自身免疫性疾病相关的基因多态性可能参与影响免疫应答的发生和调节，不同的基因多态性可能参与保护机体免于疾病的发生，

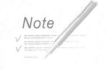
Note

而另一些则可能增加疾病的患病率。发现的一些疾病相关基因多态性存在于基因的非编码区提示也许这些多态性参与了调控蛋白表达的过程。研究较多的一些基因，如 *PTPN22*、*NOD2*、*Insulin*、*CD25*、*IL-23 receptor*、*ATG16*，均不同程度参与了不同自身免疫性疾病。但是，这些研究并未指出哪个基因可能是触发自身免疫性疾病发生的那个特殊基因，只是指出了这些基因多态性的存在可能与疾病的发生发展相关。

（2）性别因素：决定性别的 XX 染色体或 XY 染色体对生命的众多方面都有非常显著的影响。性染色体在自身免疫性疾病的发生上也出现了显著的影响，即自身免疫性疾病在女性的发病率比男性的更高。这也许是因为两性间的激素水平不同。

（3）环境因素：环境因素主要包括感染、非感染、药物因素以及饮食因素等。

1）感染因素：病毒和细菌的感染可能引发或加重自身免疫性疾病的发生和进展。在人的自身免疫性疾病或者自身免疫性疾病的动物模型中发现，自身免疫性疾病的发生或进展经常与感染相关。其中感染可能促进自身免疫性疾病的发展的主流机制有两种：旁路激活和分子模拟。

2）非感染因素：在 SLE 患者上，日照导致其皮肤病变是毫无疑问的。阳光照射导致的角质细胞坏死和凋亡释放出的核蛋白和 DNA 等自身抗原引起自身免疫的发生。而 UV 也会导致皮肤上皮细胞分泌 CCL 和 CXCL 趋化因子，募集 T 细胞和 DC 细胞，引起炎症损伤的出现。

另外，一些职业导致人体处于一些抗原集中的地区，也会诱发自身免疫性疾病的发生。比如，二氧化硅的长期暴露与 SLE、RA 和硬皮病的发生相关，吸烟会增加 RA、桥本氏病和 Graves 病的患病风险，但机制尚未明晰。

3）药物因素：药物对自身免疫性疾病的影响其中一个最为典型的例子是药物诱导的狼疮的发生。普鲁卡因和奎尼丁是常用的治疗心律失常的药物，肼屈嗪是抗高血压病的药物，这三种药物联用会使得一些患者表现出与 SLE 患者相似的特征，但是仍有不同，例如抗 DNA 的抗体表现的不是抗双链 DNA 的抗体而是抗单链的抗体，患者的病变更趋向在关节处表现而非神经系统和肾脏。

4）饮食因素：虽然现有的证据非常有限，但饮食也可能参与了自身免疫性疾病的发展。一些研究表明，鱼油中 Ω-3-不饱和脂肪酸具有抗炎的活性，并且对一些类风湿性关节炎患者有显著的改善作用。但是否食疗真正有效也得经过更严格的临床实验。也有一些资料表明，对碘缺乏人群补充碘有可能增加自身免疫性甲状腺疾病的患病风险。

（二）自身免疫性疾病按照自身抗原的分布可将其分为两大类：器官特异性和非器官特异性自身免疫性疾病

器官特异性自身免疫性疾病（organ specific autoimmune diseases），这类疾病是指自身抗原是某种器官的特定成分，病变的范围也局限于此器官，比如慢性淋巴细胞性甲状腺炎，其自身抗体严格地针对甲状腺的成分，比如甲状腺球蛋白，在甲状腺组织内可见单个核细胞的浸润，滤泡细胞破坏，生发中心形成等变化，我们将在第三节详细讨论该疾病。

重症肌无力（myasthenia gravis，MG）是一种由乙酰胆碱受体（acetylcholine receptor）自身抗体引起的以骨骼肌进行性无力为特点的自身免疫性疾病。患者体内的乙酰胆碱受体成为自身抗原，形成的抗乙酰胆碱的自身抗体可结合神经肌肉接头处的乙酰胆碱受体，使之内化并降解，导致肌肉无法对运动神经元释放的乙酰胆碱作出反应，阻碍神经系统向肌肉细胞传递的信号。早期症状可表现为眼睑下垂，若不加以治疗则会造成病情恶化，发生严重的吞咽和运动障碍。

非器官特异性自身免疫性疾病又称为全身性自身免疫性疾病或系统性自身免疫性疾病（systemic autoimmune diseases），这类疾病的自身抗原不再局限于某种器官的组分，而是可能针对细胞成分，即抗原具有普遍性，可能是细胞核成分或者线粒体组分等，病变范围累及全身各个器官。例如系统性红斑狼疮（systemic lupus erythematosis，SLE），是由于自身抗体和相应抗原结

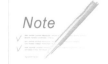

Note

合形成抗原-抗体复合物引起的自身免疫性疾病,其主要病理变化为结缔组织的纤维素样坏死,可见于皮肤、肾小球、关节、浆膜、血管等,甚至血细胞也可能受损,患者体内存在多种自身抗体。

系统性红斑狼疮,多发于20~30岁女性,男女的发病比例约为1:10。患者体内存在多种针对DNA和组蛋白的自身抗体,也可存在抗红细胞、血小板、白细胞和凝血因子等的自身抗体。这些自身抗原和自身抗体形成的免疫复合物可沉积于皮肤、肾小球、关节、脑等部位的小血管壁,激活补体系统,造成组织损伤。而损伤的组织细胞释放的细胞组分又会形成新的自身抗原,进一步刺激机体的免疫应答过程,主要通过Ⅲ型变态反应,加重机体的病理损伤。由于这种自身免疫反应的自身抗原分布广泛,故而表现为多器官多系统的广泛病变,严重威胁患者的生命健康。目前尚无药物根治SLE,但一些皮质激素和免疫抑制剂可减轻SLE的症状。

当然,上述两大类自身免疫性疾病的区分界限也并非完全非此即彼,其中某些自身免疫性疾病是介于这两类自身免疫性疾病之间的,比如原发性胆汁性肝硬化,炎症主要累及的组织是小胆管,但血清中却可检出抗线粒体成分的自身抗体,并非特异性的针对肝脏组织。

自身免疫性疾病可能具有以下临床特点:①自身免疫性疾病患者体内可检出自身抗体和/或自身反应性T淋巴细胞;②自身抗体和/或自身反应性T淋巴细胞对自身组织发起了损伤攻击;③病情转归与自身免疫反应强度密切相关;④多数自身免疫性疾病病情迁延,发作与缓解交替出现;⑤自身免疫性疾病患者可罹患一种以上自身免疫性疾病,患者在血清上有交叉现象;⑥应用免疫抑制药物治疗可缓解疾病。

免疫耐受是特异性淋巴细胞对耐受原不产生免疫应答的现象。通过人工对免疫耐受进行重建或破坏,可影响多种疾病的发生、发展、转归,也可为疾病的防治提供新的线索。例如,在需要器官或组织移植的患者体内,建立诱导性的免疫耐受,使其对移植器官或组织进行免疫耐受,延长移植器官或组织的存活期,从而改善患者的病理生理状态,缓解疾病。机体长期进化出的对免疫豁免组织的免疫耐受,使得机体的这些器官免受免疫反应的侵害,保证机体内环境的平衡和生理功能的发挥,对机体的正常运转具有极其积极的意义。而机体对自身抗原的免疫耐受是正常机体免疫系统在发育中获得的有益于自身的一项技能,以保证机体的免疫平衡。一旦自身耐受被打破则会造成自身免疫性疾病的发生。自身免疫性疾病可能与环境因素(感染等)和遗传因素等其他因素有关。

第三节　免疫性内分泌疾病

人体是由多种器官组成的多系统的有机整体,每一系统在行使其功能时必然会受到其他系统的影响与调节。免疫系统也不例外,当人体自身免疫系统发生紊乱时,也会影响其他系统。当免疫系统疾病累及内分泌系统,侵害内分泌器官时,就发生了免疫性内分泌疾病(immunologic endocrine disorders)。当自身免疫累及内分泌系统单个或多个组织,造成内分泌系统紊乱,功能失常时,则称为自身免疫性内分泌疾病(autoimmune disease of endocrine glands)。

一、免疫性内分泌疾病是免疫系统攻击内分泌腺产生的免疫性疾病

免疫性内分泌性疾病(immunologic endocrine disorders)是免疫系统攻击内分泌腺,导致内分泌腺一个或多个腺体组织功能紊乱,功能失常的一类疾病。按照发生的原因可将其分为获得性免疫性内分泌疾病和自身免疫性内分泌性疾病。

获得性免疫性内分泌疾病主要是由于感染、炎症或代谢紊乱造成的累及内分泌器官的一类非自身免疫性的内分泌疾病。其发病原因并不涉及自身抗原或自身反应性T细胞。例如,2型糖尿病,或由肥胖导致的免疫性内分泌疾病。2型糖尿病主要是患者体内胰岛素的一种相对缺乏而导致的糖尿病,也就是说,患者体内产生胰岛素的能力并非丧失,而是对胰岛素产生了相对

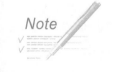
Note

的抵抗作用所诱发的疾病。近年来的研究认为,免疫调节的异常和 T 细胞的异常活化,IgA 抗体显著升高,这些研究结果都表面免疫系统的失调可能在 2 型糖尿病的发生中也起到了非常重要的作用。因此,2 型糖尿病也被认为是一种获得性免疫性内分泌疾病。

自身免疫性内分泌疾病(autoimmune disease of endocrine glands)主要是自身免疫累及内分泌系统的多个腺体组织造成内分泌系统的紊乱,功能失常的一类自身免疫性疾病。这类疾病包括 1A 型糖尿病、Graves 病、桥本氏甲状腺炎(Hashimoto's thyroiditis)又称为淋巴瘤性甲状腺肿、Addison 病以及其他由自身免疫介导的内分泌组织失常的疾病。此类疾病的发生发展阶段都起始于遗传的易感性,并在环境因素的诱导下,活化自身免疫,最终导致代谢紊乱进而造成明显的疾病症状。

自身免疫性内分泌疾病的描述则始于 1951 年,Voisin 和 Barber 首次报道了睾丸炎。5 年后,Rose,Roitt 和 Adams 报道了甲状腺炎和 Graves 病也是一种自身免疫性内分泌疾病。1958 年,Colover 和 Glynn 描述了 Addison 病。1962 年 Goudie 和 Pinkerton 提出了下垂体炎。1967 年,Seeman 发现了甲状旁腺功能减退疾病也与自身免疫性疾病相关。1968 年 Invine 和 Drury 报道了卵巢炎。1974 年,Bottazzo 提出了 1 型糖尿病。这些累及六大基本内分泌腺的疾病至此都被发现且被定义与自身免疫性疾病相关。

自身免疫性内分泌疾病是由机体本身产生的抗自身抗原的抗体或自身反应性 T 细胞介导的,主要攻击内分泌腺体,造成内分泌系统紊乱、功能失常的一类自身免疫性内分泌疾病。按照累及的内分泌器官是否独立,可将其分为器官特异性的自身免疫性内分泌疾病和系统性自身免疫性内分泌性疾病。

器官特异性的自身免疫性内分泌疾病主要是指免疫系统单纯只攻击某一内分泌腺的自身免疫性内分泌疾病,但事实上,单纯地只侵害某一内分泌腺的自身免疫性内分泌疾病并非很常见。由于医疗技术和药物的限制,只能在有限的范围内说一下的几种疾病是器官特异性的自身免疫性内分泌疾病。一旦病情延续或得不到有效控制,也可累及其他可能的内分泌器官。这样的疾病主要有 1A 型糖尿病、桥本氏甲状腺炎、Graves 病、Addison 病等。

当器官特异性自身免疫性内分泌疾病发展到一定阶段,自身抗体或自身反应性 T 细胞开始攻击其他内分泌腺或器官时,就会造成系统性自身免疫性内分泌性疾病。也就是说,免疫系统不是单一侵犯一个内分泌腺的自身免疫性内分泌疾病,也称为系统性自身免疫性内分泌性疾病或称为自身免疫性多内分泌腺病综合征(autoimmune polyendocrinopathy syndrome,APS),按其病因可将其划分为主要分为两类 APS-1 型和 APS-2 型。

APS-1 型通常为单基因缺陷造成的系统性自身免疫性内分泌疾病,通常在儿童时期(2~3 岁)就开始发病,通常先以慢性皮肤黏膜念珠菌感染而率先发病,继而伴之甲状旁腺机能减低,低血压,易疲劳,然后会出现 Addison 病与性腺机能减退。上述各种病变的间隔时间不等,或只发生其中一种内分泌腺疾病。其病因主要是由于自身免疫调节基因(autoimmune regulator gene,AIRE)的突变所致。这一基因是胸腺上皮细胞的一个转录因子,主要调节自身抗原在 T 细胞成熟过程中的提呈过程,对 T 细胞在胸腺中的成熟起到非常重要的作用。当这个基因发生突变时,会造成多种自身抗原的提呈失败,使得 T 细胞在成熟过程中,无法阴性选择被删除。

APS-2 型多见于成年人,20~60 岁为发病的高峰期,尤其是女性。与 1 型的主要区别在于这是一类多基因的遗传性疾病。主要以出现 Addison 病合并自身免疫性甲状腺病或 1A 性糖尿病判断为 APS-2 型疾病,但并不出现念珠菌感染的情况。除上述疾病外,也可能伴有其他非内分泌性自身免疫性疾病,如红斑狼疮等。

若按 APS 的临床表现可将其划分为四型,APS I-IV型。其中 I 型主要为原发性肾上腺皮质功能减退、甲状旁腺功能减退以及出现皮肤黏膜念珠菌感染,也就是我们说的 APS-1 型,是一种常染色体单基因隐性遗传病。II 型主要表现为肾上腺皮质功能减退、甲状腺功能减退和/或 1A 型糖尿病,比 I 型更为常见,最初表现为低血压、四肢无力等非典型表型,直到其成年发病时才

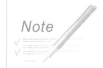

被确诊,与 HLA 的多态性有关。Ⅲ型主要是指自身免疫性甲状腺疾病合并其他自身免疫性疾病但没有肾上腺皮质功能减退或 1A 型糖尿病的出现。Ⅳ则是指两种或两种以上,但不属于上述三种 APS 的内分泌腺自身免疫性疾病。

除此以外,还有系统性自身免疫病累及内分泌腺的一些疾病,如严重的 SLE 患者由于自身免疫紊乱,可能合并患有 1A 型糖尿病、Graves 病等自身免疫性内分泌疾病,但其发病的最根本原因并不是机体对内分泌腺的自身抗原产生了免疫应答反应。

下面我们就具体地讨论单一的自身免疫性内分泌疾病的发病机制和常见的几种单一自身免疫性内分泌疾病。

二、影响自身免疫性内分泌性疾病的发病因素及免疫学诊断和治疗

自身免疫性内分泌疾病的发病原因并未完全明了,并且各个自身免疫性内分泌疾病的发病原因也不尽相同,但遗传因素和环境因素均起到非常重要的作用。随着对自身免疫性内分泌疾病的病因和发病机制的深入认识,也不断提高了对该类疾病的诊治水平。

（一）影响自身免疫性内分泌疾病的发病因素

自身免疫性内分泌疾病的发病原因比较复杂,目前认为与遗传和环境因素的共同作用有关。

1. 遗传因素　由于自身免疫性内分泌疾病是自身免疫性疾病的一类,故而影响其发展的遗传因素主要有 MHC、TCR、BCR、Ig 基因的多态性,以及在 GWAS 分析中获得的并在后续研究中证实的可能参与自身免疫性内分泌性疾病的其他基因。如与 1A 型糖尿病强烈相关的基因 HLA DR3 和 HLA DR4;PTPN22 基因与多种自身免疫性疾病都相关,如 1A 型糖尿病、桥本氏甲状腺炎、Graves 病、Addison 病等。说明遗传在自身免疫性内分泌疾病的发生、发展过程中都具有很重要的作用。

2. 环境因素　感染可能是自身免疫性内分泌疾病的一个诱发因素。感染的发生也许会导致机体免疫耐受遭到破坏,或导致机体的免疫调节失衡,最终表现为发生自身免疫性疾病。一旦内分泌腺的自身抗原暴露,或针对内分泌腺的自身反应性淋巴细胞被激活,那么就会表现出自身免疫性内分泌疾病。也有报道碘的过量摄入也有可能导致桥本氏甲状腺炎的发生。故而,环境因素在自身免疫性内分泌疾病的发病、发展过程中也起到了一定的作用。

（二）自身免疫性内分泌疾病的免疫学诊断和治疗策略

自身免疫性内分泌疾病在免疫学上的诊断主要是通过血清学诊断其特异性的自身抗体,当然也要结合其疾病本身的特点、患者的病史、实验室各种指标的检查,比如某些遗传升高的 C-反应蛋白等方可进行诊断。单器官性的自身免疫性内分泌疾病还可做活检,进行免疫荧光诊断。一般针对自身免疫性疾病的治疗策略,比较保守的是应用免疫抑制剂或抗炎药物,以控制免疫应答产生的炎症反应。当然,对罹患自身免疫性内分泌疾病的患者,还得辅以激素的替代疗法,以保证内分泌器官分泌的激素水平不因器官本身出现问题而受到限制。随着科学技术的进步,也可应用器官或组织的异体移植,通过手术的方法更换正常的内分泌器官。如移植胰岛 β 细胞给 1A 型糖尿病患者。当然还有其他非药物的治疗,比如通过食用 Ω-3 不饱和脂肪酸来消除花生四烯酸产生的影响,有助于患者症状的减轻。

三、常见的自身免疫性内分泌疾病

自身免疫性疾病有几百种,其中自身免疫性内分泌病占有相当的比例,下面简单介绍几种常见的自身免疫性内分泌病。

（一）1A 型糖尿病

1A 型糖尿病(type 1A diabetes)也称为胰岛素依赖性糖尿病,是一种由免疫介导的糖尿病,表现为胰岛 β 细胞的损伤进而造成完全的胰岛素缺乏。正常生理条件下,胰岛素的主要功能是将葡萄糖等其他来源的食物转化为正常活动所需的能量。由于 1A 型糖尿病患者体内的胰岛 β

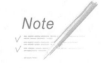
Note

细胞遭受破坏而不能产生足量的胰岛素供日常所需而引发糖尿病。因此,罹患此病的患者易出现高血糖和糖尿,并伴有多尿、口渴、易饥饿和体重下降等症状。目前几乎没有根治此病的方法,患者必须终身注射胰岛素,亦或移植正常的胰岛 β 细胞。

1. 流行病学和临床改变 1A 型糖尿病是儿童和青少年罹患糖尿病的主要类型,根据世界卫生组织多国儿童糖尿病项目的调查说明,1A 型糖尿病的发病率仍在上涨。1A 型糖尿病的临床表现为:儿童或青少年多发,发病时,出现口渴、多饮、多尿、多食,但机体无力,体重下降剧烈,消瘦明显。终身都得依赖胰岛素进行治疗。

2. 病理机制 1A 型糖尿病是一种 T 细胞介导的疾病,主要是 T 细胞浸润胰岛造成胰岛炎并最终导致胰岛 β 细胞死亡,造成胰岛素分泌不足,从而引起胰岛素依赖的糖尿病的发生。图 9-3 所示即为 1A 型糖尿病发生的各个阶段。

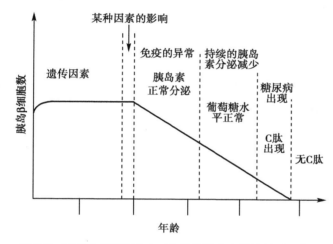

图 9-3 胰岛 β 细胞损失与 1A 型糖尿病病程的关系示意图

自身抗体所识别胰岛细胞产生自身抗原,作为 1A 型糖尿病发生的前兆,而机体为保证足够的胰岛素维持血糖的平衡就要有一定数目的胰岛 β 细胞的存在,这种对 β 细胞的需求和对其的进攻一旦失衡,就会导致糖尿病。现在的研究发现,在此类疾病的发展过程中有四种特殊的自身抗体也许可以作为 1A 型糖尿病不同阶段的标志分子对该病的阶段进行归类:抗 GAD65,抗 ICA512,抗胰岛素和抗 ZnT8。随着自身抗体的产生,胰岛素的缺乏会表现得越来越严重,最后,会出现 C 肽的缺失,最终使得病人的机体表现出糖尿病的症状。

现有的对自身免疫在这种糖尿病中所起作用的认识绝大多数是来自动物实验的研究。其中,非肥胖型糖尿病小鼠(non obese diabetic,NOD)是一个自发 1A 型糖尿病的动物模型,病理学观察发现,NOD 小鼠自身免疫性胰岛炎最早发生于 4 周龄,发病后,充分表现了糖尿病的多种生理病理指征:尿频、多饮、高血糖、体重下降迅速,最后可致昏迷死亡。

现有的针对该疾病的免疫损伤机制研究认为这是一个有自身反应性 T 细胞通过特异性细胞毒作用引发的自身免疫性疾病。机体存在着针对胰岛 β 细胞的自身反应性 T 细胞,可持续的杀伤胰岛 β 细胞导致胰岛素的分泌不足,胰岛细胞数量和该病之间的关系详见图 9-3。因为体内维持血糖平衡的分泌胰岛素的胰岛 β 细胞的破坏,导致胰岛素分泌不足,机体血糖平衡遭受破坏,从而发生高血糖和糖尿,表现为尿频、饥渴、高血糖、迅速消瘦,除了可表现为高血糖外,罹患此类疾病的患者也可能表现出低血糖造成痉挛或意识丧失,昏迷等症状。但至今研究者们仍然无法获得针对胰岛 β 细胞的自身反应性 T 细胞,即使是在 NOD 小鼠上也没有发现。所以,现在对 1A 型糖尿病的自身免疫学诊断仍然依赖于血清中的自身抗体。

3. 致病因素

(1) 遗传因素:调查发现,在美国约有 150 万人患有 1A 型糖尿病,其中 10% 是儿童。几乎

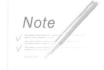

每20年患病率就会翻一番。研究表明,患有1A型糖尿病的双亲的小孩中患有1A型糖尿病的概率约为1/20;同卵双胞胎罹患1A型糖尿病的可能性则超过60%;双亲单方患有1A型糖尿病的子代中,父亲患有1A型糖尿病的要比母亲患有1A型糖尿病的子代可能罹患1A型糖尿病的概率更高。

现有的基于1A型糖尿病的遗传因素的研究主要集中在HLA复合体上。其中,DQ和DR是研究最多的两个基因。这两类基因表达的分子主要表达于抗原提呈细胞,如巨噬细胞、树突状细胞和B细胞上,并提呈抗原给CD4⁺T淋巴细胞。DR3和DR4与1A型糖尿病的关系密切,其中,90%的患有1A型糖尿病的患者具有其中一个或两个单倍型。每一个DR和DQ的氨基酸序列都是唯一的,鉴于此,每个序列都给予了一个编号。由于DRA不发生变异,对于单倍型的检测集中于DRB、DQA和DQB基因。高风险的DR4变异发生在DRB1＊0401,DRB1＊0402,DRB1＊0405和DQA1＊0301,DQB1＊0302;DR3的高风险变异则发生在DR3DQB1＊0201/DR4 DQB1＊0302,其中30%～50%的儿童发生1A型糖尿病都可以检测到这个基因型;美国科罗拉多州丹佛市罹患1A型糖尿病的人群中,5周岁前的儿童约50%都可检出DR3/4的杂合子,青年人为30%。

除HLA基因外,其他基因,如PTPN22(protein tyrosine phosphatase non-receptor 22),CD 25(interleukin-2 receptor alpha chain),CTLA4(cytotoxic T lymphocyte associated antigen 4)等也与1A型糖尿病的相关,基于单核苷酸多态性的大样本人群研究指出,这些基因的多态性可能会增大罹患该病的风险。近年来的GWAS研究也指出两外两个位点UBASH3A和BACH2与1A型糖尿病有关。

(2)环境因素:1A型糖尿病近年来以每年3%～5%的患病率呈现逐年攀升的趋势,而这一速率是过去50年所未见的,这也不能单纯的用遗传因素来解释了。并且这些增长的患病率主要集中在5周岁以前的儿童。这些现象提示环境因素可能也是诱发这一疾病的原因之一。但若在儿童成长早期给予Ω-3脂肪酸或者维生素D也许可以降低儿童罹患1A型糖尿病的风险。而其他研究则指出在α-干扰素的刺激下,机体有可能会出现抗胰岛的自身抗体并且会发展为1A型糖尿病。动物模型研究也支持这一观点,用polyIC诱导α-干扰素可产生胰岛素抵抗和糖尿病。故而病毒感染进而激发的抗病毒反应中释放的α-干扰素也可能成为1A型糖尿病发病的环境因素之一。

4. 免疫和分子生物学诊断和治疗　对1A型糖尿病患者首先要检测其体内胰岛素的含量,这一含量可从侧面反映胰岛功能的变化情况。其次1A型糖尿病患者可通过对自身抗体的检测来观察自身免疫反应的情况。现在主要应用的1A型糖尿病检测的主要自身抗体为以下四类:GAD65自身抗体,主要检测的是谷氨酸脱羧酶的自身抗体;IA-2自身抗体,主要检测胰岛相关抗原2的自身抗体;胰岛素的自身抗体和ZnT8自身抗体,主要检测zinc T8转运子的自身抗体。如果机体表达两种或两种以上的自身抗体,其罹患1A糖尿病的可能性则高达90%以上。只能检出单个自身抗体的人群患病率则降至20%以下。

根据NOD小鼠和BB(Bio Breesing)大鼠的研究,T细胞是胰岛β细胞损伤主要参与者,这也给1A型糖尿病的早期诊断提供了线索。也就是说,在1A糖尿病的早期,患者会分泌胰岛素,但是在胰岛中却有CD8⁺T细胞的浸润。并且,将没有罹患1A糖尿病的同卵双胞胎的胰岛移植给1A糖尿病的双胞胎,移植的胰岛会正常分泌胰岛素,而1A糖尿病双胞胎的疾病也会治愈。现在也发现,在1A糖尿病的患者胰岛中有单核细胞的浸润,这种浸润可减少胰岛β细胞,从而也成为诊断1A糖尿病的指征之一。

1A型糖尿病的首选治疗仍然是给予患者胰岛素。鉴于患者的发病阶段及其疾病的复杂性,现有的胰岛素给予方式也分多种,例如,在皮下包埋一个电子探测器设备用以监控血糖浓度,在提供给机体不同浓度的胰岛素,进而控制体内的血糖浓度。尽管医疗设备不断地推陈出新,但是一旦丧失了大多数的胰岛β细胞,糖尿病的病情控制就显得不是那么简单了,各种慢性

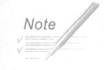

或者急性的并发症将会使治疗变得异常复杂。

在 1A 糖尿病的动物模型中,可利用非传统的疫苗(比如胰岛素或 GAD 的肽段)修正或更改潜在的自身免疫反应,从而阻止或延缓糖尿病的发生。对于 NOD 小鼠来说,注射胰岛素可以阻止糖尿病的发生。然而,在近期的临床研究中发现,低剂量注射修饰过的胰岛素对糖尿病的发病并没有显著的延迟作用。发生 1A 型糖尿病前若给予一定剂量的环孢霉素(cyclosporine),最早作为抗排斥使用的一种药物,可以维持 C 肽的分泌(C 肽,可用以衡量胰岛 β 细胞的数量),从而改善血糖的浓度,维持机体代谢平衡。一旦 1A 型糖尿病发病,环孢霉素则无法发挥其对胰岛 β 细胞的保护作用。与此同时,其他免疫抑制药物或者免疫修饰药物仍在研究中。

除以上利用药物或者生物活性模拟物进行治疗外,胰腺的移植或胰岛细胞的移植也成为治疗 1A 型糖尿病或者低血糖症的方式之一。移植成功的患者可获得立竿见影的效果,低血糖或者高血糖则不药而治。但是终身胰岛移植成功的患者非常少见,但若同时连用免疫抑制药物可使 1 年期移植成功率超过 85% 。

(二) 毒性弥漫性甲状腺肿

Robert Graves 在 1835 年首次发现这种病与甲状腺肿、心悸和眼球突出相关。毒性弥漫性甲状腺肿,顾名思义,是一种弥漫的增生性甲状腺肿,伴有甲状腺功能亢进,导致血清中产生抗促甲状腺激素受体(thyroid stimulating hormone receptor,TSHR)的抗体(thyroid-stimulating antibody,TSAb),从而引发的自身免疫性疾病,也称为 Graves 病(Graves' disease)。TSAb 与甲状腺细胞上的 TSHR 结合并活化 TSHR,促进甲状腺激素的合成,使患者出现甲状腺功能亢进的状态。这种疾病还可累及眼睛,被称为甲状腺突眼病(Graves' ophthalmopathy);也可皮肤,损害真皮层,或造成黏液腺水肿,但机制尚未明晰。

1. **临床改变**　毒性弥漫性甲状腺肿是一种甲状腺功能亢进的疾病,主要表现为:弥漫性甲状腺肿伴有甲亢症状、浸润性突眼、胫前黏液性水肿。

2. **病理机制**　患者的甲状腺肿弥散分布有多种淋巴细胞的浸润,并且对一系列的甲状腺抗原,尤其是甲状腺过氧化物酶、TSHR、甲状腺球蛋白、钠碘共转运子(sodium-iodide cotransporter)非常敏感。TSAb 持续高表达,进而持续性刺激甲状腺细胞分泌过多的甲状腺激素,导致患者甲状腺功能亢进。但 TSAb 还可促使甲状腺细胞产生 cAMP,然而在患者体内还存在着甲状腺激素抑制物的自身抗体,这种抗体通过检测甲状腺细胞分泌的 cAMP 来调节甲状腺细胞分泌甲状腺激素的多少,从而避免甲状腺产生新的甲状腺毒作用。而这种甲状腺激素抑制物可能是用以调节机体的甲状腺激素水平不致过高的因素之一。综上所述,TSAb 的作用具有双面性。而 TSAb 的产生依赖于 T 细胞识别 TSHR 的表位。虽然 TSAb 是造成甲状腺功能亢进的主要原因,但是也有报道在一些患者体内 TSAb 的滴度并不高。这也可能是由于检测方法的低敏感性,误诊等原因造成的。

造成甲状腺突眼症的原因可能是在甲状腺和眼睛上共同具有一种或多种抗原引起自身免疫反应,而 TSHR 也可表达与眼部的成纤维细胞上,并且在突眼的动物模型中也可检测到由 T 细胞分泌的 IL-4 和 IL-10。所以,现有的理论认为,眼部可能表达 TSHR 或者与之相似的蛋白质,造成了 TSAb 对其进行攻击。

3. **致病因素**　同卵双胞胎同时罹患此类疾病的概率约为 20% ,而异卵双胞胎同时罹患此类疾病的概率则低得多。在白种人中,HLA-DR3 和 HLA DQA1 * 0501 与该病相关,而 HLA DRB1 * 0701 则起到保护性作用。另外此种疾病还与 CTLA-4 基因的多态性有关。连锁分析表明,染色体 14q31,20q11.2 和 Xq21 与此病的遗传易感性有关。

4. **免疫和分子生物学诊断和治疗**　该病的诊断主要基于甲状腺功能亢进的临床和生化指标。

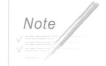

Note

逾50%的毒性弥漫性甲状腺肿的患者在接受抗甲状腺药物并摄入一定量的碘一年后仍然复发此病。但若对患者进行TSHR自身抗体或是甲状腺细胞生物功能检测则可为该病的治疗和监测提供非常良好的指标。

有效地阻止新生儿毒性弥漫性甲状腺肿的方法是对其母体进行TSHR抗体治疗。怀孕时甲状腺自身抗体的滴度会下降,加之产生的滋养层因子是良好的免疫抑制剂,所以通过置换的方法去除母体抗体成为治疗此种疾病的方法之一。

现阶段对于毒性弥漫性甲状腺肿的治疗主要包括抗甲状腺药物、放射性碘疗和手术。抗甲状腺药物一般是有效的,但是间断治疗则会复发。在美国,放射性碘注射也成为较为流行的一种治疗手段。手术切除甲状腺是非常地有效,但是也有可能造成医源性的甲状腺功能亢进。故而,至今仍没有一种行之有效的、治疗此病的完美方案的出现。

(三) 桥本甲状腺炎

桥本甲状腺炎(Hashimoto thyroiditis,HT)主要发生于中年女性,呈现慢性自身免疫性甲状腺炎,是日本人Hashimoto在1912年报道的。HT的主要特征为甲状腺聚集有大量的淋巴细胞、浆细胞以及多核巨细胞,伴有上皮细胞的变大、细胞内线粒体的增加、嗜酸性的胞质等特点。HT区别于毒性弥漫性甲状腺肿的主要在于前者甲状腺肿大,但很少出现甲状腺功能亢进,相反地,会逐渐发展为甲状腺功能减退。

1. 临床改变　临床上以甲状腺肿大并可检出甲状腺自身抗体为特点,患者的甲状腺质地坚韧、双侧对称、无痛性肿大,是临床上最常见的甲状腺炎。

2. 致病机制　T细胞在HT的发生发展中起到非常关键的作用,可以与甲状腺滤泡细胞和胞外基质相互作用,可直接通过其细胞毒作用摧毁甲状腺或者通过分泌的细胞因子对甲状腺进行影响。

现已从不同的HT患者中分离出可直接杀伤甲状腺滤泡细胞的T细胞克隆。而T细胞产生的细胞因子如IL-1β、IL-6、IL-2、IL-8和IL-10也参与了甲状腺炎的发生发展。细胞黏附分子如1型细胞间黏附分子、CD44、淋巴细胞功能相关分子3和中性粒细胞黏附分子可能在这一疾病中也发挥了相应的作用。

大多数自身免疫性甲状腺功能亢进的HT患者都可检测到甲状腺球蛋白和甲状腺过氧化物酶的抗体。甲状腺球蛋白的抗体不但可在大多数自身免疫性甲状腺疾病中检出,也可偶发地在一些病毒感染或者健康的个体中检出。故而甲状腺球蛋白的自身抗体呈现阳性并不足以说明有甲状腺的失常,但是也不能排除其在甲状腺炎中作用。甲状腺过氧化物酶是一个主要的自身抗原,并且甲状腺过氧化物酶的自身抗体与疾病的活动程度关系密切。但是现在并不清楚这些自身抗体是启动了免疫反应,还是作为一个继发现象存在于甲状腺炎的发病过程中。

3. 致病因素　甲状腺炎呈现出家族聚集现象,常合并其他自身免疫性疾病,如1A型糖尿病。环境因素的影响主要包括病毒感染以及日常摄入过量的碘化物。

4. 免疫和分子生物学诊断和治疗　甲状腺炎主要是基于1975年Fisher提出的5项指标进行诊断的,至今也并未有太大改变。这5项指标主要为:①甲状腺肿大,质地坚韧,表面不平或者结节;②甲状腺球蛋白抗体和甲状腺过氧化物酶抗体阳性;③血液促甲状腺激素水平升高;④甲状腺扫描有不规则浓聚或稀疏;⑤过氯酸钾排泌试验阳性。

持续性的检测甲状腺功能对于控制甲状腺炎的复发是非常重要的。HT患者的病程一般和炎性甲亢相同,多数不需要治疗,一过性的甲亢可给予患者β受体阻滞剂对症处理即可。

(四) Addison病

1849年,Thomas Addison描述了一类肾上腺疾病患者死于严重贫血的病案。Addison病

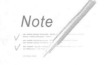

（Addison's disease），又称为原发性慢性肾上腺皮质功能减退症（chronic adrenocortical hypofunction），是累及肾上腺皮质的慢性自身免疫病，其特征为缺乏肾上腺皮质激素即皮质醇而引起的疾病。当肾上腺皮质醇缺乏后，引起的负反馈进而造成促肾上腺皮质醇激素分泌增加。发达国家，肾上腺功能不足的原因75%～80%是由于自身免疫性疾病。而Addison病的患者终身都有罹患其他的自身免疫性疾病的风险。

1. 临床改变　Addison病的临床表现主要为皮肤黏膜色素沉着、低血压、易疲倦乏力等，病理检查可见肾上腺组织萎缩、肾上腺正常结构完全或严重损毁、单核细胞、淋巴细胞、浆细胞、巨噬细胞等免疫细胞浸润严重。

Addison病呈现出三个较为典型的临床表现，如图9-4所示。

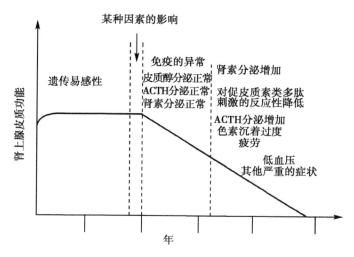

图9-4　Addison病的发展阶段示意图

2. 致病机制和致病因素　Addison病的特异性抗体是肾上腺皮质21-羟化酶。超过90%的Addison病患者均可检出21-羟化酶的自身抗体。虽然这一自身抗原在该病中的致病机制尚未明晰，但是这一自身抗体在临床诊断中却是一个精确度很强的指标。

HLA B8和DR3基因与Addison病关系密切。近年来的遗传基因分析指出，亲本的基因HLA-DR4半倍型DRB1*0404，DQ8对其子女患有Addison病的影响巨大。另一高风险的基因型和1A糖尿病的基因型相似DR3/4，DQ2/DQ8。此外，一个非典型的HLA分子MIC-A也与Addison病有关。

3. 免疫和分子生物学诊断和治疗　Addison病的诊断主要是通过检测血清中肾素和促肾上腺皮质激素的水平是否要高于正常值。一般情况下，高于正常值的疑似病患中，超过90%的患者存在21-羟化酶自身抗体。对于Addison病患者来说，需要终身服用氢化可的松即皮质醇或氟氢可的松进行替代治疗，并且这些病人也更容易并发其他的自身免疫性内分泌疾病。

综上所述，当免疫系统疾病累及内分泌系统，侵害内分泌器官时，就发生了免疫性内分泌疾病（immunologic endocrine disorders）。当自身免疫累及内分泌系统单个或多个组织，造成内分泌系统紊乱，功能失常时，则称为自身免疫性内分泌疾病（autoimmune disease of endocrine glands）。自身免疫性内分泌疾病通常可检出自身抗体和自身反应性T细胞的存在，这些自身反应性淋巴细胞及其分泌的抗体、细胞因子或趋化因子使免疫系统特异地攻击内分泌腺，造成内分泌腺功能紊乱、丧失，最终表现为内分泌系统疾病。因此这些疾病的诊断除一般的诊断指标外，还需要对患者进行血清学检测，检测自身抗体的存在。这些疾病的治疗除给予激素进行补偿外，还需要给予免疫抑制药物或抗炎药物进行治疗。

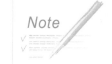

Note

本章小结

免疫系统是多细胞动物在进化过程中形成的识别自我和非我,保障机体不受外源微生物侵害的重要防御系统。当然,免疫系统除最基本的免疫防御功能之外,还具有免疫自稳和免疫监视的作用。

免疫系统通过免疫细胞及其分泌的细胞因子及其他分子进行免疫应答,维持机体内环境稳定。机体的免疫器官既是免疫细胞发育、分化、成熟的场所,又是机体建立中枢免疫耐受的场所。一旦免疫耐受被打破或免疫调节失控,就会出现自身免疫,若自身免疫影响机体的正常生理过程,就造成了自身免疫性疾病的发生。

当免疫反应累及机体的内分泌腺时,就发生了免疫性内分泌疾病。当免疫性内分泌疾病的病因是由于出现自身抗原进而引起机体的自身免疫应答时,称为自身免疫性内分泌疾病,造成内分泌腺功能丧失,内分泌系统紊乱。虽然,我们已经知道这些自身免疫性内分泌疾病的病因是内分泌腺出现了自身免疫反应,但很多具体的机制尚未阐明,还需要更深入的研究,才能真正地了解疾病发生、发展、转归的过程,从而为更好的治疗疾病奠定理论基础。

思考题

1. 体液免疫和细胞免疫的主要参与者都有哪些? 各自有何特点?
2. T 细胞是如何分化成为一个成熟且具有功能的 T 细胞的?
3. 自身耐受是如何发生的?
4. 器官特异性自身免疫性疾病都有哪些? 主要的发病机制是什么?
5. 自身免疫性内分泌疾病,如 1A 型糖尿病的发病机制是什么? 其免疫学的诊断指标有哪些?

参考文献

1. Peter J. Delves, Seamus J. Martin, Dennis R. Burton, et al. Roitt Roitt's Essential Immunology, 12th ed. April 2011, © 2011, Wiley-Blackwell.

2. Abul K. Abbas, MBBS, Andrew H. Lichtman, et al. Cellular and Molecular Immunology, 7th ed. © 2014 Elsevier Inc.

3. 何维. 医学免疫学. 第 2 版. 北京:人民卫生出版社,2011.

4. 龚非力. 医学免疫学. 北京:科学出版社,2002.

5. Devendra D, Eisenbarth GS. Immunologic endocrine disorders. J Allergy Clin Immunol 2003; 111:S624-636.

6. Michels AW, Eisenbarth GS. Immunologic endocrine disorders. J Allergy Clin Immunol 2010; 125:S226-237.

7. Jennifer M. Barker M. D. Autoimmune endocrine disorders. Pediatric Endocrinology Contemporary Endocrinology 2013, pp 569-578.

8. Adorini L, Penna G. Control of autoimmune diseases by the vitamin D endocrine system. Nat Clin Pract Rheumatol 2008;4:404-412.

9. Anderson MS. Update in endocrine autoimmunity. J Clin Endocrinol Metab 2008;93:3663-3670.

（吕社民　徐晶）

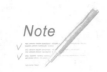

第十章　内分泌系统药理学

　　人体内分泌系统主要包括垂体、甲状腺、甲状旁腺、性腺、肾上腺和胰岛,分泌各种激素,和神经系统一起调节机体的生长发育、各种代谢、维持内环境的稳定。正常情况下,机体各种激素分泌保持平衡,如病理状态下,激素分泌水平过多或过少,引起内分泌系统紊乱,导致生理功能的亢进或减退。内分泌腺功能亢进可给予手术治疗、放射性核素治疗和药物治疗,内分泌腺功能减退可给予外源性激素替代治疗或补充治疗。本章重点介绍肾上腺皮质激素类药物、甲状腺激素和抗甲状腺药物、胰岛素和口服降糖药。

第一节　肾上腺皮质激素类药物

　　肾上腺皮质激素(adrenocortical hormones)是肾上腺皮质所分泌的激素的总称,其基本结构为甾核,属于甾体类化合物。肾上腺皮质由外向内依次分为球状带、束状带及网状带三层。球状带约占皮质的15%,主要合成醛固酮(aldosterone)和去氧皮质酮(desoxycorticosterone)等盐皮质激素(mineralocorticoids);束状带约占皮质的78%,主要合成氢化可的松(hydrocortisone)、可的松(cortisone)等糖皮质激素;网状带约占皮质的7%,主要合成性激素(sex hormones)。肾上腺皮质激素的分泌和产生受促肾上腺皮质激素(adrenocorticotropic hormones,ACTH)的调节,ACTH的分泌受昼夜节律影响,与促肾上腺皮质激素和肾上腺皮质细胞表面的特异性受体结合,激活G蛋白偶联反应,使细胞内cAMP浓度增加,进而激活肾上腺皮质类固醇合成的限速步骤,合成和释放肾上腺皮质激素。临床常用的皮质激素主要是糖皮质激素(图10-1)。

　　20世纪20年代,人们认识到肾上腺皮质对于维持人体机能的重要性。首先从肾上腺皮质提取物中制备了可的松并开始用于临床研究,发现可的松本身并无生物活性,其代谢产物氢化可的松具有治疗作用。同时ACTH作为药物开始应用于临床。近年来对肾上腺皮质激素类药物的快速作用及膜受体的新认识,使激素的作用机制得到了新的阐明,为临床应用提供了丰富的理论依据。大剂量激素用于治疗对激素敏感的某些严重疾病,可能与非基因效应有关。随着对激素作用机制的深入研究,该类药物的临床合理应用必将得到提高。

一、化学结构与构效关系

　　肾上腺皮质激素的基本结构为甾核,其共同的结构特点为甾核A环的$C_{4,5}$之间为一双键,C_3上有酮基,C_{20}上有一个羰基,这些结构特点对于保持其生理功能是必需

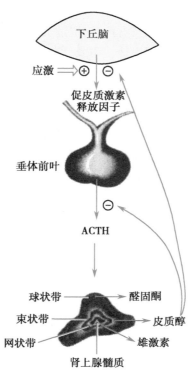

图10-1　肾上腺皮质激素的分泌调节
注"+"表示促进;"-"表示反馈性抑制

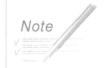

Note

的。糖皮质激素的结构特征是在甾核 D 环的 C_{17} 上有 α 羟基,而在 C 环的 C_{11} 有氧(如可的松),C 环的 C_{11} 有羟基(如氢化可的松),该类皮质激素具有较强的影响糖代谢及抗炎等作用,而对水、盐代谢的作用相对较弱。盐皮质激素的结构特征是在甾核 D 环的 C_{17} 无 α-羟基及 C 环的 C_{11} 无氧(如去氧皮质酮),或虽有氧但与 18 位碳结合(如醛固酮),该类皮质激素具有较强的影响水、盐代谢作用,而对糖代谢的作用相对较弱。通过对肾上腺皮质激素结构进行改造,合成了一系列临床疗效高、副作用小的皮质激素类药物,主要有以下几种:

(一)引入双键

如将 1 位和 2 位碳之间改成不饱和的双键,会通过其加氢还原灭活反应减弱,而使其抗炎和对糖代谢的作用增加,同时减小对电解质代谢的影响,如可的松成为泼尼松,而氢化可的松则成为泼尼松龙。

(二)引入氟

通过结构上氟的引入,可以显著增加抗炎与水钠潴留作用。如当氢化可的松 9α 位上引入氟,则变为氟氢可的松;当在 6α 和 9α 位上均引入氟,则变为氟氢松。

(三)引入甲基

当泼尼松龙在 6α 位引入一甲基,则变成甲泼尼龙,抗炎作用明显增强。当氟氢可的松的 16α 位引入甲基,则变成地塞米松;当氟氢可的松的 16β 位引入甲基,则成为倍他米松,达到增强抗炎作用和延长作用时间。

(四)引入羟基

当在 16α 位引入羟基,成为 9α-氟-16α-羟泼尼松即曲安西龙,可增强抗炎作用,同时对水钠潴留作用无变化(图 10-2)。

二、糖皮质激素

糖皮质激素的作用复杂,而且与剂量相关。糖皮质激素在生理情况下主要影响正常物质代谢;在应激状态下机体可大量分泌,通过允许作用等使机体适应内外环境变化;超生理剂量情况下,则具有抗炎、抗过敏、抗休克和抑制免疫反应等多种药理作用。糖皮质激素临床应用广泛,不适当地使用或长期大剂量应用可导致多种不良反应和并发症,甚至危及生命,值得重视。

(一)体内过程

注射、口服均可。口服可的松或氢化可的松后 1~2 小时血药浓度达高峰,氢化可的松的血浆 $t_{1/2}$ 为 80~144 分钟,作用持续 8~12 小时。氢化可的松进入血液后约 90% 与血浆蛋白呈可逆性结合,具有活性的游离型约占 10%。其中约 80% 与皮质激素运载蛋白(corticosteroid binding globulin,CBG)结合,CBG 在肝中合成,受多种因素影响。雌激素促进 CBG 合成,在妊娠时雌激素水平增加,血浆中 CBG 浓度增高 2~3 倍,游离型激素减少;肝、肾疾病时,CBG 减少,游离型激素增多。

糖皮质激素在肝脏中代谢转化,首先是第 4 位碳(C_4)和第 5 位碳(C_5)的双键被加氢还原;随之第 3 位碳原子上的酮基由羟基取代,进而羟基与葡萄糖醛酸或硫酸结合,而由尿中排出。可的松与泼尼松等第 11 位碳原子(C_{11})上的氧,在肝中转化为羟基,生成氢化可的松和泼尼松龙才有活性。

因此,当肝、肾功能不全时,糖皮质激素药物的血浆 $t_{1/2}$ 延长;严重肝功能不全的患者只能用氢化可的松或泼尼松龙;苯巴比妥、苯妥英钠和利福平等肝药酶诱导剂与糖皮质激素合用时,可加快其分解,故须增加糖皮质激素的用量;甲状腺功能亢进时,可使肝灭活皮质激素加速,$t_{1/2}$ 缩短。

常用糖皮质激素类药物的比较见下表(表 10-1)。

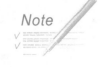

Note

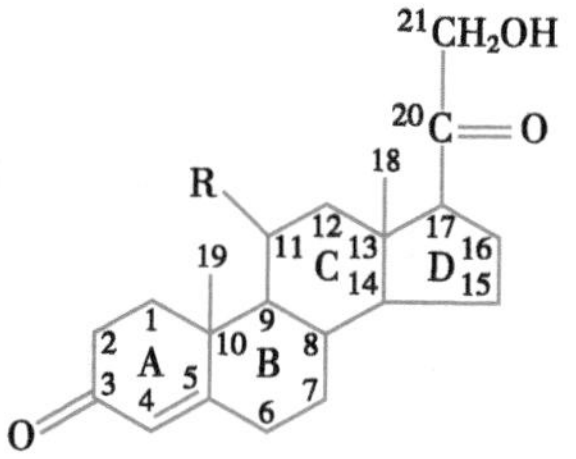

肾上腺皮质激素的基本结构 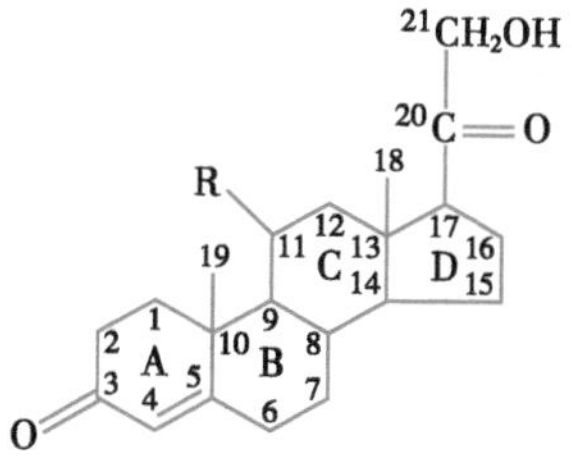　　去氧皮质酮 desoxycortone 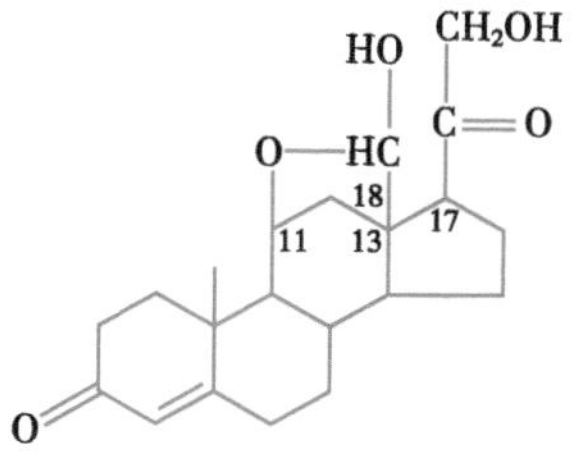　　醛固酮 aldosterone

盐皮质激素

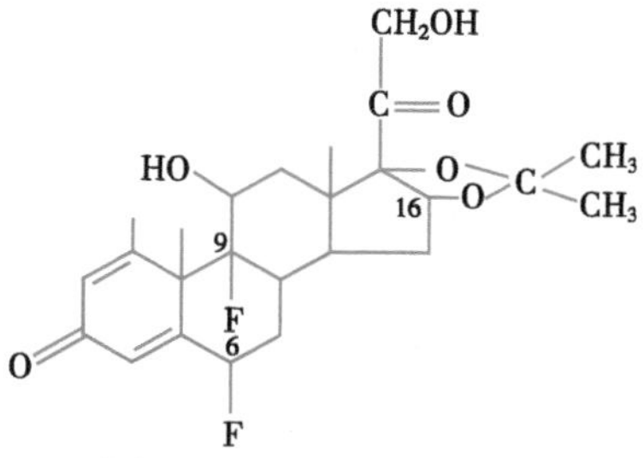

氟轻松 fluocinolone acelonide 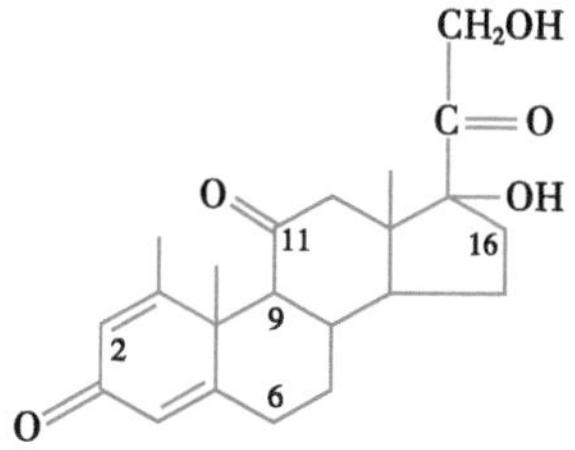　　泼尼松 prednisone 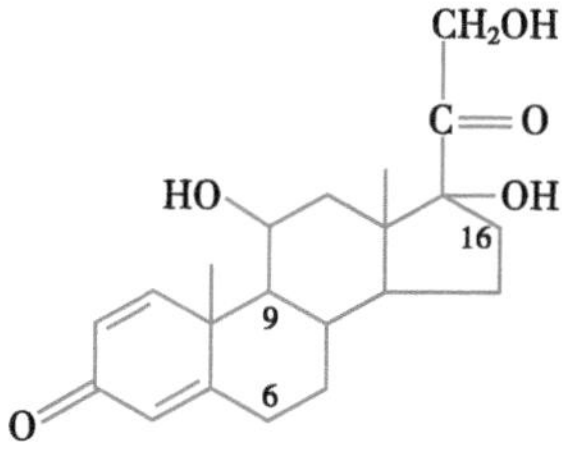　　泼尼松龙 prednisolone

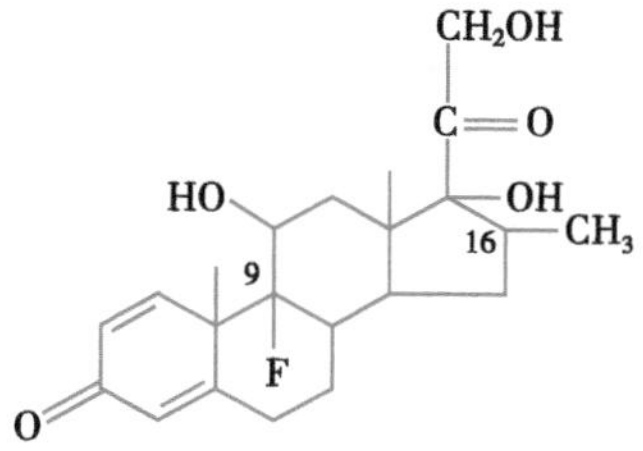

地塞米松 dexamethasone 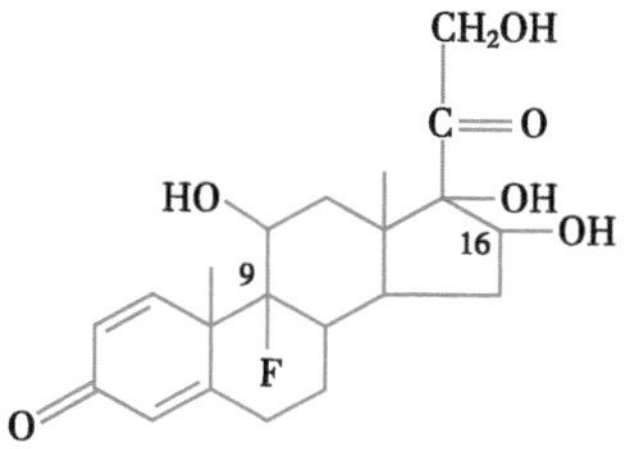　　曲安西龙 triamcinolone

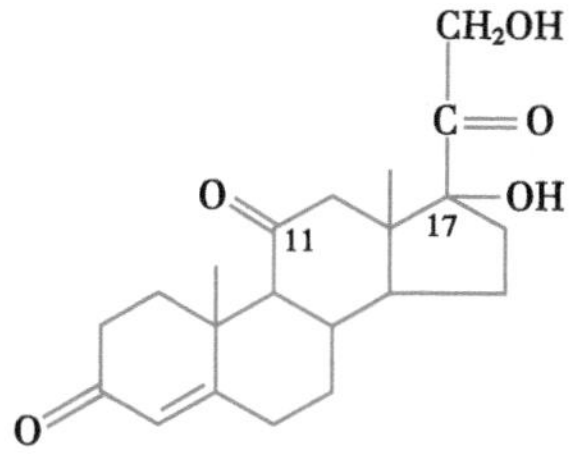

可的松 cortisone 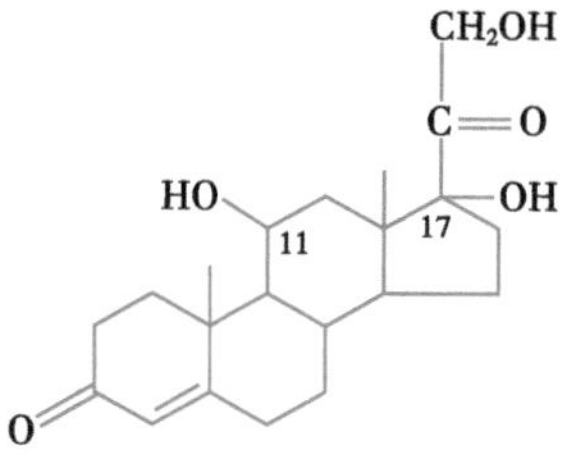　　氢化可的松 hydrocortisone

糖皮质激素

图 10-2　肾上腺皮质激素类药物的化学结构

表 10-1　常用糖皮质激素类药物的比较

药物	药理作用			等效剂量（mg）	半衰期（min）	作用持续时间（h）
	糖代谢（比值）	水盐代谢（比值）	抗炎作用（比值）			
短效						
氢化可的松	1.0	1.0	1.0	20.00	90	8~12
可的松	0.8	0.8	0.8	25.00	30	8~12
中效						
泼尼松	4.0	0.8	3.5	5.00	60	12~36
泼尼松龙	4.0	0.8	4.0	5.00	200	12~36
甲泼尼龙	5.0	0.5	5.0	4.00	180	12~36
曲安西龙	5.0	0	5.0	4.00	>200	12~36

Note

续表

药物	药理作用			等效剂量 （mg）	半衰期 （min）	作用持续时间 （h）
	糖代谢 （比值）	水盐代谢 （比值）	抗炎作用 （比值）			
长效						
地塞米松	20～30	0	30	0.75	100～300	36～54
倍他米松	20～30	0	25～35	0.60	100～300	36～54

注：表中水盐代谢、糖代谢、抗炎作用的比值均以氢化可的松为 1 计；等效剂量以氢化可的松为标准计

（二）药理作用及机制

糖皮质激素作用的靶细胞广泛，分布于肝、脑、骨、肺、胃肠平滑肌、骨骼肌、胸腺、淋巴细胞和成纤维细胞等处，并且作用复杂，受剂量影响。糖皮质激素在生理剂量下主要是对机体的物质代谢产生影响，而在超生理剂量（药理剂量）时还发挥了其他药理作用。

1. 对代谢的影响

（1）糖代谢：糖皮质激素是调节机体糖代谢的主要激素，可以增加肝糖原和肌糖原含量并升高血糖。其机制是：①利用肌肉蛋白质代谢中的一些氨基酸及中间代谢产物作为原料合成糖原，促进糖异生；②减少机体组织对葡萄糖的利用；③增加丙酮酸和乳酸等中间代谢产物在肝脏和肾脏合成葡萄糖。

（2）蛋白质代谢：糖皮质激素增加胸腺、肌肉和骨等组织蛋白质分解代谢，增加尿中氮的排泄量，使尿氮排出增多，导致机体负氮平衡；当大剂量时还可抑制蛋白质合成。因此，大剂量糖皮质激素应用可以引起骨质疏松、皮肤变薄和伤口愈合延缓等。当采用糖皮质激素长期治疗有严重损失蛋白质的肾病患者及多种影响蛋白质代谢的疾病时，应注意应用蛋白质同化类激素以平衡蛋白代谢。

（3）脂肪代谢：短期应用对脂肪代谢无明显影响。而长期大剂量应用可升高血浆胆固醇，激活皮下的酯酶，促使皮下脂肪分解，同时脂肪重新分布于面部、胸、背及臀部，形成向心性肥胖，表现为"满月脸、水牛背"，呈现面圆、背厚、躯干部肥胖而四肢消瘦的特殊体形。

（4）水和电解质代谢：糖皮质激素有较弱的潴钠排钾，长期使用可出现低钾血症；糖皮质激素具有利尿作用，其机制是增加肾小球滤过率、拮抗抗利尿激素和减少肾小管对水的重吸收；过多时引起低钙血症，其机制可能是减少小肠对钙的吸收、抑制肾小管对钙的重吸收而促进尿钙排泄。

2. 抗炎作用　糖皮质激素抗炎作用较强，能抑制物理性、化学性、感染性和免疫性等多种原因引起的炎症反应。在炎症早期，糖皮质激素改善红、肿、热、痛等炎症症状，与其增加血管的紧张性、减轻充血、降低毛细血管的通透性、抑制白细胞浸润及吞噬反应和减少各种炎症因子的释放有关；在炎症后期，糖皮质激素抑制肉芽组织增生、防止粘连和瘢痕形成，可能与其抑制毛细血管和成纤维细胞的增生有关。

糖皮质激素抗炎作用的机制有基因效应和非基因快速效应，其中基因效应为主要机制。糖皮质激素通过细胞膜与胞质内的糖皮质激素受体（glucocorticoid receptor,GR）结合而发挥作用。其中 GR 有 GR α 和 GR β 两种亚型，未活化的 GR α 在胞质内与热休克蛋白 90（heat shock protein 90,HSP$_{90}$）等结合形成复合体，该复合体与激素结合后，构型发生变化，HSP$_{90}$ 等成分与 GR α 分离，随之类固醇-受体复合体易位进入细胞核，在细胞核内与特异性 DNA 位点即靶基因的启动子序列的糖皮质激素反应元件（glucocorticoid response element,GRE）或负性糖皮质激素反应元件（negative glucocorticoid response element,nGRE）结合，影响基因转录，引起转录增加或减少，进而抑制 TNF-α、IL-1、IL-2、IL-6、IL-8 等炎性细胞因子和 E-选择素、ICAM-1 等黏附分子的表达，增加多种抗炎介质和炎症抑制蛋白的表达，同时减少 PGE$_2$ 和白三烯类炎症介质的表达，诱导炎细胞凋亡，而发挥抗炎作用。非基因快速效应也参与糖皮质激素抗炎作用，其特点为起效迅速，

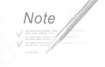
Note

对转录和蛋白质合成抑制剂不敏感,与细胞膜类固醇受体相关。

3. 免疫抑制与抗过敏作用　糖皮质激素能抑制免疫过程的多个环节,可用于治疗自身免疫性疾病和抑制组织器官的排异反应,同时因其可以抑制因过敏反应而产生的一系列病理变化而用于解除许多过敏性疾病的症状。

(1) 抑制免疫系统作用:糖皮质激素对免疫过程的多个环节均有抑制作用。小剂量糖皮质激素主要抑制细胞免疫,而大剂量糖皮质激素主要干扰体液免疫。其机制是通过诱导淋巴细胞DNA 降解,抑制淋巴细胞中 DNA、RNA 和蛋白质生物合成,诱导淋巴细胞凋亡,抑制核转录因子NF-κB 活性等。该抑制作用与种属有关,小鼠、大鼠、家兔等较敏感,能使胸腺缩小,脾脏淋巴结减少,血中淋巴细胞溶解;而豚鼠、猴和人的敏感性则较差。由于糖皮质激素干扰淋巴组织的分裂和增殖,阻断致敏 T 淋巴细胞的单核细胞和巨噬细胞的聚集等,临床可用于抑制组织器官的移植排斥反应和皮肤迟发型过敏反应。

(2) 抗过敏作用:糖皮质激素可减少组胺、5-羟色胺、过敏性慢反应物质和缓激肽等过敏介质的产生,抑制过敏反应的病理变化,从而减轻过敏症状。

4. 抗休克作用　大剂量糖皮质激素具有抗休克作用,其机制可能是:抑制炎性因子和心肌抑制因子的产生;扩张痉挛收缩的血管以及增加心脏收缩力;对抗细菌内毒素对机体的刺激,减轻细胞损伤,缓解毒血症症状;降低血管对某些缩血管活性物质的敏感性,恢复微循环血流动力学,改善休克状态。临床上常用于严重休克,特别是感染中毒性休克的治疗。

5. 其他作用

(1) 允许作用:糖皮质激素对某些组织细胞无直接活性,但可为其他激素发挥作用提供有利条件,称为允许作用。例如糖皮质激素可增强儿茶酚胺的血管收缩作用等。

(2) 退热作用:糖皮质激素具有迅速而良好的退热作用,其退热机制可能与糖皮质激素抑制体温中枢对致热源的反应、稳定溶酶体膜,减少内源性致热源的释放有关。故临床上可用于治疗严重的中毒性感染(如败血症、脑膜炎等)的发热。

(3) 应激状态:糖皮质激素可增强应激能力,机体在应激状态下对糖皮质激素的需要量增加,需及时适当地补充糖皮质激素。其机制可能与糖皮质激素维持心血管对儿茶酚胺的反应性以及抗炎、抗过敏和允许作用等有关。

(4) 血液系统:糖皮质激素刺激骨髓造血,增加红细胞和血红蛋白含量;大剂量糖皮质激素可增加血小板,提高纤维蛋白原浓度,缩短凝血酶原时间;同时可刺激骨髓中的中性粒细胞释放,降低其游走、吞噬、消化及糖酵解等功能,减弱对炎症区的浸润与吞噬。

(5) 中枢神经系统:糖皮质激素增强中枢兴奋性,大量长期应用可引起欣快、兴奋、失眠等,偶可诱发精神失常;同时可降低大脑的电兴奋阈值,诱发癫痫发作,故精神病患者和癫痫患者慎用;大剂量可致儿童惊厥。

(6) 骨骼系统:糖皮质激素可抑制成骨细胞的活力,使骨中胶原的合成减少,促进分解骨胶原和骨基质,骨质形成障碍;同时促进尿钙排泄,使骨盐进一步减少。因此长期大量应用糖皮质激素可出现骨质疏松,腰背痛,甚至压缩性骨折。

(7) 心血管系统:糖皮质激素增加血管壁肾上腺受体的表达,使血管对其他活性物质的反应性增强。因此 Cushing 综合征和应用糖皮质激素治疗者可出现高血压。

(8) 消化系统:糖皮质激素增加胃蛋白酶和胃酸的分泌,增加食欲,促进消化,大剂量可诱发或加重胃及十二指肠溃疡。

(9) 结缔组织与皮肤:糖皮质激素抑制结缔组织中成纤维细胞的增生和胶原的合成,防止粘连及瘢痕的形成,可用于治疗以增生为主的慢性炎症。

(三) 临床应用

1. 严重感染或炎症并发症

(1) 严重急性感染:主要用于中毒性感染或伴有休克者,应在足量有效抗菌药物治疗感染

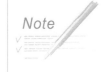

的同时,可应用糖皮质激素辅助治疗。病毒性感染一般不应用激素治疗,以免因应用糖皮质激素后导致机体防御能力降低而使感染扩散、病情加重。但在一些重症的病毒感染,如严重急性呼吸综合征(Severe Acute Respiratory Syndrome,SARS),又称传染性非典型肺炎,是一种由冠状病毒引起的严重的肺部感染,部分重症患者出现肺间质单个核细胞浸润、肺泡腔内细胞性纤维黏液样渗出物及肺水肿等,符合急性呼吸窘迫综合征(acute respiratory distress syndrome,ARDS)的表现。应用糖皮质激素可抑制全身炎症反应、减轻肺渗出和损伤过程,可用于 SARS 治疗,但同时可能出现严重副作用,少部分患者后期可出现股骨头坏死,因此,目前对治疗 SARS 时如何应用糖皮质激素(指征、时机、疗程以及撤药等)尚存在着一些争议。此外,对结核病的急性期,尤其是以渗出为主的结核病(如结核性脑膜炎、胸膜炎及腹膜炎等),抗结核药与短期糖皮质激素联合应用,可快速退热、减轻炎症渗出、减少纤维增生及粘连,通常为常规剂量的1/2~2/3。

(2) 防治炎症并发症:糖皮质激素类药物减少炎性渗出,防止组织过度破坏,抑制组织粘连及瘢痕的形成,可用于防治炎症并发症发生。如风湿性心瓣膜炎、脑炎、心包炎、损伤性关节炎及睾丸炎等可产生粘连和瘢痕,引起严重功能障碍,可应用糖皮质激素类药物改善预后;虹膜炎、角膜炎、视网膜炎和视神经炎等非特异性眼炎,糖皮质激素类药物可迅速消炎止痛,防止角膜混浊和瘢痕粘连的发生,但角膜溃疡患者禁用。

2. 免疫相关性疾病

(1) 自身免疫性疾病:应用糖皮质激素可缓解如严重风湿热、风湿性及类风湿性关节炎、全身性红斑狼疮、自身免疫性贫血和肾病综合征等自身免疫性疾病症状。目前认为原发性或某些继发性肾小球疾病多属于免疫学范畴,在治疗上仍以糖皮质激素为主,如常选用大剂量甲泼尼龙冲击疗法治疗原发性急进性肾小球肾炎。

(2) 过敏性疾病:糖皮质激素可用于荨麻疹、血管神经性水肿、支气管哮喘和过敏性休克等疾病,吸入型糖皮质激素可用于应用肾上腺素受体激动药和抗组胺药物效果不佳的哮喘。

(3) 器官移植排斥反应:糖皮质激素可预防异体器官移植手术后所产生的免疫性排斥反应,通常采用氢化可的松静脉给药,3 日序贯用量为 3g、2g 和 1g,必要时加用环孢素 A。若已发生器官移植排斥反应,可应用大剂量氢化可的松静脉滴注,待排斥反应控制后再逐步减少剂量,至口服最小维持量。

3. 抗休克治疗　对于感染中毒性休克,在有效的抗菌药物治疗情况下,及早、短时间应用大剂量糖皮质激素,待微循环改善、休克状态解除时停用。对于过敏性休克,可与首选药肾上腺素合用,病情较重或进展较快者,可静脉滴注氢化可的松 200~400mg,根据情况调整剂量,待好转后逐渐减量。对于低血容量性休克,若常规补液、纠正离子紊乱或输血后效果不佳者,可联合应用大剂量糖皮质激素。

4. 血液系统疾病　常与抗肿瘤药物联合治疗儿童急性淋巴细胞性白血病,其中泼尼松用量为(40~60)mg/d,晨服一次,连续 4 周,但对急性非淋巴细胞性白血病的疗效差。糖皮质激素还可用于再生障碍性贫血、粒细胞减少症、血小板减少症和过敏性紫癜等的治疗。

5. 局部应用　氢化可的松、泼尼松龙或肤氢松等软膏、霜剂或洗剂可用于湿疹、肛门瘙痒、接触性皮炎和牛皮癣等局部用药;醋酸氢化可的松或醋酸泼尼松龙混悬液加入 1% 普鲁卡因注射液,经肌内、韧带压痛点或关节腔内注射用于肌肉、韧带或关节劳损的治疗;变态反应性鼻炎可鼻腔局部用药。

6. 恶性肿瘤　糖皮质激素改善晚期癌症的症状,改善胸膜和肺转移引起的呼吸困难、肝转移引起的疼痛、脑转移引起的颅内压迫症状、骨转移引起的严重疼痛等。

7. 替代疗法　用于原发性肾上腺皮质功能减退症或继发性肾上腺皮质功能减退症(脑垂体前叶功能减退及肾上腺次全切除后)。维持量为可的松(12.5~25)mg/d 或氢化可的松(10~

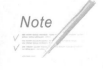
Note

20)mg/d,通常早晨为全天剂量的 2/3,下午为 1/3。

（四）不良反应及注意事项

1. 长期大剂量应用引起的不良反应

（1）医源性肾上腺皮质功能亢进:是由于过量糖皮质激素应用引起水盐代谢、糖代谢、脂代谢等紊乱。临床表现为满月脸、水牛背、向心性肥胖,皮肤变薄、紫纹,多毛、痤疮,低血钾、高血压、高血糖等,停药后症状可减轻或消失,必要时可对症处理。故高血压、心功能不全、肾功能不全及糖尿病患者禁用或慎用。

（2）诱发或加重感染:长期应用糖皮质激素可诱发感染或使体内潜在病灶扩散,特别是在白血病、再生障碍性贫血、肾病综合征等抵抗力降低的患者中更易发生。

（3）消化系统并发症:糖皮质激素可诱发或加重胃、十二指肠溃疡,甚至造成消化道出血或穿孔,其机制可能与刺激胃酸、胃蛋白酶的分泌、抑制胃黏液分泌有关。少数患者可诱发胰腺炎。

（4）心血管系统并发症:长期应用糖皮质激素引起钠、水潴留和血脂异常,导致高血压病和动脉粥样硬化等。

（5）骨质疏松、肌肉萎缩、伤口愈合迟缓等并发症:其机制与糖皮质激素促进蛋白质分解、抑制其合成及增加钙、磷排泄有关。骨质疏松多见于儿童、绝经妇女和老年人。儿童用药期间需关注生长发育状况。

（6）无菌性股骨头坏死:长期使用激素引起高脂血症,中性脂肪的栓子易黏附于血管壁上,阻塞软骨下的骨终末动脉,使血管栓塞造成股骨头无菌性缺血坏死。

（7）糖尿病:糖皮质激素促进糖异生,降低组织对葡萄糖的利用,抑制肾小管对葡萄糖的重吸收作用,因而长期应用超生理剂量糖皮质激素,可引起糖代谢紊乱,约半数患者出现糖耐量受损或糖尿病,故用药期间需监测患者血糖水平。

（8）青光眼:有报道长期持续应用糖皮质激素的患者约 40% 发生糖皮质激素性青光眼。

2. 停药反应

（1）医源性肾上腺皮质功能不全:长期大剂量应用糖皮质激素,可反馈性抑制垂体-肾上腺皮质轴功能,当糖皮质激素减量速度过快或突然停药,可出现恶心、呕吐、乏力、低血压和休克等症状,即引起肾上腺皮质功能不全或危象,需及时抢救。肾上腺皮质功能的恢复时间与用药剂量、用药时间和个体差异等有关,通常垂体分泌 ACTH 的功能恢复需 3～5 个月,肾上腺皮质的功能恢复需 6～9 个月,甚至 1～2 年才能恢复。防治方法:逐渐缓慢减量停药;停用激素前需连续应用 ACTH 5～7 天;当停药 1 年内遇应激情况(如感染或手术等),及时给予足量的糖皮质激素。

（2）反跳现象:若患者对糖皮质激素产生依赖性或病情尚未完全控制,突然停药或减量过快时可导致疾病复发或恶化,通常需加大剂量,待缓解后再缓慢减量、停药。

（五）禁忌证

糖皮质激素的禁忌证有:严重的精神病(既往或现在)和癫痫、活动性消化性溃疡病、新近胃肠吻合术、骨折、创伤修复期、角膜溃疡、肾上腺皮质功能亢进症、严重高血压病、糖尿病、孕妇以及抗菌药物不能控制的感染等。当存在适应证与禁忌证并存的时候,应权衡利弊,决定是否应用。

（六）注意事项

1. 对于易发骨质疏松人群,适当补充蛋白质、维生素 D 和钙盐。

2. 糖皮质激素与水杨酸盐类药物合用时,加快消除而降低疗效,同时增加消化性溃疡的危险性。

3. 与强心苷和利尿剂合用,应注意补钾。

4. 苯巴比妥和苯妥英钠等肝药酶诱导剂加速糖皮质激素代谢,两者合用需要调整剂量。

5. 影响糖代谢,降低降糖药物的效果,当合用时注意调整剂量。

6. 降低抗凝药物的效果,当合用时注意调整剂量。

（七）合理应用原则

1. 注意掌握适应证、禁忌证,根据具体情况,权衡利弊,决定是否用药。

2. 根据疾病的性质、病情严重程度选择合适的药物、合适的剂量、疗程及用法,严密观察疗效和副作用及并发症,及时调整剂量。

3. 逐渐减药、停药,防止疾病复发或肾上腺皮质功能不全。

4. 对于长期使用糖皮质激素者,及时给予促皮质激素,防止肾上腺皮质功能减退的发生,适当补钙、补钾等。

（八）用法与疗程

1. 大剂量冲击疗法   适用于急性、重度、危及生命的疾病的抢救,常用氢化可的松静脉给药,首剂 200～300mg,一日量可超过 1g,以后逐渐减量,疗程 3～5 天。大剂量应用时宜并用氢氧化铝凝胶等防治急性消化道出血。

2. 一般剂量长期疗法   多用于结缔组织病和肾病综合征等。糖皮质激素的分泌具有昼夜节律性,每日上午 8～10 时为分泌高峰,随后逐渐下降,午夜 12 时为分泌低潮,这是由于 ACTH 昼夜节律性所引起。临床用药依据这种节律进行,以减少糖皮质激素对肾上腺皮质功能的影响。目前维持量用法有两种:①每日晨给药法:即每晨 7～8 时给药 1 次,用作用时间较短的可的松、氢化可的松等;②隔晨给药法:即每隔一日,早晨 7～8 时给药 1 次,此法应当用中效的泼尼松、泼尼松龙,而不用长效的糖皮质激素,以免引起对下丘脑-垂体-肾上腺轴的抑制。若出现以下情况之一者,应停药:①维持量已减至正常基础需要量:如泼尼松每日 5.0～7.5mg,经过长期观察,病情稳定、不活动者;②治疗效果差而需要更改治疗方案者;③出现严重副作用或并发症,不能继续用药者。

3. 小剂量替代疗法   适用于治疗原发性肾上腺皮质功能不全症(包括肾上腺危象、艾迪生病)、继发性肾上腺皮质功能不全症(垂体功能减退)及肾上腺次全切除术后。一般维持剂量,可的松每日 12.5～25mg,或氢化可的松每日 10～20mg。

三、盐皮质激素

盐皮质激素主要有醛固酮和去氧皮质酮两种,对维持机体正常的水、电解质代谢起着重要作用。

（一）药理作用及机制

醛固酮主要作用为潴钠排钾,作用于肾脏的远曲小管,与肾远曲小管上皮细胞内特殊受体相结合,转位进入细胞核,合成醛固酮诱导蛋白质(aldosterone induced protein,AIP),增加钠通道(ENaC)活性,促进 Na^+ 的重吸收。醛固酮是作用最强的盐皮质激素,其潴钠排钾作用是等量糖皮质激素的 500 倍,但由于糖皮质激素在正常生理状态下分泌量大,故糖皮质激素对于水盐代谢起重要作用。醛固酮日分泌量相对较少,若醛固酮分泌过多,可致低血钾、组织水肿及高血压,若分泌低则导致低血压和低血钠。去氧皮质酮分泌量少,潴钠作用只有醛固酮的 1%～3%,但远较氢化可的松潴钠作用强。

（二）体内过程

醛固酮肌肉注射吸收效果好,肠内不易吸收,其 70%～80% 与血浆蛋白结合,肝中灭活,无蓄积作用。去氧皮质酮肠内吸收不佳且易被破坏,体内转化为孕二醇,尿中排泄,目前主要应用油剂注射液作肌内注射。

（三）临床应用

慢性肾上腺皮质功能减退症的患者病情较重或单用糖皮质激素类无效者,若出现严重的失

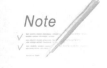

Note

钠、失水和钾潴留时,可应用去氧皮质酮与糖皮质激素类联合替代治疗,纠正水和电解质失衡。

四、促肾上腺皮质素与皮质激素抑制药

(一)促肾上腺皮质素

促肾上腺皮质激素由垂体前叶嗜碱细胞合成分泌,受下丘脑促肾上腺皮质素释放激素(corticotropin releasing hormone,CRH)的调节和糖皮质激素的负反馈调节,使下丘脑-垂体和肾上腺轴动态平衡。正常血浆 ACTH 浓度为 22pg/ml(8 时)、9.6pg/ml(22 时)。

人工合成的 ACTH 具有 24 个氨基酸残基,由于口服后在胃内被胃蛋白酶破坏而失效,只能注射,其血浆 $t_{1/2}$ 约为 10~15 分钟,其主要作用是促进糖皮质激素分泌,但必须在肾上腺皮质功能正常情况下才能发挥作用。用药 2 小时后,肾上腺皮质开始分泌氢化可的松。

临床上主要用于 ACTH 兴奋性试验以判断肾上腺皮质贮备功能,用于诊断脑垂体前叶-肾上腺皮质功能状态,评估长期使用糖皮质激素的肾上腺皮质功能,防止因停药而发生肾上腺皮质功能不全。

(二)皮质激素抑制药

肾上腺肿瘤患者常规首选手术治疗,当存在有手术禁忌证时,可应用皮质激素抑制剂代替外科的肾上腺皮质切除术,临床常用的有米托坦和美替拉酮等。

1. 米托坦(mitotane,又称双氯苯二氯乙烷)为杀虫剂 DDT 类化合物。

(1)药理作用及机制:米托坦能相对选择性地作用于肾上腺皮质的束状带及网状带细胞,使其萎缩、坏死,不作用于球状带且不影响醛固酮分泌,同时对肾上腺皮质正常的细胞或瘤细胞都有损伤作用。

(2)体内过程:口服可以吸收,分布于全身各部,脂肪是主要的贮藏器官,其水溶性代谢产物约占给药量的 25%,由尿中排出,60% 以原形由粪中排出。停止给药 6~9 周后,在血浆中仍能测到微量的米托坦。用药后血、尿中氢化可的松及其他代谢物迅速减少。

(3)适应证:无法手术切除的肾上腺皮质癌、复发癌以及肾上腺皮质癌术后辅助治疗。

(4)不良反应:可有消化道不适、皮疹、乏力、头晕、眩晕、中枢抑制及运动失调等反应,减小药物剂量上述症状可消失。

2. 美替拉酮(metyrapone,又称甲吡酮)

(1)药理作用及机制:抑制 11β-羟化,干扰 11-去氧皮质酮、11-去氧氢化可的松转化为皮质酮和氢化可的松,降低两者血浆水平;同时反馈性地促进 ACTH 分泌,使 11-去氧皮质酮和 11-去氧氢化可的松代偿性增加,尿中 17-羟类固醇相应增加。

(2)适应证:肾上腺皮质肿瘤、肾上腺皮质癌和分泌 ACTH 肿瘤所引起的氢化可的松过多者,以及用于垂体释放 ACTH 功能试验。

3. 氨鲁米特(aminoglutethimide,又称氨基苯哌啶酮)

(1)药理作用及机制:抑制胆固醇转变为 20α-羟胆固醇,从而阻断类固醇生物合成,抑制氢化可的松和醛固酮的合成。

(2)体内过程:20% 与血浆蛋白结合,平均血浆 $t_{1/2}$ 约为 12 小时。

(3)适应证:有效减少肾上腺肿瘤和 ACTH 过度分泌时增多的氢化可的松;与美替拉酮合用,治疗由垂体所致 ACTH 过度分泌诱发的 Cushing 综合征。为了防止肾上腺功能不全,可给予生理剂量的氢化可的松。

(4)注意事项:妊娠、哺乳期妇女及儿童禁用。注意监测血常规和血电解质。口服降糖药、地塞米松和香豆素类抗凝药等加速药物代谢,注意调整药物剂量。

(5)不良反应:嗜睡、乏力、头晕等中枢神经抑制症状,通常 4 周左右逐渐消失;皮疹出现在

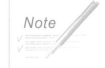

用药后 10 ~ 15 天,多数可自行消退;血小板或白细胞减少及甲状腺功能减退罕见。

4. 酮康唑(ketoconazole)

(1) 药理作用及机制:是一种抗真菌药,可阻断真菌类固醇的合成。

(2) 适应证:治疗 Cushing 综合征和前列腺癌。

(3) 体内过程:口服吸收良好,吸收后分布于全身,84% 与血浆蛋白结合,15% 与血细胞结合,游离型占 1% 。肝脏代谢,代谢物及少量原形从胆道排泄。

(4) 不良反应:当大剂量应用时,可出现胃肠道不良反应及肝功能损害。

第二节　甲状腺激素及抗甲状腺药

甲状腺激素对维持机体正常代谢、促进生长发育起着非常重要的作用,包括甲状腺素即四碘甲状腺原氨酸(3,5,3′,5′-tetraiodothyronine,T4)和三碘甲状腺原氨酸(3,5,3′-triiodothyronine,T3)。甲状腺激素分泌过少引起甲状腺功能低下(hypothyroidism),可出现心动过缓,畏寒等表现,可应用甲状腺激素治疗。甲状腺激素分泌过多则引起甲状腺功能亢进症(hyperthyroidism),简称甲亢,其中以毒性弥漫性甲状腺肿(Graves' disease)最为常见,治疗方法有手术治疗、抗甲状腺药和放射性碘治疗。目前常用的抗甲状腺药有硫脲类(thioureas)、碘和碘化物(iodine and iodide)、放射性碘(radioiodine)和 β-肾上腺素受体拮抗药(β-adrenoceptor blockers)等。

一、甲状腺激素

(一) 甲状腺激素的结构

甲状腺激素为碘化酪氨酸的衍生物,T4 和 T3 都含有无机碘,其结构独特。以醚键或硫醚键相连的两个苯环相互垂直,其中环 I 有带羧基的侧链与环 II 的酚羟基是维持活性的基本结构;环 I 3 位和 5 位的碘和受体结合,而 5′位的碘妨碍和受体结合,使其活性降低。T4 的环 II 5′位脱碘后转换成活性更强的 T3,而环 I 5′位脱碘后形成无活性的反向 T3(reverse T3,rT3)(图 10-3)。

(二) 甲状腺激素的合成、贮存、分泌与调节

1. 碘的摄取　甲状腺腺泡细胞细胞膜上的碘泵通过主动转运摄取血中的碘(I^-),使其碘化物的浓度在正常情况时为血浆中的 25 倍,而甲亢时可达 250 倍,故摄碘率是判断甲状腺功能的指标之一。

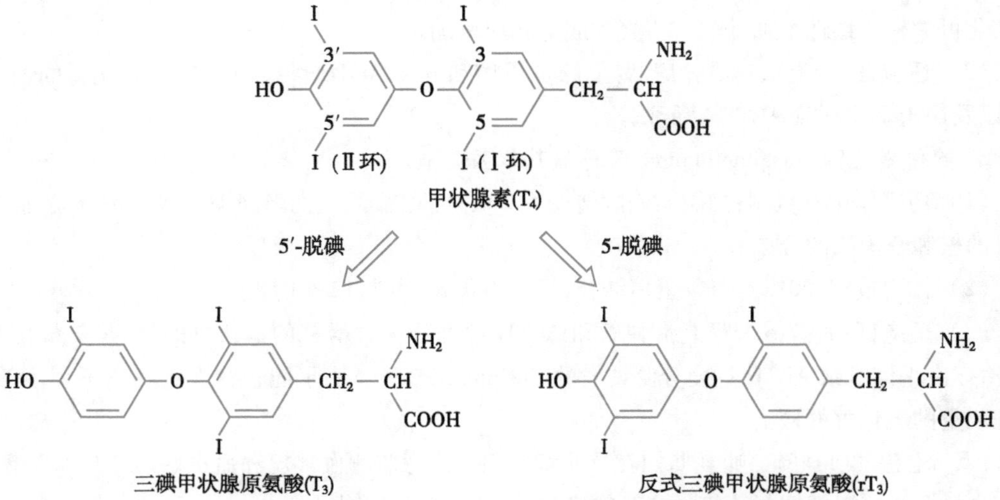

图 10-3　甲状腺激素及其代谢物的结构

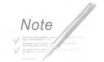

2. 碘的活化和酪氨酸碘化　　摄取的碘化物在过氧化物酶作用下被氧化成活性碘,再与甲状腺球蛋白(thyroglobulin,TG)中的酪氨酸残基结合,形成一碘酪氨酸(monoiodotyrosine,MIT)和二碘酪氨酸(diiodotyrosine,DIT)。

3. 偶联和贮存　　在过氧化物酶作用下,一分子 DIT 和一分子 MIT 偶联生成 T3,或两分子的 DIT 偶联为 T4。T3 和 T4 的比例决定于碘的供应,正常时 T4 较多,当体内缺碘时,机体为了更有效地利用碘,T3 所占比例增大。T4 和 T3 结合于 TG 上,贮存于甲状腺腺泡腔内胶质中。

4. 释放　　TG 在蛋白水解酶作用下分解并释放 T4 和 T3 进入血液。正常人每日分泌 T4 为 75μg,和 T3 为 25μg。

5. 甲状腺激素的分泌调节　　下丘脑分泌的促甲状腺激素释放激素(thyrotropin releasing hormone,TRH)能促进垂体前叶分泌促甲状腺激素(thyroid stimulating hormone,TSH),TSH 可促进甲状腺细胞增生以及甲状腺激素的合成和释放。但是血液中游离的甲状腺激素过多时又可以对 TRH 和 TSH 产生负反馈调节的作用(图 10-4)。

（三）体内过程及药理作用

1. 体内过程　　甲状腺激素口服易吸收,T3 和 T4 生物利用度分别为 90% ~ 95% 和 50% ~ 70%,前者的吸收率恒定,后者的吸收率因肠内容物等因素的影响而相对不恒定。T3、T4 两者与血浆蛋白结合率在大于 99%,但 T3 与蛋白的亲和力低于 T4,所以 T3 的游离量可为 T4 的 10 倍。T3 起效快且作用强,$t_{1/2}$ 为 2 天,6 小时起效,24 小时达到峰值,相对于 T4 维持时间短。T4 起效慢而弱,$t_{1/2}$ 为 5 天,最大作用出现在用药后的 7 ~ 10 天,维持时间长。甲状腺激素的 $t_{1/2}$ 均超过 1

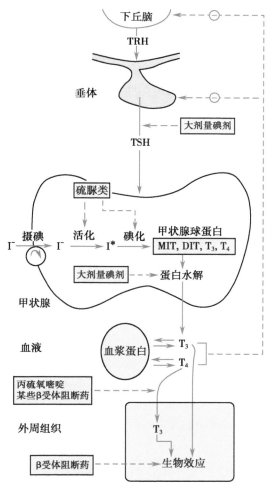

图 10-4　甲状腺激素的合成、分泌、调节及抗甲状腺药物作用环节示意图

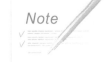

天,故每天只需用药 1 次。甲状腺激素主要在肝、肾线粒体内脱碘,并与葡萄糖醛酸或硫酸结合而经肾排泄。由于可通过胎盘和进入乳汁,故在妊娠期和哺乳期慎用。若存在严重的黏液性水肿的时候口服吸收不良,可肠外给药。

2. 药理作用

(1) 维持正常生长发育:甲状腺激素能促进蛋白质合成及骨骼、中枢神经系统的生长发育。在脑发育期,甲状腺功能不足可引起呆小病(cretinism,克汀病),其机制为神经元轴突和树突形成发生障碍,神经髓鞘形成延缓,骨骺不能形成。在成人则可引起黏液性水肿(myx-edema)。甲状腺激素对胎儿时期的肺脏的发育也起着重要作用,分泌不足引起新生儿呼吸窘迫综合征。

(2) 促进机体代谢和产热:甲状腺激素能促进物质氧化,增加耗氧,提高基础代谢率,使产热增多。因此,甲亢患者可出现怕热、多汗等症状,而甲减患者可出现畏寒、代谢活动降低,严重时可出现黏液性水肿。甲状腺激素促进胆固醇代谢,甲减时可出现胆固醇增高。

(3) 提高机体交感神经系统的敏感性:甲亢患者对儿茶酚胺的敏感性增高,常表现为心率加快、血压升高、皮肤发红、神经过敏、急躁、震颤等。这与 β 肾上腺素受体数目增多有关。

(四) 临床应用

1. 甲状腺功能减退症

(1) 呆小症:甲状腺功能减退始于胎儿或新生儿,故需尽早发现及诊治,如治疗及时,发育仍可正常,若治疗过晚,则智力低下,故呆小症应以预防为主。治疗应从小剂量开始,逐渐增加剂量,症状好转后改用维持量,并根据症状随时调整药物剂量。

(2) 黏液性水肿:应从小剂量开始,逐渐增至足量。老年及心血管疾病患者调整剂量时宜缓慢,以防过量诱发或加重心脏病变。黏液性水肿昏迷者必须立即静注大量 T3,同时给予足量氢化可的松,待患者清醒后改为口服。如无静脉注射剂,也可用 T3 片剂研碎后加水鼻饲。若为垂体功能低下的患者为防止出现急性肾上腺功能不全,应先补充糖皮质激素,再给予甲状腺激素治疗。

2. 单纯性甲状腺肿   其治疗方案取决于病因。由缺碘所致的单纯性甲状腺肿应补碘,但原因不明者也可给予适量甲状腺激素,首先可以补充内源性激素的不足,并可抑制 TSH 分泌过多,缓解甲状腺代偿性增生肥大。

3. 分化型甲状腺癌术后 TSH 抑制治疗   分化型甲状腺癌(differentiated thyroid cancer,DTC)术后 TSH 抑制治疗是指手术后应用甲状腺激素将 TSH 抑制到正常低限或低限以下、甚至检测不到的程度,补充缺乏的甲状腺激素,同时可以抑制 DTC 细胞生长。研究显示 TSH 抑制水平与 DTC 的复发、转移和癌症相关死亡的关系密切。

(五) 不良反应

当甲状腺激素过量时可引起心悸、多汗、手震颤、失眠等甲亢症状,重者可发热、呕吐、腹泻,严重时出现心绞痛、心力衰竭、肌肉震颤或痉挛。一旦出现上述反应,应立即停药,可应用 β 受体阻断药改善症状。

二、抗甲状腺药物

目前临床上常用于治疗甲状腺功能亢进的药物有四类,即硫脲类,碘和碘化物,放射性碘和 β 受体阻断药。

(一) 硫脲类

硫脲类(thioureas)是临床上最常用的抗甲状腺药物。其可分为两类:① 咪唑类(imidazoles),包括甲巯咪唑[thiamazole,又称他巴唑(tapazole)]和卡比马唑(carbimazole,又称甲

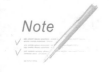

亢平）；②硫氧嘧啶类（thiouracils），包括甲硫氧嘧啶（methylthiouracil，MTU）和丙硫氧嘧啶（propylthiouracil，PTU）（图 10-5）。

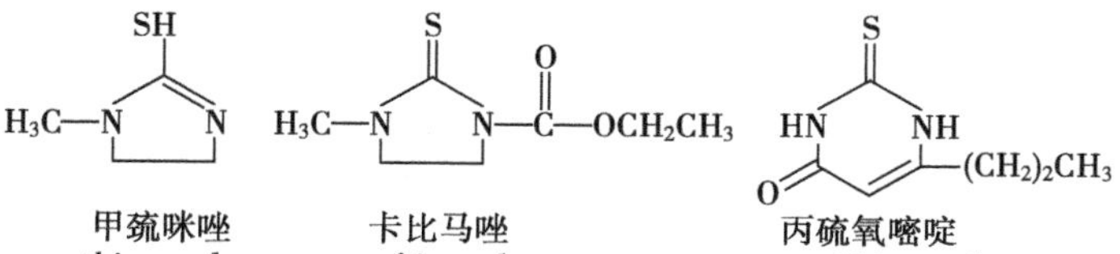

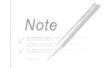

图 10-5　硫脲类抗甲状腺药的化学结构

1. 药理作用及机制

（1）抑制甲状腺激素的合成：硫脲类药物的作用机制是通过抑制甲状腺过氧化物酶，从而抑制酪氨酸碘化及偶联，阻碍活化碘和甲状腺球蛋白结合，从而抑制甲状腺激素合成。由于硫脲类药物不影响甲状腺对碘的摄取和已合成的甲状腺激素的释放，故需体内储存的甲状腺激素耗尽后才能显效，通常 2～3 周后改善症状，1～2 个月后基础代谢率恢复正常。

（2）抑制外周组织的 T4 转化为 T3：丙硫氧嘧啶能够抑制外周组织 T4 向生物活性较强的 T3 的转化，迅速控制血清中 T3 水平，因此丙硫氧嘧啶被作为治疗重症甲亢、甲状腺危象的首选药物。

（3）减弱 β 受体介导的糖代谢：动物实验已证实，硫氧嘧啶类药物可以减少大鼠心肌和骨骼肌内 β 肾上腺素受体数目，降低腺苷酸环化酶活性，提示硫氧嘧啶类药物能够减弱 β 受体介导的糖代谢。

（4）免疫抑制作用：甲状腺功能亢进的发病常与自身免疫机制异常有关，硫脲类药物轻度抑制免疫球蛋白的生成，降低循环血中甲状腺刺激性免疫球蛋白（thyroid stimulating immunoglobulin，TSI）水平，因此，该类药物具有针对甲亢病因治疗的作用。

2. 体内过程　甲巯咪唑的血浆半衰期较长，$t_{1/2}$ 为 4.7 个小时，在甲状腺组织中的药物浓度可维持 16～24 小时，且其疗效与甲状腺内药物浓度有关。甲状腺内药物浓度与每日给药量成正相关，每日 30mg 单次给药与分 3 次给药效果相当，维持量为（5～10）mg/d。卡比马唑为甲巯咪唑的衍生物，在体内需通过转化成甲巯咪唑而发挥其生物学作用。

硫氧嘧啶类药物口服后吸收迅速，1～2 小时即可达到峰浓度；半衰期较短，$t_{1/2}$ 为 1.5～2 小时；生物利用度 50%～80%；血浆蛋白结合率约为 75%。硫氧嘧啶类药物在体内分布广泛，可遍布各个组织，以甲状腺分布较多。其主要代谢场所为肝脏组织，约 60% 的硫氧嘧啶类药物在肝脏被代谢，部分结合葡萄糖醛酸后排出体外。

3. 临床应用

（1）甲亢的内科治疗：适用轻、中度病情；甲状腺轻、中度肿大；孕妇、高龄或由于其他严重疾病不适合手术者；手术前和[131]I 治疗前准备；术后复发且不适合[131]I 治疗者。治疗初始可大剂量给药，以最大程度抑制体内甲状腺激素的合成，但由于 T4 的血浆半衰期在 1 周左右，加之体内甲状腺内储存的甲状腺激素的释放需要 2 周作用，故临床症状常在服药后的 1～2 个月后逐渐减轻，直到控制。当患者的基础代谢率接近正常时，给药量可递减直至维持量，疗程 1～2 年，如遇机体感染或其他应激时应酌情加量。

（2）甲亢的手术前准备：术前服用硫脲类药物，使甲状腺功能恢复或接近正常，可以减少甲状腺次全切除术患者在麻醉和手术后的并发症，防止术后发生甲状腺危象。但由于应用硫脲类药物后体内 TSH 分泌增多，腺体增生，组织脆且充血，不利于手术，因此须在手术前两周左右加服大量碘剂，使腺体坚实，减少充血，以利于手术的进行。

（3）甲状腺危象的治疗：应激状态如感染、情绪激动、外伤、手术等可使大量甲状腺激素突然释放入血,使患者发生高热、恶心、呕吐、大汗、水和电解质紊乱、心衰、肺水肿等,严重时可致死亡,称为甲状腺危象。甲状腺危象的治疗除消除诱因、对症治疗外,主要应给予大剂量碘剂以抑制甲状腺激素释放,同时辅以两倍治疗量的硫脲类药物(常选用丙硫氧嘧啶)阻止激素的合成。

4. 不良反应

(1) 过敏反应:常见,表现为皮肤瘙痒、药疹、斑丘疹等,少数伴有发热,发生此类反应即应密切观察。轻度者可给予抗组胺药物,或者更换成另一种抗甲状腺药物。若发生严重皮疹,需立即停药,不能更换为其他抗甲状腺药物,应改为手术或^{131}I 治疗。

(2) 胃肠道反应:厌食、恶心、呕吐、腹痛、腹泻等,甲硫氧嘧啶偶有味觉、嗅觉的改变。

(3) 粒细胞缺乏症:为最严重的不良反应,发生率为 0.3% ~ 0.6%,老年患者较易发生,一般发生在治疗后的 2 ~ 3 个月内,故应用口服抗甲状腺药物的同时应定期检查血象。当患者用药后发生咽痛、发热等症状时应立即停药,并进行相应检查。特别要注意与甲亢本身引起的白细胞数偏低相鉴别,故用药前需检查血常规。药物引起的本症在停药后粒细胞缺乏症可恢复,必要时可应用重组人粒细胞集落刺激因子。

(4) 甲状腺肿及甲状腺功能减退:长期用药可使患者血清中甲状腺激素水平显著下降,反馈性增加 TSH 分泌而引起甲状腺代偿性增生,腺体增大、充血,重症患者可产生压迫症状。另外长期用药还可引起甲状腺功能减退,若及时发现并停药后甲状腺功能常可恢复。

5. 注意事项　目前有明确报道证实甲巯咪唑具有致畸作用,故妊娠 T1 期首选丙硫氧嘧啶;由于丙硫氧嘧啶有可能引起急性重症肝炎的严重不良反应,故妊娠 T2、T3 期和哺乳期首选甲巯咪唑。

6. 药物相互作用　一些药物有不同程度地抑制甲状腺的功能,如锂、磺胺类、磺酰脲类、对氨水杨酸、对氨苯甲酸、巴比妥类、酚妥拉明、保泰松、维生素 B$_{12}$等,与硫脲类药物同用时,可能增加其抗甲状腺的效应,用药时需注意。另外,碘剂可明显延缓硫脲类药物的起效时间,除术前准备外的一般情况不应联合应用。

(二) 碘及碘化物

碘及碘化物是治疗甲状腺疾病最古老的药物。目前常用的药物有碘化钾(potassium iodide)、碘化钠(sodium iodide)和复方碘溶液(compound iodine solution,又称卢戈液,Lugol's solution)等,均以碘化物的形式从胃肠道吸收,以无机碘离子的形式存在于血中,除被甲状腺组织摄取外,也可见于唾液、胆汁、汗液、泪液及乳汁中。目前,碘及碘化物不单独应用于抗甲状腺治疗。

1. 药理作用与机制　不同剂量的碘化物对甲状腺的作用不同,小剂量的碘用于预防和治疗单纯性甲状腺肿;大剂量碘抑制甲状腺激素的释放和合成,具有抗甲状腺作用。其机制有:大剂量碘剂能够抑制谷胱甘肽还原酶,减少还原型 GSH 含量,TG 水解抑制,抑制 T3、T4 释放;抑制甲状腺过氧化物酶活性;抑制酪氨酸碘化和碘化酪氨酸的偶联,减少甲状腺激素的合成。称为 Wolff-Chaikoff 效应,但长期使用大剂量碘剂时 Wolff-Chaikoff 效应发生"脱逸"而不再有效。

大剂量碘作用迅速,用药后 1 ~ 2 天起效,10 ~ 15 天达最大效应,若继续用药,腺泡细胞内碘离子浓度增高到一定程度,甲状腺摄碘即自动降低,使胞内碘离子浓度下降,继而失去抑制甲状腺激素合成的作用,甲亢的症状可复发,因此,碘及碘化物不能单独应用于临床甲亢的治疗。此外,大剂量碘剂还可抑制 TSH,使腺体缩小、变硬,血管减少,作为术前准备,便于手术,减少出血。

2. 临床应用

(1) 甲亢的术前准备:大剂量碘剂能抑制 TSH 促进甲状腺增生的作用,使腺体缩小、变韧,血管充血减少,利于手术进行及减少术中腺体出血,因此一般在术前 2 周给予患者复方碘溶液

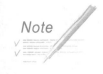

治疗。

（2）甲状腺危象的治疗:可将碘化物加到10%葡萄糖溶液中静脉滴注或口服复方碘溶液,其抗甲状腺作用发生迅速,两周内逐渐停服该类药物,且需同时配合服用硫脲类药物。

（3）防治单纯性甲状腺肿:缺碘地区在食盐中按1:100 000~1:10 000的比例加入碘化钾或碘化钠,对单纯性甲状腺肿的早期患者效果显著;如腺体过大已有压迫症状的患者,应考虑手术治疗。

3. 不良反应与注意事项

（1）一般反应:咽喉不适、口内金属味、唾液分泌增多、唾液腺肿大、呼吸道刺激、鼻窦炎和眼结膜炎症状等,停药后可逐渐消退。

（2）过敏反应:于用药后立即或几小时内发作,主要表现为发热、皮疹、皮炎,突出症状为血管神经性水肿,上呼吸道水肿及严重有喉头水肿,可致窒息。多数患者停药后可消退,必要时采取抗过敏治疗。

（3）诱发甲状腺功能异常:长期或过量服用碘剂可能诱发甲亢;应用抗甲状腺药物治疗的甲亢患者,在甲状腺功能恢复正常后,也可因服用少量碘剂而复发。另一方面,碘剂也可诱发甲状腺功能减退和甲状腺肿,原有慢性淋巴细胞性甲状腺炎或其他甲状腺炎症患者更易发生。碘还可以进入乳汁和通过胎盘,引起新生儿和婴儿的甲状腺肿或甲状腺功能异常,孕妇和哺乳期妇女应慎用。

（三）放射性碘

发射性碘有 ^{131}I、^{125}I、^{123}I 等,其中 ^{131}I 临床应用广泛。

1. 药理作用及作用机制 放射性碘即 ^{131}I,有效 $t_{1/2}$ 为8天。^{131}I 产生的 β 射线(占99%)因其在组织内射程仅约2mm,同时增生细胞对辐射作用较敏感,故其辐射损伤只局限于甲状腺组织内,对其周围组织波及较小,可起到类似手术切除部分甲状腺的疗效。其少量的 γ 射线(占1%)可在体外测得,临床上用于测定甲状腺摄碘功能。

2. 临床应用

（1）甲状腺功能亢进的治疗:适应证:①成人 Graves 甲亢伴甲状腺肿大Ⅱ度以上;②硫脲类抗甲状腺药物治疗失败或过敏;③甲亢手术后复发;④甲状腺毒症心脏病或甲亢伴其他病因的心脏病;⑤甲亢合并白细胞和(或)血小板减少或全血细胞减少;⑥老年甲亢;⑦甲亢合并糖尿病;⑧毒性多结节性甲状腺肿;⑨自主功能性甲状腺结节合并甲亢。^{131}I 的剂量主要根据最高摄碘率、有效半衰期和甲状腺重量三个参数来计算。但是放射线的敏感性有个体差异,剂量不宜准确掌握,因此许多患者需做第二或第三次治疗,但每次治疗需要间隔半年以上。

（2）甲状腺摄碘功能试验:试验前两周应停用影响碘的摄取和利用的药物和食物,试验当日空腹口服小剂量 ^{131}I,服药后1小时、3小时及24小时(或2小时、4小时、24小时)分别测定甲状腺的放射性,计算摄碘的百分率。甲状腺功能亢进者表现为3小时摄碘率超过30%~50%,24小时超过45%~50%,并且摄碘高峰前移。而甲状腺功能减退患者恰好相反,摄碘最高不超过15%,高峰在24小时以后。

3. 禁忌证 甲状腺危象、重症浸润性突眼症及甲状腺不能摄碘者,20岁以下患者,孕妇、哺乳期妇女以及严重肝、肾功能不全者禁用。

4. 并发症 ^{131}I 治疗甲亢后的主要并发症是甲状腺功能减退。应该告知患者 ^{131}I 治疗后有关辐射防护的注意事项。

（四）β 受体阻断药

1. 药理作用及作用机制 此类药物不干扰硫脲类抗甲状腺激素作用,可通过阻断 β 受体,快速改善甲亢所致的心率加快、心收缩力增强等交感神经激活症状,特别是与硫脲类合用时。其作用机制还包括抑制外周的 T4 转化为 T3,减少血液中 T3 的含量。

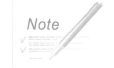
Note

2. 临床应用　是甲亢及甲状腺危象的辅助治疗药。

第三节　胰岛素及口服降血糖药

糖尿病(diabetes mellitus)是在遗传和环境共同长期作用下,由于胰岛素绝对或相对分泌不足引起的蛋白质、脂肪、葡萄糖、水和电解质代谢紊乱综合征,以高血糖为主要特征。随着人们生活水平的提高、生活方式、饮食结构变化及人口老龄化,糖尿病的发病率呈逐年上升趋势。WHO 将糖尿病分为四种类型,即 1 型糖尿病、2 型糖尿病、妊娠期糖尿病及其他特殊类型糖尿病。1 型糖尿病胰岛素分泌绝对缺乏,需要长期应用胰岛素治疗。2 型糖尿病是以胰岛素抵抗为主伴胰岛素分泌进行性不足到以胰岛素进行性分泌不足为主伴胰岛素抵抗,占糖尿病患者总数的90%。妊娠期糖尿病约占妊娠妇女的 2%~5%。其他特殊类型的糖尿病包括胰岛素作用遗传缺陷、药物或化学制剂所致内分泌疾病和胰岛 B 细胞功能异常缺陷等。

糖尿病不仅造成人们营养物质代谢紊乱,更重要的是引起了诸多急慢性并发症。因此,合理控制血糖,有效预防和治疗糖尿病并发症是目前治疗糖尿病的基本原则。目前口服降糖药物主要有磺酰脲类、格列奈类、双胍类、噻唑烷二酮类、α-葡萄糖苷酶抑制剂和二肽基肽酶-抑制剂(DDP-Ⅳ抑制剂)。注射制剂主要有胰岛素、胰岛素类似物和胰高血糖素样肽-1 受体激动剂(GLP-1 受体激动剂)。

一、胰岛素及胰岛素类似物

胰岛素(insulin)是胰岛 B 细胞分泌的一种酸性蛋白质。1921 年 F. G. Banting 和 C. H. Best 发现胰岛素,1965 年我国科学家合成牛胰岛素。由两条多肽链组成,A 链含 21 个氨基酸残基,B 链含 30 个氨基酸残基,A、B 两链通过两个二硫键以共价键相连。胰岛素在体内以胰岛素原的形式存在于胞浆中,随后在高尔基体的蛋白水解酶的作用下分解成无活性的胰岛素和 C 肽,最终胰岛素以吐胞的形式释放入血,发挥生理作用。目前有动物胰岛素(从猪、牛胰腺中提取)、人胰岛素和胰岛素类似物。

（一）药理作用

胰岛素主要促进靶组织(肝脏、脂肪、肌肉等)糖原和脂肪的储存。

1. 促进糖原合成和储存,使葡萄糖氧化和酵解加速,抑制糖原分解和异生,从而降低血糖。

2. 促进脂肪合成,抑制脂肪分解,使生成的游离脂肪酸及酮体减少,增加脂肪酸和葡萄糖转运,增加其利用率。

3. 增加氨基酸的转运,并增加核酸和蛋白质合成,抑制蛋白质分解。

4. 促进钾离子进入细胞,降低血钾浓度。

（二）体内过程

除生物合成人胰岛素可以静脉注射给药外,其他类型的胰岛素均需皮下肌肉注射给药。由于胰岛素是一种蛋白质物质,易被消化酶破坏,故口服无效。注射部位可以是前臂外侧、腹部、臀部及大腿外侧,但以前臂外侧和腹部尤佳。根据胰岛素的种类不同,其起效时间、达峰时间和持续时间均不同。胰岛素主要在肝脏和肾脏灭活,经谷胱甘肽转氨酶还原二硫键,再由蛋白水解酶水解成短肽或氨基酸,也可经肾胰岛素酶直接水解,10% 以原形形式从尿液排出。

（三）作用机制

胰岛素分子量较大,不易进入靶细胞只能作用在膜受体,通过第二信使起生物效应。但胰岛素是如何通过第二信使起生物效应的问题,尚存在争议。研究发现,胰岛素受体(insulin recepter,InsR)是由两个 α 亚单位及两个 β 亚单位组成的大分子蛋白复合物。α 亚单位位于在胞外且含胰岛素结合部位,β 亚单位为跨膜蛋白。胰岛素与胰岛素受体的 α 亚基结合,引起 β 亚

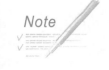
Note

基自身磷酸化,激活 β 亚基上的酪氨酸蛋白激酶,继而导致一系列活性蛋白磷酸化反应,发挥降血糖作用(图 10-6)。

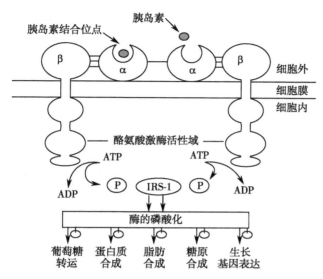

图 10-6　胰岛素受体结构及信号转导示意图

(四) 胰岛素分类

1. 胰岛素和胰岛素类似物的分类　根据来源和化学式不同,可将其分为动物胰岛素、人胰岛素和胰岛素类似物。动物胰岛素包括牛胰岛素和猪胰岛素,牛胰岛素由牛胰腺提取而来,分子结构有三个氨基酸与人胰岛素不同,疗效稍差,且容易出现过敏和胰岛素抵抗;猪胰岛素由猪胰腺提取而来,分子中仅有一个氨基酸与人胰岛素不同,疗效较牛胰岛素好,副作用也较牛胰岛素少。由于动物胰岛素与人胰岛素存在 1~4 个氨基酸的不同,因此易出现免疫反应,注射部位易出现皮下脂肪萎缩或增生,也容易反复出现高血糖和低血糖。20 世纪 80 年代,人们通过基因工程从酵母中表达出高纯度的合成人胰岛素,其结构与人体自身分泌的胰岛素一样。与动物胰岛素相比,人胰岛素发生过敏反应或者胰岛素抵抗的概率小,皮下脂肪萎缩也随之减少。人胰岛素的稳定性也较动物胰岛素素高,常温 25℃ 可保存 4 周。但人胰岛素在起效时间、峰值时间及作用持续时间上不能模拟生理性人胰岛素的分泌模式,需要餐前 30 分钟皮下注射,夜间低血糖的风险也较高。20 世纪 90 年代末,通过对肽链进行修饰,利用基因工程技术改变胰岛素肽链上某些部位的氨基酸组合等,研制出更适合人体生理需要的胰岛素类似物。临床研究显示,胰岛素类似物与人胰岛素相比控制血糖能力相似,但在模拟人生理性胰岛素分泌和减少低血糖发生风险方面优于人胰岛素。临床上应用的门冬胰岛素、赖脯胰岛素、甘精胰岛素、地特胰岛素均属于该类。

根据胰岛素起效时间、达峰时间及作用持续时间长短,胰岛素(包括人和动物)分为短效、中效、长效和预混胰岛素。胰岛素类似物分为速效、长效和预混胰岛素类似物。

(1) 短速效胰岛素:包括普通胰岛素(regular insulin,RI)、单组分猪胰岛素(actrapid mono-component insulin)和单组分人胰岛素(human monocomponent insulin)。短效胰岛素有 2 种注射方式:皮下注射和静脉注射。其溶解度高,皮下注射 0.5~1 小时开始起效,2~4 小时作用达到高峰,持续约 5~7 小时。通常餐前 15~30 分钟皮下注射,用于控制餐后血糖。

(2) 中效胰岛素:包括中性精蛋白锌胰岛素(neutral protamine hagedorn,NPH)、低精蛋白锌胰岛素(isophane insulin)和珠蛋白锌胰岛素(globin zinc insulin,GZI)。皮下注射后 2.5~3.0 小时起效,峰值时间为 5~7 小时,持续 13~16 小时。主要用于提供基础胰岛素,可控制两餐后血糖。根据情况,可每日 1~2 次皮下注射。

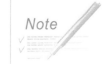

（3）长效胰岛素：包括鱼精蛋白锌胰岛素（protamine zine insulin，PZI），只能皮下注射，起效慢，约 4～8 小时，作用时间长，可持续 24～36 小时，故每日注射 1 次。长效胰岛素制剂主要无明显作用高峰，主要提供基础胰岛素。

（4）预混胰岛素：包括预混胰岛素 30R 和预混人胰岛素 50R，预混胰岛素 30R 是由 70% 中效胰岛素和 30% 短效胰岛素组成；预混胰岛素 50R 是由 50% 中效胰岛素和 50% 短效胰岛素组成。根据情况，可每日 1～2 次皮下注射。

（5）速效胰岛素类似物：门冬胰岛素和赖脯胰岛素属于该类。门冬胰岛素是将胰岛素 B 链 28 位的脯氨酸被门冬氨酸取代，通常 5～15 分钟起效，1～2 小时即达高峰，持续 4～5 小时。赖脯胰岛素是将胰岛素 B 链的脯氨酸与 29 位的赖氨酸次序互换，15 分钟起效，30～60 分钟即达高峰，持续 2～4 小时。胰岛素结构的改变使胰岛素分子自我聚合能力减弱，保持以单体或二聚体的形式存在，皮下注射起效迅速，符合进餐时的胰岛素生理需要，需进餐前皮下注射。

（6）长效胰岛素类似物：甘精胰岛素（insulin glargine）及地特胰岛素（determir）。甘精胰岛素是在人胰岛素 B 链的 C 端加入 2 个带正电荷的精氨酸残基且 A21 位置的氨基酸以甘氨酸代替门冬酰胺，使等电点偏向酸性，在生理 pH 体液中溶解度降低，皮下注射后在局部形成沉淀，缓慢分解吸收。而地特胰岛素去除了人胰岛素 B30 位苏氨酸且 B29 位的赖氨酸上增加了一个 14 个碳的水溶性脂肪酸（肉豆蔻脂肪酸）侧链，这一脂肪链的修饰会使胰岛素六聚体减慢在皮下组织的扩散和吸收，单体状态下，脂肪酸链又会与蛋白结合，进一步减慢吸收入血循环的速度，进而延长了作用时间。皮下注射后 1～2 小时起效，作用持续 24 小时以上，具有平稳无峰值的特点，日皮下注射 1 次。

（7）预混胰岛素类似物：包括预混门冬胰岛素 30 和预混门冬胰岛素 50 等。

2. 胰岛素吸入剂　胰岛素吸入剂的发明极大地缓解了长期反复注射胰岛素给患者带来的痛苦和不便，提高患者用药的依从性和生活质量。胰岛素吸入剂是由重组胰岛素与适宜辅料制备的溶液经喷雾干燥后得到。患者可使用吸入器将雾化的胰岛素经口腔送至肺部，从而达到给药目的。因肺泡表面积大，血管丰富，通透性适宜，黏膜纤毛清除率小，比胃肠道给药化学降解和酶降解程度低，所以胰岛素吸入剂成为非注射途径给药的研究新热点。

（五）胰岛素适应证

1. 1 型糖尿病。

2. 新诊断的 2 型糖尿病伴血糖明显增高者，或在糖尿病病程中出现无明显诱因的体重减轻者。

3. 新发糖尿病且与 T1DM 鉴别困难的消瘦者。

4. 2 型糖尿病经饮食控制或用口服降糖药未能控制者。

5. 发生各种急性或慢性的严重糖尿病并发症者，如酮症酸中毒及非酮症性高渗性昏迷。

6. 糖尿病患者合并妊娠、分娩和手术。

7. 2 型糖尿病胰岛功能明显减退者。

8. 某些特殊类型糖尿病。

9. 细胞内缺钾者，胰岛素与葡萄糖同用可促进钾内流。

（六）不良反应

1. 低血糖　是胰岛素最主要的不良反应，与剂量过大和（或）饮食失调有关。可表现出交感神经兴奋（如饥饿感、出汗、心跳加快、焦虑、震颤等症状）和中枢神经症状（如昏迷、休克及脑损伤）。轻者可适当进食高糖食物以缓解症状，严重者需立即静脉注射 50% 葡萄糖，纠正低血糖。同时需注意同其他疾病引起的意识障碍相鉴别，尤其是糖尿病酮症酸中毒性昏迷和高血糖高渗状态引起的昏迷。

2. 过敏反应　由于动物与人胰岛素存在结构上的差异和制剂纯度较低，注射胰岛素可引起

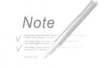

轻微过敏反应,表现为注射部位瘙痒或荨麻疹样皮疹,偶可引起过敏性休克。如若出现过敏反应,更换胰岛素制剂,应用抗组胺药物和糖皮质激素以及脱敏疗法等。严重者需停止或暂时中断胰岛素治疗。

3. 胰岛素的抵抗 分为急性抵抗性和慢性抵抗性。急性抵抗性可由感染、手术、创伤等应激因素引起,当糖尿病酮症酸中毒时,酸中毒可降低胰岛素与受体结合力,同时酮体妨碍葡萄糖的摄取及利用,两者导致胰岛素作用减弱,需短时间内增加胰岛素剂量,当酮症纠正后可解除抵抗。慢性抵抗性指临床无明显诱因,每日需用胰岛素 200U 以上。根据作用部位不同,原因可分为:①受体前水平:胰岛素抗体与胰岛素结合,阻碍胰岛素向靶细胞转运;②受体水平:高胰岛素血症时靶细胞上的胰岛素受体数目减少等;③受体后水平:靶细胞膜上葡萄糖转运受体及其某些酶系统异常,阻碍胰岛素作用。

4. 脂肪营养不良 见于注射部位皮下脂肪萎缩或增生,女性多于男性。停止在该部位注射后可缓慢自然恢复,故应注意经常更换注射部位以防止其发生。

5. 体重增加 老年糖尿病患者多见。在注射胰岛素后引起腹部肥胖,为高胰岛素血症的表现,可改用纯化胰岛素或加用口服降糖药,以减少胰岛素的用量。

6. 屈光不正 胰岛素治疗后血糖下降迅速,导致眼晶状体、玻璃体渗透压改变,晶状体内水分外溢而引起视物模糊,屈光率下降,一般 2~4 周自愈。

7. 胰岛素水肿 糖尿病未控制前,体内有失钠、失水和细胞外液减少的现象。接受胰岛素治疗后,体内发生水钠潴留,出现颜面与四肢水肿,通常数日可自愈。

（七）药物的相互作用

胰岛素与下列药物合用时应适当减量:口服降糖药、水杨酸盐、单胺氧化酶抑制剂、奥曲肽、血管紧张素转化酶抑制剂、同化激素及硫胺类药物。与口服避孕药、甲状腺激素、噻嗪类等药物合用时需适当增加剂量。还应注意:乙醇可加强并延长胰岛素的降糖作用;β 受体阻滞剂会掩盖低血糖。

二、口服降血糖药

目前常用口服降血糖药包括:促胰岛素分泌药、胰岛素增敏剂、α-葡萄糖苷酶抑制剂等。糖尿病是进展性疾病,为血糖控制达标,常需要药物治疗,常需要多种降糖药物联合治疗。

（一）促胰岛素分泌药

这类药物包括磺酰脲类及非磺酰脲类促胰岛素分泌剂。主要通过促进胰岛素 B 细胞分泌胰岛素而发挥作用,作用在 B 细胞膜上的 ATP 敏感的钾离子通道,抑制 ATP 依赖性钾通道,促使钾离子外流,引起 B 细胞去极化,促进钙离子内流及细胞内钙浓度增加,刺激含有胰岛素的颗粒外移和胰岛素分泌,使血糖下降。

1. 磺酰脲类 1930 年发现磺胺可引起低血糖,直至 1954 年成功研制第一个磺酰脲类口服降糖药物。目前已经历了 3 代,第一代磺酰脲类降糖药包括甲苯磺丁脲(tolbutamide,D860)与氯磺丙脲(chlorpropamide);第二代磺酰脲类包括格列本脲(glyburide)、格列吡嗪(glipizide)、格列齐特(gliclazide)、格列喹酮(gliquidone),是在苯环上接一带芳香环碳酰胺,其作用较第一代可增加数十至上百倍,口服吸收快,作用强,低血糖、粒细胞减少;若在磺酰脲的尿素部分加一个二环杂环,可改变血小板的功能,对糖尿病大血管病变有益,如格列美脲(glimepiride)、格列齐特(gliclazide)。

（1）药理作用及机制

1）降血糖作用:可降低正常人血糖,仅对胰岛功能尚存的患者有效,对 1 型糖尿病患者、2型糖尿病胰岛功能严重受损及切除胰腺者无效。其机制:①刺激胰岛 B 细胞释放胰岛素,该类药物与胰岛 B 细胞膜上磺酰脲受体结合后,阻断 ATP 敏感的钾通道,可阻止钾外流,使细胞膜去

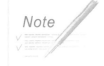

极化,开放电压依赖性钙通道,促进钙内流,从而触发胰岛素释放;②降低血清糖原;③增加胰岛素与靶组织(骨骼肌、脂肪及肝脏)及受体的亲和力。

2) 影响水排泄:格列本脲、氯磺丙脲促进 ADH 分泌及增强期作用效果,具有一定抗利尿作用。

3) 影响凝血功能:格列齐特可以减少血小板黏附力和聚集力,促进纤溶酶原的合成(图 10-7)。

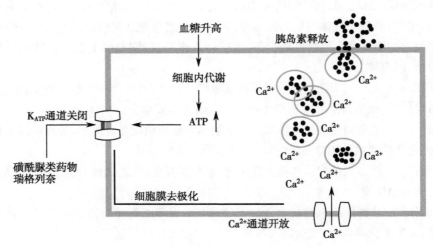

图 10-7   磺酰脲类药物作用机制示意图

(2) 体内过程:磺酰脲类降糖药与血浆蛋白结合率高,在胃肠道吸收迅速,多数药物在肝内氧化成羟基化合物,并迅速从尿中排出。氯磺丙脲,$t_{1/2}$ 约 36 小时,部分以原形由肾排出,排泄缓慢,每天只需给药一次。格列本脲口服后 2~6 小时血药浓度达高峰,作用时间维持 15 小时。格列吡嗪服后 1~2 小时达峰浓度,$t_{1/2}$ 2~4 小时,作用维持 6~10 小时,灭活及排泄快,较少发生低血糖。格列齐特吸收速度因人而异,$t_{1/2}$ 约为 10 小时,95% 在肝内代谢,5% 原形自尿排泄。肾功能轻度不全的患者可选用格列喹酮。

(3) 临床应用:①用于胰岛素功能尚存的 2 型糖尿病且单用饮食控制无效者;②氯磺丙脲可用于尿崩症治疗,(0.125~0.5)g/d,可使患者尿量明显减少。

(4) 不良反应:①低血糖症为最常见和重要的不良反应,常因药物过量所致,特别是老年患者和肝肾功能不全者;②皮肤过敏:皮疹、皮肤瘙痒等;③体重增加;④消化系统:胃肠不适、食欲减退等,偶见肝功能损害、胆汁淤滞性黄疸;⑤其他:嗜睡及神经痛等。⑥少数患者可出现白细胞、血小板减少及溶血性贫血。

(5) 药物相互作用:①增加其药物作用:磺酰脲类易与其他药物(如水杨酸制剂、保泰松、青霉素、吲哚美辛、双香豆素等)发生竞争,降低磺酰脲类与血浆蛋白结合,增强其降糖作用而引起低血糖。消耗性患者血浆蛋白低,黄疸患者血浆胆红素水平高,也能竞争血浆蛋白结合部位,更易发生低血糖。乙醇抑制糖原异生和肝葡萄糖输出,故患者饮酒会导致低血糖。②降低其药物作用:氯丙嗪、糖皮质激素、噻嗪类利尿药、口服避孕药因抑制胰岛素释放、拮抗胰岛素作用,可降低磺酰脲类的降血糖作用。

2. 格列奈类   格列奈类属于非磺酰脲类促胰岛素分泌剂。该类药物同磺酰脲类一样作用在胰岛素 B 细胞膜上的 K_{ATP},但其结合位点不同,是一类快速作用的胰岛素促分泌剂,主要通过刺激胰岛素的早时相分泌而降低餐后血糖,具有吸收快、起效快和作用时间短的特点,故也称为餐时血糖调节剂。适用于 2 型糖尿病早期餐后高血糖阶段或以餐后高血糖为主的老年患者。可单独适用,或与其他药物合用。不良反应与磺脲类药物相似。

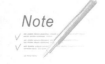

　　瑞格列奈(repaglinide)为苯甲酸衍生物,最大的优点是模仿胰岛素生理性分泌曲线。瑞格列奈对受损的胰岛功能具有保护作用,低血糖也较磺酰脲类药物少见。口服给药后经胃肠道迅速吸收入血,15 分钟起效,1 小时达峰值浓度,$t_{1/2}$约 1 小时,通过肝药酶 P_{450} 系统代谢,其中 92% 随胆汁进入消化道经粪便排出,其余 8% 经尿排泄。临床应用于 2 型糖尿病患者,老年糖尿病患者也可服用,且适用于糖尿病肾病者。

　　那格列奈(nateglinide)作为苯丙氨酸衍生物,对 B 细胞作用更迅速,持续时间更短,对葡萄糖浓度更敏感。因减少了总胰岛素的释放,降低餐后葡萄糖波动,出现低血糖的危险性更小,该药可单独用于经饮食、运动或二甲双胍不能控制血糖的 2 型糖尿病患者。

　　(二)胰岛素增敏剂

　　1. 双胍类　双胍类(biguanides)药物出现于 1957 年,代表药物是二甲双胍(metformin)和苯乙双胍(phenformin,苯乙福明)。苯乙双胍具有明显的乳酸性酸血症等严重不良反应,现在许多国家已停止使用。临床上常用的是二甲双胍。目前认为二甲双胍可能通过促进脂肪组织摄取葡萄糖、降低葡萄糖在肠道内的吸收、抑制肝糖原异生、减少肝脏葡萄糖的输出等作用发挥降血糖的功能。

　　(1) 药理作用:①增加周围组织对胰岛素的敏感性,增加胰岛素介导的葡萄糖利用;②增加非胰岛素依赖的组织(如脑、血细胞、肾髓质、肠道、皮肤等)对葡萄糖的利用;③抑制肝糖原异生,降低肝糖输出;④抑制肠壁细胞摄取葡萄糖;⑤抑制胆固醇的生物合成和储存,降低血甘油三酯、总胆固醇水平。

　　(2) 体内过程:该药非缓释剂口服后由小肠吸收,生物利用度为 50% ~60% 。口服 0.5g 后 2 小时,血药峰浓度为 2μg/ml。缓释剂口服作用时间持续 24 小时,在肝内部代谢,以原形随尿液排泄,12 小时内有 90% 被清除。血浆半衰期为 1.7 ~4.5 小时。

　　(3) 临床应用:①首选用于单纯饮食及运动不能有效控制的 2 型糖尿病患者,特别是肥胖型 2 型糖尿病;②用于 1 型糖尿病和 2 型糖尿病,可与胰岛素联用,增加胰岛素降血糖作用以减少胰岛素用量,防止低血糖发生;③与磺酰脲类口服药物合用具有协同作用。

　　(4) 不良反应:①常见腹泻、恶心呕吐、胃胀、乏力、消化不良、腹部不适;②少见大便异常、低血糖、肌痛、头晕、指甲异常、皮疹、出汗增加、心悸、体重减轻;③减少维生素 B_{12} 的吸收,但极少引起贫血;④罕见乳酸性酸中毒,故口服该类药物时,需定期检查肾功能,以减少乳酸酸中毒的发生,尤其是老年患者。有些乳酸酸中毒患者可能合并肝功能损害,故有肝功能损害者不能应用本药物。

　　(5) 药物相互作用:①经肾小管排泌阳离子的药物,如地高辛、吗啡、普鲁卡因胺、奎尼丁、万古霉素等,理论上可能会竞争肾小管转运系统,发生作用,故需监测调整相互作用药物的剂量;②与某些引起血糖升高的药物(噻嗪类药物或其他利尿剂、糖皮质激素、甲状腺制剂、雌激素、口服避孕药、钙离子通道阻滞剂和异烟肼等)合用时,需监测血糖增加该类药物的剂量,在这些药物停用后,需密切注意低血糖的发生;③可增加华法林的抗凝血倾向;④与树脂类药物合用,可减少该类药物的吸收;⑤注意发热、昏迷、感染、酮症和外科手术时,口服降糖药物对患者血糖控制不良,需停用并改用胰岛素降糖治疗。

　　2. 噻唑烷二酮类化合物　噻唑烷二酮类化合物(thiazolidinedione,TZDs)改善胰岛素抵抗及降糖的机制与激活过氧化酶增殖体受体-γ(peroxisomal proliferator activated receptor γ,PPAR-γ)、调节胰岛素反应性基因转录有关。代表药物有吡格列酮(pioglitazone)、罗格列酮(rosiglitazone)等。

　　(1) 药理作用及机制:TZD 能增加靶组织对胰岛素的敏感性,改善胰岛素抵抗,达到减低血糖的作用。①改善胰岛素抵抗:TZDs 可降低 2 型糖尿病患者靶组织的胰岛素抵抗。TZDs 激活 PPAR-γ,通过下列途径改善胰岛素抵抗:增强胰岛素信号传递;活化的 PPAR-γ 与几种核蛋白形成杂化二聚体复合物,增加了脂肪细胞总量,提高和改善胰岛素敏感性;增加外周组织葡萄糖转

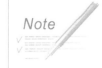

运体-1 及葡萄糖转运体-4 等的转录和蛋白质合成,增加基础葡萄糖摄取和转运;降低脂肪细胞瘦素和肿瘤坏死因子-α(TNF-α)的表达。②改善脂肪代谢紊乱:TZDs 能显著降低 2 型糖尿病患者甘油三酯,增加总胆固醇和 HDL-C 的水平;③预防 2 型糖尿病大血管和微血管病变:通过抑制血小板聚集、炎症反应和内皮细胞的增生,抗动脉粥样硬化;同时具有延缓蛋白尿的发生和减轻肾小球的病理损伤作用;④通过促进胰岛细胞增殖和抗胰岛细胞凋亡作用,达到改善胰岛 B 细胞功能。

(2) 体内过程:吡格列酮达峰时间为 1 ~ 3 小时。罗格列酮达峰时间为 3 ~ 4 小时,生物利用度为 99% ,99.8% 由于血浆蛋白结合,体内代谢完全,23% 由粪便排出,64% 由尿中排出。

(3) 临床应用:用于治疗胰岛素抵抗和 2 型糖尿病。有心力衰竭〔纽约心脏学会(NYHA)心功能分级 Ⅱ 级以上〕、转氨酶升高或高于正常上限 2.5 倍或活动性肝病及严重骨质疏松和骨折病史的患者禁用本类药物。

(4) 不良反应:该类药物单独使用不引起低血糖,但与胰岛素促泌剂及胰岛素联用可增加低血糖发生风险。副作用主要有体重增加、水肿,其他不良反应有嗜睡、肌肉和骨骼痛、头痛、消化道症状等。TZDs 还与骨折和心力衰竭风险增加有关。

(三) α-葡萄糖苷酶抑制剂

食物中碳水化合物成分主要是淀粉,在唾液和淀粉酶作用下生成含少数葡萄糖分子的低聚糖(或称为寡糖)以及双糖与三糖,进入小肠经 α-葡萄糖苷酶作用下分解为单个葡萄糖,被小肠吸收。生理状态下,小肠上、中、下三段均存在 α-葡萄糖苷酶,服用 α-葡萄糖苷酶抑制剂后上段被抑制,而中、下段小肠吸收糖,故吸收面积减少,吸收时间后延,进而降低餐后高血糖。代表药物有阿卡波糖、伏格列波糖和米格列醇。

1. 药理作用　该类药物结构类似寡糖,且活性中心结构上含有氮,与 α-糖苷酶结合能力远较寡糖强,可以竞争性抑制寡糖的分解,从而延缓肠腔内双糖。低聚糖及多糖释放出葡萄糖,最终降低餐后血糖,继而降低胰岛素水平。

2. 体内过程　原形生物利用度仅为 1% ~ 2% ,口服 200mg 后,代谢 $t_{1/2}$ 为 3.7 小时,消除 $t_{1/2}$ 为 9.6 小时,血浆蛋白结合率低,主要在肠道降解或以原形随粪便排出,8 小时减少 50% ,长期服用在体内无蓄积。

3. 临床应用　适用于以碳水化合物为主要食物成分,或空腹血糖正常而餐后血糖明显升高者。可单独用药也可与其他降糖药物合用。

4. 不良反应　常见胃肠道反应,如腹胀、腹泻等,但极少见腹痛。如果饮食控制不佳,胃肠道副作用增加。单独应用本药不引起低血糖,但与促胰岛素分泌剂和胰岛素应用时可引起低血糖。

三、其他新型降糖药物

(一) 胰高血糖素样肽-1 受体激动剂及二肽基肽酶Ⅳ抑制剂

现已经开发出两类基于肠促胰素的降糖药物,分为胰高血糖素样肽-1(glucagons like peptide 1,GLP-1)受体激动剂和二肽基肽酶Ⅳ(dipeptidyl peptidase Ⅳ,DPP-Ⅳ)抑制剂。GLP-1 受体激动剂代表药物有艾塞那肽和利拉鲁肽,需皮下注射。DPP-Ⅳ抑制剂目前我国上市的有西格列汀、沙格列汀及维格列汀,需口服给药。

1. 胰高血糖素样肽-1 受体激动剂　代表药物有利拉鲁肽(liraglutide)、艾塞那肽(exenatide)。

(1) GLP-1 激动剂的药理作用:胰高血糖素样肽-1 受体属于 G 蛋白偶联胰高血糖素受体家族,在胰腺 B、D 细胞、小肠黏膜和胃小凹广泛分布,人类的 GLP-1 受体位于第 6 号染色体短臂。该受体具有选择性和组织特异性蛋白质,含 463 个残基。内源性激动剂 GLP-1 是由末端空肠、

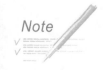

回肠和结肠的 L 细胞分泌的葡萄糖依赖性肠降血糖多肽激素。GLP-1 与 GLP-1 受体特异性结合后，通过 cAMP 为第二信使信号通路发挥血糖调控作用。其优势是血糖依赖性肠促胰素，避免了糖尿病药物治疗中存在的低血糖危险，并能阻止胰腺 B 细胞退化，刺激 B 细胞增殖及分化，在根本上改善糖尿病病程进展。GLP-1 的主要药理作用：①刺激 B 细胞增殖分化，抑制凋亡，增加胰岛 B 细胞数量；②强烈抑制胰岛 A 细胞胰高血糖素分泌；③促进胰岛 D 细胞生长抑素分泌；④促进胰岛素基因转录，增加胰岛素合成和分泌；⑤抑制食欲与摄食；⑥延缓胃内容物排空。

（2）适应证：可单独应用或与其他降糖药物合用治疗 2 型糖尿病，对肥胖、胰岛素抵抗明显者效果尤佳。

（3）不良反应：常见的有胃肠道反应，如恶心呕吐，主要见于治疗初期，可随治疗时间延长而逐渐减轻。

2. 二肽基肽酶Ⅳ抑制剂　代表药物有西格列汀（sitagliptin）、沙格列汀（saxagliptin）、维格列汀（vildagliptin）。

（1）DPP-Ⅳ抑制剂的药理作用：GLP-1 在体内可迅速被二肽基肽酶Ⅳ降解而失去生物活性，半衰期为 2 分钟左右，DPP-Ⅳ是丝氨酸蛋白酶的一种，可特异性识别 GLP-1 的 N 末端第二位丙氨酸残基，并从此处切除二肽致 GLP-1 失活，故 DPP-Ⅳ抑制剂通过抑制 DPP-Ⅳ活性而减少 GLP-1 的失活，提高内源性 GLP-1 水平（图 10-8）。

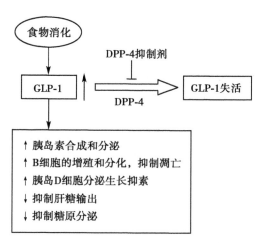

图 10-8　GLP-1 和 DPP-4 抑制剂药理作用

（2）临床应用：单独使用，或与二甲双胍联合治疗 2 型糖尿病。

（3）不良反应：头痛、肝酶升高、上呼吸道感染和胰腺炎等。

（二）胰淀粉酶多肽类似物

醋酸普兰多肽（pramlintide acetate）是胰淀粉样多肽（胰淀素、淀粉不溶素）的类似物，与内源性胰淀粉样多肽生物学功能相同，可用于治疗 1 型糖尿病。是将胰淀粉样多肽的第 25、28 和 29 位上的氨基酸替代为脯氨酸，具有内源性胰淀粉样多肽生物学功能相的同时，还能很好地克服胰淀粉酶样多肽不稳定、易水解等缺点。代表药物有：普兰林肽。

1. 药理作用　普兰林肽可延缓葡萄糖吸收，抑制胰高血糖素分泌，减少肝糖的生成与释放，可以改善总体血糖水平和减少血糖波动的作用。

2. 体内过程　普兰林肽的达峰时间为 20 分钟，$t_{1/2}$ 为 50 分钟，主要经肾脏排泄，代谢产物为脱赖氨酸普兰林肽。

3. 临床应用　可用于 1 型和 2 型糖尿病患者胰岛素治疗的辅助治疗，注意不能替代胰岛素。

4. 不良反应　主要有低血糖风险，故应用及时监测血糖，减少餐时胰岛素给药剂量。其他不良反应还有关节痛、咳嗽、头晕、疲劳、头痛及咽炎等。

（三）脂肪酸代谢干扰剂

脂肪酸代谢干扰剂是通过抑制肉碱脂酰转移酶Ⅰ而明显减少 2 型糖尿病患者的脂肪酸氧化，增加葡萄糖的利用而达到降血糖的目的，并在一定程度上具有降血脂及抗酮症作用。研究认为脂肪酸是引起胰岛素抵抗的最主要非激素类物质之一。游离脂肪酸不但造成葡萄糖氧化减弱及糖原异生增加，而且通过葡萄糖-脂肪酸循环而抑制外周组织对葡萄糖的利用，促使血糖升高而加剧胰岛素抵抗。代表药为依托莫司，可用于 1、2 型糖尿病患者。

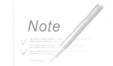

Note

(四) SGLT2 抑制剂

钠-葡萄糖协同转运蛋白 2（sodiun-glucose cotransporter，SGLT2）抑制剂是一种新型的降糖药物，目前 FDA 已批准达格列净和卡格列净上市。SGLT2 可以改善 HbA_1C，同时又可以帮助患者降低血压及减肥。SGLT2 抑制剂有望成为一种治疗 T2DM 的新药物。SGLT2 抑制剂可以抑制葡萄糖的重吸收，使过量的葡萄糖从尿液中排出，进而降低血糖。当糖尿病患者肾糖阈增高时，葡萄糖从尿液中排出减少，而此时体内 SGLT2 的表达升高，因此 SGLT2 抑制剂可以增加尿液中葡萄糖的排出量，进而降低血糖。选择性的 SGLT2 受体抑制剂，可用于治疗 T2DM。

本章小结

1. 肾上腺皮质激素包括糖皮质激素、盐皮质激素和性激素，糖皮质激素在临床使用广泛，主要用于抗炎、抗毒、抗休克和免疫抑制，但不良反应也较为突出，长期使用易诱发感染、代谢紊乱（水电解质、血糖、血脂）、体重增加、出血倾向、血压异常、骨质疏松、股骨头坏死等严重副作用，在使用时还需注意停药反应和反跳现象。掌握糖皮质激素的药理作用及不良反应，正确、合理应用糖皮质激素是获取最佳疗效并最大程度避免或减少不良反应的关键。近年来对肾上腺皮质激素类快速作用及膜受体的新认识，使激素的作用机制得到了新的阐明，为临床应用提供了丰富的理论依据，随着对激素作用机制的深入了解，该类药物也可更好地应用于临床。

2. 甲状腺激素包括 T4 和 T3，对维持机体正常代谢、促进生长发育起着非常重要的作用，分泌不足，儿童引起呆小病（克汀病），成人可导致黏液性水肿，临床上可用甲状腺激素补充治疗。分泌过多，引起甲状腺功能亢进，临床常用的治疗药物有硫脲类、碘及碘化物、放射性碘（^{131}I）和 β 受体阻断药，使用中应掌握这些药物适应证、体内过程、不良反应及注意事项。

3. 糖尿病的治疗药物分为胰岛素、口服降糖药和其他新型降糖药物。胰岛素可分为速效、中效、长效和预混胰岛素四种，主要用于 1 型糖尿病及重症糖尿病伴有并发症和并发症患者。口服降糖药包括促胰岛素分泌药、胰岛素增敏剂、α-葡萄糖苷酶抑制剂。其他新型降糖药物包括 GLP-1 激动剂、DPP-IV 抑制剂、脂肪酸代谢干扰剂和 SGLT2 抑制剂。各类药物均能导致低血糖等副作用，临床上应根据不同药物的药理作用、适应证和不良反应选择适当的药物降糖治疗，并注意防治毒副反应的发生。

思考题

1. 糖皮质激素的不良反应及防治措施。
2. 糖皮质激素的抗炎作用机制。
3. 抗甲状腺药物的种类及其药理作用、临床应用及不良反应。
4. 胰岛素的药理作用和临床应用。
5. 口服降糖药的作用特点。
6. 比较 GLP-1 激动剂和 DPP-IV 抑制剂的特点。

参考文献

1. 杨宝峰. 药理学. 北京：人民卫生出版社，2013.
2. 杨世杰. 药理学. 第 2 版. 北京：人民卫生出版社，2010.

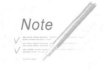

3. Brabant G. Thyrotropin suppressive therapy in thyroid carcinoma：what are the targets？ J Clin Endocrinol Metab. 2008，93；1167-1169.

4. Hovens GC，Stokkel MP，Kievit J，et al. Associations of serum thyrotropin concentrations with recurrence and death in differentiated thyroid cancer. J Clin Endocrinol Metab. 2007，92：2610-2615.

5. Abraham P，Acharya S. Current and emerging treatment options for Graves' hyperthyroidism. J Ther Clin Risk Manag. 2010，2（6）：29-40.

6. Weinzimer SA，Sherr JL，Cengiz E，et al. Effect of pramlintide on prandial glycemic excursions during closed-loop control in adolescents and young adults with type 1 diabetes. J Diabetes Care. 2012，35（10）：1994-1999.

7. Kuhre RE，Wewer Albrechtsen NJ，Hartmann B，et al. Measurement of the incretin hormones：glucagon-like peptide-1 and glucose-dependent insulinotropic peptide. J Diabetes Complications. 2014，2014 Dec 15. pii：S1056-8727（14）00402-4.

8. Vivian EM. Sodium-glucose co-transporter 2（SGLT2）inhibitors：a growing class of antidiabetic agents. J Druqs Context. 2014，19（3）212-264.

9. Mittermayer F，Caveney E，De Oliveira C，et al. Addressing Unmet Medical Needs in Type 2 Diabetes：A Narrative Review of Drugs under Development. J Curr Diabetes Rev. 2015，11（1）：17-31.

（刘　畅）

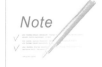

中英文名词对照索引

Z